호모 스피리투스

I : REALITY AND SUBJECTIVITY
by David R. Hawkins, M.D., Ph.D.

Copyright © 2003 by David R. Hawkins, M.D., Ph.D.
All rights reserved.

Original English Language Publication 2003 by
Veritas Publishing, Sedona, Arizona, USA.

Korean Translation Copyright © 2009 by Minumin

Korean translation rights arranged with
Dr. David Hawkins, d.b.a. Veritas Publishing c/o
InterLicense, Ltd. through Imprima Korea Agency.

이 책의 한국어판 저작권은 임프리마 코리아 에이전시를 통해
Dr. David Hawkins c/o InterLicense, Ltd.와 독점 계약한 ㈜**민음인**에 있습니다.

저작권법에 의해 한국 내에서 보호를 받는 저작물이므로
무단 전재와 무단 복제를 금합니다.

I :
REALITY AND
SUBJECTIVITY

존재의 근원을 찾는
영적 신인류의 탄생

호모 스피리투스

데이비드 호킨스 지음 | 백영미 옮김

David R. Hawkins

일러두기

- 원서에 대문자로 표기된 용어들이 있는데 번역본에서는 이를 알아볼 수 있도록 영어를 병기하는 것을 원칙으로 했습니다. 대문자 용어들은 모두 '절대적 진실'의 영역에 있음을 의미합니다. 호킨스 박사의 '의식 척도'에 따르면 그것은 600 이상의 깨달음의 세계를 나타내는 표현들입니다. 그러나 관습적으로 대문자로 표기되는 '신', '참나' 등의 용어에는 영어 표기를 달지 않았습니다.
- 저자의 다른 책들과 마찬가지로 이 책에도 수동형 표현이 많습니다. 그것은 수동형이 '행위'의 뒤편에 '행위'가 없는 저자의 상태 혹은 조건을 전달하는 데 보다 적절하게 느껴지기 때문입니다.

길은 곧고 좁다.
시간을 낭비하지 마라.

오, 주여 모든 영광이 당신께 있습니다!
Gloria in Excelsis Deo!*

....
* 일반적으로 '하늘 높은 곳에서는 하느님께 영광!'으로 번역되지만, 저자에 따르면 "All Glory be to Thee, oh Lord!", 즉 "오, 주여 모든 영광이 당신께 있습니다!"를 의미한다고 한다.

한국의 독자들에게

이 작품이 한국에서 번역·출간되는 것은 영예입니다. 나는 이 작품을 지난 두 차례의 한국 방문을 통해 알게 된, 참으로 친절하고 따뜻했던 한국 사람들에게 바칩니다. 또한 나를 초청해 주고 미국으로 찾아와 준 문진희 박사에게도 감사 드립니다.

한국인들이 남에게 인사할 때 기도하듯이 고개를 숙이며 두 손을 잡는 방식은 말할 수 없이 매력적입니다. 생명과 서로에 대한 그러한 존중은 한국 문화와 한국 시민들에게 본유적인 영적 앎의 지표입니다. 그러한 형태의 인사는 내면의 품위를 반영하며, 사랑으로의 인간적 결합 대신 개별적 자기중심성에 대한 자기애적 집중에 골몰하는 삭막하고 세속화된 사회들에 비하면 단연 우뚝한 모습입니다.

이 작품의 목적은 깨달음이라는 궁극적 목표 아래 영적 진화를 촉진하는 것입니다. 연구에 따르면 현재 깨달음의 가능성은 과거 천 년의 인간 진화에 비해 천 퍼센트 이상 높은 것으로 측정됩니다. 지금 인류의 의식 수준은 역사상 가장 빠른 속도로 상승하고 있으며, 나는 한국 사람들이 선두에 서게 되리라는 걸 압니다.

영적 언어를 영어에서 한국어로 옮기는 어려운 작업을 해 준 번역자에게 감사합니다.

차 례

한국의 독자들에게(한국어판을 위한 서문) ……………… 7
머리말 ……………………………………………………… 11
서문 ………………………………………………………… 13
감사의 말 ………………………………………………… 15
경고 ………………………………………………………… 16
서론 ………………………………………………………… 17
프롤로그 ………………………………………………… 19
사전 정보 노트 ………………………………………… 25
설명 ………………………………………………………… 27

/ 1부 / 과정

1장 스승과 제자 ………………………………………… 31
2장 영적 정보와 수행 ………………………………… 53
3장 영적 정화 …………………………………………… 76
4장 '에고'와 사회 ……………………………………… 99
5장 영적 실상 …………………………………………… 138
6장 각성 ………………………………………………… 169

/ 2부 / 신성의 각성

7장 참나의 근본적 실상 ——— 191
8장 신비가 ——— 210
9장 깨달음의 수준들 ——— 226
10장 신의 본성 ——— 239

/ 3부 / 장애

11장 세계의 초월 ——— 251
12장 감정 ——— 270
13장 '마음' ——— 309
14장 고려 사항 ——— 331
15장 카르마 ——— 357
16장 최후의 문 ——— 385

/ 4부 / 초월

17장 내면의 길 ——— 407
18장 '무심' ——— 426
19장 가슴의 길 ——— 453

/ 5부 / 재맥락화

20장 전망 475
21장 영적 연구 506
22장 적용 530
23장 호모 스피리투스 554

/ 6부 / 부록

부록 A 각 장의 진실 수준 측정 583
부록 B 의식 지도 585
부록 C 의식 수준 측정법 587
부록 D 양자 역학 600
부록 E 참고 문헌 608

저자에 대하여 613

머리말

역사상, 철저하게 주관적인 깨달음의 상태는 이해하는 것은 물론 전달하기가 어려웠습니다. 이 3부작에서는 선형적 마음이 영적 진실의 비선형적 실상을 이해할 수 있도록 이해의 수단을 제공했습니다.

각성한 존재가 보통의 인간 의식으로 이해할 수 있는 유창한 언어나 설명이라는 측면에서 세계와 의미 있는 접촉을 계속 유지할 수 있었던 경우는 아주 드물었습니다. 이따금씩 가능했던 것은 오직 드러나 있는, 눈앞의 압도적이며 주관적인 상태에 대한 묘사뿐이었지요. 그래서 그러한 의식 수준에서 앎에 대한 언어적 표현과 묘사는 모호한 경우가 많고 잘못 해석되기 쉽습니다. 아니면 대다수의 인류에게는 그저 이해할 수 없는 얘기로 들릴 수도 있습니다.

이 책이 특별한 것은 깨달음의 상태가 유창함을 간직하고 있는, 또한 스승으로 세상에 복귀하여 선형적·비선형적 영역에서 동시에 기능할 수 있도록, 다년간의 노력 끝에 보통의 의식 수준들을 자신의 것으로 재인정하고 재습득하는 데 성공한 한 성격*에게 일어났다는 것입니다. 이렇게 해서 그 지성은 마음의 선형적 논리와 영적 진실의 비선형적 실상 사이의 간격을 메울 수 있는 개념적 체계를 창조할 필요성에 맞닥뜨렸습니다. 이 책은 깨달음의 내적이고 주관적인 상태를 충실히 묘사하고 있을 뿐 아니라, 그러한

---
* 여기서는 저자를 말함.

상태에 이르기 위한 의식 수준의 전 진보를 포괄하고 있다는 점에서 유일합니다.

영적 수행자들에게 필요한 정보는 『의식혁명』과 『나의 눈』에서 제공된 바 있습니다. 3부작의 이 마지막 권에서는 그 최종적 상태가 명료하게 묘사됩니다.

세도나, 애리조나
소냐 마틴 편집자

서문

이 책은 주관적 경험은 물론 연구를 통해 드러난 인간 의식 진화에 관한 3부작의 마지막 권입니다. 첫 번째 책 『의식혁명』에서는 검증 가능한 의식 척도에 관해 개괄했는데, 이는 인류 역사상 최초로 진실과 거짓을 판별할 수 있게 해 주고, 따라서 인간 정신에 내재한 가장 중대한 결함을 극복할 수 있게 해 주는 수단을 드러내 주었습니다. 『의식혁명』에서는 주로 대부분의 사람이 속해 있는 의식 수준들을 다루었습니다. 이 수준들은 종종 성인saint으로 묘사되는 500대 후반까지 상승합니다.

두 번째 책 『나의 눈』에서는 600에서 약 850에 이르는 의식 수준들을 다루었지요. 역사적으로 이러한 수준은 깨달음을 얻은 전통적인 영적 스승들의 영역으로 간주되어 왔습니다.

단순히 '나'*라는 제목을 붙인 이 세 번째 책에서는, 약 800 수준에서 역사적으로 인간계의 궁극적 가능성이었던 1,000이라는 정점의 경험에 이르기까지의 인간 의식 진화에 관한 설명을 완료합니다. 이 영역은 진실이 오직 신성한 드러남인 철저한 주관성에서 비롯되는 신비가의 영역입니다.

이 책의 바탕이 된 자료는 강연과 학위 논문뿐 아니라, 영적·종교적 배경이 다르고 의식 수준이 다양한 세계 각지에서 온 제자, 방문객, 수행자들과의 대화에서 취했습니다. 다른 전통적인 영적

---

* 이 책의 원제는 'I'이다.

서적이나 스승들에 대한 언급은 비교적 드문데, 그것은 이 책이 그 자체로 완전하고 충분하기 때문입니다. 이 책은 학술적 목적에 따라 관례적으로 수많은 상세한 참고 문헌을 포함하는 신학 교재는 아닙니다. 세계의 현존하는 문헌과 관련짓는 일은 주로 독자의 몫으로 남겨 둡니다. 따라서 산스크리트 어나 기독교, 베다 용어는 최소한으로 등장합니다.

'가공물artifact'이라는 용어는 관습적이지만 독특한 의학적 정의를 갖는데, 이는 '이질적인, 거짓의, 혹은 그릇된 방향으로 이끄는'이라는 의미를 갖습니다. 의학에서 가공물은 실재로 오인될 수 있는 일종의 흠이지요. 예를 들면, 현미경으로 보았을 때 박테리아로 오인될 수 있는 얼룩의 잔재나 미세한 먼지가 그것입니다. 그러므로 가공물이라는 용어는 고고학적 유물을 의미하는 보다 통상적인 용법으로는 쓰이지 않습니다. 여기서 그것은 '가짜'를 의미합니다.

이 책에서는 일정한 주제와 진술을 일부러 되풀이하고 있는데, 이는 매번 반복할 때마다 그것이 다른 맥락과 전후 관계 안에서 이루어지는 교육 기법입니다.

감사의 말

저자는 세계 곳곳에서 열린 교육, 강연, 회합에 참석해 준 많은 참가자와 제자에게 사의를 표하지만, 특히 2002년 세도나 크리에이티브 라이프 센터(애리조나)에서 매달 열린 강연회에 참석해 준 헌신적인 참가자들에게 각별히 감사한 마음을 갖고 있습니다. 그 자리에서는 수많은 측정이 공개적으로 실연되고 확증되었습니다.

또한 원고를 다듬는 작업에 1년 이상 매달린 소냐 마틴의 헌신과 기량에 특별히 감사하며, 우리를 강연회와 워크샵에 초대해 준 수많은 단체, 영적 모임, 교회에 감사합니다.

또한 다양한 대중 매체와 워크샵을 통해 독자적인 교육적 노력을 펼침으로써 보급을 지원해 온 이 집단적 작업의 수많은 열성자에게 감사합니다.

그리고 강연회에 참석했던 이들은 짐작할 수 있겠지만, 책의 집필 자체를 용이하게 해 주었으며 그것에 에너지를 불어넣어 준 것은 내 아내 수잔의 자기self와 참나Self, 그리고 그 지칠 줄 모르는 오른팔의 끊임없는 도움이었습니다. 물론 수잔의 영적 직관 및 타고난 인식 능력 또한 언급하지 않을 수 없습니다.

모든 영예는 마땅히 창조Creation로서 광휘Radiance를 발하고 있는 신에게 돌려야 합니다. 신은 성령Holy Spirit을 통해, 신성한 진실Divine Truth에 대한 모든 이해와 각성을 불러일으키고 그것에 빛을 비춰 주고 계십니다. 아멘.

경고

전통적 종교 주의자나 영적으로 소심한 이들에게 경고합니다. 이 책에서 제시하는 내용은 불편한 것이 될 수 있으므로 피하는 것이 나을 것입니다. 이 책의 가르침은 깨달음으로서의 신God as Enlightenment을 찾고 있는, 진지하게 몰두하는 영적 제자들을 위한 것입니다.

철저한 진실을 통해 깨달음Enlightenment에 이르는 길은 힘들 뿐 아니라 모든 신념 체계를 전부 내맡길 것을 요구합니다. 오직 그렇게 할 때에만 궁극적 실상Ultimate Reality은 그토록 찾아 헤매던 지고Supreme의 '나'로서 모습을 드러냅니다.

여기서 제시하는 내용은 참나인 무한한 '나'Infinite 'I'의 전망에서 나온 것입니다.

서론

전 역사에 걸쳐, 앞선 의식 상태에 대한 서술과 보고들이 있었지만, 그것들은 단편적이고 짧으며, 난해하거나, 수수께끼 같은 것이 많았습니다. 그 불가해한 특성 때문에 학자들은 그러한 가르침의 진정한 의미를 해독하려 애쓰며, 쉴 새 없는 토론으로 오랜 세월을 보내게 되었습니다. 그리하여 신학적 논쟁과 다툼은 숱한 분파를 낳게 되었는데 이는 심각한 결과를 초래하는 일이 잦았습니다.

수많은 고대의 전통이 세대에서 세대를 거쳐 구전되었는데, 그중에는 문자로 기록되기 전에 사실상 수백 년 혹은 수천 년씩 전승되어 온 것도 있었습니다. 그중 많은 것이 번역상의 어려움으로 인해 유실되었지요. 아마도 가장 어려운 문제는 위대한 스승들의 말을 듣는 이들이 그 말의 의미를 바르게 해석할 수 없었던 데서 생겨났을 것입니다. 영적 진실의 비이원적이고 비선형적인 영역은 이성과 논리로, 그리고 위치성과 시간, 지속 기간, 인과 관계, 공간 같은 이원성의 추정들에 속박되어 있는 에고/마음의 연쇄적인 항목별 기재itemization로 쉽사리 번역되지 않습니다.

의식 연구를 통해 깨달음은 통계적으로 드물다는 것, 그리고 그런 일이 일어난다고 하더라도(600수준), 깨달은 존재가 세상에서의 활동적 삶으로 복귀할 가능성은 고작 20퍼센트에 지나지 않는다는 사실이 드러납니다. 의식 수준이 700에서 800에 이를 때, 현인˙이 세상과 다시 관계할 수 있는 가능성은 겨우 5퍼센트에 불과합니다. 의식 수준이 900대에 이를 때, 단 1퍼센트만이 세상으로 돌아올 수 있을 것입니다. 그 이유에 대해서는 다음 장들에서 검토하고 설명할 것입니다.

깨달음에 대한 최상의 묘사는, 그것은 저절로 드러나며 이전의 의식 상태를 대체하는 상태 혹은 조건이라는 것입니다. 깨달은 상태는 그 자체로 완전하며, 일반적으로 '참나 각성'으로 지칭되기도 합니다. 이 책에서 묘사한 경험˙˙에 대해서는, 그런 일이 있었다는 것을 30년이 넘도록 단 한 번도 언급한 적이 없는데, 그러한 현상을 의미 있는 언어로 표현할 수 있게 재맥락화할 수 있기까지 그만한 세월이 필요했기 때문입니다. 그렇게 할 수 있는 능력은 비개인적인 것이자 신성Divinity의 선물로서의 영감의 결과였고, 그러한 선물에 의해 그 상태는 공유될 수 있었습니다.

이해를 돕고 방향과 전망을 제공하기 위해, 다양한 구절에 대한 의식 수준 측정치를 제시할 것입니다. 그다음에는, 그 말의 의미를 명료히 밝히는 설명을 덧붙일 터인데, 의식 수준 측정이 없다면 그러한 설명은 모호하게 느껴질 수 있을 것입니다. 이 방식˙˙˙은 사람들이 납득할 수 있도록 이해를 유도할 필요 없이, 주관적으로 아는 것을 그대로 표현할 수 있게 해 준다는 점에서 가치를 갖습니다.

....
* 이 책에서는 깨달은 이들은 '현인'이나 '신비가'로, 깨달음의 문 앞에 서 있는 500대 후반의 의식 수준에 있는 이들은 '성인'으로 구분하고 있다.
** 이 책 마지막 부분 '저자에 대하여'의 '자전적 기록'에 소개된 저자의 경험을 가리킨다.
*** 근육 테스트를 가리킨다.

프롤로그

우주와 전 존재의 근원은, 형상이 없으며 본래 무한한 힘Infinite Power인 무한한 잠재성이다. 지고의 나타나지 않은 것Unmanifest 속에서 선형적 영역과 비선형적 영역들로서 나타난 우주가 일어난다. 형상은 국소성과 지속 시간을 갖지만, 형상 없는 것은 비국소적이며 시간을 벗어나 있다.

인간의 마음은 스스로를 아는데, 그것은 일반적으로 '의식'으로 지칭되는 일반 원리 및 목하의 실상 때문이다. 의식은 우리가 생명이라고 부르는 존재의 경험적 내용은 물론 자신의 존재에 대한 앎을 설명해 주는 주관적 조건이다.

사람이 개인의 삶으로 추정하는 사건들이 개인의 기억 속에 기록되는 동안, 우주 속의 모든 사건은 스쳐 가는 생각처럼 지극히 사소한 것일지라도, 시간, 국소성, 기억의 회상 너머에 있는 무한하고 비개인적인 의식 장에 기록된다. 그것은 마치 우주가 그 속에서 일어나는 모든 일을 항상 보이지 않게 기록하는 것과 같다. 이 기록은 식별 가능할 뿐 아니라 근육 테스트라는 단순한 생리적 현상을 통해 어느 때나 불러올 수 있다. 이것이 가능한 것은 근육 테스트 반응을 중개하는 것이 비국소적 의식이기 때문이다.

의식은 생명의 비가시적 성질이며 실재하는 자극에 반응하는 독특한 속성을 갖고 있는데, 왜냐하면 실재하는 자극이란 실제의 존재를 가지고 있거나 가졌었고, 따라서 그것은 '진실'이기 때문이다. 잠된 진술을 인간 의식에 제공하거나 말없이 마음속에 품고 있으면, 신체의 근육은 진실을 인지하고 자동적으로 강해진다. 이와 대조적으로, 근육은 실제의 존재를 갖지 않는 거짓에 대해서는 약한 반응을 보인다. 따라서 의식은 전구와 흡사하게, 전기(진실)가 들어오면 불이 켜지지만 전기가 없는 상태(거짓)에서는 빛을 내지 못한다.

근육 테스트로 인한 중요한 발견은, *역사상 최초로, 사람은 시간이나 공간상으로 어디에 있는 그 무엇에 대해서든 진실과 거짓을 식별할 수 있다*는 것이다. 근육 테스트 자체는 개인적 의견이나 신념에 영향받지 않는다는 사실이 증명되었다. 사실, 무구한 아이는 세련되고 아는 게 많은 어른과 마찬가지로 믿음직했다. 또한 어떤 진술을 말로 하든 혹은 말 없이 마음속에 품고만 있든 반응은 동일하다.

의식이 진실과 거짓을 판별할 줄 아는 능력을 가지고 있다는 것은, 영적 진실의 보이지 않는 비선형적 영역이 탐구 가능하다는 것과, 깨달은 상태의 실상이 확증될 수 있다는 것을 의미했다. 근육 테스트를 이용하여, 전 역사에 걸쳐 온갖 표현을 갖는 인간성 전부를 포괄하는 의식 척도를 구성하는 것이 가능했다. 이 척도는 수치로 표시되었다. 인간의 모든 가능성이, 단순한 물질적 존재에서 시작하여 존재 가능한 최고의 의식 수준을 향해 상승하는 하나의 척도상에서 표시된다면, 그 수치는 점차 엄청나게 커지게 된다는 것이 증명될 것이다. 그러므로 1에서 1,000까지의 척도가 구성되었다. 그렇게 큰 숫자가 실용적으로 쓰이게 하려면 로그를 사용할 수밖에 없었다.

200 이상으로 측정되는 것은 무엇이든 진실이고, 200 이하는 무엇이든 거짓이라는 사실이 밝혀졌다. 200 이상은 건설적이고, 온전하며, 생명을 지지하는 것이고, 200 이하는 부정적이고 사람에게 해로웠다. 따라서 200은 진실과 거짓을 가르는 임계 수준임이 증명되었는데, 이것은 아마도 모든 발견 가운데 가장 중요한 것일 것이다.

진실과 거짓을 식별하는 능력이 대단히 중요했던 것은 인간 정신에 결여된 것이 바로 그것이기 때문이다. 그래서 이 발견은 우주의 신비를 푸는 주문 '열려라 참깨'였고, 전 역사에 걸쳐 인간의 앎에 감춰져 있던 것들을 끄집어내는 열쇠였다. 그것은 비선형적 영역의 '$E=mc^2$'이었다. 망원경의 발견과 마찬가지로, 그것은 그동안 인간의 접근을 허용하지 않던 전 우주들에 대한 탐구를 가능하게 해 주었다.

이 연구 결과는 「인간 의식의 수준들에 관한 양질 분석 및 측정」이라는 제목의 박사 학위 논문으로 맨 처음 학계에 제출되었다. 그것은 과학적 증명에 대한 전통적 요구(예컨대, '$P < .01$', '영가설', '통계적 분석', 그래프, 도표, 출전, 그리고 상세한 참고 문헌)에 충실한 자료의 공식적 제출이었다. 논문은 학문적 심사를 통과했고, 사실상, 놀랄 만한 발견들로 인해 상당한 관심을 끌며 커다

....
* 의식 척도에서 숫자는 상용로그의 지수를 가리키는데 이는 의식의 에너지 장의 힘의 세기를 나타낸다. 예를 들어, 의식 수준 150으로 측정되는 것의 힘의 세기는 10을 150번 곱한 것과 같다. 의식 수준 400으로 측정되는 것의 힘의 세기는 10을 400번 곱한 것과 같다. 의식 지도상에서 숫자의 작은 차이에 불과한 것이 그것이 갖는 힘의 세기에서는 엄청나게 큰 차이를 나타낸다.

란 반향을 일으켰다.

『의식혁명』에서는 그러한 발견들에 관해, 그리고 그것이 사회의 다양한 층위에 갖는 의미에 관해 설명하고 있는데, 그중에는 제한적이고 선형적인 전통 과학의 뉴턴적 패러다임에서는 '실재'로 받아들여지지 않던 영적 실상의 측면들에 관한 얘기도 있다. 이 새로운 연구 도구 덕분에, 의미와 맥락이라는 비선형적 영역에 대한 합리적이고 종합적인 탐구가 가능해졌다. 처음에 근육 테스트는 200 이하가 낮은 힘force의 수준, 200 이상이 힘power의 수준임을 식별해 냈다. 낮은 힘이 갖는 성질은 본디 약하고, 국소적이고, 생명에 파괴적이며, 에너지를 소비하지만, 진실을 바탕으로 하는 힘은 영구적이고, 비국소적이며, 에너지를 소모하기보다는 생산한다는 사실이 밝혀졌다.

근육 테스트 기법은 다음과 같은 점에서 대단한 가치를 갖는다는 점이 입증되었다. (1) 진실과 거짓의 식별을 가능하게 해 주었다. (2) 인간 의식의 수준 측정을 가능하게 해 주었다. (3) 시간이나 공간상으로 어디에 있는 그 무엇이든 모든 대상에 대한 조사를 가능하게 해 주었다. 결과적으로 개발된 것은, 인간 의식이 개별적인 육체적 생조차 넘어 자신의 운명을 향해 나아가는 전 시간에 걸친 진화를 맥락화하는 수단이었다.

그리하여 의식 척도는 온갖 표현을 갖는 인류에 대한 종합적 재맥락화를 허용해 주었다. 관찰한 바에 따르면, 인류 대다수가 낮은 의식 수준에 머물러 있고 극히 적은 수(천만 명에 한 명)만이 600의 의식 수준에 도달했다. 그러므로 『의식혁명』은 600 수준까지의 의식 수준들에 초점을 맞추었다.

그 다음 『나의 눈』에서는 깨달음의 상태로서 역사적으로 숭상되었던 영적 진실에 대한 탐구를 계속했다. 깨달음의 상태 안에는 이해의 점진적 층위 혹은 수준들이 있다는 사실이 밝혀졌다. 이러한 앞선 상태들은 더욱 높은 앎의 수준들을 나타낸다. 매 수준은 다음 수준에 도달할 수 있으려면 그 전에 해소되어야 하는, 한층 더 발전된 영적 이원성에 따른 의식의 어떤 한계를 나타낸다.

『나의 눈』에서는 앞선 신비가의 주관적 실상에 대해, 그러한 상태를 이해할 수 있도록 묘사하고 있다. 이는 역사상 영적 가르침에 대한 명료한 해설과 더불어 해묵은 미혹과 오해의 해소로 귀착되었다. 따라서 900대 후반으로 측정되는 『나의 눈』은 대단히 앞선 영적 진실에 초점을 맞추고 있다.

역사적으로 인간계에서 인간의 육체와 신경계가 감당할 수 있는 최대한의 영적 에너지는 1,000으로 측정되는데, 이것은 바로 세계 위대한 종교의 창시자들, 예컨대 예수, 붓다, 크리슈나와 같은 역사상 위대한 스승들(화신*들)의 측정된 의식 수준이다. 이 책의 주제는 인간 의식의 가장 발전된 수준들에 초점을 맞추고 있으며 따라서 대략 850에서 1,000에 이르는 수준들에 대해 말하고 있다. 어떤 '사람'이나 '성격'도 주관적 경험이나 이해에서는 그러한 수준에 대해 쓸 수 없으므로, 이 책은 사실상 의식 그 자체에 의해

---

* 化身, 아바타(avatar). 힌두 철학에서 화신이란 환생한 높은 존재들이나 지구상의 지고의 존재들을 가리키는데, 이 책에서는 인간의 몸으로 이를 수 있는 최고의 깨달음에 이른 역사적 인물들을 말한다.

씌어졌다. 의식의 그러한 수준은 개인적 정체를 초월한 철저한 주관성에서 솟아난다. 그러한 수준에서 의식은 형상과 언어로 소통할 수 있도록 인간 정신과 육체라는 편리한 도구를 활용할 뿐이다. 하지만 진실Truth의 힘은 언어와는 독립적으로 존재하지만, 이해에 힘을 불어넣고 촉진하는 반송파˙처럼 언어를 동반한다.

깨달음은 형상이 없는 상태 혹은 조건이지만, 그러한 조건의 시작과 진행에서 살아남은 이를 통해 그 자체의 강력한 에너지를 내뿜는다. 깨달음은 비교적 드문 사건이며, 또한 역설적으로, 일정한 통행료를 물린다. 이러한 진술에 대해서는 본문에서 좀 더 명확하게 설명할 것이다.

....
* carrier wave, 무선 통신이나 방송에서 보내야 할 신호의 운반 수단이 되는 높은 주파수의 전파. 이 경우에 언어는 운반 수단에 해당하고, 운반 수단에 실어 보내는 신호에 해당하는 것이 진실이다.

사전 정보 노트

이전의 작업에서 유용한 '측정된 의식 척도'에 대해 설명했고, 이 설명은 수천 명의 독립적 연구자들이 검증했는데, 이러한 검증은 척도상의 어느 지점에서 시작하든 재현 가능하다. 이러한 검증은 수많은 개인과 연구 단체에 의해 25년 이상에 걸쳐 이루어졌다. 이 글을 쓰는 시점에서는, 310,000건 이상의 측정이 이루어졌다. 후속 연구에 따르면 표면적인 불일치가 일어난 경우들은 측정 방법이 잘못되었거나, 혹은 그보다 더 자주, 검증해야 할 진술을 말로 표현하는 데 있어서의 불완전함 때문이었다.

하지만 모순되게도, 측정법이 '전혀 안 된다.'거나 '틀린 답이 나온다.'는 불평이 이따금씩 터져 나왔다. 그중에는 박식하고 지적인 방식으로 이러한 불만을 표현하는 이들이 있었다. 그들의 추론은 논리적이었던 듯한 데도 결과는 오류였다. 이는 곤혹스러운 수수께끼처럼 보였다. 그 문제는 아주 최근에야 다음과 같은 갑작스러운 발견으로 저절로 해결되었다. 근육 테스트 반응은 *200 이상으로 측정되는 사람들이 이용할 때, 그리고 질문이 온전할 때, 즉 질문이 200 이상으로 측정될 때여야만 유효하고 믿을 만하다는 것*이다. 이 발견은 또한 힘과 영적 순수성은 함께 간다는 원리를 입증해 준다.

초기 연구에서 근육 테스트법이 우주 속 어디에 있는 그 무엇에 대해서든 진실과 거짓을 식별해 낼 수 있다는 사실이 밝혀졌을 때, 그것이 이기적인 사람들의 수중에 떨어졌을 때 오용될 수도 있다는 우려가 제기되었다. 그러한 염려가 불필요하다는 게 판명된 것은 나중이었다. 근육 테스트 기법에는 알려지지 않은 안전장치가 내장되어 있었다. 그래서 조사자의 의도는 결과의 신뢰도에서 의미심장한 역할을 하고, 근육 테스트 기법 자체는 인류에게 이로운 것에만 유용성이 제한되는 듯하다.

진실과 거짓을 구분하는 근육 테스트 기법을 다시 정리하면 다음과 같다.

1. 파트너(단독으로 측정할 경우에는 질문자)는 둘 다 200 이상으로 측정되어야 한다.
2. 질문의 동기나 의도가 온전해야 한다. 즉 200 이상으로 측정되어야 한다.
3. 질문은 서술문의 형태를 취해야 한다.
4. 측정치를 발표된 척도와 관련짓는다. 예를 들면, "1에서 1,000까지의 척도상에서, 'X'는 200, 300 이상으로 측정된다." 등. (부록 B를 볼 것)
5. 진술을 꼭 말로 하지 않고 그것을(혹은 어떤 이미지를) 마음속에 품고만 있어도 정확한 반응을 얻어 낼 수 있다. 따라서 반응은 피험자의 개인적 신념이나 의견에 영향 받지 않는다. 예를 들면, 사람은 "지금 내 마음속에 있는 것은 진실이다."라고 말할 수 있다.

설명

근육 테스트 반응은 수십 년간 전 세계 수천 명의 임상의를 통해 확증되었다. 그것은 일반 논리나 뉴턴 물리학으로는 설명되지 않는, 재현 가능한 경험적 현상이다. 그것은 관찰자/질문자의 의도가 파동 함수의 붕괴를 일으키거나 혹은 일으키지 않는(폰 노이만 과정 I), 양자 역학이라는 고등 물리학을 통해 이해할 수 있는 것이 된다. 그래서 우주의 상태(슈뢰딩거 방정식)는 하이젠베르크 원리를 통해 종종 결정되거나 결정되지 않고(디랙 과정), 그러므로 양자 반응은 '예' 혹은 '예 아님'으로 한정된다. (부록 D '양자 역학'을 볼 것)

01

I: REALITY AND SUBJECTIVITY

스승과 제자

| 토론 |

내가 바른 방향으로 가고 있는지 어떻게 알 수 있을까요?

방향이란 선형적 개념입니다. 아마도 질문자가 말하고자 했던 바는 자신이 가고 있는 길이 적절하고 유효한지 여부일 것입니다. 그것은 중요한 질문으로 에고/마음이 진실과 거짓을 식별할 능력이 없음을 인정하는 겸손함을 드러냅니다. 우리는 과거나 현재를 막론하고 그 어떤 가르침 혹은 그 어떤 스승의 의식 수준도 다 검증할 수 있지요. 또한 이 길이 지금 자신에게 적합한 길인지 알아보기 위해 근육 테스트로 교차 시험할 수 있습니다.

신에 대한 묘사가 가지각색인 까닭은 무엇일까요?

그것은 에고의 신인동형神人同形적 투사*의 변덕스러움을 반영합니다. 에고는 그 타고난 한계로 인해 신을 경험적으로 알지 못합니다. 신은 존재 및 앎의 능력의 바탕에 있는 절대적 주관성입니다. 신은 일체의 시간, 장소, 혹은 인간적 특성 너머에 존재합니다. 역사상 깨달은 존재들이 묘사한 궁극적 실상Ultimate Reality은 한결같이 똑같습니다. 단 하나인 지고의 실상Supreme Reality이 있을 뿐입니다.

신인神人을 비롯한 고대 신화 속의 신들은 다산의 신, 자연의 신, 혹은 수확의 신과 같이 그 영역이나 기능이 제한되어 있었습니다. 신성한 실상Divine Reality의 자리에는 한계가 뚜렷한, 인위적으로 만들어진 가짜 신들이 들어섰는데, 이들은 그 정의定義에서부터 궁극적인 창조의 신God of Creation이 되는 것은 불가능할 것입니다.

신격Godhead, 혹은 나타나지 않은 신God Unmanifest이 그 어떤 묘사도 닿지 않는 곳에 있는 것과 마찬가지로 궁극적 각성Ultimate Realization은 철두철미하게 그리고 순수하게 주관적이고, 모든 내용이 부재합니다. 무한한 지고Infinite Supreme의 절대적 신성을 인정하는 것은, 신위神位를 주장하는 환상에 빠진 실체들로서는 받아들일 수 없는 일일 것입니다. 그렇다면 가짜 신은 힘과 자부심과 타인에 대한 통제를 위해 진실을 거부한 실체이고, 또한 에고가 신

---

* projection, 받아들일 수 없거나 원치 않는 자신의 생각이나 감정을 타인의 것으로 돌리는 방어 기제. 투사를 통해 원치 않는 무의식적 충동과 욕망을 에고에게 눈치채이지 않고 표현함으로써 불안이 감소된다.

이라고 공공연하게 선언하는(예를 들면, 과대망상증) 루시퍼적 오류에 굴복한 실체라고 말할 수 있습니다. 그러한 오류의 바탕에는 통치권을 에고인 '나'에서 신의 전부임Allness에 넘기고 싶어 하지 않는 마음이 자리 잡고 있습니다.

절대적 실상Absolute Reality인 것은 그것이 이미 있는 전부All That Is 이기 때문에 어떠한 필요도 갖지 않습니다. 사람이 힘 자체일 때에는 힘을 필요로 하지 않습니다. 무한한 힘Infinite Power은 어떤 것도 통제할 필요가 없지요. 비유하자면, 하늘은 구름을 필요로 하지 않고, 구름을 창조하거나 파괴할 필요도 없는 것과 같습니다. 구름은 그것을 온전히 둘러싸고 있는 끝없는 공간 속에서 일어납니다. 하늘은 구름을 죽이지도, 복수하거나 벌하지도 않지요. 하늘은 모든 구름에 대해 평등합니다. 구름이 만들어져서 지각에 나타났다가 사라지는 현상에 대해 맥락이 되어 주는 것은 물론이고요.

지고의 존재Supreme Being로서의 신에 대한 묘사에는 인간 같은 데가 거의 없는 것 같습니다.

에고는 관계라는 측면에서 생각하고, 따라서 분리된 두 존재 사이에 관계를 설정합니다. 에고 구조 속에 들어 있는 아이는 신이 이상적인 초부모superparent와 같기를 희망합니다. 하지만 초부모라는 표현에는 부모의 불쾌함을 두려워하는 그늘이 깔려 있지요.

신에 대한 에고의 지각과는 대조적으로, 참나의 절대적 실상Absolute Reality은 자기 존재의 핵심으로서의 신의 나타남입니다. 현존Presence의 사랑Love은 초인간적이며 무한한 평화, 무한한 안전함,

두려워할 가상의 '종말'이 없는 영원성의 안전 무사함으로 경험되지요. 현존Presence인 신은 완성의 기쁨을 불어넣어 줍니다. 사랑은 신의 한 '성질'이 아니라 바로 신의 본질입니다. 현존에는 '남'이라는 감각이 없습니다. 신은 결코 끝나지 않는 현재의, 전부를 감싸는 실상Reality이지요. 두려워하거나 기쁘게 해 주어야 할 '남'은 없습니다.

비유하자면, 에고의 신념이라는 구름이 쓸려갈 때 태양은 숨바꼭질 놀이를 하는 것이 아닙니다. 태양은 항상 빛나고 있었다는 사실이 밝혀집니다. 태양이 빛과 온기를 내뿜는 것은 그것이 태양의 타고난, 내재적 본질이자 성질이기 때문입니다. 지구Earth의 태양과는 달리, 신의 태양임은 영원합니다. 무한Infinite에게 우주의 오고감은 아무런 의미가 없습니다. 생명과 우주의 근원Source인 것은 그런 것에 좌우되지 않습니다. 신의 영광에는 아무런 필요조건이 없습니다.

의심에 대한 해독제는 무엇일까요?

신에 대한 앎은 냉소주의, 회의론, 이성적 조심성, 반항벽, 심지어 무지에 가려서 흐려집니다. 저변에 깔린 동기가 답을 드러내는 일이 많습니다. 에고는 자신의 세계관이 도전받거나 질문받는 일을 좋아하지 않습니다. 에고는 실상에 대한 자신의 패러다임이 두려움에 물들지 않도록 지킵니다. 에고는 불리한 정보 앞에서는 위협감을 느끼기도 하고 방어적이 되기도 하는데, 왜냐하면 그것 때문에 자신이 '틀린' 것처럼 보이기 때문이지요. 또한 에고는 자신의 관점에 대해 책임지기를 싫어하는데, 그것은 자신의 관점들이 선택에 따른 것임을 자인하는 것이기 때문입니다.

종교나 집단에 대한 충성심이나 민족 혹은 가족의 전통으로 인해 갈등이 생길 수도 있는데, 몰두한 구도자의 충실함은 오직 신에게로 향할 뿐입니다. 영적 측면에서 의심은 사람이 잘못된 자리에 있음을 드러내는 유익한 신호일 수 있지요. 순진하던 사람이 영적 성숙함에 이르게 되면, 식별력이 작동하며 경고 신호에 불이 켜질 수 있습니다. 의심이 들거든 항상 그 자리에 멈추세요. 그것은 또한 자신이 현재의 집단이나 가르침 이상으로 성장한 것일 수도 있습니다. 그렇다면 옮길 때가 된 것입니다.

의심은 습관적 자기 정체self-identity나 소중히 품어 온 신념을 잃어버릴지도 모른다는 두려움에 기인한 것일 수도 있습니다. 의심을 떨쳐 내기 위해서는 그저 자신의 동기를 점검하고 검증 수단으로 근육 테스트를 이용하면 되지요. 근육 테스트는 단순한 '예', '아니오' 반응이 대단히 빠르고 정확해서, 그 신뢰도는 질문자가 기본 규칙을 충실히 따르는지 여부에 달려 있을 뿐입니다. 기본 규칙에는 문장을 주의 깊게 진술하는 것도 포함됩니다. 별 상관이 없는 것처럼 보인다고 해서 한 단어라도 바꾸면 전혀 다른 답이 나올 수 있습니다. 그러므로, 관련된 질문을 연속적으로 던지고 교차 테스트를 하는 것이 바람직합니다. 표면적 불일치가 나타난다 해도, 질문을 계속하면 오류의 근원이 드러날 것입니다. 부주의한 진술은 엉뚱한 답을 불러올 수 있습니다.

예를 들면, 칼 융의 의식 수준은 오랜 세월 동안 여러 차례 측정한 결과 520 정도로 나왔습니다. 어느 질문자가 "칼 융은 500 이상이다."라고 진술했지만, 그에 대한 답은 '아니오'였지요. "칼 융은 500 이상이었다."라고 고쳐 말하자 그 답은 '예'였습니다. "칼 융은 500 이상이다."에 대한 답이 '아니오'로 나온 것은 그가 이미 사망했기 때문일 뿐입니다.

어떤 스승이나 영적 길의 가치를 검증하기 위해, 일차적으로 확인해야 할 가장 중요한 사항은 그것이 200 수준 이상으로 측정되는지 여부입니다. 어느 수준에나 유효한 스승과 유효한 가르침이 있습니다. 300대의 가르침은 자발성과 개인적 힘의 열정적 사용을 격려해 줍니다. 때로는 열정적으로 몰두하는 집단이 그보다 수준 높은 교본을 읽는 것보다 더 도움이 될 수도 있지요. 제자와 스승의 수준 차이가 지나치게 크면, 숱한 유용한 정보가 그대로 실종되거나 전혀 흡수되지 않을 수도 있습니다.

깨달은 현인은 의식 수준이 아주 높아도 실제로 가르치는 일은 잘 못할 수가 있는데, 그것은 위대한 피아니스트가 곧 위대한 피아노 교사는 아닌 것과 같습니다. 가르침에는 거장의 기교 외에 기술이 필요하지요.

완벽한 스승은 인내심을 갖고, 다양한 수준의 진실을 그것이 자명해지게 되는 그러한 방식으로 맥락화함으로써 설명해 줄 것입니다. 이런 능력은 스승이 모든 의식 수준을 잘 알 뿐 아니라 매 수준에서 일어나는 문제들에 대해 잘 알고 있음을 의미합니다. 그 밖에도 완벽한 스승은 각 수준의 문 앞을 지키는 고유한 이원성과 위치성들과 함께 결과적 대립쌍들을 해소하는 일을 도와줍니다.

스승의 지식은 오직 깨달음에 동반되며 깨달음의 징표인, 진실의 내적 드러남*에서 나온 것이어야 합니다. 이는 오직 절대적 진실만이 담보할 수 있는 오류 없는 확실성과 천부적 권위로 직결되지요. 진정한 스승은 현존(Presence, 고전적으로 '푸루샤'라고 부르는)을 통해 알게 된 것을 명확히 설명해 줍니다. 스승의 이해는 외부의 근원에서 비롯되지 않습니다. 그러므로 역사상의 유명한 스승들이 한 말은 그저 듣는 이들이 잘 알아듣도록 명료화하기 위해 인용될 뿐입니다. 깨달은 스승은 외부의 확증을 필요로 하지 않습니다.

이상적인 스승은 구두로 나오는 말들의 진실 수준을 알아봅니다. 오늘날의 영적 공동체에서, 그 수준은 이제 상호 입증이 가능한 정확한 측정으로 명료히 밝혀질 수 있습니다. 스승의 이해의 근원은 침해받을 수 없고 따라서 어떤 방어도 필요치 않습니다. 영적 진실은 그 자체의 가치를 바탕으로 서 있기 때문에 그 자체로 완전하지요. 그것은 자명할 뿐 아니라 외부의 동의나 뒷받침을 요구하지 않습니다. 드러난 진실의 절대적 주관성은 오직 에고에서만 비롯되는 온갖 고려나 불확실성을 배제합니다. 에고가 붕괴될 때, 모든 논쟁이 그치고 그 자리에 침묵이 들어섭니다. 의심이 바로 에고입니다. 에고는 일차적으로 복잡한 의심의 구조라고 할 수 있고, 풀 수 없는 문제와 질문들, 관심거리들을 끝없이 만들어 내며 계속 돌아가고 있지요. 에고가 참나의 반영인 절대적 진실

---

* revelation, 기독교에서는 흔히 '계시'로 번역한다.

Absolute Truth의 압도적 확실성과 접하게 될 때, 에고는 붕괴하고 말 그대로 죽습니다. 이것이 사실상 유일하게 가능한 진짜 죽음이며, 환상적 자기만이 그런 죽음을 맞을 수 있습니다.

깨달음이라는 상태가 일반적으로 에고라 하는 것을 대체한 다음에도, 의식 진화는 계속되지 않습니까?

그럴 수 있지만 그것은 저절로 그렇게 됩니다. 그것은 추구나 영적 노력의 결과는 아니지요. 대부분의 경우 깨달은 현인의 측정된 의식 수준은 여생 동안 변함이 없습니다. 하지만 드물게, 의식이 저절로 진화를 계속하는 일이 있지요. 그것은 마치 내면의 영이 이제 해결을 요구하는 더 높은 수준의 모순을 자각하게 되는 것과 같습니다. 영적 영감은 이제 장애의 해소를 구합니다. 그것은 마치 피부에 박힌 이물질처럼 주의를 끌어당기지요. 또한 몸과 신경계 전체에 참기 힘든 고통을 일으켜서 신호를 보내기도 합니다. 경험상으로 볼 때, 집중적인 기도와 명상을 한 뒤에 명백한 모순을 해결하는 자연 발생적인 드러남이 있곤 하는데, 그러면 고통은 그치곤 합니다.

이러한 고통스러운 감각은, 신에 이르거나 신에게 봉사하기 위해서는 괴로움을 겪을 필요가 있다는 신념 체계에서 비롯되기도 합니다. 이 무의식적 신념 체계가 해소되면 고통의 강도는 줄어들지요. 조사 연구를 통해 밝혀진 바에 따르면, 여러 생에 걸친 영적 신념 체계가 영적 의식에 더 이상 받아들일 수 없는 것이 되면 그것은 무의식 속으로 억압되고, 이는 영적 오류나 결함이라는 측면에서 혹독한 결과를 빚어낼 수 있습니다. 이 때문에 신경이 고압 전류에 연결된 것처럼 고통스러운 감각이 일어날 수 있지요. 그것을 알게 된 뒤에는 타는 듯한 감각은 줄어들 수 있습니다. 하지만 영적 앎에서의 모든 한계는 내면의 영적 불편감으로 그것의 존재를 알릴 수 있는데, 이는 맹렬한 기도와 이해를 통해 그 한계가 의식되고 해소될 때까지 계속됩니다.

사이비 종교cult는 부주의한 사람들이 빠지기 쉬운 함정입니다. 사이비 종교 집단은 정통성 있는 영적 단체와 어떻게 다른가요?

먼저, 사이비 종교는 200 이하로 측정됩니다. 그것은 가르침의 오류 때문일 수도 있고, 혹은 가르침에는 취할 만한 점이 있어도 조직 자체가 온전성 안에 있지 않기 때문일 수도 있습니다. 때로 오류의 근원이 지도자에게 있는 경우도 있지요. 사이비 종교 집단은 무구하고, 잘 속아 넘어가고, 영적으로 순진하거나 무지한 이들에게 호소력을 갖습니다.

식별력이 생기고 영적으로 성숙해지면, 사이비 종교의 특성이 자명해지게 됩니다. 일차적으로 그러한 집단은 착취적이지요. 지도자는 전형적으로 통제하려고 합니다. 돈이 중요하고, 집단에 대한 충성심을 강조하지요. 그리고 배우자와 가족, 친구들을 개종시키거나 그들과 관계를 끊을 것을 강요합니다. 집단 내에는 비밀과 위계질서가 있고, 구성원들에게 세뇌에 가까운 심리적 압박과 설득을 동원합니다. 집단을 떠나려고 하면 견디기 힘든 압박을 가하고, 그 과정에서 심리적이거나 심지어는 신체적인 후유증이 남습니다. 입회식, 서약, 충성의 맹세가 있기도 하지요. 지도자는 카리스마가 있고, 달변이며, 개인 숭배에 둘러싸여 있습니다. 회원들에게는 섹스가 금지되지만, 지도자는 예외입니다.

가르침보다는 지도자에게 에너지, 선물, 돈, 애정, 아첨을 쏟아 붓고, 지도자의 이름을 입에 올리기만 해도 단순한 존경보다는 요란한 감탄을 터뜨리는 경향이 있습니다. 지도자는 특별한 이름을 가진 '저쪽'의 보이지 않는 실체와 특별한 관계를 맺고 있다고 주장하는 일이 많습니다. '고급' 영이나 실체가 평범하거나, 기괴한 일들을 지시하고 미래의 대 재앙을 예언하기도 하지요. 이러한 일은 사이비 종교의 전도자와 광신자에게 붙들린 마음 약하고 순진한 사람들에게 강렬한 인상을 심어 줍니다.

사이비 종교의 추종자들은 철저하게 세뇌된 나머지 때로는 전문가에 의한 구조와 재교육이 필요하기도 합니다. 카리스마적인 지도자의 가면이 벗겨진 다음에도, 속아 넘어간 많은 추종자는 그 자명함에도 불구하고 그저 부정否定에 의지할 뿐입니다. 여러 연구단체의 노력 덕분에 그러한 사례의 기록은 인터넷을 통해 쉽게 찾아볼 수 있습니다. (예를 들면, 어느 사이비 종교 지도자는 위험한 투자를 권하고 있습니다. 또 다른 지도자는 터무니없는 비용을 받고 존재하지도 않는 사람에 대해 가짜로 영적 정보를 읽어 주는 '저쪽'에서 온 스승/안내자와 '채널링'을 하기도 합니다.)

위계가 뚜렷한 집단 내에서 지위가 올라가려면 매 수준마다 상당한 액수의 돈을 지불해야 하는데, 때로는 그 금액이 수천 달러에 이르기도 합니다. 각 수준마다 다른 호칭이 따라붙는데, 예를 들면 1급: 숙련자, 2급: 교사, 3급: 마스터 식입니다. 이러한 단체들 중에는 다단계 판매 조직과 같은 구조를 갖춘 곳들이 있는데, 여기서 이윤은 맨 위에 있는 지도자에게 돌아갑니다.

집단의 가르침과 활동은 기본적인 영적 원리에 위배되는데, 왜냐하면 그러한 집단에서는 독점성을 주장하며, 완전히 그릇된 해석과 모호한 가르침들에 기초한 행위나 계시록과 같은 부정적 경전에 대한 신앙에 기초한 행위들을 정당화하기 때문입니다. 가르침 자체가 이상야릇한 경우도 많지요. 추종자들은 광증에 가까울 만큼 극단적인 신념과 행위를 강요당합니다. 예를 들면 사막에 나가 UFO의 구조를 기다리기, 집단 자살, 지하철에 독가스 살포, 두개골에 구멍을 뚫는 등 자신과 타인의 신체 훼손하기, 생식기 절단, 산 제물을 바치는 기괴한 의식, 상상 속의 외계 생물에 의지하기, 불신자(이교도)들을 살해하는 행위, 자살 폭탄 공격, 어린이와 동물을 희생시키는 행위, 아스트럴 실체들 부르기, 악마 불러내기, 오컬트에 발 담그기, 괴이한 행위에 몰두하기, 수입을 조직에 넘기기(십일조나 자발적인 가난의 서약과는 다른) 등이 그것입니다.

헌신자들은 순진한 신뢰와 잘못된 믿음faith 때문에 착취당하고 조종당합니다. "열매를 보면 그 나무를 알 수 있다."고 하지요. 신의 열매는 위에서 열거한 것들과는 대조적으로 아름다움, 사랑, 기쁨, 용서, 연민, 평화, 자유를 가져다줍니다.

일부 종교 혹은 전통 종교의 교파들 중에서도 사이비 종교와 별 차이가 없어 보이는 것들이 있습니다.

날카롭게 관찰하셨군요. 종교에서 파생된 종파들은 원래 창시자의 매력과 위상, 명성을 과시하지만 그러다가 사교로 전락하고 부패하기까지 합니다. 그런 것을 알아보는 것은 어렵지 않은데, 왜냐하면 거기에는 파벌주의, 적대적 경쟁, 통제하려는 노골적인 시도들이 있기 때문입니다. (예를 들면 이슬람 테러리즘은 70으로 측정됩니다.) 이들은 '호전적' 혹은 '근본주의자'로 묘사되는 일이 많습니다.

영적 진실의 온전치 못한 악용과 왜곡은 종교 그 자체만큼이나 오래되었는데, 그것은 그 중요성에 비해 간과되는 일이 많은 다음의 성경 구절에도 드러나 있지요.

"백성 가운데 거짓 예언자들이 일어났던 것처럼 여러분 가운데에도 거짓 교사들이 있을 것입니다. ……많은 이가 그들의 방탕을 따를 것이니 저들 때문에 진리의 길이 모독될 것입니다. 그리고 그들은 탐욕에 차서 조작한 말로 여러분을 속여 착취할 것입니다." (베드로 후서 2장 1, 2절)

'기독교인'이나 '불자'란 무엇을 의미하는지요?

간단히 말하면 이들은 창시자의 원래 가르침을 따르는 이들입니다. 전 역사에 걸쳐 진실은 항상 동일합니다. 어떤 집단에게도 유일한 길이나 빠른 코스는 없습니다. 비유하자면, 태양 주위를 도는 데 빠른 코스라는 게 있을까요?

기독교인은 신약에 드러나 있는 예수 그리스도의 가르침을 따릅니다. (예수는 계시록과는 무관합니다.) 세상의 가장 높은 스승들 사이에는 어떠한 갈등도 없고, 오직 여러 세기에 걸친 후세의 착취자들, 예컨대 요즘의 사교 비슷한 '기독교인'이라는 명칭의 찬탈자들 사이에만 갈등이 있을 뿐입니다.

역사상 온갖 부류의 예언자들이 나타나서 이상하고 믿기 힘든 메시지로 잘 속아 넘어가는 사람들을 홀렸습니다. 과거에도 그랬지만 아직도 수많은 메시아와 예언자가 있지요. 하지만 이들은 오류를 드러내는 간단한 테스트조차 견뎌 내지 못합니다. 세례는 영靈에 속한 것입니다. 물은 그저 상징에 불과하지요. 독점성을 주장하는 게 무슨 의미가 있습니까? 진실에 대한 독점적 소유권을 갖고 있는 단체는 단 한 개도 없습니다.

예를 들면 교황 요한 바오로 2세가 러시아 정교회 대표들을 찾아간 일을 연구해 볼 수 있지요. 요한 바오로 2세가 러시아를 방문한 것은 두 종교의 우호적이고 평화로운 공존을 도모하기 위해서였습니다. 연구해 보니 당시 교황의 위치는 590으로 측정되었습니다. 그것은 무조건적 사랑의 지극히 높은 수준이지요. 고전적인 영적 언어로, 당시에 교황은 가슴을 표현하고 있었습니다. 하지만 가톨릭 교회의 다른 부분을 보면, 정치적으로 비중 있고 권위 있는 위치들이 500에 훨씬 못 미치게 측정되기도 하는데 이는 제도의 그늘을 나타냅니다.

구도자는 판단하지 않고 관찰하고 알게 되는 법을 배웁니다. 하나의 위치가 다른 위치보다 더 나은 것은 아니며 그저 다른 맥락화를 나타낼 뿐이지요. (성직자의 소아애小兒愛에 대한 가톨릭 교회의 위치는 165로 측정되는 반면, 현재의 가톨릭 그 자체는 510으로 측정됩니다.) 그래서 우리는 가장 약한 순간의 행위, 혹은 최악의 순간의 행위들 때문에 조직 전체를 비난할 수는 없는 것입니다. 제도를 운영하는 것은 오류를 저지르기 쉬운 인간들이니까요.

영적으로 봉헌한 이들, 그리고 가장 높은 진실에 이르는 길을 가는 데 전념하는 이들에게는 많은 것이 저절로 드러납니다. 식별력은 때로 고통스럽기도 한 교훈을 통해 얻어지는 일이 많지요. 고전적인 영적 용어로, 이를 '제3의 눈'의 개안으로 일컫습니다. 지혜의 회색 머리칼을 얻었다고 할 수도 있습니다.

기만당한 순진한 구도자의 운명은 무엇입니까?

크리슈나는 헌신과 의도가 순수한 이들은 꼭 같이 신의 사랑을 받는다고 했습니다. 신에게는 성性이 없습니다. 신성은 기만당하지 않습니다. 진실로 신을 열망하는 이들은 모든 종교를 넘어선 곳에 있는 무한한 현존Infinite Presence의 포옹을 받습니다.

개인적으로 특정한 길에 끌리는 현상을 어떻게 봐야 할까요?

그것은 중요한 요소입니다. 비록 가장 높은 수준에서는 하나이며 동일하다고 해도, 어떤 길들은 헌신, 예배, 내맡김, 자선(예) 테레사 수녀)을 강조합니다. 그러므로 많은 사람에게 가슴의 길은 너무도 자연스럽고, 마음의 길은 지나치게 차갑거나 추상적인 것으로 보일 수 있습니다. 마음의 길은 사랑을 무장시켜 진실과 진실의 각성을 향한 헌신으로 이끕니다. 마음의 길을 따르는 이가 위치성을 버릴 때 사랑할 수 없는 것으로 비쳤던 것을 사랑할 수 있는 길이 열립니다. 가슴의 길은 이원적 지각을 영시*로 변형시키는데, 이는 다시 대립쌍을 초월합니다. 이 두 개의 길을 하나로 합친 헌신적이고 흥미로운 영적 단체가 있는데 그들은 스스로를 장난스럽게 '선禪 가톨릭'(550으로 측정됨.)으로 부릅니다.

다양한 종교 중에서 어떤 스승들이 가장 높은 가르침을 펴고 있습니까?

세계의 모든 위대한 종교에서 이른바 신비가mystic로 불리는 이들은 그들이 속해 있는 종교 자체보다 더 높게 측정되며, 일반적으로 서로 일치합니다. 신비가란 순수한 진실을 각성하기 위해 마음을 우회한 이들일 뿐이지요. 모든 위대한 화신은 1,000이나 그에 매우 가깝게 측정됩니다. 그런 수준에서는 어떤 논쟁도 없습니다. 그러나 스승들은 저마다의 스타일이 있고, 역사적으로 여러 다른 시기에 다른 문화와 지리적 집단에 대해 가르침을 폈습니다.

디트로이트 추장, 위대한 영(720으로 측정됨.)은 나타난 신God Manifest을 알아보고, 더불어 자연Nature(즉, 창조Creation)을 나타난 것 Manifest이 되고 있는 나타나지 않은 것Unmanifest의 증명으로 알아보는 아메리카 원주민의 영성을 반영합니다. 아메리카 원주민의 영성은 자연Nature과 모든 생명에 대한 이들의 경외심 속에 반영되어

---

* 靈視, spiritual vision, 저자에 따르면 이것은 '진실로 보는 것'이다. 반면에 환시는 실재하지 않는 어떤 것을 보는 것이다.

있습니다. (이는 '범신론'으로 불리며 신학에서는 다소 비판받는 태도입니다.)

디트로이트 추장이 보여 준 것과 같은 아메리카 원주민의 영성은 미국 헌법 제정자들에게 막대한 영향을 미쳤는데, 미국 의회는 이로쿼이 국가의 정치 구조를 고스란히 베끼다시피 했습니다.

최근 들어, 아메리카 원주민의 영성은 정치가들에게 정략적으로 이용당하며 약화되었습니다. 현실에서 아메리카 인디언은 어딜 가나 크게 존경받고 있지요. 미국의 모든 주, 도시, 강, 산, 큰 호수는 그들의 이름을 땄습니다. 담력과 용기가 돋보이는 스포츠 분야의 강팀들은 그들의 이름을 자랑스럽게 달고 다닙니다. 그런데 그런 영예가 사실은 불명예이고 정치적으로 올바르지 않다고 공공연히 떠드는 것은 정치적 왜곡입니다. 어떻게 그런 영광이 모욕으로 곡해될 수 있는지는 이해하기 힘들지만, 그것은 정치적 이득을 위해서라면 진실이 반대로 왜곡될 수도 있다는 사실을 보여 줍니다. 그러한 정치 선전이 성공을 거둔다면, 미국산 제품은 물론 모든 지방, 구역, 산맥, 주, 도시, 읍, 도로, 강, 스포츠 팀들의 이름이 없어지고 그 대신에 보잘것없는 다른 이름으로 바뀔 것입니다.

영성과 진실은 하나로 합치게 해 줍니다. 그러나 거짓은 파벌주의와 갈등을 낳지요. 사이비 종교는 선동가와 마찬가지로 그것에 이름을 도용당한 종교적, 영적 전통을 사실상 훼손합니다.

진정한 메시아란 무엇일까요?

'메시아'란 현대어에서 과대망상을 의미하는 용어로 쓰이고 있습니다. 메시아란 단어의 현대적 의미는 두 가지로 해석됩니다. 한편으로, 그것은 진정한 메시아의 유효성을 인정해 주는 호칭이고, 그와 동시에 메시아의 깨달음의 수준이 지극히 높고 드물게 일어나는 만큼, 그러한 호칭을 자처하는 것은 협잡이며 거짓임을 뜻합니다.

수백 년에 걸쳐, 사회에는 선지자, 예언자, 메시아를 자처하는 이들이 수없이, 쉼 없이 등장했습니다. 금세기에는 자칭 메시아의 대부분이 정신 병원에 들어가 있지요. 메시아 망상은 뇌 매독이 흔하고 치료가 불가능하던 시절에 흔했습니다. 페니실린의 발견 이후 메시아의 숫자는 현격히 줄어들었습니다. 환각제에 탐닉하는 사람들은 빼고 말입니다.

자칭 메시아는 대개 조울 정신병의 조증 상태에 있는 이들입니다. 메시아적 성격형으로 가장 널리 알려진 부류는 정치 지도자들인데 이들은 그 과대한 자기 우월증$_{egomania}$으로 측면에 걸려 있을 수도 있습니다. 세상은 영적 망상을 분별하는 데는 비교적 능숙하지만 정치인에 대해서는 아직도 지극히 맹목적이지요.

진짜 메시아라면 지극히 높은 수준, 적어도 700 이상이 되어야 하고 대부분은 800대 후반이나 900대로 측정될 것입니다. 진짜 빛을 가져오는 사람이라면 겸손하고 성실하며 아첨을 필요로 하지 않습니다. 진짜 선지자에게 주어진 단 하나의 재능은 진실을 설명하는 것이지요. 화신은 그 진실을 반영합니다. 하지만 종교는 메시지 자체보다는 메신저를 추종하는 경향이 있습니다. 사실, 진실은 메신저의 이름으로 짓밟혀 먼지가 되거나 피투성이 전장으로 사라지는 일이 많습니다.

진정한 메시아는 메시지와 메시지의 힘을 따르는 모든 인류에게 기쁨, 희망, 해방, 구원을 가져다줍니다. 메시아는 무궁한 생명의 근원Source으로서의 신성Divinity이라는 맥락을 재진술함으로써 전 인류의 의식 수준을 상승시키고 진실에 대한 새로운 통찰을 가져다주지요. 화신, 메시아, 깨달은 현인, 구세주, 예수, 혹은 붓다는 모두 신성Divinity의 반영입니다. 이 신의 창문들을 통해 신의 힘과 연민이 흘러나와 온 인류를 감싸며 인류의 영적 활력을 재충전시키고 새로운 희망과 기쁨을 불러일으킵니다. 그리하여 진정한 메시아, 화신, 혹은 위대한 스승은 모두의 미래에 대해 믿음과 평화를 소생시켜 줍니다.

다양한 영적 가부장들(현인, 붓다, 화신들)은 특정 문화와 동일시되어 '특별'해지면서 파벌주의와 분파적 독점성에 이르게 됩니다. 이러한 문제를 어떻게 극복할 수 있을까요?

파벌주의는 영적 진화가 진행되면서 초월되지요. 인류의 집단적 에고는 아주 자연스럽게 독점 조직을 형성하고, 별 관계없는 것들에 초점을 맞춰서 가르침의 핵심을 놓치는 경향이 있습니다. 일정한 수준에서 파벌주의는 집단에 지지와 확실성을 부여하여 이로울 것입니다. 하지만 신을 무슨 말로 부르든, 라마든 범천이든 알라든 그것은 정말 아무 상관이 없습니다. 신은 어떠한 위치성이나 속성에도 속박되지 않고, 이것 아니면 저것의 이원성에 지배되지 않으므로 편애의 기초가 될 만한 것이 전혀 없습니다.

이 모든 것은 앞선 스승에게는 자명한 것이겠지만 최근의 서구 종교에서는 일반적인 가르침이 아닙니다.

종교적 갈등과 경쟁이 생기는 일차적 이유는, 선형적인 종교가 내재적 신보다는 초월적 신을 강조하는 경향이 있기 때문입니다. 이것은 참나로서의 신이라는 실상을 경험한 신비가에게 전통적인 갈등의 원천이 되어 왔습니다. 하지만 이러한 비선형적 경험은 극히 드문 현상이라는 점을 상기해야 할 것입니다. 그래서 교회나 대종교들에게 그런 것이 익숙하지 않으리라는 것은 이해할 만합니다. 종교 주의자*를 포함하는 보통 사람들에게는 신과 분리되어 있는 느낌이 너무도 강해서, 신을 경험적으로 알 수 있는 가능성이 믿어지지 않을 정도입니다.

참나로서 내재하는 신God Immanent에 대한 각성을 교회에서 이단으로 취급했던 시절도 있었습니다. 요즘에도 위대한 화신들을 '악마에 들린' 존재로 보는 종파들이 있지요. 일부에서는 예수의 그리스도 의식의 신성을 부정하기조차 합니다. 그 밑바탕에는 분리의 이원성에 대한 에고의 집착이 있습니다. 즉, 인간은 '여기' 있고 신은 '저 위에' 있다고 보는 것이지요. 하지만 이러한 광신적 분파의 유한한 가짜 신들은 근육 테스트에서 사람을 약하게 만듦으로써 자신의 거짓됨을 금세 드러냅니다.

또한 이러한 비신非神들을 신으로 받드는 사이비 종교들은 공격

---

* religionist, 저자의 설명에 따르면 이는 극단적인 종교 신도들이나, 혹은 신 대신에 종교를 숭배하는 길을 택한 사람들을 가리킨다.

적이고 분파적인 방식으로 열렬히 전도할 뿐 아니라, 분리 성향이 강하며, 독점성을 주장하는 경향이 높습니다. 그러므로 그러한 불타는 공격성과 열의는 영적 비합리성을 표시하며, 일부 사회에서는 정치적 파벌로 표면화되기도 하지요. 정치화로 인해, 일부는 호전적 광신도가 되는 경향이 있는데, 이는 영성의 표시가 아닌 자만심으로의 전락을 나타냅니다.

그런 이상한 신념 체계는 어떻게 생겨나서 퍼지는 걸까요?

각 개인의 에고에 대해서 그 의식 수준을 측정할 수 있습니다. 매 수준은 빛의 스펙트럼과 유사한 하나의 위계 혹은 수준을 나타냅니다. 노란 층에 있는 사람들에게는 모든 것이 다 노랗게 보입니다. 푸른 층에 있는 사람들에게는 모든 것이 다 푸르게 보이지요. 인간의 마음은 자신과 너무 다른 층위와는 분리되는 경향이 있습니다. 그 때문에 사회는 계층으로 쪼개지는 경향이 있습니다. 각 계층마다 특유의 언어, 스타일, 은어, 관습, 직업적 기준, 수용 가능한 행동, 규범들이 있습니다. 다른 계층들에 대해서나 다른 계층의 스타일 혹은 행동 양식에 대해서는 헐뜯는 경향이 있지요. 또한 다른 사고방식이나 다른 행동 방식들의 실상을 부정합니다. 예를 들면, 과학에서는 영성을 비합리적이며 희망적인 사고로 봅니다.

예를 들면 우울이나 불안을 한 번도 경험하지 못한 탓에, 그러한 감정을 실재하는 것으로 공감하지 못하는 이들이 있습니다. 비록 계급 구별은 비미국적이며 정치적으로 올바르지 않다고 추정되고 있기는 하지만, 사실상 계급은 사람들이 서로에 대해 맨 처음 주목하는 것 중의 하나이지요. 그래서 종교의 선택은, 자신의 수준을 유일한 실상으로 보는 대단히 유사한 세계관을 가진 이들에게로 인도하는 일이 많습니다.

지금까지 제공해 주신 모든 정보에 대해 구도자는 안심해도 좋을까요?

그대로 따르기만 한다면 그것은 진실일 것입니다. 스승인 것은 사람이 아니라 스승의 참나입니다. 비유하자면, 배의 길잡이 노릇을 하는 것은 등대가 아니라 등대에서 빛나는 불빛과 같은 것이지요. 그 빛을 쫓아갈 것인지 말 것인지는 각자의 선택입니다. 빛이나 등대는 그 문제에 있어서 어떤 이해관계도 없습니다. 그런데 종교에서는 빛을 희생시키고 등대를 신격화하는 경향이 있습니다.

인류 의식은 진화합니다. 옛 시절의 선원들은 불확실한 삶을 살았고 별들을 관측하는 것으로 가능한 최선을 다했지요. 나침반, 육분의, 그리고 요즘의 위성 위치 측정 장치는 무수한 목숨을 구할 수 있는 확실한 수단이 되어 주었습니다. 이와 비슷하게 옛 시절의 구도자는 오직 소문을 참고할 수 있을 뿐이었지만, 이 시대의 구도자들에겐 나침반이나 육분의에 비견할 만한 것이 있지요. 진실이냐 거짓이냐에 대한 근육 테스트는 구도자를 빛으로 안내해 줄 그런 종류의 발견으로는 최초입니다. 그것은 본질적으로 수많은 영적 생을 절약해 줄 수 있습니다.

스승에게는 어떤 빛이 있는 걸까요?

그런 것은 전혀 없습니다. 듣는 사람의 관심으로 충분하고도 남습니다. 받아들여야 하는 유일한 의무는, 배운 지혜를 실행에 옮기고 에고를 초월하기 위해 그것을 실천해야 하는 자기 자신에 대한 의무입니다. 스승을 존경하되 숭배는 오직 신을 위해 남겨 두세요.

선생님께서 표방하시는 가르침과 길을 어떤 말로 불러야 할까요?

그것은 신비가의 길이며, '헌신적 비이원성'을 표방합니다.

이런 가르침을 지칭하는 데 '헌신적 비이원성'이라는 용어를 사용해도 되겠습니까?

예, 그게 맞을 겁니다. 그것은 철저한 진실의 길입니다.

I: REALITY AND SUBJECTIVITY 02

영적 정보와 수행

| 토론 |

지금까지 말씀하신 것들을 다 알아야 할 필요가 있을까요?

일정한 수준에서는, 그렇습니다. 그 모든 것에 대해서 뿐만 아니라 어쩌면 그 이상으로 알아야 할 필요가 있지요. 역설적인 것은, 기본적인 요점에 충실하다면 그중 어느 것도 필요치 않다는 것입니다. 그러한 정보는 오랜 세월 동안, 영감을 얻게 되면 더 나아가 탐구하고, 찾고, 그리고 얻어낸 정보를 실행에 옮긴 전통적 구도자들을 위한 것입니다.

또한 갑작스러운 깨달음의 길이 있는데, 갑작스러운 깨달음은 겉보기에 저절로 일어날 수도 있고 혹은 명상이나 영적 수행의 결과로, 혹은 깨달은 스승의 면전에 있는 것만으로도 일어날 수 있습니다.

의식의 큰 도약은 신에게 자신을 아주 깊이 내맡긴 결과로 일어나지요. 이는 우리 사회에서 '바닥'을 친 사람들한테서 볼 수 있습니다. 고집/자부심을 내맡기면 변형이 일어납니다. 역설적으로 지옥에서는 천국이 가까운 것입니다. 수감된 기결수와 같은 '죄인'이 이른바 회개를 통해 평화롭고 사랑 넘치는 사람으로 거의 성자처럼 변형되는 사례들이 바로 그것입니다. 수감자들이 큰 각성을 통해 이전의 자기와는 정반대로 변형되는 일들이 자주 있지요. 이런 갑작스러운 드러남은 또한 임사 체험에 동반되어 일어나기도 합니다.

이렇듯 많은 의식 수준이 갑자기 초월될 수 있습니다. 이는 오랜 기간의 극심한 내적 고통 끝에 오는 일이 많지요. 진정한 회개는 측정된 의식 수준이 크게 뛰어오르는 것으로 입증됩니다.

영적 지향이 있는 사람들이 이런 정보를 접하게 되면 의식 수준이 상당히 상승합니다. 강연 전후에 청중의 의식 수준을 측정하는데, 보통 강연 뒤에는 전반적으로 평균 10점에서 40점 가량 올라가지요. 여기에는 개인차가 있을 수 있어서 최저 4점에서 최고 100점까지 차이가 납니다. 하지만 집단 내에는 '카르마의 무르익음'에 기인하는 막대한 편차가 존재하지요.

대부분의 구도자들은 절망에서 강렬한 기쁨이나 심지어 황홀경에 이르는 다양한 단계를 거칩니다. 또한 아무 일도 생기지 않는 것 같고, 자기가 어디로도 가는 것 같지 않은 길고 지루한 시기도 있습니다. 이러한 시기들 사이사이에 정체, 좌절, 자책, 심지어는 희망이 없다고 느껴지는 시기들이 존재하지요.

전 과정에서 이 모든 시기는 다 정상입니다. 인내와 봉헌이 뚫고 나가게 해 주지요. 진정한 스승이나 헌신적 집단이 옆에 있으면 길은 보다 쉬워집니다. 주로 명상과 헌신적 봉헌에 의지하는 비이원성의 길은 필요한 '마음 집중'을 이루기 위해 인내와 자기 규율을 요구합니다. 수행자*가 헌신적이며 사심 없는 내맡김을 통해 신에 이르기를 열망한다면, 반드시 그 구조를 이해하지 않아도 많은 것을 우회할 수 있지요.

또한 영향력 있는 요소는 과거의 카르마인데 이는 수행자가 알지 못하는 부분입니다. 그러므로 사람은 자신을 타인과 비교하거나 유명한 스승 라마나 마하르시가 경험했던 것과 같은 우연한 돌발적 사건을 기대해서는 안 됩니다. 마하르시는 평범한 10대였던 시절에 갑자기 쓰러져서 자기가 죽어 가고 있음을 느꼈지요. 그러다가 700 이상으로 측정되는 하나임Oneness과 침묵의 지복 상태로 들어갔습니다. 결과적으로 그는 2년간 말을 하지 못했지요. 이 이야기를 근육 테스트로 연구해 보면, 우리는 마하르시가 수많은 전생에서 영적 노력을 했고, 그의 깨달음이 갑작스럽게 보여도 실은 그러한 노력과 봉헌이 이 생에 열매 맺은 것임을 알게 됩니다.

---

* spiritual aspirant, 의미를 직역하면 '영적 지망자, 혹은 영적 열망자'에 가까운 용어를 굳이 불가에서 많이 쓰는 '수행자'로 번역한 이유는, 영적 의지를 갖고 방향을 정한 뒤 굳건히 나아가는 사람이라는 뉘앙스를 살리기 위해서이다.

그러면 그 모든 정보를 알 필요가 없다는 얘기인가요?

핵심에 충실하다면, 그렇습니다. 일차적으로, 여태껏 제공한 정보는 생각과 신념을 훨씬 수월하게 녹여 주는 설명입니다. 대립쌍이란 고유한 실상이 없는 위치성이라는 가공물에 지나지 않음을 단순히 아는 것은 사실 필요한 도구의 하나일 뿐입니다. 그렇지만 그런 진술을 이해할 수 있게 만드는 데는 설명이 도움이 되지요. 일단 설명이 이해되면 그것은 버려도 됩니다. 마찬가지로 단순한 명상을 통해, 참나가 의식과 앎의 기층이자 근원임을 발견하고 알 수 있지요.

영적 진화를 촉진하는 데 필요한 정보의 양은 구도자의 의식 수준에도 달려 있습니다. 200대와 300대, 500대에 있는 이들은 별로 설명을 요구하지 않는 일이 많습니다. 그들은 눈앞에 드러난 진실에 깊은 믿음을 가지며, 나아가 그것을 곧바로 적용합니다.

그러나 보통의 교양을 갖춘 구도자는 400대이고 훨씬 자세한 설명을 요구하게 마련입니다. 400대의 수준은 논리, 지성, 이성의 에너지가 잔뜩 충전되어 끈질기게 달라붙어 있는 까닭에 뛰어넘기가 어렵지요.

앞서 말한 바와 같이, 인구의 약 4퍼센트만이 500대나 혹은 그 이상으로 측정됩니다. 이것은 500(사랑)과 그 이상의 수준들이 나타내는 비선형적 실상을 향하여, 실상으로서의 형상의 세계를 초월한 수준입니다. 500 이상의 수준들에서 사랑은 세상 속에서의 존재 방식이자 자기 자신에 대한 존재 방식이고, 신에게 다가가는 방식이기도 하지요.

'앞선' 구도자란 무엇일까요?

보다 앞선 구도자는 '저 밖'이라든지 '이 안'이 없다는 것을 알고 있고 그래서 벌어진 모든 일에 책임집니다. 일어나는 것처럼 보이는 모든 일이 사실은 이전에 '안'으로 여겨졌던 것 속에 들어 있는 것을 나타내고 있다는 자각이 들기 시작합니다. 그래서 투사하려는 성향은 해소되지요. '무고한 피해자' 위치성은, 그 모든 가짜 '무고함'과 함께 가면을 벗습니다.

그래서 역경이란 이전에 부정되어 무의식 속으로 억압되었던 것의 결과로 보입니다. 내면을 바라봄으로써, 사람들은 대처하고 바로잡을 수 있는 역경의 근원을 발견하지요.

사람들의 경험을 결정하는 요인은 바로 신념입니다. 외부의 '원인'이란 없습니다. 사람은 무의식적인 은밀한 투사에서 얻어지는 은밀한 대가를 발견하지요. 단순히 자신의 불평불만과 고민을 일일이 적은 다음 방향을 거꾸로 돌려놓기만 해도 자신의 저변의 프로그램을 찾아낼 수 있습니다.

"사람들은 날 미워해."는 자신의 내면에 있는 미움에서 비롯되지요. "내 걱정 해 주는 사람은 아무도 없어."는 타인보다는 자신의 행복과 이득에 대한 자기애적 몰두에서 비롯됩니다. "난 사랑받지 못하고 있어."는 타인에게 사랑을 주지 않는 일에서 비롯됩니다. "사람들은 나한테 무례하게 굴어."는 타인에 대한 따뜻한 마음이 부족한 데서 비롯됩니다. "사람들은 나를 질투해."는 타인에 대한 내면의 질투에서 비롯됩니다. 그리하여 우리가 자신의 세계의 저자로서 책임을 받아들인다면, 우리는 그것을 바로잡을 수 있는 근원에 가까워집니다. 타인을 사랑할 때, 우리는 자신이 사랑과 사랑임*에 둘러싸여 있음을 발견합니다. 이득을 기대하지 않고 무조건 생명을 지지할 때, 생명은 그 대가로 우리를 지지해 주지요. 이득을 동기로 삼는 것을 포기할 때, 생명은 예기치 못한 관대함으로 반응합니다. 우리가 이런 식으로 지각할 때, 모든 헌신적인 수행자의 삶에서 기적적인 일이 나타나기 시작하지요. 예기치 못한 발견, 우연의 일치, 행운이라는 형태로 조화로움이 나타나고, 이러한 것들은 의식의 자리에서 자신에게로 되밀려오는 물결이라는 각성이 마침내 일어납니다.

단순성이란 무엇입니까?

입증된 스승이나 입증된 길에 믿음을 갖는 것과 신에게 헌신하는 것은 단순성으로 충분하도록 해 줍니다. 어떤 것이 됐든 단순하고 기본적인 영적 진실을 무조건 따르면 장애는 해결될 것입니다. 진심으로 자신을 다 바쳐 주Lord의 종이 되고 그분의His 뜻이 무엇인지 묻는 것으로 충분합니다. 그 답은 반드시 말로 할 필요조차 없이 저절로 드러나지요. '영적'이라는 것은 그저 하나의 의도를 뜻합니다. 어떤 결정이나 방향에 대해 확신이 서지 않는다면, 근육 테스트를 이용하여 항상 명확한 답을 얻을 수 있습니다. 그 답을 알게 될 때, 근육 테스트는 정말로 놀라운 선물이 되지요.

....
* lovingness, 저자에 따르면 사랑이 양적 감정으로서의 '사랑함(loving)'을 넘어서 본질의 표현이 될 때 그것은 '사랑임'이 된다고 한다.

근육 테스트에 능숙하지 못하거나 파트너가 없다면 어떻게 할까요?

근육 테스트는 광범위하게 쓰이는데, 특히 여러 분야에서 남을 돕는 일을 하는 전인적 치료사들 사이에서 널리 활용되고 있습니다. 또한 많은 단체에서는 그러한 치료사들과 그들의 다양한 배경을 기록한 명부를 보유하고 있지요. 그밖에도 인터넷에서 '운동역학'을 검색하면 그에 관한 수많은 책과 정보를 만날 수 있습니다. ('참고 문헌'을 볼 것)

경우에 따라서는 엄지와 다른 한 손가락을 붙여 'O'자를 만들어 혼자 테스트할 수도 있는데, 이것은 손가락 고리에 힘을 주고 있는 동안 고리를 떼는 데 드는 힘의 세기를 측정하는 것입니다. 마음속에 진실한 진술을 품고 있으면 'O' 자 고리는 떼기가 어려워지지요. '진실 아닌' 것은 고리를 약하게 만들어 쉽게 분리되게 합니다.

일체의 태도나 감정의 대략적인 수준은 의식 지도상에서 확인할 수 있습니다. 거기에 상당히 정확하게 묘사되어 있으니까요. 수준을 설정한 것은 의식의 본성을 이해하는 데 방향과 맥락을 제공하기 위해서입니다.

사람은 내면의 정직성을 통해, 자신의 우세한 태도와 위치성들을 확인함으로써 자신의 의식 수준을 상당히 정확하게 평가할 수 있습니다. 그래서 우리가 항상 화가 나 있거나 불의를 본다면, 이 시기는 분노/자부심의 수준이 적당할 것입니다. 이 수준은 시비 분별'을 버리고 그것이 마음의 위치성에 불과하다는 것을 기꺼이 보려는 자발성으로 쉽게 해소됩니다. 이 수준을 나타내는 경구는 다음과 같습니다. "신께서 모두를 다 사랑하시는 것은 불공평하다." 시비 분별을 한다면 선한 사람들이 더 자격 있어 보일 것입니다.

'영적으로 자격 있는' 것과 같은 것이 있습니까?

정의는 우주 본질의 한 성질로서 우주에 내재해 있습니다. 전부를 감싸고, 무시간적이며, 무한한 의식 장 안에서는 모든 것이 노출되어 있지요. 귀결은 자동적이고, 자연 발생적이며, 창조Creation의 구조 그 자체에 의해 보증됩니다. 누구나 의식 진화의 학습 곡선상 어딘가에 위치해 있고, 각 수준마다 고유한 특성이 있습니다. 이러한 특성은 의식 장에 본유적인 것이지 사실 개인적이거나 임의적인 것은 아니지요. 의식의 각 수준이 갖는 특성은 '주어지는' 것도 '빼앗기는' 것도 아닙니다.

영혼은 선택과 선별을 통해 자신의 운명의 저자가 됩니다. 모든 영혼이 자신과 일치하는 차원에 이끌리지요. 영적 선택에 대한 반응으로 영적 모순이 나타날 수도 있습니다. 예를 들면 구도자가 사랑과 기쁨을 원할 때, 그와 같은 의도가 그것을 막고 있던 모든 장애를 표면으로 끌어올리면서 오히려 사랑과 기쁨이 나타나는 것을 방해합니다. 평화와 사랑에 자신을 봉헌한 이들은 잔인하고 사랑하지 않고 미워하는, 치유받아야 할 모든 것을 무의식으로부터 자동적으로 끌어올립니다. 이는 그런 것들에 대한 시비 분별이

---

* judgmentalism, 이것 또한 저자가 창안한 용어이며, 시비를 따지고 심판하는 인간의 고질적 성향을 가리킨다. 기독교에서 'judgment'는 '심판'으로 번역된다.

연민으로 바뀌고, 용서가 그 자리에 들어설 때까지 경악을 초래할 수도 있지요. 결국은 그런 것들이 사랑과 기쁨을 가로막고 있었던 것입니다. 그래서 사람은 이용 가능한 영적 도구를 통해 그런 장애가 해소되기 위해 표면으로 올라온 것에 감사할 수 있게 되지요.

장애를 뚫고 나가는 이 영적 과정은 때로 고통스럽게 느껴질 수도 있지만 고통은 다만 일시적입니다. 이제 실수가 다시 나타난다고 해도 그것은 해결될 수 있고 더 높은 이해에서 재맥락화되지요. 진실로 습관적 반응들이 사적인 것이 아니라 인간 존재로서 상속받은 유산의 일부임을 깨달을 때 이 과정은 단축되고 덜 고통스러워집니다. 우리가 자신 속에서 비난하는 모든 것은 텔레비전에 나오는 거의 모든 동물 다큐멘터리에서 그 자체를 드러냅니다. 우리는 그러한 것의 기원을 보고, 순진한 동물들의 사랑스러움을 보지요. 그 다음에 우리는 그와 똑같은 동기들이 우리 안에서 그와 똑같은 수준의 순진함으로부터 일어난다는 것을 각성합니다. 사고 패턴의 구조와 내용을 그것의 기원과 더불어 받아들일 때, 우리는 그러한 것이 예측 가능하다는 것을 알 수 있습니다.

현실에서 자신이나 타인에 관해 말해 주는 생각에는 어떠한 실상도 없습니다. 모든 진술은 그릇된 것이고 프로그래밍과 위치성을 드러내지요. 사람의 유용성, 장점, 가치에 대한 긍정적 진술도 있지만 이는 똑같이 허구에 기초한 것입니다. 진정한 참나는 보이지 않으며 분별할 수 있는 어떠한 특징도 없습니다. 참나에는 묘사할 수 있는 성질이 없을 뿐더러 그것은 어떠한 형용사의 주어도 될 수 없지요. 참나는 그저 '있을' 뿐이며 동사와 부사, 형용사 너머에 있습니다. 참나는 뭔가를 '행'하지도 않습니다.

하지만 측정된 의식 척도는 가치 판단이나 장점을 암시하지 않습니까? 그래서 500 수준은 400보다 나은 것이 아닌가요?

의식 척도는 에고의 프로그램인 '~보다 낫다'를 나타내지 않습니다. 의식 척도는 그저 위치나 소재를 가리킬 뿐이며 그러한 것은 차례로 관련된 특성을 가리키지요. 큰 나무는 작은 나무'보다 낫지' 않습니다. 그래서 의식 수준은 학습 곡선상의 한 지점과 의식 진화의 한 단계를 표시하지요. 삶의 기쁨은 어떠한 수준에서든 그 수준의 잠재성을 실현하는 데서 옵니다. 매 수준마다 그 수준에 따른 보상이 있으며, 그러한 보상은 각 개인에게 사실상 동일하게 느껴지지요.

수행자의 목표가 방향의 하나라면, 목표 달성은 그 자체로 보상이 됩니다. 게다가 신에게 봉헌된 삶은 무한한 충족감을 가져다주는 반면, 이득을 얻는 데 골몰한 삶에는 함정과 괴로움이 가득합니다.

전 역사에 걸쳐 인간 의식은 매우 느리게 발전했습니다. 이제 그 속도는 분명 빨라질 것이고 영성이 보다 일반적으로 지배하게 될 것입니다. 기업의 세계조차 영적 가치를 포함시키는 것이 보다 건실한 손익 계산서로 반영되는 것처럼 크게 수지가 맞는다는 사실을 알게 될 것입니다.

번영은 달러만이 아니라 참여의 기쁨으로도 측정됩니다. 영적 가치는 비종파적이며 그저 자명한 것의 긍정일 뿐이지요. 예를 들면 우리는 작업자들을 보호해야 하는데 그것은 우리가 그들을 배려하기 때문이지, 그렇게 하지 않는 것이 위법이고 또 OSHA(산업안전보건청)에서 벌금을 물리기 때문은 아닙니다.

많은 기업과 정부 관료가 202로 측정되는 경향이 있습니다. 이러한 측정치에 비추어, 그들이 온전한 것은 일차적으로 법의 강제를 받기 때문이라고 의심할 수도 있지요. 우리 사회의 기관들은 자비심과 용서로, 혹은 친절함으로 주목받지 못합니다. 많은 기관이 차가운 기능성의 수준에서 돌아가고 있는 듯합니다. 그런 곳들은 특징적으로 유머가 없고 직원과 대중에게 고압적인 태도를 취하는 경향이 높지요. 비인간성은 이 시대의 스타일인 듯합니다. 예를 들어 800번으로 전화하면 '여보세요.'라는 따뜻한 목소리 대신에 자동 응답기가 단조롭고 실망스러우며 기를 꺾는 메시지로 응답합니다. 기업의 세계는 인간적 온기, 인간의 존재, 따뜻함, 배려가 필요합니다. 수억 달러짜리 기업에서 시급 10달러의 전화받는 직원을 두지 못한다는 건 이상해 보입니다.

역사적으로 인류는 신권 정치神權政治에 대해, 그리고 정부나 시장에 종교의 신들을 불러내는 일에 대해 고통스러운 경계심을 품게 되었습니다. 하지만 미국 헌법은 아주 정교하게 영성과 종교를 뚜렷이 구별하고 있지요. 여기서 영성이란 단순하게 말하면 기왕의 모든 인간적 미덕을 이루는 것이고, 종교는 분파적이며 따라서 비민주주의적입니다. 역설적으로 종교'로부터의' 자유가 종교'의' 자유를 가능하게 합니다.

영적 미덕에 영적이라는 이름표가 붙어 있지 않다면, 사회의 모든 수준은 그것을 두려워하지 않고 흔쾌히 받아들일 수 있고 그것은 분명히 유익합니다. 신성Divinity이 익명으로 남아 있는 한, 신은 사회적 삶, 사회 기관, 대기업의 뒷문으로 조용히 스며들어 올 수 있지요. 이렇게 될 때, 대립의 해소와 더불어 재맥락화가 일어나고, 대립하는 분파들 사이의 반목은 줄어듭니다. 그리하여 대기업은 악마로 몰리고 있음에도 불구하고 수많은 사람에게 일자리를 주고, 사회의 전 구조를 지탱하는 수입은 물론 일상생활의 기초를 제공해 준다는 걸 알 수 있습니다. 친절함, 그리고 타인과 타인의 복지에 대한 관심은 최상의 기업 활동입니다.

마음의 길을 가기 위해서는 의식의 어떤 측면이 '훈련'되어야 합니까?

그것은 마음 집중으로 완성된 의도성입니다. 그것은 집중할 수 있는 능력이고 초점을 흔들림 없이 고정시키는 능력이지요. 이러한 능력은 의지에서 나온 것이고 결심의 결과이며 따라서 종교적 강박이나 병적 도덕성과는 전혀 다른 것입니다.

이 의도성이라는 성질을 이루기 위해서는 강력한 동기 부여와 헌신이 요구되며 그 다음에 초점이 맞춰지게 됩니다. 그것은 과제에 대한 전적인 몰두와 그것의 가차 없는 추구를 나타내지요. 후천적으로 획득되는 이 능력은 일상생활에서는 물론 정식 명상 수행에서 공히 이용될 수 있습니다.

일상생활을 해 나가면서 특정한 주제에 초점을 맞추는 것을 일반적으로 '관상'이라고 부릅니다. 이는 주변 환경이나 현재 삶의 상황에 따라 두 가지 다른 방식으로 할 수 있지요. 뛰어난 수행자는 삶의 상황에 따라 두 가지를 번갈아 할 수 있습니다. 두 방식은 일차적으로 초점에서 차이가 나는데, 한 방식은 맥락에 초점을 맞추고 다른 방식은 내용에 초점을 맞춥니다.

첫 번째 수행은 초점을 맞추지 않는 관상적 방식인데, 여기서 초점은 중심 시야에서 주변 시야로 이동합니다. 이 수행에서, 사람은 특정한 대상을 골라 그것에 초점을 맞추거나 관심을 갖지 않고, 일관되게 주변 환경 전체를 의식합니다. 이 방법은 운전과 같이 집중하고 참여하는 것이 필요한 상황에서는 적어도 처음에는 적당치 않습니다. 나중에는 거의 지속적으로 이 수행법이 이용될 수 있지요. 보이는 것, 들리는 것에 선호하거나 거부하는 마음을 일으키지 않고 주변 시야에 계속 초점을 맞추고 있으면 초연함이 생겨납니다. 그러다가 문득, 존재하는 모든 것이 전체이며 하나라는 것, 그리고 각각의 요소는 그 자체의 본질의 완벽한 표현이라는 것을 알게 되지요. 일체가 완벽한 평온과 전체적 조화로움 속에서 진행되는 것이 드러납니다.

이 연습에서, 의도와 초점은 오직 주변 시야에 있고 보이는 것에 대한 생각이나 판단에 있지 않습니다. 일정한 시간이 흐른 뒤, 사람은 문득 목격자가 되고 그 다음에는 앎 자체가 되는데, 이것은 자연 발생적이고 비개인적으로 기능하며 거기에 관여라도 한 '나'는 없습니다. 목격함은 앎이 '사적'이라는 환상을 없애 주지요. 사람은 그 다음에 지각을 초월하는데, 이는 영시靈視로 대체됩니다. 연습은 수월한 것이 되고, 존재하는 전부All That Exists의 단일성을 통합되어 있고 조화로운 완벽함과 은총의 아름다움으로 드러내 줍니다. 일체는 저절로 움직이고 다른 어떤 것의 원인이 되는 것은 없습니다. 그것은 우주Universe의 조화로운 춤이지요.

동등한 보상을 가져다주지만 정반대로 시작하는 또 다른 연습이 있는데, 그것은 요구가 많은 일상 세계에서 기능하는 데 적합합니다. 이 경우에 수행은 시야의 중심에 무조건 초점을 고정시키는 것이지요. 현재 의도하는 행동에 백 퍼센트 초점이 맞춰지도록 말입니다. 그래서 이것은 사격 연습에 비할 만합니다. 이 연습을 하는 동안 모든 생각은 멈추기 시작하고 의도성으로 인해 세부에 전적으로 초점이 맞춰집니다. 관련된 행위의 요구에 따라 초점을 한 대상에서 다른 대상으로 옮길 수 있지만, 절대적 주의와 집중이라는 성질은 여전히 동일합니다. (즉, 내용) 다른 것보다 더 중요한 것으로서 '이것' 혹은 '저것'을 고르는 일은 있을 수 없지요. 만 달러짜리 상품을 팔든 혹은 그저 감자 껍질을 벗기든 모두가 똑같습니다. 모든 행위가 동등하게 중요합니다.

사고 프로그램을 억누를 필요는 없습니다. 도랑을 팔 때는 한 삽 한 삽이 똑같이 중요하고, 행위에 대한 몰두는 절대적이고 완전해야 합니다. 때가 되면 앎의 능력이 들어서게 되는데, 이것은 비개인적이라는 사실이 또다시 드러나지요. 무슨 일을 하는 '나'는 없습니다. 사람은 그것 자체에 초점을 맞추고 있는 의도성의 목격자이고, 일체는 저절로 일어나고 있음이 관찰됩니다. 모든 행위는 저절로 일어나며 결국에는 노력할 필요가 없는 것이 됩니다.

두 가지 방법 다 형상 뒤에 있는 실상Reality을 드러내 주지요. 육체는 더 이상 '나'로 생각되지 않고 그림 속의 또 다른 물체와 같은 것이 됩니다. 또한 이러한 앎은 운동이나 달리기와 같은 노력을 할 때 저절로 일어나는 일이 많습니다. 한정하는 신념의 장벽을 돌파할 때, 행위는 갑자기 수월해지고 저절로 일어나게 됩니다. 이런 일은 또한 육체노동을 할 때도 생길 수 있지요. 저항을 놓으면 사람은 힘들이지 않고 계속할 수 있습니다. 다른 작업자들이 지쳐 나가떨어질 때도 말입니다. 일단 장벽과, 장벽을 돌파하는 법을 발견하면, 그것은 어떤 상황에든 적용할 수 있습니다.

이 생에서 그와 같은 발견을 한 것은 아직 10대였을 때, 어느 창고에서 아주 무거운 상자를 쌓는 일을 할 때였습니다. 열두 시간가량 지난 뒤 "난 못해." 장벽이 돌출했는데, 그때 갑작스러운 영감이 흘러들어왔고, 절대적이고 무조건적인 결심과 더불어 이를 악물고 장벽을 전면적으로 거부하자 그것은 무너지고 말았습니다. 거의 금세 그리고 놀랍게도, 상자는 새털처럼 가벼워졌고 일은 기쁨에 넘치고 수월한 것이 되었지요.

또 다른 상황에서, 무예 선禪의 핵심이 어느 닭장에서 저절로 드러났습니다. 한동안 매우 유능한 사범이 가르치는 가라테 교실을 다녔는데, 수련을 해도 찾아내야 할 근본 핵심은 여전히 오리무중이었습니다. 가라테의 수련 과정 전체가 정말로 명상처럼 보였지만, 본질적 각성은 아직 드러나지 않았지요. 무예의 수련에 오랜 세월이 걸릴 거라는 게 분명해졌으므로, 가라테 교실을 그만두고 수련을 중단했습니다.

몇 년 뒤, 닭들이 꽉 찬 닭장에 들어가서 병든 닭 한 마리를 잡아 치료해 주어야 할 일이 생겼습니다. 닭장에 들어가자, 놀란 닭들이 미친 듯 푸드득거리며 사방으로 달아났습니다. 공중에는 닭 털과 먼지가 가득했고 꼬꼬댁거리는 소리가 요란했지요. 문제의 닭이 요리조리 피해 다니는 바람에 녀석을 잡는 것도, 닭의 무리에서 떼어 놓는 것도 거의 불가능했습니다. 그런데 갑자기, 절대적 의도가 초점으로 일어났습니다. 사적인 '나'는 사라졌고, 총의 망원 조준기에 든 목표물처럼 그 병든 닭만이 시야에 떠올랐습니다. 모든 저항은 사라졌고, 빈 공간 속으로 정밀한 동작이 폭발적으로 일어나며 닭을 단번에 붙잡을 수 있었습니다.

가라테라는 무술의 비밀이 저절로, 대단히 명료하게 드러난 것입니다. 정신 작용으로 인한 시간의 지체는 없었고, 의도는 곧장 실현되었습니다. 이러한 발견을 일상생활의 선이라고 할 수도 있을 텐데, 이 마음 집중은 완벽해지게 됩니다.

이러한 숱한 기법들이 널리 알려져 있고 많은 영적 유파의 중요한 측면을 이루고 있습니다. 돌파가 일어나는 순간은 '사토리'로 불리기도 하는데, 이는 일시적일 수도 있고 혹은 영구적인 깨달은 상태로 우세해질 수도 있습니다. 어느 쪽이 됐든 간에, 그것은 절대로 잊혀지지 않는 경험이지요.

누구든 자체의 틀을 갖춘 영적 단체에 가입할 필요 없이 명상을 잘 해낼 수 있습니다. 앞서 설명한 두 가지 방법을 명상 수행에 적용할 수도 있습니다.

첫째는 주변 시야 수행과 같은 것입니다. 중심 초점은 없고, 그

....
* '깨달음'을 의미하는 일본 선불교의 용어

대신 선별하는 일 없이 우세한 상태와 전체적 조건들을 주시합니다. 이루어야 할 목표는 없지요. '득도'와 같은 프로그램은 전부 내려놓습니다. 정신 작용 없이, 있는 전부All That Is의 단순한 '있음'에 내맡기는 것입니다. 결국에는 신의 전부임Allness of God이 드러나는데, 이는 참나의 본유적 측면으로서 의식의 앎으로 펼쳐집니다.

이와 대조적으로, 중심 시야 초점과 유사한 수행이 있지요. 정신 작용과 정신 기능의 내용을 피하는 대신에, 역설적으로, 내용 및 형상의 특이성에 절대적이고 강도 높은 집중을 유지하는 것입니다. 그것은 닭을 붙잡는 선과 비슷합니다. 바늘 끝 같은 초점을 제외한 일체를 절대적으로 배제하는 것이지요. 전통적 명상 수행에서는 생각들을 무시하는 반면, 이 수행에서는 집중하기 위해 생각을 선택하며 그에 대한 저항을 일으키지 않습니다. 결국에는 앎/관찰자와 관찰 대상 간의 분리가 해소되지요. 정신 집중에 몰두하고 있는 어떤 '나'도 없다는 것이 밝혀집니다. 그러므로 목격자는 목격되고 있는 그것입니다. 둘은 같은 것이지요. 이 두 가지 수행을 통해 결국 이원성은 초월되고 주체와 객체 사이의 가공적 분리는 녹아 버립니다. 그리하여 실상의 하나임Oneness of Reality이 드러납니다.

일상생활에서나 약식 명상에서 초점을 맞춘 앎이나 주변적 앎의 수행을 하면 정신적 내용과 신념 체계를 우회하게 됩니다. 불교나 기독교 등과 같은 이름표를 일체 거부하는 명상 센터들이 있지요. 사람들은 그저 그곳에 가서 명상할 뿐입니다. 저절로 드러나는 진실은 보편적이며 모든 이름표 너머에 있습니다. 모든 명명은 기대를 불러일으키고, 이 기대는 그 다음에 제한, 장벽, 이루거나 얻어 내야 할 환상적 목표들이 됩니다. 명상에 목표를 설정하는 것은 '있는 그대로의 내가 되자.'는 목표, 혹은 '긴장을 풀기 위해 더 힘껏 노력하자.'는 목표를 세우는 것이나 마찬가지입니다. (여기서 선불교 전통의 공안이 갖는 가치를 알 수 있습니다.)

그렇다면 영적 진보는 모든 정보를 피하고 그저 말씀해 주신 수행들을 해 나가는 것만으로 가능합니까?

그렇습니다. 맹목적 믿음, 가르침의 진실성, 스승의 온전성 외에 단순한 수행에 대한 봉헌과 충실함이 필요한 전부입니다. 믿고 신뢰할 줄 아는 제자들은 빠르게 진보하기도 합니다. 하지만 보다 일반적으로, 구도자들은 이미 많은 것을 읽고 다양한 영적 단체와 세미나를 경험한 상태입니다. 그 결과 이들은 많은 질문거리를 갖고 있고 쟁점들을 해결할 수 있는 정보를 요구하고 있지요. 많은 구도자가 대단히 박식합니다. 이들은 여러 곳을 돌며 엄청난 양의 영적 교육을 받은 까닭에, 모든 다양한 자료의 조정을 희망하고 있습니다. 하지만 이들이 정말로 구하는 것은 그동안 배워 왔지만 한 번도 경험해 보지 못한, 실상에 대한 내적 경험입니다.

어떤 구도자들은 '안 가 본 곳이 없고, 안 들어 본 얘기가 없고, 안 만나 본 사람이 없다'지만, 그토록 바라 마지않는 영적 각성이 아직 일어나지 않았기 때문에 여전히 불평하고 있습니다. 어떤 이들은 자신은 희망이 없다고 한탄하며 풀이 죽어 있지요. 이러한 구도자들은 다양한 정보를 재맥락화할 필요가 있는데, 그래야 그러한 정보가 흥미롭지만 별 쓸모없는 자료의 산더미에서 실제로 활용 가능한 것이 될 것입니다. 이러한 현상은 대개 구도자가 자료를 머릿속에 쌓아만 두었지 그것이 아직 주관적 경험이 될 만큼 무르익지 않았다는 사실을 의미합니다.

에고의 내용이 정제되긴 했지만, 그 기본 구조는 여전히 튼튼합니다. 이 충족받지 못한 구도자 집단의 실망의 밑바탕에는, 목표를 이루기 위해서는 그저 더 열심히 공부하면 된다는 우리 사회의 교육이 자리 잡고 있지요. 지성이 더 이상 유용한 도구가 아니라 이제는 장애라는 각성과 더불어, 구도자는 가슴의 길을 통해서든 혹은 의식의 길을 통해서든 마음을 초월함으로써 신에 이르는, 보다 또렷해진 길을 가는 데 필요한 성숙함에 도달합니다.

의지가 굳은 구도자들이 자주 맞닥뜨리는 문제는 의식 수준이 충분히 높은 스승이 곁에 없다는 것입니다. 의식 수준이 충분히 높다는 것은, 스승의 오라가 주관적 앎/경험으로의 정보의 변형을 촉진할 힘이 있음을 의미하지요. 진정으로 깨달은 스승은 오라를 통해, 제자의 내용이 멘탈체에서 더 높은 영체로 들어가도록 빛을 비추고 활성화시켜 주는 고에너지 맥락을 제공합니다. 스승의 빛 비춤illumination의 빛은 은총Grace의 힘을 통해, 지적 데이터가 주관적이고 개인적인 경험으로 변형되는 것을 촉진하는 데 필요한 활성화 작용을 제공합니다. 스승의 오라의 고에너지 주파수는 제자의 오라로 능력을 전달하는 반송파처럼 작용하지요.

두 개의 길, 즉 '가슴의 길'과 '마음의 길'을 동시에 가는 것은 정말로 간단합니다. 처음에는 위에서 설명한 것과 같은 중심 시야 초점이나 주변 시야 초점의 방법으로 시작하고, 그것을 일상생활과 명상 수행에 적용합니다. 하지만 그 밖에, 중심 시야든 주변 시야든 시선이 닿는 일체의 것을 무조건 사랑하겠노라고 결심함으로써 가슴의 길을 거기에 더합니다. 이것은 쓰레기통조차 사랑하는 법을 배워야 한다는 걸 의미하지요.

제대로만 본다면, 쓰레기통은 사랑스러울 뿐 아니라 아름답고 완벽합니다. 사랑을 가로막는 모든 장애는 제거되기 위해 표면으로 떠오릅니다. 마음은 낡은 쓰레기통을 혐오스러운 것으로 보는 유일한 이유가 마음의 선천적 프로그래밍 때문임을 깨닫도록 교육받아야 합니다.

쓰레기통에 대해 명상하면, 우리는 실상에 '쓰레기'와 같은 것은 없음을 깨닫게 될 것입니다. 사실은 쓰레기가 아니라 수박 껍질이라는 것을 알게 되는데, 식탁 위에 놓여 있는 동안 그것은 음식으로 불렸습니다. 그러나 쓰레기통 속에서 모습을 드러내자, 불현듯, 신비스럽게, 무슨 영문인지 '쓰레기'로 이름이 바뀌었지요. 사실 그것은 아직도 수박 껍질에 불과합니다. 무구한 수박 껍질 옆에 깨진 계란 껍데기가 있습니다. 그것이 어떤 이름으로 불리든 간에, 그것은 여전히 무구한 깨진 계란 껍데기에 불과합니다. 그 옆에는 근사한 비닐봉지가 있는데 그것은 지금 찢어진 채 구겨져 있지만, 본질적으로 그것은 여전히 근사하고 편리한 비닐입니다. 지금 그것들이 같이 모여 쓰레기통 속에 들어가자 갑자기 '고작 쓰레기'라는 이름과 함께 거부당합니다.

만물의 사랑스러움을 보려는 내적 의도를 갖게 되면, 존재하는 모든 것은 그 자체의 온전성과 정체를 가지고 있다는 것과 모든 것은 인류에 대한 봉사로 말미암아 동등하게 존중받아 마땅하다는 각성이 출현합니다. 수박은 원예 작업을 나타냅니다. 수박의 재배와 배달은 수입을 제공하지요. 달걀의 필요성은 닭들이 살고 있고 또 다른 산업을 창조했다는 걸 의미합니다. 위치성을 놓으면 존재하는 모든 것의 가치와 사랑스러움을 그 모든 표현 속에서 볼 수 있게 됩니다. 쓰레기통을 기어오르는 생쥐가 귀여워 보이느냐 혐오스러워 보이느냐는 바라보는 사람에게 달려 있습니다.

'쓰레기통 선'보다 더 쉽고 빠른 연습은 '크리넥스 선'입니다. 우리가 그 '크리넥스-임'을 넘어선 곳에 초점을 맞추면, 상자에서 빠져나온 티슈의 형태의 아름다움과 우아함이 보입니다. 크리넥스 티슈는 정교한 날개나 대양의 물결과 다르지 않은 우아한 조각처럼 보이기 시작하지요.

다 찌그러진 낡은 쓰레기통의 아름다움과 사랑스러움이 절로 드러나게 될 때, 구도자는 자기가 길을 잘 따라가고 있음을 확신할 수 있습니다. 크리넥스의 아름다운 춤은 구도자가 목표 지점을 향해 다가가는 동안 좀 더 나아가라고 신호하는 신의 진실의 손짓입니다.

'내용content'과 '맥락context'이라는 용어 및 그 둘의 관계에 대해 설명해 주십시오.

그것은 진실에 이르는 문 바로 앞까지 인도해 주는 결정적 질문입니다. 내용과 맥락이란 임의적이지만 매우 중요한 용어인데, 그것은 실제로 어떤 관점을 가리키며, 초월되기까지 쓰임새가 있지요.

내용이란 일정한 분량의 데이터나 형상이 포함되는 임의적 초점입니다. 맥락은 내용에서 빠진 것 전부를 가리키는데, 거기에는 암묵적이거나 명시적인 경계가 있을 수도 있고, 신이나 전 우주처럼 그런 것이 전혀 없을 수도 있습니다.

예를 들면, 우리는 특정한 별(별A)을 하나 골라낼 수 있습니다. 그러면 나머지 은하계나 창공 전체는 그 모든 진화의 역사까지 포함하여 맥락이 됩니다. 여기서는 관찰자 또한 맥락에 속하지요. 다음에는 또 다른 별(별B)을 골라서 관찰하기로 합니다. 그러면 별A는 별B의 맥락 전체에 포함되게 됩니다. 이렇듯 내용과 맥락은 따로 구별되지 않고, 고유한 성질도 아니며, 그저 관찰자의 의식을 반영할 뿐입니다.

그래서 '선형적linear', '비선형적nonlinear'이란 용어는 생각의 범주들이며 지적 기준점입니다. 형상은 그것의 기층으로서 형상 없는 것을 포함하며, 형상과 형상 없는 것은 서로 분리되어 있지 않습니다. 의식은 평등하게 현존하지만 앎을 통해 등록된 정보는 초점을 맞춘 귀결일 것입니다.

초월 상태에서는 전부가 연속적이며, 명칭이나 지시指示는 오직 현상에 관한 것일 뿐, 실제로 분리되어 있는 것은 없습니다. 전부가 자명하고, 자가발광自家發光하는데, 이는 언어로 충분히 묘사할 수 있는 것이 아닙니다. '시바의 춤'은 경험적인 것이지 개념적인 것이 아닙니다.

보통의 의식 상태에서 에고/자기인 '나'는 내용인 반면, 의식/

앎/신/참나는 맥락이지요. 진술되지 않은 맥락이 가시적 내용보다 결과에 더 큰 영향을 미치는 일이 많습니다.

I: REALITY AND SUBJECTIVITY 03

영적 정화

'가슴', '마음', '행동'의 세 가지 위대한 길의 핵심은 내맡김 surrender의 과정이다. 이 과정을 활성화하는 것은 의도와 자발적 태도이다. 점차로 모든 생각, 느낌, 충동, 착상 혹은 신념이 인지되며, 그 다음에 이것들은 떨어져 나가 신에게 맡겨진다. 그러한 것 하나하나가 환상이고, 프로그램이며, 상징이고, 참나의 걸림 없는 앎의 명료함을 가로막는 장애물이다.

일체의 개념, 착상, 이미지, 기억이나 공상은 지각의 산물이다. 이 모든 장애는 시비 분별과 위치성을 가리키는 이름표를 달고 있다. (예) 수용할 수 있는 것 대 수용할 수 없는 것, 진실 대 거짓, 바람직한 것 대 바람직하지 못한 것, 선 대 악) 이러한 것은 무한히 복잡한 서로 맞물린 의미와 뉘앙스의 끝없는 연쇄를 드러내는데, 왜냐하면 이들은 서로 피드백을 주고받으며 상호 연결된 끝없는 고리를 이루고 이 고리들은 더 많은 고리를 낳기 때문이다.

정신적 내용의 이 무한한 흐름은 저변에 있는 근원에서 계속 증식되고 있는데, 이 근원은 찾아내고 확인할 수 있다. 그런데 이 끊임없는 지껄임의 원천에서 에너지를 빼놓지 않는 이상, 그것은 누가 시키지 않아도 끝없이 데이터를 증식시키고 그것의 근원과 목적을 흐리게 만드는 기능을 한다. 구도자는 이 무한한 내용의 만화경을 해소하는 대역사 앞에서 경악하고 압도당한다.

의식의 전반적 내용을 점검해 보면, 엄청난 분량에다 끊임없이 확대되며 상영되고 있는 이 내용의 환등幻燈을 영적으로 정화하는 것은 불가능하다는 것이 분명해진다. 의식의 스크린에는 기억과 상상으로 장식된 정신적·감정적 산물이 쉼 없이 나타난다. 이 모든 것은 지각과 위치성의 선형적이고 이원적인 산물이다.

생각의 내용과 씨름하는 것이 더 큰 혼란으로 이끌 뿐이라는 것, 그리고 그렇게 하는 과정 바로 그 자체가 자동적으로 더 많은 내용을 생산하게 된다는 것은 명백하다. 다행히도, 에고/마음/자기의 지배를 무너뜨릴 수 있는 또 다른 해법이 있는데, 그것은 내용이 아닌 맥락과 동일시하는 것이다.

내맡겨야 할 첫 번째 환상은 '마음'과 같은 것이 있다는 신념이다. 경험적으로 보면 사고, 느낌, 이미지, 기억들이 끝없이 줄지어 앎으로 들어온다고 진술할 수 있을 뿐이다. 그러므로 '마음'이라는 단어는, '에고'라는 단어가 그런 것처럼 한낱 개념에 불과하다.

앞으로 사용되는 '에고'라는 말은 일반적으로 개인의 실상과 정체를 나타낸다고 추정되는 생각의 집합체를 가리키는데, 여기에는 생각과 신념의 집합체는 목적성을 띠고 있다는 암시가 함축되어 있다. 그 목적은 사적인 자기라는 환상을 유지하는 것인데, 여기서 사적인 자기는 생각과 느낌을 포함하는 자신의 존재와 활동의 내적 '원인'이다. 다시 말하면, '에고'가 암시하는 것은 그것이 사고 과정들의 자기방어적 집합체이자 구조이고, 그래서 영적 오류의 주범이자 근원으로 비난받는다는 것이다.

'에고'라는 용어가 갖는 의미의 중요한 요소 하나는 에고의 진짜 토대가 자부심과 자기애라는 함축인데, 이것은 여기에 암시된 에고의 이기심에 대한 죄책감을 불러일으킨다. 에고는 또한 일반적으로 암시적 생존가生存價를 갖는 심리학 용어이기도 하다. 치료 과정에서 환자는 '약한' 에고와 낮은 자존감이라는 문제를 드러낼 수도 있다. 이와 대조적으로 '자만심'이나 '자만한' 등은 과도한 팽창이나 과대성조차 의미할 수 있다.

영적 어법에서 '에고'는 부정적 성질이자, 그 선형적이고 이원적인 구성으로 인해 각성에 대한 장애를 암시한다. 하지만 심리학에서 '에고'라는 말은 세상에 효율적으로 대처하는 데 필요한 적응 기술 및 생존 기술을 가리킨다.

에고의 구조

위치성은 사고 메커니즘 전체를 작동시키고 사고 내용을 활성화시키는 구조이다.

원초적 위치성

1. 착상에는 의의와 중요성이 있다.
2. 대립쌍은 그 속에 경계선을 가지고 있다.
3. 저작권은 가치 있는 것이다. 즉 생각은 '내 것'이기 때문에 소중하다.
4. 생각함은 통제를 위해 필요하고, 생존은 통제에 의존한다.

가정

생각은 '나'를 나타내기 때문에 소중하다. 생각은 내 마음이 지어낸 것이기 때문에 소중하다. 생각은 보상과 기대를 가져오기 때문에 가치를 갖는다. 생각은 문제를 해결해 준다. 생각은 재미있으며 '해야 할 일'이다. 생각은 사람을 몰두하게 해 주고 유능하다는 느낌을 가져다준다. 생각은 계획을 세우고 목표를 이루는 데 필요하다. 생각은 보호해 주고 생존을 지지한다.

그러므로 정신 기능이 갖는 맥락에는 두 가지 중요한 전제가 있다. (1) 정신 기능의 산물이 소중한 것은 그것에 의미와 가치가 있기 때문이다. (2) 정신 기능의 내용은 생존을 위해 필요하고, 에고는 정신 기능의 산물이 행복을 가져다줄 거라고 약속한다. 그리하여 에고의 아킬레스건은 허영심인데(자신이 저자라는), 왜냐하면 에고는 생존을 보증하고 행복을 가져오며, '알아야' 할 필요와 함께 해결책에 대한 약속을 가져오는 것이 바로 자신이라고 생각하기 때문이다.

내맡김의 과정

구도자들은 신을 향한 모든 길의 핵심이 내맡김이라는 걸 알고 있지만, 무엇을 어떻게 내맡길 것인지 명확히 알지 못한다. 많은 구도자가 결정적 방법 없이, 몇 년씩이나 내용을 내맡기는 일에 시간을 보내며 자신은 전보다 조금도 나아진 게 없다고 불평한다. 그런데 마음은 끊임없이 내용을 생산하므로, 만들어지는 것보다 더 빨리 내용을 내맡기는 일은 불가능하다. 그것은 지는 게임이다.

그 다음에 사람들은 문제는 내용이 아니라 내용에 대한 집착이라는 얘기를 듣는다. 이런 얘기를 들으면 안심이 되긴 하지만 또 다른 의문이 떠오른다. 어떻게 집착을 놓을 것인가?

집착의 본성을 살펴보는 일이 필요하다. 집착은 신념과 욕망에 기초하고 있다. 신념은 정신적 내용이 행복을 가져다주고 문제를 해결해 주리라는 것이다. 따라서 집착은 생각함 자체가 행복(부, 성공, 사랑 등)으로 가는 길이라는 묵약默約에 대한 집착이다.

따라서 생각을 놓는 일은 생각이 또한 생존의 주된 도구로 여겨지기 때문에 두렵게 보인다. 게다가 생각은 '나'다. '나'로서 그것은 독특하고, 사적이고, 귀중해 보이며, '나는 누구다'라는 동일시의 주된 데이터베이스를 구성한다.

자기 정체의 상실에 대한 두려움은 저항을 불러일으킨다. 에고의 완강함의 근원에 대한 발견에 가까워지면서, 우리는 내가 나에게 홀딱 빠져 있다는 놀랍고 중대한 발견을 한다.

머릿속이 고통과 실패로 꽉 차 있고 생각이 재앙이며 괴로움의 근원이었다 할지라도 우리는 여전히 생각에 매달리는데, 그것은 '생각이 바로 나'이기 때문이다. 그 결과 생각과 애증이 교차하는 관계가 맺어진다. 자기self는 또한 자신의 생존을 보장하기 위하여, 부정적인 감정 상태에서 만족감과 에너지를 '짜내는' 법을 배웠다. 에고는 불의와 고난, 실패, 죄책감을 먹고 무럭무럭 자란다. 에고는 피해자 위치를 은밀히 '사랑'하고 그것에 달라붙으며, 고통과 괴로움에서 뒤틀린 쾌락과 냉혹한 정당화를 추출해 낸다. 많은 경우에 이것은 중독이자 생활 방식으로 비칠 수도 있다. '패배자'는 음악과 민담에서 거의 낭만적인 인물로 그려진다. (예) 미스터 보쟁글스, '백 레이디*', '세상 밖으로', 실연당한 연인 등)

   그동안 우리는 쭉 생각과 '사랑에 빠져' 있었으며 생각을 애지중지한다. 또한 생각을 옹호하고 생각에 대해 변명한다. 우리는 자신의 신념을 지키려고 애쓰며, 신념을 높이 평가하고 죄책감과 자기혐오로 번갈아 자신을 경멸하고 벌한다. 하지만 대체로 그것은 도취이다. 자기 이미지는 점점 매혹적인 것이 되어 가는데 왜냐하면 그것은 자신의 삶의 드라마가 펼쳐지는 무대이기 때문이다. 사랑하는 대상을 놓아 보내는 것은 상실의 두려움을 불러일으킨다. 자기에게는 모든 사랑하는 대상이 행복의 근원으로 비친다.

   그 다음의 핵심적 문제는 감정적 사랑을 놓는 일의 어려움인데, 그것은 사랑 자체 때문이 아니라 사랑하는 대상에 대한 집착 때문이다. 우리는 사랑하는 대상의 상실이 슬픔을 불러일으킨다고 생각하지만, 사실상 슬픔은 집착 그 자체의 상실에 대한 것이고, 이

---

* 여자 마약 판매상

는 사랑하는 대상을 행복의 근원으로 보기 때문이다. 슬픔은 자신이 행복의 근원을 잃었고 행복의 근원은 '저 밖에' 있다는 환상으로 인한 것이다.

행복이라는 감정을 살펴보면, 행복을 쏘는 방아쇠가 아무리 외부에 있는 듯해도 그것은 사실상 내면에 자리 잡고 있다는 사실이 분명해진다. 행복감이란 전적으로 내적인 쾌락이다. 그러므로 행복의 근원은 사실상 내부에 있고, 행복감은 마음이 원하는 결과를 경험하는 때에 유리한 조건하에서 풀려나온다. 내면의 성찰을 통해, 그러한 사건은 그저 타고난 내적 능력을 일깨울 뿐임을 알게 될 것이다. 행복의 근원은 사실상 내면의 자기 안에 있고 따라서 잃어버릴 수 있는 것이 아님을 알게 될 때, 두려움은 줄어든다.

실상Reality에서 바라본다면, 생각은 사실상 '저 밖'의 것이다. 놀라운 얘기로 들릴지 모르겠지만, 생각은 진정한 행복을 이루는 것을 방해하기 때문에 그것 없이도 아주 잘 살 수 있다.

결정적 쟁점

사람이 생각에 집착하는 것은 그것과 은밀히 사랑에 빠져 있기 때문이라는 놀라운 발견을 하는 것이 그다지 어려운 일은 아니다. 자기self와 사랑에 빠져 있기 때문에 자기는 높이 평가받는다. 그리고 거기에는 사랑하는 대상에 따라붙는 집착으로 인한, 자기의 상실에 대한 두려움이 있다.

다음 단계는 무엇 혹은 누가 그 자신과 사랑에 빠져 있고, 그리고 이 원초적 현상은 언제 일어나는지를 알아내는 것이다. '뭔가'

가 우리의 존재와 사랑에 빠져 있고 그 존재에 집착하고 있는데, 사랑의 대상은 에고(마음/육체/자기)임이 눈에 띈다. 여기에는 주체와 객체가 있다. '저것'(자기)과 사랑에 빠진 '이것'('나')이 있는 것이다. (즉, 자기애)

관상, 성찰, 명상과 더불어 동일시의 핵심이 점차로 표면화된다. 자기에 대한 진정한 사랑은, 자기보다 훨씬 크고 자기를 온전히 감쌀 수 있는 어떤 것에서 일어난다는 사실이 밝혀질 것이다. 자기 전체가, 근저에 있는 더 크고 비선형적이며 항상 현존하는 앎의 장 안에 들어 있다. 그 장은 내용보다는 맥락을 나타낸다. 비유하자면, 그것은 외계에서 행성 지구를 바라보는 일과 같은데, 여기서 우주 공간은 맥락이고 지구는 내용이다.

사랑의 실제적 근원을 찾아 내면을 응시하면 참나를 발견하기에 이른다. 태양과 마찬가지로 참나는 항상 현존하고, 무조건적이며, 생각이나 주장, 태도에 좌우되지 않는다. 참나는 오직 사랑할 수 있을 뿐인데, 왜냐하면 그것이 참나의 본질이기 때문이다. 참나의 사랑은 노력한 대가로 얻는 것도, 자격이 있어야 받는 것도, 혹은 한계가 있는 것도 아니다. 참나는 생명의 근원이자 존재의 주관적 앎이다.

나중에는 존재조차도 참나에게는 불필요하다는 사실이 밝혀진다. 참나는 모든 이원성을 넘어서 있으며, 참나와 존재 사이에는 어떠한 이원성도 없다. 나타나지 않은 것$_{Unmanifest}$과 나타난 것$_{Manifest}$은 하나이며 같은 것이다. 의식은 내용을 포함할 수도 있고 혹은 그렇지 않을 수도 있다. 비유하자면 공간은 행성이나 우주들의 존재에 의존하지 않지만, 그 모든 것을 다 포함하고 있다.

사랑은 이원성 너머에 있다. 사랑은 주체나 객체를 필요로 하지 않는다. 그것은 환경에서 독립해 있는 실상Reality의 한 성질이다.

내맡김과 더불어 신성Divinity의 무한한 연민에 의해 장애는 녹아 없어지는데, 신성은 일체의 존재를, 그 존재가 신의 나타남이기 때문에 무조건적으로 사랑한다. 오직 환상들만이 이 자명한 진실을 모호하게 만들 수 있다.

깨달음이란 그러한 진실의 각성을 막는 장애가 제거되었을 때 진실이 출현하는 것일 뿐이다. 비유하자면, 태양의 빛남은 구름의 제거 여하에 달려 있는 것이 아니다. 그것은 그냥 명백해진다.

| 토론 |

그 설명은 어떤 한계에서 풀려난 것처럼, 미묘한 내적 변화를 일으켰습니다. 우리가 측정한 바에 따르면 선생님께서 제공해 주신 정보는 998입니다. 결례를 저지를 의도는 추호도 없지만, 어떤 이유로 그런 약간의 미진함이 생기는 것일까요?

그것은 미세한 식별입니다. '오류'는 설명 속에 들어 있는데, 그것은 마치 사랑이 존재에 의존한다는 얘기처럼 들리기도 하기 때문이지요. 실상Reality에서 사랑은 존재에서 독립해 있고 충족을 요구하지 않습니다. 사랑은 그 자체로 완전무결합니다.

그 말씀은 사랑으로서의 사랑은 있는 그것의 완전한 표현이며 가외로 대상을 요구하지 않는다는 사실을 명료히 해 줍니다. 그러한 답변과 더불어 측정 수준은 999.9로 상승합니다.

참나 정체Self-identity란 이해하기 쉬운 개념이 아닙니다. 그것은 사실 말로는 제대로 표현하기 힘든 주관적 각성인데, 말로 하기 힘든 것은 언어의 고유한 구조 때문이지요. 사람은 주어, 술어, 대명사의 구조는 물론 '이다', '있다', '존재', '함', '행위' 등의 자동사를 피해야 합니다.

정신 작용을 우회한다면, 의식에서 어떻게 정보가 일어납니까?

영적 각성은 저절로 일어나는 것이지 사고 과정의 귀결로 생기는 것이 아닙니다. 그것은 직관에서 나오는 것처럼 앎에서 솟아나지요. 그것은 자신이 그냥 '안다'는 것을 갑자기 자각하게 되는 비선형적 과정입니다. 순진한 이들은 "하지만 내가 안다는 걸 어떻게 압니까?"라고 묻습니다. 경험적으로 볼 때, 그것은 그냥 명백해집니다. 문득 밝아지는 거지요. 진실은 주관성에서 솟아나고 자명하며 저절로 드러납니다. 영적 각성은 흔히 사람이 전혀 관계없는 일에 몰두하고 있을 때 일어납니다. 그것은 '알 수 없는 곳에서 온' 선물이며, 주어진 것입니다. 그것은 묻지 않은 질문에 대한 대답과도 같지요. 그것은 만족스럽고, 근원적인 의문을 해결해 주며, 심령psyche을 자유롭게 해 주는 효과를 갖습니다. 그것은 노력이 필요 없습니다. 혹시 미심쩍다면 영적 각성의 진실 수준을 측정해 볼 수 있습니다.

생각을 떨쳐 버리기가 힘든 것은 무엇 때문입니까?

모든 정신적 내용은 집착을 나타내는데, 그 근저에는 자기에 대한 집착이 있고, 행복은 물론 생존의 근원으로 여겨지는 것에 대한 매달림이 있습니다. 또한 생각은 사람이 동일시하는 것이기도 하지요. 실상에서 행복의 근원은 자기가 아닌 참나입니다.

실제로 생각의 내용을 어떻게 처리해야 할까요?

먼저 자신이 생각/자기와 사랑에 빠져 있다는 것과, 영적 작업이란 본질적으로 생각과 소중한 위치성, 의견, 기억에 대한 집착을 놓고, 또한 자기애적 동일시를 통해 부풀려지고 과대평가된 것의 가치에 대한 집착을 놓는 일이라는 것을 경험으로 검증하십시오. '에고'의 핵심은 자기애(나르시시즘)입니다.

둘째, 자기에 대한 사랑의 근원을 식별하세요. 셋째, 생각이 사랑하는 대상들을 기꺼이 내맡기고, 자기 대신 신을 숭배하세요. 넷째, '마음'의 내용에 대한 모든 집착을 자진해서 내맡기도록 하세요.

간단하고 효율적인 기법이 있습니까?

생각이 일어날 때, 그것이 원초적이고 말없는 공백과 허공으로부터 솟아나는 것에 주목하세요. 그 다음에 생각은 형태를 취하고 에너지를 충전받습니다. 이것은 시간이 흐르는 동안 생각이 감정으로 보강되는 것과 관련이 있지요. 반복되는 의견은 기본적 진실로 여겨지게 됩니다. 그 결과, 생각이 성격 특징과 태도를 결정하고 그에 영향을 미치는데, 성격 특징과 태도는 광신자들이 보여 주는 것처럼 심각한 정도까지 고조될 수 있는 감정 반응을 촉발합니다. 이러한 집착의 강도에 따라 자살, 살인, 전쟁, 육체의 죽음에 이를 수 있지요.

이러한 기본적 위치에서 풀려나는 것이 쉬운 일은 아니지만, 그에 대한 영적 보상은 매우 큽니다. 많은 위치가 어린 시절에 교육되었고, 그래서 그러한 위치는 부모한테서 비롯되고 사회적으로 강화된 권위를 갖습니다. 기본적 신념의 일부는 확대되고 살아가면서 지켜야 할 법이 됩니다. 그 다음에 그것은 애국심, 종교, 민족적 정체성, 성性, 사회적 신조와 동일시되지요. 이런 것들은 의문의 여지없는 공리*적인 것으로 간주됩니다. 그것을 검토 대상에 올려놓는 것만으로도 에고의 방어를 일으키지요.

에고의 기본적인 공리적 위치성들
1. 현상들은 좋지 않으면 나쁘고, 옳지 않으면 그르고, 정당하지 않으면 부당하며, 공정하지 않으면 불공정하다.
2. '나쁜' 사람들은 벌 받는 것이 당연하고 '좋은' 사람들은 보상받는 게 당연하다.
3. 일들은 우연히 생기는데, 우연이 아니라면 그것은 누군가의 잘못으로 인한 것이다.
4. 마음은 진실과 거짓을 이해하고 인지할 수 있는 능력이 있다.
5. 세계가 경험을 일으키고, 경험을 결정한다.

------
* axiom, 일반적으로 받아들여지고 있지만 증명하는 것은 불가능한 제일의 원리

6. 인생은 불공평한데, 그것은 무고한 이들이 괴로움을 겪고 부도덕한 이들은 벌을 모면하기 때문이다.
7. 사람들은 밖으로 드러나는 모습과 다를 수 있다.
8. 정당한 것이 중요하고 꼭 필요하다.
9. 이기는 것이 중요하고 꼭 필요하다.
10. 옳지 않은 것은 바로잡아야 한다.
11. 정의가 지배해야 한다.
12. 지각은 실상을 나타낸다.

이런 식의 쟁점에 대처하기 위해서는, 사람의 유일한 의무는 참나와 신성Divinity의 진실Truth을 향한 것임을 상기하는 것이 도움이 된다. 그러므로 이 과정에서는 사람이 믿고 있는 그 어떤 것도 진실이 아니기 때문에 모든 소중한 위치성을 놓을 것이 요구된다. 사실상 공리란 괴로움을 빚어내는 환상이며 엄청난 파괴로 귀착된다. 이러한 '공리'는 깨달음을 가로막는 장벽이고 다수의 이원성을 창조하는데 왜냐하면 그것은 비이원적인 영적 실상Reality이 아닌 선형적 지각에서 일어나기 때문이다.

실상Reality의 관점에서 보면, 공리로 여겨지는 것들 중에 어떠한 진실을 담고 있는 것은 단 한 가지도 없고, 설령 어떤 진실이 담겨 있다 해도 그것은 아무래도 상관없는 것일 것이다. 이 모든 소중한 신념은 기껏해야 어떤 가공의 세계에 대한 희망을 곁들인 유아적 관념에 불과하다. 절대적 정의는 창조에 내재되어 있지만 전지全知의 귀결이기 때문에 인간의 지각에는 포착되지 않는다. 세상의 운명은 물론 이러한 공리적 명제를 기꺼이 신에게 내맡기려는 자발성은 결국 모든 의문과 환상을 해소하는 명료한 영시를 낳는다.

가장 까다로운 명제들 중 하나는 '대립쌍의 이원성'이라는 양극성polarity의 반복되는 문제에서 비롯된다. 간단한 그림이 이 반복되는 모순의 해결에 도움이 될 터인데, 왜냐하면 대립쌍의 모순은 끊임없이 '이것 아니면 저것'으로 귀착되어 마치 그러한 대립쌍이 대안적인, 뚜렷이 분리된 실상이나 가능성들인 것처럼 보이기 때문이다.

사실상 대립쌍은 전혀 대립하지 않는다. 그것은 다른 선 위에 놓여 있는 것이 아니라 동일 선상에서의 선형적이고 점진적인 변화일 뿐이다.

예 1	예 2
화씨 온도	가치
3,000도	고귀한
2,000도	가치 있는
1,000도	쓸모 있는
500도	강점
100도	A+
50도	중립적인
0도	매력 없는
-50도	방해
-100도	지독한

−200도	추한
−200도 미만	혐오스러운

살펴보면, 예1은 다양한 정도의 열의 존재를 나타내고, 예2는 바람직성 혹은 바람직성의 부재를 나타낼 뿐이라는 걸 알 수 있다. '덥다 대 차다'나 '고귀한 대 무가치한' 등의 '대립쌍'은 사실상 없다는 것이 눈에 띌 것이다. 실제로, 전부가 다 동일 선상에 있지 점진적으로 변화하는 두 개의 다른 선 위에 있는 것은 아니다.

다른 예를 들 수도 있다.

예 3	예 4
좋음	빛
천국 같은	눈부시게 찬란한
정말 좋은	아주 환한 빛
좋은	환한
상쾌한	밝은 빛
'괜찮은'	빛
그럭저럭 '괜찮은'	부드러운 빛
그저 그런	희미한 빛
썩 좋지는 않은	어스름
불만족스러운	어둠
나쁜	'칠흑 같은 어둠'
지독한	

무서운
오싹한
소름끼치는

　점진적 변화들은 모두가 두 개의 대립하는 선이 아닌 동일한 연속선상에 있다. 하나의 연속적 성질의 궤도가 있을 뿐이다. 사람은 '나쁘다'와 대립되는 '좋다'란 없음을 알게 될 것이다. 왼쪽 척도는 사랑Love의 존재 혹은 부재를 가리키며, 따라서 그것은 오직 사랑Love에 관한 것이다. 마찬가지로 오른쪽 척도는 빛의 정도를 표시하는 것이지 빛 대 어둠의 대립쌍을 가리키는 것이 아니다.

　명백한 '사실'이란 진실의 환상이고, 그래서 그와 같은 지시*가 사실상 전적으로 맥락에 의존하는 것은 분명하다. 절대적 수준에서, 전체적 맥락은 영원 속 어디선가 일어난 사건에 기여한 일체의 것에 대한 이해와 더불어, 연루된 모든 것과 모든 사람의 카르마의 전역사에 대한 동등한 지식을 포함할 것이다. 이것은 "심판하지 마라."와 "주께서 이르시되, '심판은 나의 것이다.'"라고 한 영적 선언의 의미를 설명해 준다. 에고가 틀렸다는 것이 아니라, 에고는 어떠한 표면적 사건에 대해서도 정확히 이해할 능력이 없을 뿐이다.

　판단과 비판을 포기할 때 평화로운 안도감이 찾아드는 것은, 그

----
* 指示, 앞에서 말한 '사실'을 의미한다. 경험한다. 때로는 몇 시간씩 강직된 자세를 취한 채 외부의 어떤 자극에도 반응하지 않는다.

러한 것이 징벌에 대한 두려움은 물론 끊임없는 무의식적 죄책감을 불러일으키기 때문이다. 자기自己는 자신이 타인에게 할당한 바로 그 징벌과 선고에 대한 두려움 속에서 사는데, 왜냐하면 그렇게 하는 동안에 보복에 대한 두려움을 설정하기 때문이다. 그러므로 그 사람은 죽음, 심판의 날, 자신의 환상이 빚어낸 가혹한 신을 두려워한다.

| 토론 |
그냥 보통의 생각은 어떻습니까?

관찰해 보면 느낌과 생각은 음악의 선율처럼 올라갔다가 내려갑니다. 바로 이 순간에 집중하여 정밀하게 초점을 맞추면, 다소 모호하고 원초적인 모체에서 한 생각이 일어나는 것이 보일 겁니다. 생각이 일어나기 시작할 때, 그것은 밀물의 솟아오르는 파도처럼 상대적으로 형태가 갖춰지지 못했습니다. 그러다가 모호하고 아직 형태를 갖추지 못한 원초적 생각이 형태를 갖추고 에너지를 끌어오기 시작하지요. 그리고 마침내 그것은 완전한 형상으로 정점에 이르며 그 자리에서 논평, 같은 의견과 다른 의견, 관련된 의미와 기억들을 끌어당깁니다. 이제 생각은 그것에 추진력을 주는 관련된 감정과 더불어 최대의 세력을 갖고 있습니다. 하지만 생각의 파도는 최고로 높아지자마자 내려가기 시작하고 점차로 정의定義와 형태를 잃어버리며 과거 속으로 물러납니다.

'나' 감각의 초점이 솟아오르는 물마루 위에 있다면, 그 사람은 결코 현실 속에서 살지 못하고 다음 순간을 통제하겠다는 일념으로 끊임없이 준비 태세를 취하고 있습니다. 따라서 이런 사람들은 끊임없이 미래를 걱정합니다. '나' 감각의 초점이 꺼지는 파도의 뒤쪽에 가 있다면, 그 사람은 과거와 편집하기에 매달리는 경향이 강하지요. 약간의 수행을 통해, 한껏 치솟은 파도의 물마루 위에 정확히 초점을 맞추는 것이 가능합니다. 왜냐하면 바로 그 순간에는 과거도 미래도 없고, 과거에 대한 후회나 미래에 대한 갈망도 예상도 없기 때문입니다. 일체가 있는 그대로임이 목격되지요. 편집이나 예상은 없고, '지금'이라는 환상조차 사라집니다. 사실 실상Reality이란 '지금'이나 '그때'가 없는 '항상'이며 연속적입니다.

내맡김은 저항하거나 순간에 매달리지 않고 그것을 계속해서 신에게 넘기는 중단 없는 과정입니다. 그래서 주의를 집중하는 곳은 내맡기는 '것'의 내용이 아니라 놓는 과정이지요.

이 정밀한 내맡김의 수행이 따를 때, '솟아오름과 꺼짐'이라는 환상은 시간이라는 환상과 마찬가지로 사라집니다. 에고는 지각의 초점의 연쇄를 경험하는데, 그 다음에 그것은 시간이나 변화, 혹은 '지금' 속에 있음 덕분으로 여겨지지요. 하지만 실상Reality에는 '지금'과 같은 것은 없습니다.

지각은 선형적이고 국소적이며, 고정된 관점이나 경험에 한정됩니다. 따라서 단일한 관찰점에서 보면 '여기'나 '저기', '이것'이나 '저것', '과거'나 '미래', '지금'이나 '그때'가 있고, 차원들이 있는 공간이 있으며 시간이 경과하는 것처럼 보이지요. '경과'한다는 것은 시작 지점과 끝나는 지점은 물론 기간을 내포한다는 것에 주목할 필요가 있는데, 그러한 것은 명백히 임의적인 것입니다.

편재한다는 것이 어떤 것인지 상상할 수 있다면, 관찰자는 전체 Totality 속의 모든 미세한 위치에서 동시에 지켜보고 있을 것입니다. 따라서 모든 관찰점이 '여기'로 경험될 것입니다. '여기'는 그 다음에 재빨리 '모든 곳'이 되고, '지금'이란 생각은 무한 속으로 사라지는 것이 재빨리 보일 수 있지요. 그러므로 전지全知란 모든 전체를 동등하게 의식한다는 것인데, 그러면 세상은 특별한 곳이 아닐 것입니다. 아무것도 변하지 않고, 아무 일도 일어나지 않으며, 차원도 기간도 시작도 끝도 없을 것입니다.

이해를 좀 더 깊이 하려면, '모든 곳에 동시에 현존하는 관찰자'란 사실상 관찰되고 있는 모든 것이란 사실을 각성해야 합니다. 거기에는 주체도 객체도 없습니다. 결과적으로 현존Presence은 스스로를 완전하게 아는데 왜냐하면 그것은 나타남 전체Totality of Manifestation로서 존재하는 전부이기 때문이지요.

하나의 기준점으로서의 에고/자기/마음을 제거한다면, 모든 선형적 개념은 무의미합니까?

그렇습니다. 좀 더 자세히 설명해 보지요. 우리가 빛보다 빠른 속도로 우주 공간을 여행하고 있다고 상상해 봅시다. 우리는 어떤 기준점도 없이 모든 우주를 스쳐 지나가고 있습니다. 그때 "지금 어디 있느냐."는 질문을 받는다면, 답은 "어디에도 있지 않다."일 것입니다. 왜냐하면 '있을' '곳'이 없기 때문이지요. 아무런 매개변수가 없을 때 의식은 그 자체를 의식으로 알 수 있을 뿐인데, 왜냐하면 지각知覺이 없다면 어떤 묘사도 구별도 가능하지 않기 때문입니다.

그것이 나타나지 않은 것Unmanifest일까요?

아닙니다. 그것은 오직 의식으로서만 나타나는 나타나지 않은 것Unmanifest일 것입니다. 무한한 의식Infinite Consciousness 가운데서 존재가 일어나고, 그 다음에 생명으로서의 존재가 일어나지요. (995로 측정됨.)

바보스러운 질문 같지만, 그 모든 일이 다 '언제' 벌어진 겁니까?

과정은 시간을 벗어나 있고 영구적으로 계속됩니다. 그것은 영원히 진행되며, 항상 그래왔지요. 창조는 연속적이고, 언제까지나이며, 진행중입니다. 우주의 오고감은 지각의 환상이지요. 생겨나고 사라지는 우주는 없는데, 그것은 그 속에서 우주든 혹은 다른 무엇이든 존재 속으로 들어오거나 나갈 수 있는, 시간과 같은 그런 것이 없기 때문입니다. 전부의 하나임Oneness of Allness이 의미하는 바가 바로 그것이지요. 이 진실은 각성할 수 있어도 설명할 수는 없습니다.

무한Infinite을 이해하기 위해서는, 무한한Infinite 의식을 가져야만 할까요?

이해할 것은 없습니다. 그것은 아는 자와 아는 대상 간의 이원성을 암시할 것입니다. 실상Reality에서 그 둘은 같습니다. 무한Infinite은 그것이 전부All라는 사실 덕분에 일지요.

좀 더 설명하자면, 의식은 두 개의 층이나 수준을 갖는 것으로 이해하거나 묘사할 수 있습니다. 높은 층의 의식은 무한하며 모든 환상, 예컨대 변화, 일시성, 혹은 연쇄와 같은 것 너머에 있지요. 낮은 층의 의식에는 알 수 있는 능력이 있고, 낮은 수준들에서 벌어지는 모든 것(자기의 모든 생각, 결정, 행동을 다 포함하는)에 대한 기록을 포함하고 있습니다. 낮은 층의 의식은 또한 개인의 영적 의지에서 나온 모든 결정을 다 기록하는데, 개인의 영적 의지는 유한과 무한 사이의 과도적 매개체라 할 만한 것으로서 봉사합니다. 기계에 비유하자면, 그것은 엔진과 바퀴 사이에서 다양한 움직임이나 휴지休止를 동조시키는 자동차의 동력 전달 계통의 차동 기어와 같은 것이 될 것입니다.

사람은 기본적 위치성을 내맡김에 따라, 이러한 기본 공리의 가면을 벗기고 신념들의 각 층 밑에는 더욱 깊은 층이 있음을 발견합니다. 사람은 마음이 뭔가를 안다는 걸 어떻게 믿는지, 혹은 마음은 자신이 안다는 걸 어떻게 믿기라도 하는지(인식론)에 관한 기초에 맞닥뜨리게 되지요.

결국 사람은 '마음'이 뭔가를 실제로 알 수 있는 능력은 정말 없다는 것과, 마음이 알고 있다는 환상은 가식이며 허영이라는 놀라운 발견에 이르게 됩니다. 비유를 들어 말하자면, 망원경이 그것을 통해 보이는 것을 어떻게 알겠으며, 혹은 귀가 어떻게 음악을 아느냐고 물을 수 있는 것이지요. 컴퓨터가 소프트웨어 프로그램을 알까요? 마음은 그저 어떤 주제에 '대해서 생각'할 수 있을 뿐입니다. 정말로 그것을 알기 위해서는 그것으로 존재해야만 할 것입니다. 우린 고양이에 대해 생각할 수는 있지만, 오직 고양이만이 고양이로 존재한다는 것이 무엇인지 정말 알고 있습니다.

생각은 대단한 실용적 가치를 지닌 처리 장치입니다. 하지만 생각은 자신이 데이터를 안다고 추정하지만, 알 수 있는 선천적 능력이 사실상 없습니다. 신념이 내면의 가공적인 '아는 자'를 만들어 내고 그것은 '내'가 되지요. 이와 비슷하게, 신념은 가공적 행위자, 활동자, 생각하는 자를 만들어 냅니다.

환상적 자기(에고)의 핵을 구성하는 '나'는 행위하는 가공적 행위자, 생각하는 생각하는 자, 선택하는 선택자, 계획하는 계획자에 대한 기억의 합성물입니다. 생각이 이 모든 일을 해내는 것은, 그것이 주체와 객체에 대한 추정을 가지고 이원적으로 처리하도록 설정되어 있기 때문이지요. 하지만 정작 이 가공적 행위자를 찾으려 들면, 그러한 실체는 존재하지 않습니다. 프로그램들이 삭제되고 나면, 사람은 녹화 테이프는 공테이프고 그 모든 프로그램 뒤에 '나'는 없다는 걸 발견하고 깜짝 놀랍니다.

그토록 조심스럽게 방어해 온 소중한 '나'는 정교한 프로그램 층들의 연속이고, 그중에서 맨 밑에 깔려 있는 삭제되어야 할 프로그램은, 다른 프로그램 층들이 실재하며 그러한 것이 '나 자신'이라는 프로그램입니다. 이 발견과 함께, 순간적으로 에고/자기는 공포에 질립니다. 현실의 저자로서의 그 기만적인 가짜 권위가 베일을 벗은 것입니다. 그 다음에는 비존재에 대한 두려움이 밀려오고, 뒤이어 죽음 자체에 대한 두려움이 일어납니다. 왜냐하면 실제의 죽음을 겪는 것은 오직 환상적 자기뿐이니까요. 이 순간, 사람은 자신의 생명의 핵심이자 저자가 바로 자신이라는 최후의 공허한 신념에 매달립니다. 이 주장에서, 그것이 '에고'의 생명의 저자라는 점에서 그것은 진실입니다. 이 지점에서 헌신자는 이제 자신의 생명의 표면적 핵심을 신에게 내맡기는 일과 마주하지요. 이것은 깨달음을 가로막고 있는 최후의 궁극적인 중대한 순간입니다. 이 주제는 더할 나위 없이 중요하므로 별도의 장에서 다루려고 합니다.

I: REALITY AND SUBJECTIVITY 04

'에고'와 사회

맥락으로서의 사회 구조

| 토론 |

'에고'라는 환상, 세상, 영적 작업 간의 표면적 갈등에 어떻게 대처해야만 할까요?

영적 노력에서, 기쁨의 원천은 노력 자체에 있는 것이지 성과나 목표 달성에 달린 것이 아닙니다. 앞으로 나아가는 모든 움직임에는 내적 즐거움이 있습니다. 예를 들면, 진보에 수반되는 내적 쾌락이 있지요. 분개가 평화로운 수용으로 바뀌는 것이 진보 자체의 보상입니다. 자신과 타인을 보는 시각이 점진적으로 바뀌지요. 이런 일이 생길 때, 사람은 자신의 인생사를 보다 연민 어린 이해를 바탕으로 재맥락화할 수 있습니다.

'에고'(자기)라는 신념 체계가 삶의 고통과 괴로움의 근원이라고 할 때, 그것에 대해 어떻게 연민을 일으켜야 합니까?

태어난 사람은 누구나 일정한 의식 수준에서 출발하는데, 의식 수준은 사람이 물려받은 카르마의 유산 전체를 속기速記한 것입니다. 자신이 그것을 요구했던 의식적 기억이 없는 상태에서 사람은 이제 동물의 육체와, 그리고 추상적인 것은 물론 융통성 없는 '마음'과 대면하지요. 게다가 모든 조건의 세트가 동시에 제공되는데 왜냐하면 사람은 육체는 물론 감정체를 물려받기 때문입니다. 그리고 이 모든 것은 역사적으로 진화해 온 자체의 고유한 프로그램들을 가지고 있는 복잡한 문화 속의 가족과 사회생활의 복잡다단함 속으로 통합되어야 하지요.

인간으로 존재하는 것이 의미하는 바 전체를 바라볼 때, 사람은 전체로서의 사회뿐 아니라 그 사회를 구성하고 있는 개인들에 대해서도 연민을 일으킬 수 있습니다. 개인은 엄청난 복잡성뿐 아니라 어떤 의식에 직면했는데, 개인의 의식은 스며드는 보이지 않는 에너지 장들에 부지불식간에 영향 받지만 그러한 것에 대해 전혀 알지 못합니다.

이 복잡성 안에서 개인은 이제 생존에 적응해야 하고 여러 수준의 복잡한 기술을 배워야 합니다. 개인은 또한 단 한 차례의 심각한 실수가 삶에 재앙이 될 수 있을 뿐 아니라 육체의 죽음조차 초래할 수 있다는 걸 알고 있지요. 그것은 마치 원하든 원치 않든 간에 생존하기 위해서 인간 존재의 지뢰밭을 걸어가야 하는 것과 같습니다.

이러한 조건과는 별도로, 길잡이 역할을 하는 자기감sense of self과 정체감을 발전시킬 필요가 있습니다. 형성된 자기 이미지는 모든 의사 결정의 중심이 되지요. 이 자기自己는 그 다음 모든 목표와 이상을 뭉뚱그려 도덕주의적 위치성으로 통합시킵니다. 어느 틈엔가 자기의 한 측면이 떨어져 나가 내면의 적, 가해자/공격자, 죄책감과 후회와 두려움의 저자, 자신에 대한 무자비한 판관이 됩니다.

가장 성능이 뛰어난 컴퓨터라 할지라도 한 인간이 감당하는 것과 맞먹는 과제 앞에서는 무력함을 드러낼 것입니다. 이러한 관찰 결과를 확실한 것으로 만드는 한 가지 유력한 사실은, 인간은 컴퓨터에 입력될 수 있는 의식적 데이터뿐 아니라, 자신이 이해하지 못하는 무의식적 데이터 및 에너지 장들을 다루어야 한다는 것입니다. 물론 개인과 집단의 미지의 카르마적 경향과도 상대해야 하지요. 하지만 어떤 컴퓨터라도 가장 의미심장한 데이터의 주요 부분이 없는 상태에서는 프로그램될 수 없을 것입니다.

결과적으로 인간은 엄청난 과제를 떠맡고 있습니다. 과제를 완수하는 데 있어, 두뇌의 구조와 기능은 일을 더욱 어렵게 만듭니다. 두뇌에는 보상과 쾌락의 회로가 내장되어 있고, 두뇌의 소프트웨어는 순진하며 쉽게 프로그램될 수 있습니다. 복잡한 데이터를 다루기 위해, 마음은 종류와 논리적 알고리즘에 따라 데이터를 꾸러미로 묶는 지름길을 이용합니다. 따라서 마음은 모든 입력에 대해 그것이 다른 모든 데이터와 다른지 비슷한지를 즉각 판단할 수 있어야 합니다. 게다가 이 모든 믿기 힘든 복잡성은 마음과 마음의 소프트웨어를 통해 처리될 뿐 아니라, 또한 압도적으로 '경험'되기까지 합니다. 경험이 이루어지는 바로 그 순간에는 그것을 분석할 시간이 거의 없습니다. 경험은 이미 주어진 것이고 꾸러미에 포함됩니다. 마음은 이것을 자동적으로 편집하여 기억의 데이터뱅크에 보관하지요. 데이터는 형태뿐 아니라 감정의 미세한 농도 차에 따라 철해집니다. 감정은 해당 정보가 어디에 보관될 것인지 결정하는 데 중요한 역할을 합니다. 일부 데이터는 다시 불러올 수 있지만 상당 부분은 이제 묻혀 버려 의식적 회상이 불가능하지요.

예를 들면, 일부 데이터는 '고통스러움─기억하지 말 것' 파일에 보관됩니다. 그러나, 파일 속에 들어간 채 지금은 검색 불가능한 이 고통 데이터의 일부는 자학, 고통스러운 죄책감의 자기 고문, 후회, 심지어는 자살에 이용할 수 있는 실탄으로 저장됩니다. 어떠한 사건이라도 자학의 방아쇠를 당길 수 있고, 자기 처벌의 일제 사격을 유발할 수 있지요. 에고가 자기 보호를 위해 사용하는 한 가지 기제는 그 고통스러운 데이터와의 관계를 부정하고 그것을 세상과 타인에게 투사하는 것입니다. 그러면 세상에는 사실상 자기 내부에서 생겨난 가증스러운 적들이 거주하게 되고, 이제 에고는 내부가 아닌 외부로부터의 공격을 두려워합니다. 피해망상은 에고를 갖는 데 따르는 반주(伴奏)입니다.

인간의 상황을 종합적으로 요약해 보면, 인간의 제한된 자원으로는 생존, 행복, 성공이 부서지기 쉽다는 사실이 명백해집니다. 막대한 수의 사람이 생존의 과제조차 완수하지 못하고 있고, 수백만의 사람이 숱한 함정과 재난으로 인해 사망하지요. 그리고 사람은 개인적인 것이 아닌, 전쟁과 역병과 기아, 혹은 사고로 나타나는 사회의 에고 문제들에 휩쓸릴 수도 있습니다.

단 한 번의 실수도 치명적인 것이 될 수 있다면, 그러한 조건에서 어떻게 생존이 가능할까요?

사실 사적인 자기는 혼자서는 내외적으로 복잡한 그런 환경에서 번영을 누리기는커녕 생존할 수도 없습니다. 지금까지 묘사한 것은 사실상 형상의 세계인데, 하지만 인간은 나약한 에고 그 이상의 존재입니다. 왜냐하면 생명을 지탱하는 것은 영spirit의 비선형적 차원의 힘이니까요. 생존이 가능한 것은 영의 월등한 안내 덕분입니다. 물론 에고는 정반대로 주장하고 있지만 말입니다. 영은 엔진의 조속기調速機와 같습니다. 그것이 없다면 엔진은 망가질 때까지 회전할 것입니다.

의식의 형태를 취한 영은 매 순간 데이터 무더기 전체를 통합시키는데, 거기서 출력되는 것이 시시각각의 주관적 삶의 경험입니다. 영은 진실과 거짓을 식별할 능력이 없는 에고의 주된 약점을 상쇄시켜 줍니다.

생존을 결정하는 것은 사람의 의식 수준입니까?

삶의 주관적 경험은 그 내용이 무엇이든 의식 수준에 크게 영향받는데, 그것은 선택지로 나타나는 선택의 경우도 마찬가지입니다. 삶의 노력이 만족스럽거나 즐거운지 여부는 자신의 위치성에 달려 있으며, 이 위치성이 상황을 맥락화하는 방식을 결정하지요.

의식 척도상의 수준들을 살펴보면 우리는 어떤 선택이 가능한지 알 수 있고, 이러한 가능성은 주어진 의식 수준의 한계 내에서 우세하다는 걸 알 수 있습니다. 쾌락은 그 수준에 특유한 목표를 달성한 결과일 것이고, 부정적 감정은 그렇게 하는 데 실패한 결과일 것입니다.

성격은 복잡하고, 동일시를 포함하며, 때로는 '제2의 나'로 불리며 갈등을 빚기도 하는 하위 성격들 또한 포함합니다. 하위 성격들은 서로 다른 목표를 갖는 경우가 많습니다. 그리고 하위 성격들은 삶의 환경이나 연령대에 따라 의식적 출현이 엇갈릴 수도 있지요. 영적 목표는 복잡한 에고 조직을 종합하고 그것에 균형을 부여하는 경향이 있습니다.

지성은 어떤 역할을 맡습니까?

지성을 통해 위치성은 정제되어 추상적 상징과 언어로 표현됩니다. 이 모든 것은 논리적이고 선형적인 합리성에 대한 일반적 요구 속에 포섭되지요. 합리성에 대한 이러한 요구는 운용상으로 유용한 반면, 또한 지성을 조작하여 어떠한 위치성이라도 합리화할 수 있다는 측면을 반영합니다. 하지만 지성은 형상을 다룰 뿐아니라, 영적 가치를 자체의 정신 작용 속에 통합시킬 수도 있습니다. 이런 일은 사람이 의식 척도를 따라 진화해 가는 과정에서 점진적으로 일어나지요. 지성은 숨은 동기들에서 자유로울 때 세련된 추상적 개념화 작용을 할 수 있습니다. 하지만 기본적 결함은 여전하여 진실과 거짓을 구별하지 못하고 진정으로 맥락을 이해하지 못합니다. 그리고 자신의 위치성과 충돌할 만한 데이터는 무시하는 경향이 있지요.

게다가 지성은 결과를 '원인'으로 오해하는데, 이것은 지성의 주된 결함 중의 하나입니다. 지성은 선형적 영역과 비선형적 영역 간의 차이를 이해하고 맥락화할 수 있는 능력이 없습니다. 또한 문제에 대한 해결책을, 실제로 실행할 수 없을 만큼 너무 복잡하게 만드는 경향이 있지요.

사회에는 표면상으로 여러 가지 문제들이 있는 것 같지만 임계* 요소 분석을 이용할 때(『의식혁명』 참고), 공통된 뿌리를 드러내는 일이 많습니다. 예를 들어 우리는 '해결할 수 없는' 사회 문제의 목록을 작성할 수 있는데, 그 모든 것은 세상의 갖가지 '원인'에서 비롯된다고 여겨집니다. 예를 들면 빈곤, 붐비는 고속도로, 대량 이민, 석유 및 전력 소비의 증가, 환경 파괴, 힘이 부치는 정부 기관, 열대 우림의 점진적 파괴, CO_2의 과다한 배출, 과중한 조세, 범죄와 빈곤이 만연하는 인구 밀도가 높은 도심지, 스모그와 대기 오염, 지구 온난화, 포화 상태에 이른 쓰레기 매립장, 수용 능력이 한계에 달한 법원과 교도소, 붐비는 응급실과 과다한 의료 비용, 과다한 사회 보장 비용, 재정 적자에 신음하는 우편배달 서비스, 쓰레기 하치장의 부족, 날로 고갈되는 야생 생물 및 자연 자원,

---

* 양적 변화가 쌓여 질적 변화가 일어나는 지점을 말한다. 예를 들면, 물이 어는 점이나 기화되는 점

멸종 위기에 처한 생물종, 해양 오염, 사회 복지 및 대민 봉사 분야의 과중한 업무량, 과중한 업무에 시달리는 아동 보호 기관, 치솟는 사회 복지 및 사회 보장 비용, 모든 기관의 민원 부서 앞에 길게 늘어선 줄, 슈퍼마켓 계산대 앞의 긴 줄, 교통 체증, 점점 높아지는 경찰 비용, 포화 상태의 학교, 교원 부족, 간호 인력 부족, 점점 심해지는 소음 공해, 모든 수준에서의 사생활 침해, 원자재 부족, 독성 폐기물 처리장 부족, 에너지원에 대한 과다한 세금, 하천과 호수 오염, 전염병, AIDS, 기아에 시달리는 국가와 대륙들.

이 모든 것을 나열하기만 해도 이른바 다양한 문제라는 것이 모두 하나의 동일한 근원에서 비롯된다는 각성이 떠오릅니다. 그것은 매우 단순하고 자명하지만 주목받지 못한 '인구 과잉' 현상이지요. 그래서 우리는 해외 원조가 출산율의 급상승과 기본적 빈곤 수준의 악화로 귀결되는 모순을 보게 됩니다. (예 하이티) 이미 명백해진 인구 과잉의 사회적 부담은 무절제한 이민 정책이 과연 현명한 것인지에 대한 의문을 불러일으킵니다. 이민 정책에 대해서는 미국민의 70퍼센트가 반대하지만, 엘리트 정책 입안가들의 80퍼센트가 찬성하고 있습니다. (Arizona Republic, 2002)

지난 몇 세기 동안, 세계 인구의 의식 수준은 190에 머물러 있었습니다. 이 수준에서 인구 과잉은 뒤따라 일어난 부정성의 불가피한 귀결로 인해 억제되었지요. 예를 들면 세계 주요 지역에서 세대 전체가 쓸려 나갔고, 치명적인 전염병이 돌아서 인구의 25퍼센트가 사망하기도 했습니다. (마오쩌둥의 사회 개혁 실험 하나로 인해 1차 세계 대전 때보다 더 많은 사람이 굶어 죽었고, 대량 학살로 수백만의 사람이 죽어 나갔습니다.) 로마 시대에 평균 수명은 40세였지요.

이와 대조적으로, 극히 최근에, 인류의 의식 수준은 부정성의 190에서 긍정성의 207로 뛰어올랐습니다. 분쟁 지역이 아직 남아 있긴 하지만, 문명화된 세계는 더 이상 대량 학살이 일어날 만한 분위기는 아닙니다. 냉전은 끝났고 열전은 국지적 현상이 되었으며, 유럽 각국의 민족주의적 소동은 점점 줄다가 아주 그치게 되었습니다.

이러한 새로운 의식 수준에서 인구 증가에 제동을 건 대량 파괴는 감소했고 세계 인구와 평균 수명은 함께 치솟았습니다. 세계에서 가장 인구가 많은 나라 중국은 심각한 단계에 들어서게 되었지요. 세계 인구가 2배가 되었다가 그 다음에 다시 2배가 될 때, 배로 느는 데 걸리는 시간은 갈수록 짧아지게 됩니다. 그것은 과실파리가 됐건, 토끼가 됐건, 혹은 사람이 됐건, 폐쇄된 생물 집단에서는 일반적인 현상입니다. 대량 학살이 사라진 안전한 사회에서 매 세대마다 인구 증가 현상이 악화되지요. 늘어난 인구는 자동적으로 더 많은 영토, 더 많은 식량, 더 많은 서비스를 요구하고, 대도시의 팽창은 교외의 팽창으로 이어지는데, 이는 자연환경에서 더 많은 서식지가 파괴된다는 걸 의미합니다.

에고와 사회의 정치 구조

| 토론 |

우린 지성이 어떻게 오류에 빠지는지 보고 있었습니다.

우리는 현 사회는 물론 최근의 역사에서 예를 들 수 있습니다. 지적 위치성들은 일정한 지식인 집단 내에서 지지를 얻어 냅니다. 공상적 사회 개혁안들이 부침을 거듭했는데, 그것은 1930년대에 대단히 흔했지요. 당시에 유행했던 한 가지 안은 화폐를 없애고 그 대신 '노동 시간' 증명서를 도입하자는 것이었습니다. 그것은 과학 기술 전문가들이 지배하는 기술 국가를 의미했습니다. 다양한 사회주의적이고 유토피아적인 '주의'와 이론들이 나타났다가 사라졌는데, 그중 공산주의는 여전히 건재합니다. 고립주의와 평화주의가 유행했습니다. '에스페란토' 어가 새로운 세계어로 떠들썩하게 선전되었지요.

미국에서는 똑같은 집단이 내켜하지 않는 대중에게 미터법을 강요하려 했습니다. 하지만 사람들은 섭씨나 킬로미터에 만족하지 않았으므로, 그런 것을 던져버리고 익숙하고 편안한 화씨와 마일로 되돌아갔지요. 마오쩌둥의 이상주의적 집단 농장 정책은 역사상 최대의 기근을 초래했고, 3천만 명이 사망했습니다. 사람들은 '집단' 농장에서는 자기 소유의 농장에서처럼 일할 의욕을 내지 않습니다.

일정 기간 동안, 지적 엘리트 집단은 공산주의 극좌파와 밀월기를 보냈습니다. 이는 반국가적 선동과 반역 행위로까지 귀결되었는데, 일부 과학자들은 러시아의 첩자가 되어 로스 알라모스나 맨하탄 프로젝트 같은 원자 폭탄의 기밀을 KGB에게 건네주었고, 이러한 첩보 행위는 냉전기에도 계속되었습니다. 러시아는 이러한 정보 덕분에 인류 문명 전체를 파괴할 수도 있는 수퍼 원폭의 개발에 착수할 수 있었습니다.

 장기적으로 보았을 때, 극좌의 정치적 위치는 극우보다 더 위험하다고 볼 수 있습니다. 왜냐하면 극좌는 양의 탈을 쓰고 자신의 의도를 감춘 채 경건한 수사로 순진한 사람들을 유혹하여 트로이 목마의 문을 열게 만들기 때문입니다. 목마에서는 억압, 전쟁, 죽음의 낮은 힘force이 쏟아져 나옵니다.

 그릇된 정치적 위치성의 기본적 결함은 그것이 맥락을 무시할 뿐 아니라 내용을 왜곡한다는 것입니다. 내용이 아무리 이상주의적으로 보인다 해도 다른 맥락하에서는 거짓이 되지요. 맥락을 무시할 때, 이상주의적 관념은 그것이 교정하고자 했던 원래의 문제보다 더욱 파괴적인 것이 될 수 있습니다. 그러므로 이상주의는 내용만이 아니라 맥락을 포함하는 지혜에 비하면 턱없이 부족합니다. 광신주의는 청년들과 감수성이 예민한 이들을 사로잡는 것을 목표로 삼지요. 역사적으로 혁명 정권은 정치적 혹은 군사적 권력을 획득하자마자 교육받은 계층, 재능 있는 사람들, 전문가 집단과 지혜로운 이들을 살해합니다. (예 자코뱅당과 단두대)

 정치적 오류를 찾아내 바로잡는 것은 중요한데, 그것은 나쁜 정치는 나쁜 법으로 귀결되며 그것은 시민들에게 짐이 되기 때문입니다. 요즘 우리 사회의 정치적 오류는, 사법부에서 궤변에 가까운 비난을 수용하고, 개인 책임을 악마로 몰린 이른바 외적 '원인'에 전가하는 행위를 수용하는 현상으로 볼 수 있습니다. 예를 들면 무한정 늘어나는 불법 행위법[*], 피해자들의 집단 소송, 변호사 협회에서 입법부를 통제하는 현상 등이 그것이지요. 미국의 일부 지역에서는 이러한 현상이 극단으로 치달은 나머지 합법적 강탈(미시시피 주 제퍼슨 카운티에서처럼)^{**}에 이르기도 합니다. 역사적으로 엉뚱한 곳에 투사된 비난은 대다수의 사회적 왜곡에 대한 근거가 되었는데, 그중에서 가장 두드러지는 것은 전쟁입니다.

국가 정체성에는 어떤 가치가 있습니까?

국가 정체성의 그늘은 부정적 의미에서 민족주의지만, 긍정적인 면은 애국적 협동과 형제애 정신입니다. 이는 2차 대전 시기 연합군의 상호 작용에서도 드러나는데, 이때 각국은 자신의 정체성을 유지하면서도 같은 상황에 처한 다른 나라들과 연결된 중요한 공동의 정신을 지니고 있었습니다. 상호 의존은 사람들이 영적으로 단결되었을 때 전체의 목표에 기여합니다. 애국심은 단순히 자신의 조국을 향한 사랑이며 그것을 민족주의와 혼동해서는 안 됩니다.

....

* 여기서 불법 행위란 고의 또는 과실로 타인에게 손해를 끼친 위법 행위를 말하며, 피해자는 가해자에게 손해 배상을 청구할 수 있다. 미국에서는 일상생활의 온갖 사소한 '손해'에 대한 소송이 폭주하여 사회 문제가 되고 있다.

** 미시시피 주 제퍼슨 카운티는 한때 석면, 실리콘 임플란트, 담배 등과 관련된 수많은 '피해자'가 기업을 상대로 한 집단 소송에서 거액의 배상금을 받아 내는 일이 많은 곳으로 악명이 높았다고 한다.

에고는 극단주의를 강화하는 듯합니다.

과도함은 불균형의 결과입니다. 극좌(측정 수준 190)와 극우(측정 수준 90)를 망라한 정치적 극단은 현저하게 온전치 못하고, 거짓이며, 파괴적이지요. 극좌의 정치적 위치는 신을 부정하고, 내용을 왜곡하며, 맥락을 무시하고, 법의 힘과 소송을 걸겠다는 협박에 의지한다는 점에서 '루시퍼'[***]를 상징합니다. 또한 극좌는 언론 자유의 진짜 의미를 왜곡하고 악용하지요. 그 다음에는 궤변과 주지화된 왜곡 및 불균형한 지각에 의지하여 사회적 파괴에 대한 변증자[****]이자 옹호자가 됩니다. 극좌는 힘을 위한 힘을 추구합니다.

극우의 위치는 '사탄'[*****]이며 도덕적 타락, 폭력, 범죄, 전쟁, 학살의 낮은 힘force을 나타냅니다. 따라서 두 부정적 극단의 결합은 사회 전체를 괴멸시킬 수도 있는데, 그것은 실상에 대한 루시퍼적 왜곡의 연쇄가 사탄의 세력에 문을 열기 때문이지요. 극좌와 극우의 양 극단은 실천적으로는 전체주의적인데, 이 두 세력은 인간 정신이 진실과 거짓을 식별하지 못하기 때문에 추종자를 끌어모읍니다.

역사는 한 극단에서 다른 극단으로 옮긴 예들을 무수히 보여 줍니다. 중국 군벌의 억압은 폭력적인 방식으로 마오쩌둥의 억압으로 대체되었습니다. 러시아 황제들의 잔학성(예 폭군 이반)은 스탈

[***] 신에게 반기를 들어 하늘나라에서 추방되었다는 교만한 대천사
[****] 어떤 신념이나 사상을 옹호하는 말이나 글을 쓰는 사람. 기독교 신학에서는 기독교 신앙을 옹호하는 글을 썼던 초기 기독교의 저자들을 가리킨다.
[*****] 기독교 및 이슬람 등의 종교에서 가장 강한 악령

린의 잔학성으로 대체되었을 뿐입니다. 대중은 그 순진함으로 인해 번지르한 수사("노동자들이여 단결하라. 그대들이 잃을 것은 쇠사슬밖에 없다.")의 유혹에 쉽게 넘어갑니다. 오늘날의 세계에서 마지막 극단주의는 민주주의와 '자본주의'를 '대사탄'으로 악마화하고 그럼으로써 세계를 서로 싸우는 파벌들로 다시 분열시키는 것입니다.

붓다는 '중도'의 지혜를 찬양했습니다. 그러므로 가장 실용적인 위치는 바로 중용입니다.

'정치적으로 올바른' 활동가들이 끝없이 사회적 갈등과 분쟁을 일으키는 듯합니다. 문제의 핵심은 무엇일까요?

그들은 엘리트주의에 빠져 있고 180으로 측정됩니다. 그것은 자부심과 허영심이라는 자만의 수준이지요. 역시 오류는 맥락을 무시하는 것에 있습니다. 그들은 평등주의를 표방하면서, 모순되게도 우월한 태도를 취하고 대단히 도덕적인 척합니다. 그리고 낭만적 이상주의로써 타인을 지배하는 권력과 통제력을 손에 넣으려고 하지요.

그들은 '정치적' 범주를 지나치게 강조하는데, 그 때문에 인간 현실 전체를 무시하고, 삶의 '정치적' 측면이 인간 삶의 여러 성질 중 하나에 불과하다는 것과 그것이 생존이나 정서적 행복보다 우위에 있지는 않다는 사실을 보지 못합니다. 이는 '극우'는 물론 '극좌'의 정치적 위치의 특징인데, 이들은 똑같이 실천적으로 전체주의적이고 소수가 다수를 지배합니다. (나치의 비밀경찰 게슈타

포와 소련의 KGB는 이른바 국교國敎 폐지론의 정치적 강령 뒤에 숨은 진짜 의도를 드러냈습니다.)

　의심스러운 정치적 위치들은 좋은 역사를 갖고 있지 않습니다. 예를 들면 과거에 정신 질환자를 치료하는 과정에서 있었던 일의 진실은 '뻐꾸기 둥지 위로 날아간 새'(185로 측정)라는 영화에서 엄청나게 왜곡되었지요. 그 결과, 엘리트주의자들이 국가의 정신보건 시스템 전체를 해체시켰는데, 솔직히 말해서 그것은 당시에 아주 잘 돌아가고 있었습니다. 요즘 정신 질환자들은 길거리를 방황하거나 감옥을 채우고 있습니다. 정치적으로 올바른 위치의 장기적 결과는 대다수 사람들에게 재앙으로 나타나는 일이 많습니다. 예를 들면 현재의 대통령 직속 정신 보건 위원회의 보고에 따르면 정신 보건 시스템 전체는 이렇습니다. "아수라장이다. 즉 무능하고, 통합돼 있지 않으며, 비효율적이고, 일관성이 결여돼 있고, 파편화돼 있으며, 실망스럽고, 기능 장애 상태이다. ……이는 '좋은 의도'에서 출발한 다수의 제도가 중복되기 때문인데, 이러한 제도는 매년 적어도 800억 달러를 낭비하면서 정신 질환자의 절반 이상을 치료받지 못한 상태로 방치해 두고 있다."(Sharar, 2002)

　그 어떤 사회 개혁 프로그램이든 그것을 실행했을 때의 사회적 귀결을 사전에 예측할 수 있습니다. 200 이하로 측정되면 해로울 것입니다. 20세기 전반 미국의 전통적 교실은 405로 측정되었습니다. 정치적 위치성들이 관철되고 교원 노조(202로 측정)가 영향력을 행사하면서, 요즘의 평균적 교실은 285로 측정됩니다. 수업

태도의 악화, 권위의 경시, 교사들에 대한 폭력에는 엄청난 퇴보가 반영되어 있습니다.

　국제적 사안에서도 외교적 위치를 측정함으로써 동일한 사전 예측의 이익을 얻을 수 있습니다. 그것은 이미 외국 정부들에 대한 상담 과정에서 이용된 바 있고 놀라운 성공을 거두었습니다. 일체의 위치 변동에 대해 예상되는 반응을 분석하는 것은 가능하고 그래서 갈등이나 심지어 큰 재난조차 막을 수 있습니다. 세계 여러 지역에서 미국은 부정적인 이미지를 갖고 있는데, 역사적 분석에 따르면 그것은 사전에 예측할 수 있었고 따라서 예방할 수도 있었습니다. 오늘날에도 자극은 아무 생각 없이 계속됩니다. (예를 들면, 어느 텔레비전 해설자가 세계에서 가장 큰 나라의 수반을 모욕하면 그 나라의 수반은 외교적 수완을 발휘하여 교묘하게 그 도발을 극복합니다.) 우월성을 뽐내는 태도는 190으로 측정되고 따라서 적대적이며 적을 만들어 냅니다.

　순진한 위치는 대부분 학계에서 비롯되는데, 학계는 전통적으로 상아탑 속에 고립돼 있고, 인간 삶의 현실(즉, 맥락)에는 노출돼 있지 않습니다. 학계에서는 그러한 경험 부족을 보완하기 위해 균형을 잃은 통계적 연구를 이용하는 일이 많은데, 그것은 근본적으로 결함을 안고 있습니다. 왜냐하면 통계적 연구에는 맥락, 비선형적 영역, 지혜와 같은 가장 중요한 '인간적' 요소들이 빠져 있으니까요. 연구 결과는 그 다음 균형을 잃은 방식으로 대중에게 제출되고, 그래서 한 번의 소동이 지나가면 다시 또 다른 소동이 벌어집니다. 학계는 정치적 편향이 극단적으로 심합니다. 아이비리그

대학 교수들의 94퍼센트가 자유주의적 입장을 취하고 고작 6퍼센트만이 다소라도 보수적인 태도를 견지하고 있습니다. (Arizona Republic, 2002)

보수적인 학생 단체들은 학생회에서 사실상 제외됩니다. 그래서 자유주의는 실제로는 그 명칭의 진실성을 부정하고 있지요. 다시 말하면 '자유주의'는, 사실 반동적이고 배타적입니다. 그것은 은밀히 귀족주의를 고수하고 있습니다.

불균형을 나타내는 대중적 소동이 쉼 없이 계속되고 있습니다.

사람들은 겨우 천만 명에 한 명꼴로 걸리는 병에 대해서도 공황 상태에 빠집니다. (그보다 더 많은 사람이 욕조에서 사망합니다.) 지난 세월 동안, 예전에 '독기$_{miasma}$'로 명명되었던 것들에는 다음과 같은 것이 있었습니다. 밤공기, 스트레스, 호르몬, 외풍, 병소 감염, 세균, 부도덕, 먼지, 악마, 나쁜 공기, 입자, '화학 물질', 햇볕 부족, 영양 부족, 불결한 위생 상태, 밀집, 일조량 부족, 양이온, 유방 확대술에 사용되는 보형물, 효모 감염, 숙변, 혈액 독, 간 독, 콜레스테롤, 얕은 호흡, 아동기의 성 경험, 중금속 독성, 치아 충전재로 인한 수은 중독, 일산화탄소, CO_2, 독가스, 곰팡이 외 다수.

모든 대도시의 대기 오염은 하루에 담배 두 갑을 피우는 것과 맞먹는 효과를 내고, 암 발생율을 상당히 높은 비율로 상승시키는 것으로 조사되었습니다. 자신의 자동차에서 나오는 배기가스가 시가를 피울 때보다 더 많은 탄화수소(또 하나의 독기)와 유독 가스를 방출합니다. 밀리는 도로에서 차 안에 앉아 있는 동안 흡수되는 독소의 양이 복도로 밀려나온 수위의 파이프 연기에서 흡수되는 양보다 더 많습니다.

질병의 유행은 그것이 대중적으로 얻은 명성과 악마로 몰린 산업 분야(예) '패스트푸드')의 매력적인 '풍부한 재력'을 반영합니다. 인체는 마음이 느끼는 두려움에 영향 받기 쉬운데, 두려움은 마음이 두려운 생각을 품고 그것에 에너지를 불어넣을 때 나타나는 경향이 있지요. 이것은 면역계를 억제하는 효과를 내는데, 왜냐하면 두려움은 경락과 자율 신경 계통에 기능 장애를 일으키기 때문입니다. 이러한 만성적 기능 장애는 실제의 질환이나 기능 부전을 일으킬 수 있습니다.

두려움의 확산은 결국 인간에게 섬유 근육염, 근육염, 과민성 대장 증후군, 만성 피로 증후군, 환경병, 신경 쇠약, 다양한 형태의 건강염려증을 일으킵니다. 사람의 마음은 선천적으로 무구하고, 무방비 상태이며, 암시에 걸리기 쉽고, 쉽게 프로그램됩니다. 이는 '노세보' 효과로 명명되었는데, 노세보 효과는 미국 보건 재단 American Health Foundation과 같은 연구소의 연구 주제가 되고 있습니다.*

부정적 내용의 의학 정보가 널리 조명되고 있습니다.

이른바 의학 정보라는 것은 대부분 왜곡되어 있으며, 정치적이거나 경제적인 숨은 동기를 반영할 뿐입니다. 그것은 사리를 추구

---

* 노세보 효과: 어떠한 것이 해롭다는 암시 혹은 믿음으로 인해 부정적 효과가 야기되는 현상. 예를 들면 실험실에서 사람들에게 무해한 물질을 먹인 뒤 이 물질이 구토를 일으킬 수 있다고 하면 실제로 구토하는 사람이 나온다.

하는 위치성이지만 순진한 대중은 그것이 객관적인 '과학적' 보고를 나타낸다고 믿습니다. 이보다 더 진실과 거리가 먼 것은 없지요. 이른바 과학적 진술이라는 것은 모두 어떤 위치성에 대한 설명을 나타냅니다. 데이터는 선별되는데, 보다 중요한 것으로 이야기의 일부만이 제시되고 보고서의 영향력을 바꿀 만한 사실은 누락된다는 점에서 그것은 불균형합니다.

의사와 환자 관계는 어떻습니까?

많은 그릇된 임상 연구가 학술지에 발표되는데, 오류는 맥락의 영향력과 효과를 무시하는 데서 생깁니다. 이것은 우리의 연구는 물론이고 임상 경험을 통해서도 분명히 입증되는데, 우리의 연구에 따르면 조사자의 편견과 의식 수준이 연구하고 있는 요인들보다 표면적 결과에 더욱 지대한 영향을 미칩니다. 그래서 부정적인 것에 초점을 맞추고 치료의 부작용을 강조하는 많은 의사는, 의식 수준이 높고 따라서 긍정적 결과를 기대하는 의사에 비해 부작용의 발생 빈도수가 더욱 높아지게 되지요. 어떤 경우에는 치료의 이로운 효과보다는 부정적 맥락의 악영향이 결과에 사실상 더욱 큰 영향을 미칩니다.

이러한 요인들로 인해 근육 테스트 연구를 이용하여 연구 프로젝트가 시작되기도 전에 그 결과를 정확히 예측하는 것이 가능합니다. 그것은 두 가지 큰 요인 때문이지요. (1) 맥락이 내용보다 더욱 강력한 일이 자주 있습니다. (2) 양자 잠재성의 실상에서 시간은 초월되고, 따라서 과거, 현재, 미래는 연쇄적이지 않고 공존합니다. 그래서 '미래'가 '현재'보다 먼저 올 수 있습니다.

그런데 많은 '독기'가 병이나 증상을 낳지 않습니까?

옳습니다. 하지만 흥미롭게도, 앞서 언급한 질환의 대다수가 최면 상태에서는 사라집니다. 그것은 정신 분석학에서는 오래 전부터 잘 알려진 사실이지요. 예를 들면 어느 정신 분석의의 환자는 종이 장미에 대한 반응으로 천식을 일으켰습니다. 그런데 모순되게도 그 환자는 최면 상태에서는 진짜 장미에 대해서도 아무런 반응을 보이지 않았지요.

이와 같은 발견이 정신 신체 의학psychosomatic medicine 시대의 막을 열었습니다. 정신 신체 의학에서는 억압된 갈등이 증상 및 질환과 연결된다고 봅니다. 시카고 대학 정신 분석학 연구소는 정신 신체 의학 분야의 선두를 달렸고, 결국 정신 신체 의학 학회가 탄생했습니다. 유명한 저술가 루이스 헤이Louise Hay는 영적/철학적/심리적 메커니즘을 증상 및 증상의 무의식적 기초와 결부시킨 연구로 세계적 명성을 얻었지요. 그 다음에 정신과 의사 존 다이아몬드John Diamond는 태도를 다양한 장기 및 경락과 결부시켰고, 근육 테스트는 조사 도구가 되었습니다.

이러한 조사에서, 긍정의 치료 효과가 입증되었습니다. 긍정은 특정한 경혈, 근육, 경락과 연결될 수 있는데, 경락은 흉선 기능의 억제와 관련된 기능을 갖는 면역계에 긍정적인 영향을 미칩니다. 위에서 언급한 모든 연구 유파에서는 부정적 태도, 감정, 신념 체계와 인간 병리의 상관관계를 입증 가능한 방식으로 묘사했습니다.

충분히 검증된 다중 성격 장애*의 사례에서도 또 다른 흥미로운 관찰이 이루어졌습니다. 그것은 여러 성격 중에서 단 하나의 성격에만 병이 있을 수 있다는 것이지요. 이는 의식과 육체의 강력한 상호 관련을 강조하는데, 마치 의식 수준과 사회 병리 사이에 선천적인 관련이 있는 것과 같습니다.

불균형의 유일한 결과가 극단주의입니까?

'의도하지 않은 결과'가 맥락을 무시하는 어떤 위치성에서 기인하는 부정denial으로부터 일어납니다. 가설적인 것은 실재를 기반으로 하지 않으며, 그것은 일상적 인간 삶이 아주 다르게 일어난다는 사실을 무시하는 추상입니다. 왜냐하면 추상이란 이상화이기 때문이지요. 우리는 자식을 둔 어머니들에게 '집안에 신체 건강한 남자'가 없을 경우에 한해 생활 보호를 허락한다는 규정을 가진 복지 국가가 출현하는 것을 보았습니다. 물론 이 때문에 아버지들이 자녀를 두고 집을 떠나는 결과가 초래되었지요. 아이들은 기초 생활 지원금이 아이의 수가 몇이냐에 따라 1인당 얼마씩 계산되어 나오는 현실에서 기초 생활 지원의 역할을 맡고 줄줄이 태어났습니다. 여자와 아이들의 생활을 위해서 남자는 그저 가정을 떠나기만 하면 되었습니다.

어떤 가설적 사례의 '— 할 수도 있었다' 때문에 온 사회가 히스테리를 일으킵니다. 대중이 언론 매체의 균형을 잃은 정보를 접

* 한 개인에게 2가지 이상의 서로 독립적인 성격이 자리 잡는 희귀한 정신 장애

하게 되면, 그 다음에 통계상의 변화로서 '노세보 효과'가 표면에 나타납니다. 사람들은 암시에 걸리기 쉽고 두려움에 쉽게 프로그램됩니다. 폐경 후에 여성 호르몬을 복용하는 여성들과 그렇지 않은 여성들의 암 발생률에 대한 보고가 서로 일치하지 않는 것이 그 전형적 사례입니다.

그러면 사회의 한 부문의 본성은 그 부문의 의식 수준을 측정하는 것만으로 진단할 수 있습니까?

그렇습니다. 그것은 수온 측정이 이름표 다는 일이 아닌 것처럼, 더 이상 이름표를 다는 문제가 아닙니다. 어떤 인구의 측정 수준은 그 집단의 사회 문제의 본성과 상관있습니다. 증오와 전쟁은 오늘날의 세계에서 특정 지역의 풍토병이지요. 그곳 사람들은 민족주의, 종교, 혹은 전통의 깃발 아래 모여 있습니다. 지금 이 순간에도 이른바 전통이라는 것이 결국에는 죽음, 노예화, 불구를 낳습니다.

보다 세련된 사회에서 부정성과 폭력은 고의로 왜곡하는 궤변을 통해 옹호되는데, 예를 들면 대중 매체에서는 "우리는 대중의 여론에 영향을 미치지 않는다. 우리는 여론을 반영할 뿐이다."라고 말합니다. 타락한 행위에 영합하는 구실은 그것이 '수지가 맞는다.'거나 혹은 '언론 자유가 있다'는 것입니다. (예) 여자들을 스토킹하고 살해하는 스토리를 바탕으로 한 비디오 게임, 아동 포르노, 불경스럽고 가학적이며 타락한 메시지를 전하는 갱스터 록, 혹은 범죄와 폭력)

풍토적 문제의 원인으로 여겨지는 것들을 간단한 근육 테스트로 조사해 보면, 그러한 문제는 주민들의 지배적 의식 수준의 반영일 뿐이라는 사실이 드러납니다. 다른 외적 '원인'은 없지요. 에고의 한계가 정치화될 때 사회적 후유증이 뒤따르는데, 그 엄청난 비용은 흔히 대중이 치릅니다.

전쟁에 대해서는 어떻게 생각하십니까?

전쟁의 기본 메커니즘은 단순하고 명확합니다. 일반적으로 그것은 앞에서 언급한 금언과 일치하지요. 즉 루시퍼가 열어 놓은 문으로 사탄이 들어오는 것입니다.

정치 이데올로기는 원시적 격정이 분출될 수 있는 무대를 마련해 줍니다. 펜은 칼보다 더 강합니다. 당파적인 정치 이데올로기는 지지를 얻기 위해 수사, 선동, 선전가의 설득을 이용하여 사람들을 개종시킵니다.

인기 있는 구호는 대개가 무슨 다양한 '권리'를 주장하거나 혹은 무슨 '부당 행위'를 바로잡자는 내용입니다. 이런 '부당 행위'의 '피해자'를 자처하는 이들이 감정 주의를 자극하고 의분을 불러일으키기 위해 줄지어 행진합니다. 그 다음에는 '무고한 피해자'의 처지가 이른바 악행을 저지른 이들을 고발하고, 비난하고, 악마로 몰기 위해 이용되는데, 그 다음에는 아무런 죄책감 없이 '가해자'에 대한 공격이 이루어져 그들은 유린당하고 처벌받아 '마땅'한 존재가 됩니다.

정치 이데올로기의 왜곡은 전통적으로 힘, 통제, 위신, 이득을 추구하는 '루시퍼' 에너지로 묘사된 것에서 비롯됩니다. 루시퍼 에너지는 평화주의, 평화 운동, 정치적 이상주의와 같은 '양의 탈'을 쓰고 숨어 있는 일이 많습니다. 이들은 늑대 무리와 마찬가지로, 목표로 삼은 먹이의 약점이 드러나기를 기다리지요. 먹이가 가진 자산이 많을수록('두둑한 주머니'), 악마로 모는 작업은 더욱 요란해집니다. 그래서 재정적 · 정치적 권좌에 올라앉은 대기업, 산업, 혹은 정부를 포함하는 여러 기관들이 인기 있는 목표물이 됩니다. 설정은 멜로드라마와 같습니다. 여기서 빛나는 갑옷을 입은 기사라는 이들이 악행을 저지른 자의 손에서 피해자를 구해 내고, 그 과정에서 상당한 이득과 위신, 권력, 큰 부를 챙깁니다.

트로이의 목마와 마찬가지로, 전쟁에 이르는 문을 여는 것은 정치적으로 순진한 정당화와 설득인데, 이를 통해 목마 속에 숨어 있던 죽음과 파괴라는 '사탄' 에너지가 풀려납니다. 그래서 전쟁 예방은 전쟁의 이데올로기적 전주곡을 조기에 탐지해 내는 일에 달려있는데, 그 방법은 전쟁 이데올로기에 내재된 거짓 전제(데이터에 대한 균형을 잃은 왜곡과 맥락의 무시)를 노출시키는 것입니다.

전쟁을 예방하는 게 가능할까요?

전쟁의 전주곡은 눈에 대단히 잘 띕니다. 그것은 1차 대전 이전의 정치 이데올로기, 예컨대 마르크스와 엥겔스의 자본론과 공산당 선언, 레닌의 정치적 저작과 연설문, 히틀러의 나의 투쟁, 마오쩌둥의 붉은 소책자 등을 생각하면 쉽습니다. 나치의 유럽 점령은 레벤스라움(생활 공간)이라는, 카를 하우스호퍼 교수가 제시한 정치적이고 이데올로기적인 개념으로 정당화되었습니다. 이것은 나중에 우생학의 철학과 결합되어 대량 학살을 정당화했지요.

   정치적 왜곡은 대개 맥락과 종류의 왜곡이나 혹은 시간이나 조건상의 자리바꿈을 통해 이루어집니다. 예를 들면 사회가 발전함에 따라, 한때는 정상적인 것으로 여겨졌던 것이 나중에는 해롭거나 받아들일 수 없는 것으로 여겨져 교정을 요구받게 됩니다. 현시대의 시민들이 과거 시절에 끼친 해로 지금 소급해서 여겨지는 일들에 대해 재정적 혹은 군사적 배상의 형태로 보상할 것을 요구받고 있습니다. (예 '불공정한' 베르사유 조약에 대한 히틀러의 대응) 지금 살고 있는 모든 사람이 과거 어떤 조건의 실제적 귀결로 인해 괴로움을 겪고 있다고 상상하는 한, 현재 살고 있는 모든 이들이 보다 원시적인 문명의 과거의 무지와 실수에 대해 배상받을 '자격'이 있다고 보는, 변호 가능한 견해가 성립될 수 있을 것입니다. 불의는 과거 시대 어디서든 찾아낼 수 있습니다.

   바로잡기에 대한 요구에서 무시되는 것은, 지금의 후손 세대는 비교적 최근에 이루어진 엄청나고 급속한 사회 발전으로 인해 현재 살아 있는 모든 시민에게 발생한 이익으로 이미 크게 보상받았다는 것입니다. 무수한 인명을 앗아간 숱한 질병이 이제는 사라졌거나 치료될 수 있다는 사실 및 과학 기술의 혜택, 현대적 발명품, 노동시간의 감소, 평등권의 진보, 주민의 일반적 풍요 등은 주목할 만하지요.

   오늘날 가장 가난한 시민조차도 비교적 가까운 과거에 살았던 가장 부유한 계급에게도 가능하지 않았던 편리를 누리고 있습니다. 보다 균형 잡힌 시각을 갖는다면, 어떠한 인간 조건에 대해서도 대비가 되어 있는 오늘날의 세계에 살아 있는 것에 감사할 것입니다. 과거의 지배자들은 지금의 가장 빈곤한 계층조차 현대의 사회적 안전망 안에서 치료받을 수 있는 질병으로 사망했습니다.

집단 에고의 투사인 사회는 학습 곡선상에 있지요. 대중 매체와 법원 혹은 여론을 포위하고 있는 일부 집단이 새로운 불만거리를 끄집어 낼 때마다, 사회는 끊임없이 혼란에 빠집니다. 일단 그 패러다임이 유효한 것으로 인정되면, 그것은 사회 전 부문의 무한한 요구의 분출에 문을 여는 격이 되지요. 고유한 결함은 '인과 관계'라는 개념에 의존합니다. 인과 관계는 피해자와 가해자가 등장하는 무한히 순환하는 대하소설의 막을 여는 주문, '열려라 참깨'이지요. 이 대하소설에서 주인공들은 연달아 역할을 맞바꿉니다. 끝없는 음모를 부추기는 요인들은 비난과 탐욕, 그리고 인과 관계와 보상 개념(이것은 쉽게 속아 넘어가는 판사와 배심원, 그리고 대중의 감성에 강한 인상을 줍니다.)입니다. 그 결과 우리는 모든 사람이 고발당하거나 비난의 표적이 되기 쉬운 소송하기 좋아하는 사회에서 살아갑니다. 사람은 더 이상 이성, 논리, 균형으로 보호받지 못합니다.

사회는 일차적으로 의식 수준들의 집단적 상호 작용과 표현을 나타냅니다.

잘 표현해 주셨습니다. 대부분의 어려움은 개인의 책임을 수용하지 못하는 데 있습니다. 예를 들어 누가 지나치게 과식하면, 그것은 식당 잘못입니다. 이것은 에고가 사회의 다른 부문을 '원인'

으로 보고 비난을 투사한다는 의미이지요. 이러한 성향은 사회 조직을 약화시키고 그릇된 '치유책'으로 인도하는데 그 다음에 그 치유책은 논란과 갈등을 더욱 증폭시킵니다. 그것은 과정 자체가 온전하지 못하기 때문이지요. 개인의 책임을 수용하기보다 평계를 대려는 이러한 성향은 점점 커지는 사회 문제입니다.

이러한 경향은 지금 주목받고 있고, 그 효과가 연구되어 언론 매체에 보도되고 있습니다. (Pontari et al, 2002) 앞의 저자들은 타인에게 비난을 투사하기 위해 평계를 대는 것이 도덕과 사회를 약화시키고 사회는 물론 개인에게도 파괴적이라는 점을 지적합니다. 우리는 근육 테스트 연구를 통해 비난에 의존하는 것이 의식 수준의 중대한 저하와 힘의 상실로 귀착된다는 사실을 밝혀냈습니다.

책임 전가는 또한 증오와 분개를 낳으며, 이는 계급 갈등과 전쟁은 물론 범죄에 기름을 끼얹습니다. 그래서 12단계 영성 그룹의 기본 공리의 지혜는 다음과 같이 표현됩니다. "의분과 같은 그런 것은 없습니다."

합법적 사회 개혁에 대해서는 어떻게 생각하십니까?

힘은 온전성에서, 그리고 자신의 행위와 선택과 결정의 귀결에 대한 책임을 수용하는 데서 나옵니다. 모든 선택에는 고유한 위험이 따르며, 그렇지 않은 척하는 것은 온전치 않을 뿐더러 이득을 위해 정직하지 않게 행동하는 것입니다. 한 위치성의 온전성은 측정 가능한 수준들을 통해 반영되는데, 이 수준들은 동기와 의도를 가리킵니다. 사회적 불의는 온전하게 제기될 때 바로잡을 수 있는 것이 되지요. 만약 쟁점들이 고의로 왜곡된다면 이는 바로잡아야 하는 또 다른 불의로 이어질 뿐이고, 그 순환은 끝이 없습니다.

늑대는 양의 탈을 쓰고 문으로 들어옵니다. 그래서 사회 일부 부문이 정치적 계획을 들고 나올 때는 진실과 거짓을 식별하는 것이 결정적으로 중요합니다. 모든 이기적 책략은 대중의 찬성을 얻기 위해 경건해 보이는 일정 뒤에 감춰져 있습니다.

전쟁에 이르는 문을 여는 것은 흔히 평화 주의자들인데, 이들은 형편없는 그러나 치명적인 구조물을 합리화하는 근거를 제공하고 이로써 이성은 부정의 도구가 됩니다. 예를 들면 정보부는 법으로 제정된 정치 이데올로기의 규제로 인해 대중을 보호하지 못하지요. 궤변의 바탕에는 사이비 평등주의, 수준의 혼동, 그리고 맥락을 무시함으로써 개념들을 잘못 적용하는 것이 있습니다.

최근 역사를 예로 들어 그 의미를 설명해 주실 수 있습니까?

2차 대전의 전주곡을 보면 누구나 그것을 알 수 있습니다. 그 당시 영국의 유화 정책의 대표자는 네빌 챔벌린(185로 측정됨.)이었는데, 그는 히틀러(125로 측정됨.)에게 유화책을 사용했고 히틀러의 진짜 의도를 알지 못했습니다. 순진한 이들은 무장 해제와 불가침 조약에 의지했는데, 물론 히틀러는 그런 것을 지킬 의도가 전혀 없었지요. 윈스턴 처칠(510으로 측정됨.)은 당시 주전론자로서 널리 비난받고 있었습니다. 왜냐하면 그는 순진한 외교 협상의 기만에 속아 넘어가지 않았으니까요. 히틀러가 내놓고 공격해 왔을 때, 영국은 이상주의자들이 초래한 재앙에서 구해 달라며 현실적인 처칠에게 매달렸습니다. 이러한 오류의 총 비용은 최소 7천만 명의 사망 외에, 유럽의 파괴였습니다. 이렇듯 전쟁 발발 전의 사회에서 가장 위험한 요소를 나타내는 것은 이상주의자들이지요. 이들은 양의 탈을 쓴 채 인류가 경계해야 할 것들을 불러냅니다.

정치적 극단주의와 이상주의적인 과도한 단순화의 위험한 오류는 그러한 것의 진행에 이르는 실상으로 여겨진 그 모든 것이 오직 맥락을 무시함으로써만 뒷받침될 수 있다는 것인데, 이는 그러한 정치적 위치성의 실용성을 부정할 전반적 사회 현실입니다. 이 불균형은 실패와 인간 재난을 보증하고 '의도하지 않은 결과'를 낳습니다.

소송 걸기 좋아하는 사회 조직은 정치적으로 올바른, 극단적인 안전 제일주의적 조작으로 인해 이미 과부하가 걸려 거의 기능하지 못하고 있습니다. 예를 들면 CIA, FBI, 연방 이민국, 국가 안전 보장국, 공항 경비대의 마비 현상을 보세요. 이 모든 것이 세계 무역 센터의 폭파를 막지 못하는 데 일조했습니다.

세계 무역 센터 폭파에 일조했고 그에 대해 일차적으로 책임이 있는 바로 그러한 태도들이 사건 직후 다시 부상하여 테러리스트의 색출을 막으려고 했습니다. 혹은 범인이 체포된 경우에도, 군사적/형사적 정의를 세우는 일을 막으려고 했지요. 논란이 분분한 그런 입장은 진정한 권위를 악마로 몰고 범죄자의 옹호자가 됩니다. 그래서 그것은 온전치 못한 것의 변증자가 되므로 부정적으로 측정되는 것입니다. 역설적인 것은, 진실에 대한 루시퍼적 왜곡은 미국 헌법이 보장하는 신이 주신 권리를 활용하여 법에 호소함으로써 '신'이라는 용어를 공개적으로 사용하는 데 항의한다는 것입니다. 이는 사회를 세속화하고, 그럼으로써 모순되게도, 자유권이 갖는 권위의 근원 자체를 제거하려는 것이지요. (미국 헌법은 700 이상으로 측정됩니다. '정치적으로 올바른' 입장은 180으로 측정됩니다.) 따라서 엘리트주의자들이 신에 대한 모든 언급을 '불편하게' 느끼는 것도 이해할 만합니다. (루시퍼는 자부심과 힘에 대한 탐욕으로 인해 신의 통치권을 인정하길 거부했습니다.)

이 위치성은 왜곡으로 인해 진실과 거짓을 구별하지 못하는데, 사실 왜곡이야말로 식별력의 지극히 중대한 결핍이며 가해자와 피해자를 바르게 분간하지 못하는 무능력을 낳습니다. 이 때문에 두 역할이 거꾸로 뒤바뀌기에 이르는데, 여기서 피해자라고 주장하는 쪽은 진짜 가해자가 되고 또 그렇다는 사실이 드러납니다. '피해자학' 운동(그리고 그와 관련된 유행 심리학)˚ 전체는 성숙한 어른이라면 누구나 대처하는 법을 배워야 하는 삶의 부침浮沈을 병리적인 것으로 만든다는 점에서 근본적으로 해롭습니다.

헌법이나 국기에 대한 맹세에서 '신'에 대한 언급을 빼면 어떤 효과가 나타날까요?

힘은 신성Divinity인 실상Reality의 묘사적 측면인 진실Truth의 한 반

˚ 피해자학 운동: 서구에서 범죄 피해자들의 보호 및 권리 확대를 목표로 하는 운동

영입니다. 미국 헌법은 모든 나라 중에서 가장 높게 측정되며 705에 이르지요. 조국에 대한 사랑의 맹세인 국기에 대한 맹세는 520으로 측정됩니다. 헌법에서 '신'이라는 단어를 빼면, 그것의 측정 수준은 705(진실)에서 485(지성과 논리)로 떨어질 것입니다. 국기에 대한 맹세에서 '신'을 빼면, 그것의 측정 수준은 520에서 295(열정과 선의)로 떨어질 것입니다.

미국은 지구상에서 가장 힘센 나라입니다. 따라서 그 힘의 근원을 함부로 변경하는 것은 미국뿐 아니라, 이 나라에서 영감과 지도력과 모범을 구하는 전 세계에 재앙이 될 것입니다. 미국은 희망, 자유, 더 나은 삶의 기회를 나타냅니다.

다른 나라의 미국에 대한 증오는 오직 선망에서 비롯됩니다. 지혜로운 이들은 성공을 모방합니다. 그렇지만 악의적인 이들은 질투심에서 선망하는 것을 파괴하려고 하지요. 극좌와 극우 모두가 미국을 악마로 몹니다. 이러한 갈등과 압박의 시대에조차, 온전치 못한 이는 저자세로 미국의 적들을 찾아가 악마로 모는 이들의 편에 가담합니다. 적에게 도움과 편의를 제공하는 것은 전통적으로 배신자와 반역자의 역할인데, 결국 사회는 이들을 가장 저열한 부류로 취급합니다. 수감된 범죄자들조차 애국적이라는 것은 흥미로운 사실이지요. 이렇듯 보편적 가치를 고의로 훼손하는 것은 가장 가증스러운 범죄로 비치고, 그래서 저주받아 마땅한 것으로 보입니다. 반역자들은 연방 감옥에서 특별 경호를 받습니다. 살인범들조차 그들을 미워합니다.

합리성과 사회 구조

| 토론 |

그래서 이성은 그 자체로는 신뢰할 수 없는 것입니까?

합리성에서 곤란한 점은 그것이 인간성의 어두운 면을 전혀 고려하지 않는다는 것입니다. 합리성은 외국의 국가 지도자가 자국과 자국민을 파괴할 만큼 비합리적이지는 않을 거라고 추측합니다. 그것은 에고가 최악의 상태에서는 가족이나 자국민의 생명을 포함하는 인간 생명에 대해 전혀 존중하지 않는다는 사실을 무시하지요. '자기우월광' 지도자들이 세계 무대에 등장할 경우 이들은 적보다는 자국민을 더 많이 살해합니다. 히틀러는 독일 국민을 경멸했습니다. 스탈린은 마오쩌둥과 마찬가지로 수백만 명을 죽였고, 보다 최근에는 밀로셰비치가 그랬지요. 프랑스 혁명에서는 프랑스의 적보다는 자국민과 애국자들이 더 많이 살해되었습니다. 사담 후세인은 군대 전체를 희생시켰지요. 일본 지도자들은 자국 영토와 자국민에 대한 원폭 투하를 자초했습니다. 중동의 테러리스트들은 아직도 자국과 자국민에 대한 공격을 자초하고 있습니다.

이상으로부터, 우리는 '양식 있는' 이들의 문제점은 그들이 순진할뿐더러 자신의 가치관을 추정으로서 타인에게 투사하는 것이라는 점을 알 수 있지요. 적을 과소평가하는 것은 국가와 군사 지도자들이 빠지기 쉬운 가장 악명 높은 함정입니다.

어떻게 그런 오산을 예방할 수 있을까요? 그런 무지로 인해 인류가 치르는 비용은 막대합니다. 단순하고 기본적인 정보가 결핍된 결과 수십만, 실은 수백만의 사람이 죽어 갑니다.

　패러다임 맹목의 귀결은 엄청난 파괴입니다. 각 사회의 측정 수준은 저마다 달라서 사회적이고 따라서 정치적인 '실상'의 전혀 다른 매개 변수들을 나타냅니다. 매 수준마다 허용되는 행동과 허용되는 신념 및 태도에 대해 한계를 추정하지요. 인간 생명의 가치 그 자체에 대한 공통된 합의조차 없습니다. 매 수준마다 기대, 지적 위치, 경계선이 저마다 다릅니다. 다른 개인과 사회 집단, 혹은 다른 정부와 정부 지도자들을 대할 때는 그들의 측정 수준과, 그들의 문화에서 그 수준이 의미하는 바를 아는 것이 매우 중요합니다. 한 사회에서 '정당'하고 '윤리적'인 것이 다른 사회에서는 못마땅하거나 심지어 비겁한 것으로 간주되기도 하지요. 정치인이라면 누구나 선거구 민의 기득권이 무엇인지를 알아내기 위해 여론 조사를 통해 그러한 가치를 재 보려고 합니다. 기업에서는 포장과 광고에 도움받기 위해 시장 조사 기법을 이용합니다.

　국제적인 정치적 혹은 군사적 사안에서, 다른 문화의 전반적 '분위기'를 정확히 파악하지 못하면 큰 실수를 범하게 됩니다. 예를 들면 쿠바 국민은 억압적인 정권에 항의하여 '봉기'하지 않았습니다. 사실 피델 카스트로는 오늘날 지구상의 어느 지배자보다 더 오랜 기간 통치하고 있지요. 400대 관료들의 사고는 200대나 300대 주민의 '실상'과는 전적으로 어긋나는 것이 보통이니, 200대에 훨씬 못 미치는 사람들은 말할 것도 없습니다. 일상적으로 굶주림에 시달리는 세계의 사람들에게는 식량과 일자리가 민주적 정부 형태보다 더 중요하며, 그런 것은 자신과 상관없는 비실용적 얘기로 들립니다. 주민들을 추동하는 것은 논리가 아닌 열정인데, 열정은 흔히 비합리적이거나 극단적이고 파괴적이기조차 합니다.

다른 문화와 전통에 대한 존중심 결여는 약점입니다. 다른 나라 국민들의 문화적 양식을 존중하고, 사회 정치적 진보의 학습 곡선상에서 그들이 갖는 위치를 존중하는 것은 좋은 외교에 필수적이지요. 타인에게 영향을 미치기 위해서는 먼저 상대가 자신의 말에 귀 기울이게 만들 필요가 있습니다. 그것은 임상 진료의 규칙입니다. 정신 분석의 원칙에는 "부정적 전이* 앞에서는 결코 해석하지 말라."는 것이 있습니다. (그것은 거부될 테니까요.)

'저쪽'에서 근육 테스트의 가치를 알게 되면, 불리해지지 않겠습니까?

흥미롭고 의미심장하게도 근육 테스트는 오직 200 이상으로 측정되는 사람들만이 정확하게 사용할 수 있습니다. 보다 의미심장한 것은 질문과 대답의 주제가 200 이상이어야 할 뿐 아니라, 질문(이는 서술문의 형태로 제출됩니다.) 그 자체의 동기가 온전하고 200 이상이어야 한다는 것이지요.

이는 정말 놀랍기 그지없는 일이며 "오직 온유한 자만이 땅을 상속받으리니"라는 말을 상기시킵니다. "양의 탈을 쓴 늑대"는 이

---

* 정신 분석 치료 과정에서 환자는 보통 치료자에게 감정적 반응을 일으키는데, 이때 환자가 치료자를 이유 없이 두려워하거나 미워하는 등의 부정적 감정을 일으키는 것을 말한다.

제 가면을 벗고 정체를 드러냅니다. 사람이 온전하고 목적이 선한 의도에서 나온 것이 아니라면, 이 간단한 테스트는 되지 않습니다. 역설적으로, 진실을 가려내는 테스트는 거짓에 봉헌한 이들을 거부합니다. 그래서 이 테스트는 이기적이거나 자만한 목적으로는 사용할 수 없습니다. 진실이 창조주Creator의 본질이라는 점에서 '악'은 진실에 접근하는 것을 거부당합니다. 인류의 무구함은 이전에는 아킬레스 건이었지만, 이제 그 무구함은 진실이 거짓을 누르고 궁극적으로 승리하기 위한 왕도로 복귀합니다.

의도나 동기가 근육 테스트의 사용을 어떻게 제한합니까?

연구에 따르면 신의 진실Truth의 통치권을 부정하는 사람들은 근육 테스트를 정확히 사용할 수 없습니다. 진실은 신성의 반영인 까닭에, 신에 대한 무의식적 부정은 자만한 동기로 테스트를 이용하는 것을 가능하지 않게 만들지요. 이것은 창조Creation의 본성의 귀결이지, '악인을 벌하기 위한' 신의 임의적이고 도덕 주의적이며 정당한 결정의 귀결은 아닙니다. 신의 진실은 공격당할 수 없습니다.

이러한 사실은 근육 테스트를 실험한 일부 사람들이 왜 상충하는 결과들을 얻었는지 설명해 줍니다. 결정적 요소는 온전치 못한 동기였을 것입니다. 예를 들면, 가장 흔히 보고되는 오류는 사람들이 자신의 의식 수준을 측정하려고 했을 때 발생했지요. 이 경우에 동기는 상당한 차이를 빚어냅니다. 한편으로 자신이 영적 수행의 어디쯤에 있는지 확인하고자 하는 것은 진실한 욕망일 수 있지만, 일부 사람들은 영적 자부심이나 지위를 구하는 마음 때문에 그것을 알고 싶어 합니다. 온전치 못한 방식으로 했을 때, 부정확하게 높은 숫자가 나오는 일이 자주 있습니다. 심지어는 1,000 이상이 나오기도 하지요. (이는 불가능합니다.) 그러므로 동기가 겸손함일 경우, 그 답은 자부심이나 이득을 동기로 하는 경우와는 다르게 나옵니다. 진정으로 영적인 구도자는 서열, 권위, 혹은 위신을 필요로 하지 않습니다. 일차적인 필요조건은 단순히 온전함을 갖출 것입니다.

예를 들면, 범죄 수사를 하는 수사관이 정의를 수호하고 무고한 이들을 보호하는 것을 목적으로 한다면, 범죄자에 대한 증오나 복수를 동기로 하여 질문할 경우와는 그 결과가 아주 판이하게 다를 것입니다. 한번은 2차 대전 시기에 처칠이 근육 테스트를 사용할 수 있는 허락을 받을 수 있었겠는지를 질문한 적이 있습니다. 답은 '예'였습니다. 그런 다음 우리는 히틀러라면 허락받을 수 있었겠는지를 질문했습니다. 답은 '아니오'였지요. 이 예에서만 보더라도, 비선형적 영역의 힘power은 선형적인 낮은 힘force의 세계를 능가한다는 것을 알 수 있습니다.

무신론자나 불가지론자의 경우는 어떻습니까?

우리는 그것에 대해서도 연구했는데, 그것 또한 동기에 달려 있다는 것이 밝혀졌습니다. 만약 의심하는 이가 영적 성실함과 정직성에서 그러한 확신을 갖게 되었다면, 근육 테스트는 작동했습니다. 만약 탐욕이나 신에 대한 증오를 동기로 하고 있을 경우에는 그 동기가 온전치 못한 것이어서 근육 테스트를 쓸 수 없을 것입니다. 우주는 순진하지 않습니다. 모든 귀결은 우세한 의식 장의 온전성을 반영할 뿐이지요. 근육 테스트는 진실이 현존하는지 여부를 판정하는 도구에 지나지 않습니다. 진실에는 거짓이나 '꺼짐'과 같은 대립물이 없습니다. 의식 장에 대해 숨을 수 있는 것은 아무것도 없습니다. 분명한 것은, 온전한 무신론자나 불가지론자가 온전치 못한 종교 주의자보다 훨씬 낫다는 것입니다.

사회는 참으로 폭넓게 가지 친 극단을 보여 줍니다. 어떻게 해야 분별하지 않을 수 있을까요?

인간 삶은 가장 지독한 것에서 지복과 숭고함에 이르는 일체의 가능성과 선택지들을 표현하는, 집단과 개인의 집합적 카르마를 나타내고 있습니다. 그러므로 인간 삶은 '나쁜' 카르마를 해소할 수 있는 기회가 있고, 또한 비난을 용서로 증오를 사랑으로 대체할 수 있는 기회가 있다는 점에서 연옥과 같은 것으로 볼 수 있습니다. 인간은 또한 다른 선택을 하여 공덕이나 '선한' 카르마를 쌓는 것을 거부할 수 있는 자유가 있습니다.

의식이 진화하기 위해서는 폭넓은 기회가 필요하고, 발전의 선택지를 거의 무제한으로 수용할 수 있는 운동장이 필요합니다. 인간 삶이 학습 과정을 나타낸다고 할 때, 사회는 수많은 의식 수준이 발전하고, 진보하고, 정의하고, 동일시할 수 있도록, 그리고 보다 굵직한 교훈을 배우는 것은 물론 끝없이 미묘한 점들을 이해할 수 있도록 지극히 광범위한 선택지를 제공해 주는 이상적인 학교이지요.

에고는 극단적으로 집요해서 어떤 위치성을 놓기 전에 극단적인 조건을 요구하는 일이 많은 듯합니다. 평화가 전쟁보다 낫다거나 사랑이 미움보다 낫다는 등의, 살펴보면 간단하고 명백한 진실조차도 그것을 배우는 데는 여러 세기에 걸친 수백만 명의 집단적 경험이 필요한 일이 많습니다.

의식 수준을 결정하는 것은 영적 의지에서 나온 선택이고, 따라서 의식 수준은 카르마의 결정 요인임은 물론 그 귀결이기도 합니다. 진화할 수 있는 자유는 영적 사다리를 올라가거나 내려갈 수 있는 최대한의 기회를 제공해 주는 세계를 필요로 하지요. 그러한 견지에서 볼 때, 이곳은 이상적인 세계이고 이 세계의 사회는 광범위한 경험적 선택지로 이루어져 있습니다.

자유란 자신의 운명을 개척할 수 있는 기회이자 필수적이고 고유한 영적 진실을 배울 수 있는 기회를 말합니다. 공덕을 쌓든 나쁜 카르마를 짓든, 선택은 그것이 '실제'라는 신념과 그러한 경험 상태에서 이루어져야 하지요. 그래서 환상조차 영적 성장에 기여하는데, 그것은 그 환상이 당시에는 실제처럼 보이기 때문입니다.

그리하여 인간 삶은 영spirit을 돕습니다. 세계를 우리가 그 속에서 구원을 얻고 자신의 삶으로써 서로에게 봉사하는 궁극의 학교로 이해한다면 그것을 지켜보는 일이 덜 고통스럽지요.

어떤 태도로 사회를 바라보는 것이 최선일까요?

그것은 연민 어린 자비심의 태도입니다. 보통 사람의 심령은 자신이 알지 못하는 여러 겹의 프로그램된 신념 체계들에 압도되어 있습니다. 순진함과 인과율에 대한 신념에서, 사람들은 이른바 원인과 그 원인에 대한 해결책을 '저 밖에서' 구하지요. 하지만 성숙해지며 영성의 지혜를 갖추게 되면, 탐구는 근원과 해답이 최종적으로 발견되는 내면으로 향하게 됩니다.

I : REALITY AND SUBJECTIVITY

05

영적 실상

| 토론 |

영적 영역의 '구조'는 어떠합니까?

영적 영역에는 일반적 의미에서의 구조라는 것이 없지만 그 효과로 충분히 식별할 수 있는 특징(양자 역학의 '관측 가능량'과 유사한)이 있습니다. 우리는 그러한 성질에 대해 지적 구조를 부여할 수 있지만, 그 성질은 오직 관찰자의 정신 작용 내에서만 존재하지요. 예를 들면 실상$_{Reality}$에서, 측정된 의식 수준은 서로 분리되어 있지 않고 사실상 잠재성으로 존재하는데, 우리는 이해를 돕기 위해 그러한 잠재성을 검증 가능하게 단계화할 수 있습니다.

형상과 논리라는 거시적이고 '객관적'인 보통의 세계로부터 주관적이고 '미시적'이며 비선형적인 주관성의 실상으로의 이행에 대한 지적 이해를 돕기 위해, 실상에 대한 낡고 선형적인 유클리드적/뉴턴적 패러다임이 비선형 동력학, 양자 역학, 고등 아원자 이론 물리학에 대한 보다 진전된 이해와 다른 점을 요약하는 것이 유용할 수 있습니다. (부록 D 참고) 이로부터 우리는 물리적으로 관찰 가능한 세계의 보이지 않는 기층이, 인간 의식과 의도에 명백히 영향 받는 양자 잠재성임을 관찰하게 될 것입니다.

뉴턴적 패러다임	양자 역학
질서 정연한	무질서한
논리적	비논리적
예측 가능한	예측 불가능한
결정론적	자유로운
틀에 박힌	창조적인
진부한	상상력이 풍부한
환원주의적	진보적인
분리된	상호 혼합된, 상호 연결된
따로 분리되어 있는	퍼져 있는
유발하다	힘을 더하다
원자론적	비국소적 응집
강제된	반응하는
유발된	민감한
증명 가능한	이해 가능한

측정 가능함	관찰 가능한
연쇄적	동시적
고정된	잠재력
시간적	시간 의존적/시간 독립적
계산적	확률적/혼돈의
한정	무한정
현실	가능성
영구적인	관찰에 따라 변하는
억제된	팽창하는
내용	맥락
객관적	주관적
낮은 힘force	힘power
확실한	불확실한
완료된	평형을 이룬

 낮은 힘force과는 달리, 힘power에는 한계가 없습니다. 힘은 신의 속성이며 따라서 무한하지요. 힘은 모든 창조Creation와 모든 우주를 포함하며, 항상 완벽한 조화와 균형을 이루고 있습니다. 비유해서 말하자면, 힘은 그것에 대한 '요구'와 자동적으로 결합한다고도 할 수 있습니다. 깃털 하나만 더 올려놓아도 저울은 기울어집니다. 기도는 깃털 하나를 올려놓는 일과 같을지라도, 우주는 응답합니다. 이는 기도가 반드시 문자 그대로 허락된다는 의미는 아닙니다. 대부분의 기도는 순진하게도 이득을 위한 것이거나 혹은 사

건의 진행 경로를 바꾸기 위한 것이지요. 하지만 집단적이고 온전한 기도는 인간 진화의 경로에 긍정적인 영향을 미칠 수 있습니다. 신의 의지에의 내맡김을 포함하는 기도는 보다 높은 동기 부여에서 비롯됩니다.

'우연'에 대해 어떻게 생각하십니까?

이른바 우연이란 형상의 영역 내에서 일어난 지각의 환상인데, 그것의 바탕에는 선형적 기대가 있습니다. 근육 테스트를 해 보면 숨은 요소들이 드러나면서 '우연'이라는 환상은 사라집니다. 진짜 우연이 일어날 수 있는 유일한 가설적 가능성은 그것이 창조의 전부임Allness of Creation 밖에서 '발생'될 것을 요구할 텐데, 그것은 불가능합니다. 이른바 우연을 관찰할 수 있으려면, 정의상으로 그것은 식별 가능한 우주 내에서 일어났어야 할 것입니다. 일체가 전 시간에 걸친 전 우주의 효과의 귀결을 나타내지요. 우주의 카르마적인, 균형 잡힌 조화를 벗어나 있는 것은 아무것도 없습니다.

'혼돈'은 한계를 가리키는 용어입니다. 그것은 실상은 지각에 국한된다는 추정에 근거하고 있지요. 혼돈보다 더 나은 용어로 '헤아릴 수 없는', '예측할 수 없는'이 있거나 '논리적 이해와 통계적 분석, 혹은 논리적 가능성 너머에 있는'이 있습니다.

창세기에서는 창조Creation 이전에 혼돈이 있었다고 말합니다. 혼돈이란 암흑, 이해할 수 없는 것(인간에게), 묘사 불가능, 형상 없음을 의미하지요. 신성의 빛Light of Divinity은 비형상으로 말미암아 존재와 형상을 창조했는데, 비형상은 바로 형상의 근원이었습니다. 어둠(무의식) 속에서 빛(의식)이 솟아났습니다.

창세기는 본질적으로 묘사할 수 없는 것을 최대한 근접하게 묘사하도록 선택된 언어로 쓰여졌습니다. 본질적으로 창세기는 창조Creation로서 나타나는 나타나지 않은 것Unmanifest에 대한 묘사로 시작하며, 이를 통해 신이 있는 전부All That Is의 유일한 근원임을 선언하고 긍정합니다.

보이지 않는 비선형 가운데 신의 무한한 잠재성의 표현으로서 선형적인 것이 솟아났습니다. 무한한 신성Infinite Divinity이 모든 창조Creation의 근원이라고 선언된 것은 인간 이해에 드러난 가장 중요한 진실이었지요. 나타나지 않은 것Unmanifest(신격Godhead)에서 창조주Creator로서의 신의 나타남으로서, 창조Creation가 솟아났습니다. 그 창조의 핵심이자 기층은 존재라는 성질 자체를 빚어낼 수 있는 능력이었지요.

의식은 생명 출현의 빛(에너지 근원)이었습니다. 의식의 빛은 물질과 만나서 생물학적인 생명으로 진화했는데, 창세기에 따르면 그것은 초목에서 시작하여 동물계를 거쳐 인류에 이르기까지 진화했습니다. 그래서 창조Creation와 진화는 '위에서 아래'로, 무한한 잠재성Infinite Potentiality에서 말 그대로 물질적 현실로 진행되었고, 그 다음에 물질은 생명 의식으로 물들었음이 선포되었습니다. 낮은 형상은 그 다음 인간에 이르기까지 복잡성에 있어서 '위로' 진화했지요.

덜 복잡한 것에서 보다 복잡한 생명 형태로 진화하는 것은 비선형적 영역에서 일어나는 과정(즉, 찾아 마지않던 '잃어버린 고리')

이며, 그것은 그 다음에 다윈이 묘사한 대로 눈에 보이는 형상의 세계에서 나타납니다. 사실 진화에 대한 과학적 설명은 영적 실상과 충돌하지 않는데 왜냐하면 과학은 비선형적 쟁점들, 예를 들면 의식 장에서 형상으로 존재할 수 있는 능력을 창조하는 것이나 혹은 생명 에너지 자체의 기원과 같은 것에 대해서는 다루지 않기 때문입니다. 시간의 선형성은 궁극적 실상Reality이 아닌 지각의 영역과만 관계할 뿐이지요. 그래서 진화는 지각에 창조Creation의 펼쳐짐으로 나타납니다.

이상의 묘사는 근육 테스트에서 긍정 반응을 얻는데, 근육 테스트는 또한 진화가 지각에 창조의 펼쳐짐으로 나타난다는 것과 창조Creation와 진화는 사실상 동일한 것임을 확증해 줍니다.

신이 초월적인지('저 밖'에 있는지) 혹은 내재적인지('이 안'에 있는지)에 관해 세계의 종교들이 강조하는 바가 서로 다릅니다.

신학(480에서 485로 측정되는)은 지성의 노력을 나타냅니다. 그래서 신학은 형상에 국한되며, 형상 너머에 있어서 이성과 논리로는 닿을 수 없는 실상에 대한 맥락화에서 한계를 드러내지요. 신학은 정확한 개념화가 사실상 불가능하고 주관적 경험의 현실을 통해서만 확증할 수 있는 실상을 나타내려는 시도에서 개념을 이용합니다. 영적 실상에 대한 주관적 앎은 '형언할 수 없다'고 하는데, 이는 윌리엄 제임스William James의 위대한 고전 '종교적 경험의 다양성Varieties of Religious Experience'에서 묘사된 바와 같습니다.

비선형적인 영적 경험의 절대적 주관성만이 진실을 입증할 수 있기 때문에, 신학에는 깨달은 신비가, 현인, 혹은 화신들의 확실성과 권위가 결여되어 있습니다. 신학은 대단히 명석하고 정확할 수 있지만, 이것은 신학이 깨달은 현인이 드러내 준 진실을 포함하고 또 그것을 충분히 인지할 때의 일입니다.

절대적 실상Absolute Reality을 다룰 수 있으려면, 신학은 인식론적으로 대단히 정교해야 합니다. (인간은 어떻게 대상을 알게 되는가? 인간은 자신이 안다는 것을 어떻게 아는가? 그리고 그런 앎은 어떤 수단을 통해 일어나는가? 혹은 신성의 개입이 없다면 그런 앎이 가능하기라도 한가?)

만일 현인의 주관적 실상이 깨달음에 수반되는 이해와 더불어 포함된다면, 신은 공히 내재(참나로서)하는 동시에 초월(즉, 지고Supreme) 하는 것이 분명합니다. '공히both'라는 용어를 사용한 것은 의미론적 편의를 위해서지요. '공히'는 두 가지 다른 상태를 암시하지만 실상에서 신은 전적으로 하나임Oneness이고, '내재'나 '초월'이라는 용어는 실상Reality을 나타내는 것이 아닌 지각과 정신작용의 범주입니다.

논리적으로도, 초월적 신은 또한 내재해야 하는 것이 분명한데, 그렇지 않다면 신은 한계를 특징으로 할 것입니다. 신이 내재하지 않는다면 신은 인간을 뺀 우주 전역에 있다는 우스꽝스러운 묘사를 낳을 것이고, 그렇다면 인간 하나하나는 전 우주에 뚫린 구멍과 같아질 것입니다. 이는 신의 편재함을 구멍 뚫린 스위스 치즈 덩어리로 묘사하고, 인류가 그 치즈 구멍 속에서 살고 있다고 말하는 격이지요.

그렇다면 참나로서의 현존Presence에 대한 실제의 주관적 경험과 각성만이 근본적으로 절대적인 실상을 갖습니까?

그것이 진실입니다. 그리고 그것만이 모든 영적 논쟁에 종지부를 찍고 모든 혼란을 종식시킬 수 있습니다. 영적 진실은 근본적으로 주관적입니다. 그것은 마치 일몰의 경험이나 기쁨 혹은 행복과 같은 것이지요. 주지화*는 경험으로 확증되어야 하는 기본적으로 추상적인 공론空論입니다.

결국 어떤 이론이 제 아무리 과학적이거나 논리적이어도, 경험적 차원에서 그 확실성이 확인되기 전까지는 증명된 것이 아닙니다. 예를 들면 어떤 비행기 설계의 유효성 혹은 '진실성'은 그 비행기가 실제로 날기 전까지는 증명되지 않습니다. 그것은 어떤 요리법이 음식을 실제로 먹어봄으로써만 확증되는 것과 같지요. 지성은 주관적 경험으로만 확증할 수 있는 것을 정확히 예측할 수 있을 때 성공한 것입니다. 이는 또한 다양한 철학 체계에서도 제시되는데, 이들은 어떤 단어가 경험적으로 증명 가능한 실상을 나타내지 않는다면 그것은 사실이 아닌 동어 반복(즉, 하나의 가설이거나 혹은 엄밀히 말해 의미론적이고 지적인 구조)에 지나지 않음을 지적합니다.

---

* intellectualization, 무의식적 갈등 및 그와 관련된 감정적 스트레스와 직면하는 것을 막기 위해 논리를 이용하는 방어 기제. 감정적으로 스트레스를 주는 상황을 사실과 논리에 초점을 맞춰 흥미로운 문제로 취급하는 한편 감정적 측면은 무시해 버린다.

가설적인 것이 주관적이고 경험적인 검증을 통해 확증되어야 한다는 것은 분명한 듯합니다. 이러한 견지에서, 지난 몇 세기 동안 종교적 논쟁이 이어져 오다가 결국 종교적 갈등과 파벌 형성으로 귀착된 것은 무엇 때문이었습니까?

그 밑바탕에는 진정한 권위의 근원에 대한 혼란이 있습니다. 이러한 혼란을 가중시킨 것은 깨달음Enlightenment이라는 궁극적 주관성이 통계적으로 희박한 현실이었지요. 그것은 또한 지성의 한계에 대한, 그리고 선형적 영역과 비선형적 영역 간의 관계를 포괄적으로 이해하지 못하는 지성의 무능함에 대한 앎의 결여를 낳습니다. 지성은 경험적으로 검증될 수 있는 잠재력이 있을 수도 있고 없을 수도 있는 가설적 전제와 가능성을 다루지요. 만일 지성이 비선형을 경험적으로 확증할 수 없는 것으로 결론짓는다면, 그 다음에 지성은 그러한 주관적 검증을 '비현실적', '신비적', 혹은 '비과학적'인 것으로 격하시키는 경향이 있습니다. 이것은 유물론적 환원주의에서 애용하는 수식어입니다.

그러나 신학과 종교에서 맞닥뜨린 어려움은, 종교적 구조가 바탕으로 삼는 정보는 신비가, 현인 혹은 화신의 깨달음이라는 근본적으로 주관적인 경험으로부터 제공받은 것이라는 점입니다. 종교는 화신을 초석으로 하여 구축됩니다. 만일 엄격한 종교적 전통주의자가 그러한 주관성이 실재하지 않는다고 주장하면 종교의 전 기초는 무너질 것입니다. 전 역사에 걸쳐, 예수, 붓다, 크리슈나, 힌두교의 모든 깨달은 현인들은 저절로 각성되었는데, 왜냐하면 그들은 신의 현존Presence과 신성Divinity인 주관적 실상Reality에 의해 완전히 변형되었기 때문입니다.

깨달은 상태의 희귀함으로 인해 각 종교는 그 창시자를 '유일한 분'으로 추정했고, 동일하거나 혹은 비슷하게 앞선 의식 상태에 도달한 역사 속의 다른 인물은 고려하지 않았습니다. 사실상, 다른 인물들은 공공연하게 비난받는 일이 많았지요. 이러한 이해상의 한계에 대해서는, 보통 의식이 깨달음Enlightenment의 심오한 의의를 알아채고 파악하는 일이 불가능하다는 점에서 이해할 만합니다.

이러한 어려움에 더하여, 에고/마음은 진실과 거짓을 식별하지 못하고 이로 인해 거짓에서 진짜를 가려낼 수 있는 절대적 수단을 갖고 있지 못합니다. 어려움을 가중시킨 것은, 깨달음의 상태는 지극히 드물었을 뿐 아니라, 깨달음이 일어났을 때 그것을 경험한 대다수는 사회에서 자취를 감추었고, 그렇지 않았다 해도 깨달은 상태는 인정받거나 이해받지 못했다는 점이었지요. 그 결과, 깨달음이 일어나지 않았다는 환상이 만연했습니다. 종교는 그 창시자의 시절 이래로 모든 진실이 담보 상태에 있거나 정지되어 있는 것처럼 행동하는 것이 특징입니다. 이러한 견해로 인해, 알려져야 할 것은 더 이상 없다고 생각되었습니다.

진실Truth은 완전하고 불변이지만, 인간의 이해와 이해 능력은 지식의 전 분야에 걸쳐 의미 있게 발전하고 변화합니다. 더불어 의의와 의미가 맥락화되면서, 비록 진실은 변하지 않는다 해도 진실에 대한 인간의 이해는 확실히 변합니다.

여러 세기에 걸쳐 인류 의식 수준이 190에 머무는 동안(붓다의 시대는 약 90, 예수 그리스도의 탄생 당시는 100), 주로 영적 천품이 있는 이들만이 영적 진실을 진정으로 이해할 수 있었습니다. 이제는 인류 의식 수준이 207이므로, 영성이 폭넓게 받아들여지고 평가받을 수 있는 길이 열린 것입니다. 이전에 세속적이었던 수많은 사회 분야에서 이미 영적 가치의 존재를 폭넓게 이해하고 있습니다. 대다수의 사람들이 시장의 '종교'에 대해서는 여전히 부정적이지만, 영적 가치에 대해서는 열린 태도를 취하고 있지요. 특히 그것에 '영성'이라는 이름표가 붙어 있지 않은 경우에 말입니다. 사회의 의식 수준이 현재 200(온전성Integrity의 수준)을 넘느니만큼 사회는 온전한(영적) 가치를 더욱 강조하게 될 것이고, 아마도 우리는 일반 기업과 사회 내에서 영적 이상과 표준(진실)에 대한 요구가 확대되는 것을 보게 될 것입니다.

영성에 대한 이해를 발전시키는 데 있어 의식 척도는 얼마나 중요할까요?

근육 테스트와 측정된 의식 척도는 주목할 만한데, 왜냐하면 사상 최초로, 근육 테스트는 영적 실상은 물론 영적 실상의 여러 표현 수준을 검증하는 객관적 수단이기 때문입니다. 사회에 대해 이 연구 스타일은 익숙한데 왜냐하면 그것의 메커니즘과 적용이 전자기장 스펙트럼상에서 에너지 장의 주파수를 찾아내는 것과 흡사하기 때문입니다. 사회는 또한 분광 분석*에도 익숙한데, 여기서 분석 대상은 물질이 아니라 특정 주파수대에 자리잡은 물질의 복사radiation이고, 분석의 정확성은 그것의 일관성과 유용함으로 오랜

---

* 물질의 방출 스펙트럼이나 흡수 스펙트럼을 조사하여 그것을 구성하는 성분 원소나 화합물의 종류와 양을 판정하는 방법

시간에 걸쳐 검증됩니다. 결국에는 그러한 방법의 신뢰성과 실제적 유용함이 그것의 가치를 확립하고 신뢰성의 매개 변수를 확립하는 것입니다. 여러 과학 분야에서 복사 스펙트럼은 물질과 에너지 및 심지어 감각으로 탐지되지 않는 대상들에 대한 정보의 일차적 근원입니다.

우주의 본성이나 눈에 보이지 않는 먼 은하의 나이를 알아내는 것을 목적으로 하는, 복사 스펙트럼의 일상적 분석[**]이라는 일반적 지식이 있습니다. 인류는 또한 눈에 보이지 않는 것을 물리적 형태로, 눈금으로 식별해 내기 위해 핵 발전소에서 작업자들이 착용하는 가이거 계수기와 방사선 피폭 배지에 대해 잘 알고 있습니다.

친숙한 복사 분석법이 물질 우주 및 형상의 보이지 않는 미묘한 영역을 측정하기 위해 개발된 까닭에, 그와 대단히 유사한 기법이 비선형적 영역의 본성을 나타내는 데 쓰이는 것이 그리 놀라운 일은 아닙니다. 의식의 보이지 않는 에너지 장은 과학의 전 분야에서 일반적으로 쓰이는 것과 다르지 않은 검출 방식을 채용함으로써 확인 가능한 것이 됩니다. 덕분에 영적 실상의 과학이 발전할 수 있는데 이는 인류에게 대단히 유익하지요.

실상의 비선형적 차원에 대한 연구에서 얻어낼 수 있는 정보는 멀리 있는 별들에 대해 자세히 아는 것보다 훨씬 큰 가치를 갖습

[**] 화학 원소나 화합물은 지문처럼 독특한 광선 스펙트럼을 방사하는데, 천문학에서는 별빛의 스펙트럼 분석을 통해 별의 질량, 온도, 화학적 조성을 알아낸다.

니다. 의식 척도는 인간 삶의 모든 측면에 대해 심오한 의의를 갖는데, 왜냐하면 그것이 바로 모든 인간 활동에서 마음의 기층을 이루기 때문이지요. 측정 가능한 의식 수준은, 온갖 표현을 갖는 인간 삶의 모든 세부에 대해 예외없이 본질적입니다. 그러므로 의식 수준은 인간 삶에서 가장 중요한 측면이고, 완전히 이해될 때 그것은 묘사 가능한 다른 어떤 측면도 그 앞에서 빛을 잃게 만든다는 것을 알게 될 것입니다.

그러면 의식 수준이 삶 속의 다른 어떤 것보다 더 중요합니까?

의식의 효과가 갖는 함축이 온전히 이해될 때, 그렇다는 것이 명백해집니다. 태어날 때 이미 측정 가능하고 식별 가능한 의식 수준이 현존한다는 압도적으로 놀라운 사실부터 살펴봅시다. 그러므로 어떤 일도 우연히 생기는 법이 없는 우주에서 어떻게 이런 일이 생길 수 있는지 조사하고 설명하다 보면, 흔히 '카르마'로 불리는 의식 진화라는 주제에 대한 심도 깊은 연구에 이르게 됩니다. 나무를 가로로 자르면 나이테가 드러나듯, 한 실체의 '과거'가 드러나는 것이지요.

의식 수준은 지각의 위치성 및 지적 위치성과 관련되어 있고 따라서 사람의 세계관, 세계에 대한 경험을 결정합니다. 그 다음에 의식 수준은 선택지, 선택, 반응과 관련되는데, 사람의 반응은 태도, 결정, 직업적 흥미, 인생 목표 속에 반영되지요. 지각의 수준은 가치의 선택지들 및 의미와 의의를 맥락화하고 결정합니다.

의식 수준은 또한 사람의 세계관은 물론 심리적 기질과 정서,

신체 건강 및 심령적 건강, 생활 양식에 대해서도 본질적입니다. 또한 가장 중요한 것으로 의식 수준은 영적 앎의 능력과 신에 대한 관점, 즉 신을 초월적, 내재적으로 보는지 혹은 둘 다로 보는지와도 상관있습니다.

  영적 앎의 능력은 사회관과 역사관, 그리고 사법 제도, 정치, 정부 기관에 대한 관점을 포함하는 사람의 철학적 태도 속에 반영됩니다. 그것은 또한 타고난 책임감, 자존감, 성격 동일시들에도 영향을 미치지요. 뒤따르는 심리적 경향이 그 다음에 어떤 정신적 내용을 수용하거나 거부할 것인지, 억압하거나 합리화할 것인지, 타인에게 투사하거나 자기를 향해 돌릴 것인지를 결정합니다. 요약해서 말하자면, 이러한 심리적 요인은 모든 경험이나 개념을 좋은 대 나쁜, 즐거운 대 고통스러운, 매력적인 대 혐오스러운으로 분류할 것입니다. 이러한 선택은 동시에 중추신경계 안의 뇌의 자동적 보상 체계 속에 부수적인 생리적 효과를 유발하고, 그에 따라 아드레날린이나 엔돌핀, 스트레스 호르몬이나 코르티코이드, 교감 신경 호르몬이나 부교감 신경 호르몬, 세로토닌이나 노르에피네프린 등이 분비될 수 있지요. 이 모든 것은 차례로 대사율에 작용하고 자율 신경계와 경락 에너지 통로의 에너지 흐름에 작용하는데, 이러한 것은 에너지 공급과 활력, 그리고 초점과 순간순간의 시야마저 포함하는 인체의 모든 장기 계통의 기능에 영향을 줍니다.

삶의 모든 것이 실질적으로 의식 수준의 진화에 달려 있다면, 순전한 생존상의 필요는 제외하고, 의식 수준을 발전시키는 것이 그 어떤 노력보다 더 중요할 듯합니다.

그렇게 보일 테지만, 그것은 삶의 전반적 맥락 속으로 통합되어야 합니다. 노력과 활동은 전과 동일할 수 있지만 그것은 영적인 틀 안에서 재맥락화되고 재위치 지어질 필요가 있습니다. 자신의 삶을 영적인 것으로 만들기 위해서는 동기를 바꾸는 것이 필요할 뿐이지요. 자신의 진짜 동기를 끊임없이 의식하는 것은 위치성과 대립쌍, 예컨대 이득 대 봉사나 사랑 대 탐욕과 같은 것을 불러일으키는 경향이 있습니다. 그러면 그러한 것은 가시화되고, 영적 작업에 이용될 수 있지요. 왜냐하면 사람은 이제 그것을 의식하고 있으니까요.

서구 국가들은 이득을 목적으로 노력을 경주하는 실력 사회입니다. 이득을 목적으로 노력하는 것은 두뇌 보상 체계의 타고난 기능이지요. (마오쩌둥은 두뇌의 고유한 보상 체계를 무시하고 집단 농장 실험을 감행했고, 집단 농장 농부들은 동기를 상실했습니다. 그로 인해 세계 최대의 기근이 초래되었지요. 그러한 정치 이데올로기의 귀결로 3천만 명이 사망했습니다.)

영적 작업에는 획득해야 할 유형有形의 세속적 이득은 없지만, 그 대신 쾌락, 만족, 즐거움, 심지어 기쁨이라는 내적 보상이 있으며 이득을 얻으려는 동기 대신에 목표가 들어섭니다.

영적 실상은 세상이 줄 수 있는 것보다 더욱 큰 쾌락과 만족의 근원입니다. 그것은 다함이 없으며 항상 미래가 아닌 현재에 누릴 수 있지요. 그것은 사실상 더욱 짜릿한데 왜냐하면 사람은 과거라는 물결의 뒷면이나 혹은 미래라는 물결의 앞면 대신 지금 이 순간인 물마루 위에서 사는 법을 배우기 때문입니다. 과거의 포로로 잡혀 있거나 혹은 미래에 대한 기대에 사로잡혀 있는 것보다 순간이라는 짜릿한 칼날 위에서 사는 것이 훨씬 자유롭습니다.

삶의 목표가 펼쳐지는 존재의 매 순간에 가능한 최선을 다하는 것이라면, 영적 작업을 통해 사람은 이미 괴로움의 첫 번째 원인을 벗어난 것입니다. 근본적 현재라는 정지 화면 속에는 반응하거나 편집해야 할 인생사가 없습니다. 이 마음 집중과 함께 일체가 어떤 논평도 형용사도 없이 '있는 그대로 있을' 뿐이라는 것이 곧 자명해지게 되지요.

만약 스쳐 지나가는 모든 순간에, 자신을 그 순간에 온전히 내맡기려는 완전한 자발성이 있다면, 사람은 갑자기 눈 깜짝할 사이에 에고를 초월할 수 있고, 각성Realization을 향한 길이 열리는데, 그 속에서 참나로서의 신의 빛Light은 모든 존재Existence와 실상Reality의 근원Source을 드러냅니다. 에고에게 초점을 맞출 과거도, 현재도, 미래도 없다면, 그것은 침묵에 들지요. 에고는 현존Presence의 침묵Silence으로 대체되는데, 이렇듯, 돌연한 깨달음에 이르는 길은 항상 열려 있습니다. 과거, 현재, 혹은 미래의 '나'에 관한 이야기의 매력을 포기할 때 깨달음은 자연스럽게 일어나지요. '지금Now'의 환상은 '항상Always'이라는 실상으로 대체됩니다.

엄격한 영적 수행이 정확하게 뒤따른다면, '나'는 죽을까요?

예, 그럴 것입니다. 하지만 그런 일이 있다고 해서 장례식을 치러야 할 일은 없을 것입니다. 왜냐하면 실상Reality에는 '내'가 있었던 적이 없으니까요. 그것은 줄곧 환상일 뿐이었습니다. '내'가 죽으면 진짜 '내'가 앎 속으로 태어나는데, 이것은 아직 태어나지 않은 것Unborn—의식과 존재의 근원입니다.

영적 실상이 그렇게 굉장한 것이라면 사람들이 다른 목표를 택하는 것은 무엇 때문일까요?

사람들은 그저 모르는 것입니다. 자신의 타고난 의식 수준이나 카르마로 귀결된 선택들은 보통의 기억이 닿지 않는 곳에 있습니다. 과거에 어떤 일이 있었든 간에 영적 작업의 기본적 본성은 동일합니다. 유일한 차이는 카르마에 대한 연구는 내용의 기원을 시간 차원에서 명시해 준다는 것이지요.

카르마적 전생 연구는 가치가 있습니까?

그러한 설명이 일정한 어려움을 보다 이해할 만하고 따라서 수용하기 쉽게 만들어 준다는 면에서 위로가 되는 점이 있습니다. 사람이 삶의 패턴을 과거까지 추적해 올라간다면, 자기 연민, 분개, 죄책감, 혹은 인생사가 불공평하다는 느낌에 탐닉할 가능성이 보다 적어집니다. 사람들은 으레 이번 생에서 일어나고 있는 일이 과거에 타인에게 저질러진 것이라는 사실을 발견합니다.

카르마 연구는, 일정한 에너지가 가동되었다는 것과 그러한 에너지는 이번 생에서 주어진 모든 우연한 통로를 통해 스스로를 표현할 것이라는 측면에서, 삶의 패턴은 '비개인적'인 경향을 갖는다는 사실을 드러내 줍니다. 과거에 남을 향한 이기심이나 잔인함 같은 성질이 있었다면 그것은 이번 생에 자신을 향해 돌아올 수 있습니다. 카르마에 대한 앎이 없다면, 사람들은 부정과 자기연민에 이르거나 혹은 수난자나 피해자의 역할에 탐닉할 수 있지요. 이런 부정적 삶의 패턴을 간파할 때 간절한 기도와 용서를 통해 그것을 해소할 수 있습니다. 그렇게 하지 않는다면 개인의 심령은 자기 공격, 죄책감, 자책, 우울이라는 무의식적인 내적 기제에 에너지를 불어넣게 될 것입니다. 카르마 연구는 영적 진보와 이해를 상당히 뒷받침하는 치유적 노력이라고 할 수 있습니다.

카르마 연구가 정말로 필요할까요?

그렇지 않습니다. 많은 것을 그것이 완료될 때까지 그냥 살아낼 수도 있습니다. 하지만 사람들은 대개 자신의 삶에서 반복되는 패턴에 주목하고, 그 패턴이 전생에서 비롯된 것일 수도 있다고 짐작하게 됩니다. 사람들은 근육 테스트를 통해 자신이 그동안 직감했던 일이 실제로 있었음을 발견하고 놀라는 일이 많습니다.

전생 연구를 하려고 한다면, 지난 몇 세기 동안 인류 역사 전반이 대단히 부정적이었음을 기억하는 것이 도움이 됩니다. 인류의 의식 수준이 200이하였을 때는 미신, 노예 제도, 여성에 대한 억압, 잔학 행위, 두려움, 역병, 전쟁, 고문, 처형, 심지어 야만족에 의한 전 주민의 말살과 같은 형태의 대중적 부정성이 있었습니다.

동시에 그러한 일에 관여하지 않았던 사람들도 상당수 존재했지만, 그들의 삶은 그런 사건에 영향 받았지요. 그러므로 전생 연구를 할 때는 시비 분별을 피할 준비가 되어 있어야 합니다. 과거 사건은 인간의 타고난 동물 본성이 그 당시에 표현된 것이었는데, 그 동물 본성은 두뇌의 해부학적 구조와 메커니즘 속에 내재해 있었고 지금도 내재해 있습니다.

낮은 의식 수준에서, 증오심은 적을 수백만 명까지 완전히 말살시키는 일을 정당화했지요. 사실 그렇게 하는 것은 정복자에게 큰 영예였습니다. 숱한 생명을 구했던 노예 제도는 사실상 그보다는 한 단계 발전한 것이었고 인간 생명에 가치를 부여했지요. 역설적인 것은, 노예들은 흔히 자신이 잡혀온 곳의 주민들보다 수명이 훨씬 길었다는 것입니다. (미국 남부에서는 사실상 두 배) 현재 인류의 의식 수준이 207인 단계에서, 서구의 문명사회는 학살과 노예 제도를 야만적이고 비난받아 마땅한 것으로 봅니다. 하지만 여러 세기 동안 그 둘은 전 세계에서 인간 삶의 정상적 측면으로 받아들여졌습니다.

근육 테스트법을 이용한 전생 연구를 통해, 사람은 과거에 대한 책임을 영적이거나 도덕적인 오류 및 진화 부족으로 받아들임으로써 과거의 영향력을 줄일 수 있습니다. 사람들은 이제 보다 연민 어린, 기도와 용서가 동반되는 다른 선택을 할 수 있습니다. 과거와 현재 문화에서 동물 행동은 격분, 탐욕, 증오, 살해, 무리에 대한 충성, 그리고 낮은 힘에 의존하는 모든 것에 기반한 수많은 결정과 행위로 귀착되었습니다. 진정으로 인간적인 윤리적 가치와 영적 책임이 나타난 것은 인간 종에서 비교적 최근의 일이라고 할 수 있지요. 1986년에야 인류의 균형이 부정적이고, 온전치 못하고, 파괴적인 행동에서 긍정적인 쪽으로 이동했을 정도로 그것은 최근의 일입니다. 아주 최근까지 '정당'하게 보였던 일이 보다 깨달은 사회에서는 더 이상 그렇게 보이지 않습니다.

인간 삶과 경험은 말할 수 없이 끔찍한 것에서부터 숭고한 것에 이르기까지 대단히 극단적으로 표현됩니다. 어떻게 그럴 수가 있을까요?

이 세계는 영적 학교로 볼 수 있고, 이 학교에서 사람은 과거 실수의 귀결을 바로잡을 수 있습니다. 그래서 이번에는 가급적 '다르게 선택'하도록 말이지요. 과거 행위의 귀결은 영적 우주 일부에서의 어떤 심판이나 '처벌'의 메커니즘 때문이 아닙니다. 그러한 것은 영적 우주에 내재한 설계도에 들어 있을 뿐입니다. 그것은 좋은 것도 나쁜 것도 아닙니다. 사람은 과거의 오류에 대해 어떤 독단적인 신한테서 벌을 받는 것이 아닙니다. 사람은 과거의 오류를 그 귀결에 이르기까지 따라갈 뿐이고, '죄'로 묘사되는 것이 본질적으로 무지에 기초한 오류임을 배웁니다. 문명은 항시 원시에서 앎과 이해로 진화하고 있습니다. 모든 대륙이 여전히 누추함, 빈곤, 혼돈스러운 파괴 속에서 살고 있지요. 이 세계는 연옥으로 묘사할 수 있는데 왜냐하면 이곳은 극단적인 비열함에서 성인에 이르는 가능성의 전 스펙트럼을 포함하고 있기 때문입니다. 그 패턴은 집단 무의식에서 확인할 수 있는데, 집단 무의식 속의 원형을 밝혀낸 것은 스위스의 정신 분석의 카를 융이었습니다.

누가 부주의하게 건초 창고에 성냥을 떨어뜨렸다고 합시다. 건초 창고가 전소된 것은 부주의하게 성냥을 떨어뜨린 데 대한 벌이 아닙니다. 성냥은 사건들의 연쇄를 촉발시킨 조건을 활성화시켰을 뿐이지요. 누군가 건초 창고를 소각하기를 원했다면, 그 결과는 보상으로 여겨질 것입니다. 그걸 원치 않았다면, 결과는 손실일 테지요. 실제로는 그 어느 쪽도 아닙니다.

영spirit은 일시적 시간으로 이루어진 장구한 세월에 걸쳐 진화합니다. 성장과 교정을 위해 지구라는 영적 학교로 주기적으로 환생해서 말입니다. 교정을 모두 마쳤을 때, 지상의 삶은 그 가치와 매력을 잃어버리고 인간계로의 재탄생은 그칩니다.

카르마에서 '도망'치는 게 가능할까요?

사람의 카르마 패턴에 단지 '나쁜' 것만 있는 것은 아니며, 일반적으로 '카르마적 공덕'으로 일컬어지는 누적된 '좋은' 카르마 또한 있습니다. 좋은 카르마(선업)가 없었다면 이번 생은 아예 일어나지도 않았을 것입니다. 붓다는 인간으로 존재한다는 것은 이미 큰 행운이며 낭비해선 안 될 기회라고 가르쳤지요. 인생이란 쏜살같이 지나가는 것이니 시간을 낭비하지 마세요. 붓다는 이 황금 같은 기회를 이용하는 것이 중요하다는 것과 세속적인 일에 시간을 낭비하지 말라는 점을 강조했습니다. 왜냐하면 세속적인 일이란 일시적 환상에 바탕을 둔 덧없는 것이니까요. 예수 또한 같은 교훈을 가르쳤습니다. 하늘나라에 재산을 쌓아 두는 것이 더 나으니 그것이 영원하기 때문이고, 지상에 쌓아 둔 재산은 일시적이며 좀먹기 쉽다고 했지요.

카르마 패턴은 영향력이 있지만, 영적 의지가 이용할 수 있는 선택지들이 있으므로, 바꿀 수 없는 것은 아닙니다. 바로잡는다는 것은 낮은 것 대신 높은 것을 선택하는 의도의 문제로 나타나지요. 유혹이란 최종적으로 단호한 결정이 내려질 때까지 낡은 패턴이 되풀이해서 올라오는 일입니다. 미해결의 카르마적 오류는 그런 식으로 반복되는 경향이 있어서 인지될 수 있고 그것의 바탕에 있는 위치성은 확인될 수 있습니다. 가장 유용한 접근법은 가능한 역할 전환에 대해 조사하는 것입니다. 사람들은 이번 생에 전생에 타인에게 저지른 일의 피해자가 됩니다. 지금 그 파문은 이번 생의 물결로서 되돌아오고 있을 뿐입니다.

'카르마'라는 개념에 불편한 느낌이 있다면, 그것을 그냥 '무의식'이라고 불러도 똑같이 유용합니다. 그렇다면 우리는 심리학적 용어로, 이번 생의 피해자에게는 지난 생의 개인 무의식이나 집단무의식 속의 가해자가 숨어 있다고 말할 수 있습니다. 그 숨은 가해자가 지금 무의식적으로 타인의 공격을 유발하는 것입니다.

사람이 어려움의 기원을 찾아 자발적으로 자신의 내부를 들여다보는 것은 드문 일인데, 왜냐하면 어려움의 기원은 끝없이 이어지는 피해자·가해자 게임에서 타인에게 투사되는 경향이 있기 때문입니다. 에고의 이기적 피해자 위치성은 끈질겨서 에고는 육체가 죽음을 맞는 순간까지 그러한 게임을 할 것입니다. 에고는 자신을 보호하기 위해 무슨 짓이든 서슴지 않을 것입니다.

임상에서는 가해자와 피해자라는 죽음의 2인조의 끝없는 행진을 보게 됩니다. 이 패턴은 피해자가 자신의 성격의 어떤 측면에 책임이 있다는 것, 비록 그 측면이 억압되어 있다고 해도 도발자 역할을 했다는 것을 받아들이기 전까지는 경험적, 심리적, 혹은 영적으로 해소되지 않지요. 피해자가 어떠한 책임도 인정하기를 거부하는 그 고집스러움의 정도를 지켜보는 일은 매우 교육적입니다.

대부분의 가정 폭력에서, 피해자는 가해자가 참을 수 있는 한계가 어디까지인지를 아주 잘 알고 있었다는 사실을 알 수 있습니다. 그 한계를 넘어서면 단 한 마디 말로도 공격을 유발할 수 있는데, 그 한 마디는 공격자의 심령에서 취약한 것으로 알려져 있는 특정 지점을 의도적으로 겨냥하고 있습니다.

예를 들어, 아내가 남편에게 다가갔다고 합시다. 여자는 섹스를 하고 싶지만 남자는 그럴 기분이 아닙니다. 여자는 거부당한 느낌을 받고 "흥, 사내답지 못한 남자 같으니라구."하는 말의 칼로 남편을 찌릅니다. 여자는 남자의 문화적 배경에 대해 아주 잘 알고 있습니다. 이 말은 정말 남자를 참을 수 없을 정도로 자극하는 말이었지요. 하지만 이 경우에 남자는 폭력을 쓰기 일보 직전에 자제했습니다. 그는 폭력을 휘두르는 대신 아내를 떠났고 이혼했습니다. 그것은 그에게 견딜 수 없는 모욕이었습니다. 남자다움에 대해 의심하는 것은 남자들의 상처받기 쉬운 부분을 건드리는 것으로 유명한데, 어떤 여성들은 이를 이용해서 감정적으로 불안정한 남자를 자극하는 법을 알고 있습니다.

피해자가 공격받기 직전에 마지막으로 한 말이 무엇이었는지 정확히 알아내는 것은 항상 중요합니다. 다시 한 번 가정사를 예로 들면, 남자들은 배우자를 더 이상 참지 못할 만큼 자극하기 위해 모욕보다는 침묵을 이용합니다. 그래서 이렇게 말하는 수가 있습니다. "난 아무 말도 안했습니다. 그냥 아내가 미친듯이 화를 내더니 가구를 부수기 시작하더군요."

우리는 국제 분쟁이라는 게임과 폭력에서 동일한 현상을 봅니다. 경찰이 결국 발포할 때까지 한쪽에서 경찰에게 벽돌을 던집니다. 이렇게 해서 그들은 '무고한 피해자'(어린이라면 더욱 좋습니다.)를 비디오로 촬영할 수 있고 그것을 그 이상의 폭력에 불을 붙이는 데 이용할 수 있지요. 이른바 '무고한' 이들이 자기 동포를 향한 보복 폭력을 유발하는 일이 해마다 되풀이되고 있습니다.

온전성이라는 임계 수준이 바로 영적 진보의 문턱이긴 하지만, 사람은 에고의 구조로 인해 그 문턱을 넘는 것이 어려울 수 있다는 걸 알 수 있습니다. 에고는 아주 강해서 그것은 오직 영적 힘으로만 극복할 수 있지요.

좀 더 교육받은 구도자는 '저 밖'에서 벌어지는 듯한 일에 대해 책임지는데, 왜냐하면 내적 조사는 지각과 '저 밖'의 근원이 사실상 '이 안'임을 항상 드러내 주기 때문입니다. 사회의 에고 프로그램들의 상호 작용이 마음을 홀리는 것은 영화가 인기를 끄는 이유를 잘 설명해 줍니다. 영화를 볼 때 마음은 에고가 세상이라는 무대에서 선보이는 미묘한 술책을 안전한 공간에서 관찰할 수 있습니다. 역사의 진행을 보면, 대중이 오직 신에게 바쳐야 할 충성을 엉뚱하게 지도자라는 이의 팽창한 에고에게 바치는 것을 볼 수 있지요. 정치적 목적으로 영적 진실을 뒤엎는 일은 문명만큼이나 오래된 것이고, 오늘날까지 계속 만연하고 있습니다.

에고와 에고의 카르마에서 탈출하는 길은 없을까요?

단 하나의 완전한 탈출은 깨달음입니다. 영적 노력은 에고의 속박을 느슨하게 만드는 데 도움이 되지요.

에고가 카르마의 근원입니까?

에고는 카르마의 자리이자 카르마의 창고입니다. 에고와 카르마는 하나이자 같은 것임을 각성하는 것이 대단히 중요합니다. 단순한 근육 테스트로 단 1분도 안 되는 사이에 문제의 기원에 관해 엄청난 분량의 유익한 정보를 얻어낼 수 있지요. 하지만 중요한 것은 문제가 아직도 존재하느냐입니다. 이번 생을 다른 생들에서 분리시키는 것은 그저 지각이 빚어낸 환상일 뿐이지요. 실상Reality에는 단 하나의 생이 있을 뿐이며, 주기적 환생이 일어나는 것은 조건이 일정한 문제의 해결에 유리하기 때문입니다.

예를 들면 전쟁터에서는 영혼들이 고귀한 원칙을 위해 육체의 죽음조차 불사하고 200의 선(두려움에서 용기로 가는)을 넘어설 수 있는 기회가 있습니다. 전 역사에 걸쳐, 청년들은 두려움을 극복하기 위해 목숨을 걸고 생사를 넘나드는 활동에 매달렸고 위험도가 높은 직업과 위험한 스포츠에 이끌린 것으로 유명합니다. 투우, 스카이다이빙, 오토바이 경주 등은 청년들이 육체적 죽음에 대한 두려움을 이겨 내고 따라서 겁을 이길 수 있게 해 주지요. 이것은 심리적 성취이긴 하지만, 큰 영적 공덕은 아직 부족합니다. 왜냐하면 200의 에너지 장을 뛰어넘으려면 두려움을 이기는 용감한 행위가 충의, 신에 대한 봉헌, 조국, 진실, 혹은 명예와 같은 드높은 원칙의 이름으로 행해져야 하기 때문입니다. 이를 상징적으로 드러낸 것이 옛 시절의 기사인데, 이들은 상징적으로 의미 있는 여성으로부터 장갑이나 장미를 받아서 원정이나 십자군에 나갈 때 그것을 가져갔습니다.

또 한 번의 지상의 삶이 사람에게 가장 신속하게 기여하는 방법은 무엇입니까?

선택지들이 제시되는 찰나의 순간은 정말로 있습니다. 그것은 지켜보아야 할 매우 중대한 순간인데, 마음 집중과 더불어 그 순간은 명백해질 것입니다. 근육 테스트로 측정한 바에 따르면 결정의 순간은 대략 만 분의 1초간 지속되지요. 이 틈새에서 기적이 일어납니다. 바로 그 순간, 성령Holy Spirit이 현존하며 신의 은총으로 그것을 직접 이용할 수 있습니다. 에고의 이 미세한 틈새에서, 성령Holy Spirit은 그 기회에 힘을 불어넣지요. 그것은 자유 의지가 작용하는 '공간'입니다. 바로 그 순간 전사는 자비냐 잔인함이냐, 생명이냐 죽음이냐를 선택할 수 있습니다.

기도와 영적 몰두는 성령Holy Spirit으로서의 현존Presence이 저 결정적인 앎의 순간을 위해, 일시적 시간으로 연쇄들이 진행하는 속에서 '공간을 창조'(이렇게 보일 것입니다.)하는 데 동의해 줍니다. 우주 법칙에 따라, 그 찰나의 순간은 초대하지 않으면 열리지 않지요. 신은 누구에게도 자신을 선택하라고 강요하지 않습니다. 모든 영적 진보는 초대와 자유로운 선택에 따른 것이고, 초대와 자유로운 선택은 기도와 영적 의도의 귀결인데, 왜냐하면 그러한 틈새는 숨은 선물이기 때문입니다.

예수 그리스도는 왜 카르마에 대해 가르치지 않았을까요?

에고와 카르마는 하나이자 같은 것이라는 사실로 인해, 카르마라는 주제에 대해 직접 말하는 것은 낭비가 될 것입니다. 그것이 불필요한 방향 전환으로 보였을 수 있고, 만일 카르마라는 주제를 꺼냈다면 그것은 당시 문화에서는 일탈로 비쳤을 것입니다. 인도나 극동처럼 영적으로 발전된 사회에서 카르마는 이미 받아들여진 개념이었고 사람들에게 상당히 친숙했지요. 하지만 예수가 살았던 당시의 주민들은 그러한 주제를 이질적인 것이나 수용할 수 없는 것으로 여겼을 가능성이 높습니다.

구원은 에고의 부정적 측면(죄)을 자진해서 놓고 무조건적 사랑과 영적 미덕을 위해 애쓰는 데 달려 있다는 사실을 예수는 알고 있었습니다. 에고가 영적 노력의 초점이라면, 에고의 해소는 에고의 형성에 관련되었던 카르마의 종말을 가리키는 신호지요. 예수는 죄가 영혼의 운명(카르마)에 부정적 영향을 미친다는 것과 따라서 영혼의 운명(카르마)은 하늘나라가 아니면 지옥이라는 것을 가르쳤습니다.

붓다와 예수는 스승, 구세주, 혹은 성령Holy Spirit의 중재가 갖는 힘과 영적 도움 없이는 에고를 극복할 수 없음을 알고 있었습니다. 스승의 필요성은 동양 종교들이 이미 받아들인 전통이었지요.

동양의 종교에서 현인은 영적 힘과 진실에 대한 가르침의 근원이나 수원지로서 중요한 역할을 했습니다. 개별적인 구도자의 삶에서 스승이 필요조건인지 아닌지는 근육 테스트를 이용하여 명확히 알아낼 수 있지요.

예수는 엘리아가 세례 요한으로 돌아왔다고 말했을 때 환생을 인정했습니다. (마태복음 11:7-14, 17:10-13) 근육 테스트를 이용한 영적 연구에 따르면 예수는 그 이전에 인간 삶을 받은 적이 없으며, 사실상 하늘나라Heaven에서 곧장 내려왔지요. 예수의 목적은 신과 하늘나라Heaven의 실상Reality에 대한 진실을 드러내는 것이었고, 그의 사명은 인류를 구원하는 것이었습니다.

동일한 연구 방식에 따르면, 구세주는 600 수준 이하로 측정되는 사람들 모두에게 필요합니다. 이와 대조적으로 인간으로서 수많은 전생이 있었던 붓다의 목적은 600이나 그 이상의 수준에 도달하기 위해, 이른바 깨달음Enlightenment에 이르는 길을 가르치는 것이었습니다. 그래서 붓다는 전생을 기억했고 카르마가 주는 교훈과 부정적 카르마(죄)를 피하는 일의 중요성을 강조했습니다. 부정적 카르마는 영혼이 육체의 죽음 뒤에 하늘나라Heaven로 가는 것을 불가능하게 만들 것입니다.

영적으로 진보한 구도자들은 단순히 두려움이나 죄책감에서 죄를 피하는 것이 아니라 신에 대한 사랑에서 미덕과 하늘나라를 택합니다. 죄가 일차적으로 무지와 동물 본능이 합쳐진 것이라면 그것을 '혐오'하는 것은 역효과를 내며, 그로 인해 에고의 또 다른 위치성에 붙들리게 되지요.

선생님께서는 오랫동안 가톨릭 수녀, 신부, 국교회 사제들을 포함하는 수많은 종교 단체와 선원禪院에서 상담자 역할을 해 오셨고, 지금도 여전히 승려와 성직자들에게 상담을 해 주고 계십니다. 근육 테스트가 실제로 유용합니까?

과거에는 내면의 영적 경험, 영시, 앎, 식별력이 있었습니다. 이러한 것은 직관과 더불어 여전히 중요한 버팀목이지요. 세월이 흐르는 동안 생겨난 문제는 영적 상태와 병리적 상태를 어떻게 구별하느냐였지요. 이 두 가지 상태를 도표 형태로 정리할 수 있습니다. 근육 테스트를 이용하면 그 둘의 구별이 이제 대단히 간단하고 신속하게 이루어집니다.

진정한 영적 상태	병리적, 혹은 영적이지 않은 상태
삼매	긴장증
종교적 황홀경	조증(양극성의 과도한 종교열)
빛 비춤	과대성
깨달음	종교 망상
경건함	병적 도덕성(강박 장애의)
영감	상상
영시	환각
진정한 영적 스승	가짜 구루, 협잡꾼, 영적 사기꾼
경험적	지적
헌신	광신, 과도한 종교열

몰두한	강박 관념에 사로잡힌, 사교에 세뇌된, 피해자가 된
영혼의 어두운 밤	병리적 우울
초연함	위축, 무관심
무집착, 수용	수동성
초월적 상태	함구증
신뢰하는	순진한
앞선 상태	정신병, 자기 우월증
지복	다행감*
겸손함	낮은 자존감
영적 나눔	개종시키기
몰두	종교열
영감을 얻은	메시아적
신 충격 God Shock	정신 분열증적 와해
영적 황홀경	조증 상태, 마약에 취한
진정한 영적 지도자	영적 정치인, 사교 교주
자유로운	사이코패스적
가르치는	통제하는

* 약물이나 정신증으로 인한 비정상적 행복감

과학적 정신의 소유자들이 영적 '실상'을 증명하라고 요구하는 것에 대해서는 어떻게 답하시겠습니까?

영적 실상은 검증할 수 있지만 증명할 수 있는 것은 아닙니다. '증거'라는 용어는, 형상을, 그리고 인과 관계라는 암시적 과정을 기반으로 하는 실상의 뉴턴적 패러다임에 한해서만 적용할 수 있지요. 증거는 내용과 형상에 국한됩니다.

'증명 가능'한 그것은 실상$_{Reality}$이 아니라 지각이나 정신 작용일 뿐이지요. 실상$_{Reality}$은 주관적이며, 오직 인식 대상과의 동일성을 통해서만 인식될 수 있습니다. '증명 가능'한 것은 한계라는 분류 및 수준에 속해 있으며 임의적 추상인데, 임의적 추상의 유일한 '실상'은 선별과 동일시의 귀결일 뿐이지요. 현상은 본체와 동일한 차원에 속해 있지 않습니다.

I: REALITY AND SUBJECTIVITY 06

각성

| 토론 |

신에 이르는 길은 만 가지라고 하는데, 수많은 종교와 영적 유파에서는 자신의 길이 유일하다고 주장합니다. 어떻게 그럴 수가 있을까요?

유일성을 주장하는 것은 일반적으로 무지의 소치이거나 사람들을 통제하려는 시도입니다. 역사를 살펴보면 모든 시대의 위대한 영적 스승들은 다양한 길을 통해 이해에 도달했습니다. 모든 깨달은 스승에게 공통적인 것은 에고를 완전히 내맡겼다는 것이지요. 그 방식은 달랐다고 해도 최종적인 결과는 같았습니다. 신은 편애하거나 배척하지 않습니다.

선택은 구도자의 영감과 카르마적 경향성의 결과입니다. 모든 사람이 이미 신에게 '선택' 받았습니다. 참나는 이미 현존하며, 그렇지 않다면 생명과 존재가 가능하지 않을 것입니다. 받아들임은 개인에게 달려 있습니다.

신의 사랑은 절대적이고 무조건적입니다. 하늘은 누구에게는 '있고' 다른 누구에게는 '없는' 것이 아닙니다. 마찬가지로 태양은 임의로 소수만을 골라 비추지 않습니다. 신은 완전하며 전체적이지요. 아첨은 인간적 개념입니다. 사람은 태양을 예배할 수 있지만 태양은 조종당하지 않습니다.

각성은 '이득'이나 성취가 아니며, 착하다고 해서 보상으로 '주어지는' 어떤 것도 아닙니다. 그런 것은 모두가 유아적인 개념들이지요. 신은 불변이며 누군가의 조종에 따라 호의를 베풀지도, 혹은 흥정이나 아첨에 유혹당하지도 않습니다. 예배는 몰두와 영감을 강하게 해 주어서 예배하는 사람에게 유익합니다. 신은 멎어 있고, 침묵하며, 움직임이 없습니다.

구도자에게 가장 귀중한 자질은 무엇일까요?

자기 회의나 소심함 대신에 확신과 안심을 갖고 시작하세요. 자신이 탐구해 볼 만한 가치 있는 존재라는 사실을 유보 없이 받아들이고 신에 대한 진실에 자신을 전적으로 내맡기겠다고 굳게 결심하세요.

유보 없이 받아들여야 하는 사실은 단순하며 대단히 강력합니다. 그러한 것에 자신을 내맡기는 것은 엄청난 영적 진보를 가져다줍니다.

1. 자신을 향한 신의 사랑과 의지의 살아 있는 증거는 자신의 존

재라는 선물입니다.

2. '성스러움', 공덕, 선함, 자격 있음, 죄 없음 등의 측면에서 자신을 타인과 비교하지 마세요. 그런 것은 모두 인간적 개념인데, 신은 인간적 개념으로 제한되지 않습니다.

3. '신에 대한 두려움'이라는 개념이 무지임을 받아들이세요. 신은 평화이며 사랑일 뿐 그 밖의 어떤 것도 아닙니다.

4. 신을 '판관'으로 묘사하는 것은 어린 시절에 벌 받은 경험에서 비롯된 죄책감의 투사로서 일어난 에고의 망상임을 각성하세요. 신은 부모가 아니라는 것을 각성하십시오.

5. 그리스도의 가르침은 본질적으로 그리고 단순하게 부정성(200 이하로 측정되는 수준)을 피하라는 것이었고 가르침의 목표는 자신을 따르는 사람들이 무조건적 사랑(측정 수준 540)에 도달하는 것이었습니다. 일단 무조건적 사랑의 수준에 도달하면, 죽음 뒤에 영혼의 운명이 확실하고 그 영혼은 안전하다는 것을 예수는 알고 있었지요. 이것은 근본적으로 정토 불교와 같은 세계의 위대한 종교들에서 가르친 것과 동일한 결론입니다.

6. 구원과 깨달음은 다소 다른 목표임을 각성하세요. 구원은 에고의 정화를 요구합니다. 반면에 깨달음은 에고의 완전한 해소를 요구하지요. 깨달음이라는 목표가 더욱 힘들고 근본적입니다.

7. 깨달음을 구하는 것은 사적인 '내'가 아니라 동기 부여자인 의식의 비개인적 성질이라는 점을 명확히 하십시오. 영적 영

감과 봉헌이 수행을 밀고 나갑니다.

8. 가장 중요한 목표는 이미 실현되었음을 각성할 때, 불안함의 자리에 편안함이 들어섭니다. 목표는 영적 봉헌의 길 위에 있는 것이지요. 영적 발달은 성취가 아닌 생활 방식입니다. 그것은 자체의 보상이 따르는 지향이며, 중요한 것은 자신의 동기가 갖는 방향입니다.

9. 앞으로 전진하는 모든 걸음이 모두를 이롭게 한다는 사실을 아십시오. 영적 봉헌과 수행은 생명에게 주는 선물이며 인류에 대한 사랑입니다.

10. 신에 이르는 일정표나 정해진 행로는 없습니다. 각 개인의 행로가 저마다 독특하다고 해도, 가야 할 영역은 상대적으로 모두에게 공통적입니다. 영적 작업이란 인간 에고의 구조 속에 내재된 공통적 인간 결함을 극복하고 초월하는 것이지요. 사람들은 인간 결함이 개인적인 것이라고 생각하고 싶어 합니다. 하지만 에고 자체는 개인적인 것이 아니지요. 그것은 인간이 되면서 더불어 상속받은 것이었습니다. 에고의 세부는 과거 카르마에 따라 다릅니다.

11. 간절한 기도는 봉헌과 영감을 고조시키고 진보를 촉진합니다.

12. 누구나 신의 은총Grace을 입을 수 있습니다. 역사적으로, 몰두하는 영적 구도자는 '현인의 은총Grace of the Sage'을 입을 수 있었지요. 에고는 무서우리 만큼 강할 수 있어서, 높은 영적 존재들이 갖는 힘의 도움이 없다면 에고는 스스로 자

신을 초월할 수 없습니다. 다행스럽게도 여태까지 살았던 모든 위대한 스승이나 화신의 의식의 힘은 여전히 남아 있어서 우린 그것을 이용할 수 있지요. 명상을 통해 어떤 스승이나 스승들의 가르침에 집중하면 구도자는 그 스승의 힘을 이용할 수 있게 됩니다. 특정 단체나 혹은 어떤 독점적인 단체의 회원들만이 아닌 모든 구도자가 다 성공하는 것이, 진정으로 깨달은 모든 현인의 의지입니다. 개별 구도자의 영적 발전이 인류 전체에게 이익이 되는 것과 마찬가지로 스승들Teachers의 깨달음 또한 구도자에게 이익이 되지요. 그 힘과 에너지는 불러서 쓸 수 있습니다. 거기에는 어떠한 요구 조건도 의무도 없습니다.

영적 작업이 분투로 느껴지는 일이 많은 것은 무엇 때문입니까?

에고는 결정짓는 습관적 지각 양식을 가지고 있습니다. 지각을 해체할 수 있으려면 그것을 먼저 확인해야 하지요. 사람은 에고를 갖고 있는 데 대한 죄책감을 포기해야 합니다. 그것은 에고의 기원을 살펴보는 것으로 촉진될 수 있지요.

인간은 의식 진화에서 몹시 어려운 위치에 있습니다. 이 평면에서의 생명은 전통적으로 태초의 '진흙'에서 출발하고 원시적인 유기체를 갖는다고 묘사됩니다. 생물학적 생명이 시작된 그때부터 우리는 하나의 유기체가 생존하기 위해 무수한 도전과 맞서는 것을 봅니다. 동물의 삶에 대한 프로그램들만 보아도 에고의 기본적 동기와 장치들은 단순하고 뻔하지요.

인간의 삶에는 동물의 전략이 따릅니다. 텃세권, 종들 간의 경쟁, 영토 전쟁, 집단 통치, 사냥, 경쟁자 죽이기, 짝짓기 의식, 새끼들의 보호 및 양육, 형제 간의 경쟁, 위협, 남들에 대한 통제, 그 밖에 공격당하는 것과 위험한 것에 대한 두려움, 무리에서 쫓겨나는 것에 대한 두려움이 있습니다. 이러한 동물 패턴은 이른바 본능이라는 생리적·감정적 반응 속에 뿌리내리고 있지요.

지난 수천 년 동안 이런 본능이 세련되어 학습된 행동 양식으로 일어났는데, 학습된 행동 양식은 사회와 부모의 입력과 훈련을 통해 강화되었지요. 이는 개인적인 것만이 아닌 무지막지하게 강화된 사회적 패턴이 되었고, 정치적·국가적·사법적 위치성과 신념 체계로 정립되었습니다. 지성은 생존의 중요한 도구가 되었고, 지성이 세련되면서 그 모든 기본적으로 동물적인 프로그램들이 정교해졌지요. 의식에는 고유한 프로그램이 없습니다. 프로그램은 모두 의식이라는 하드웨어 자체 속에 소프트웨어로 설치됩니다.

비록 이제는 지성으로 표현되지만, 이러한 생존 양식의 기본 형태는 동물의 세계로부터 일어났습니다. 교육조차도 일차적으로 생존과 성공을 위한 것입니다. 따라서 에고의 고유한 동기는 생존과 이득이고, 둘 다 두려움을 기반으로 하지요.

인간 유기체의 메커니즘 또한 두뇌의 신경 화학과 두뇌 구조 및 두뇌의 고유한 고통/쾌락 반응에 지배됩니다. 저절로 작동하는 이 보상 메커니즘은 우회해야만 하는 또 하나의 덫이지요. 인간의 창의성은 인공적인 보상/쾌락 장치, 말하자면 두뇌의 화학적 과정에 영향을 미치고 그것을 재프로그램할 수 있는 인공 물질 같은 것을 발견함으로써 이 메커니즘을 낚았습니다. 이렇듯 상속되는 유전적 중독 성향조차 있는데, 이는 다른 모든 목표 추구를 빛바래게 하고 그것을 대신합니다.

문제를 더욱 악화시키는 것은 이 모든 수준의 행동과 프로그램된 태도는 전 인류의 집단적 에너지 장 내에서 어떤 에너지 장을 방출한다는 것입니다. 그리하여 그것들은 보통의 앎으로는 알 수 없는 영향력의 장으로부터 강화받습니다. 이러한 의식 수준은, 그 프로그램들을 지지하며 사회적 찬성과 반대를 유도하는, 대중 매체를 비롯한 온갖 형태의 인간 의사소통을 통해 더욱 강화됩니다.

비록 에고의 생물학적 뿌리에 대한 이 요약이 자명한 것처럼 보일 수 있지만, 목적은 개인이 자가 창조하는 것이 아니라 선천적으로 타고나는 이러한 메커니즘의 기원과 중요성에 대한 앎을 제고하는 것입니다. 어느 누구를 막론하고 개인이 자신의 의지로 에고 구조를 창조하지 않았다는 사실을 각성할 때 죄책감은 덜어지며, 자신과 타인에 대한 깊은 연민이 일어나지요. 인간 조건은 일차적으로 카르마적 '소여'* 입니다. 그것은 비난 없이 연민과 더불어 그러한 것으로서 수용될 수 있으며, 따라서 그것은 좋지도 나쁘지도 않은 것입니다. 인류는 감정적 본능과 그것을 상쇄하는 영적 깨어남의 힘 사이의 긴장의 영역에서 살아갑니다. (즉, 동물/천사의 갈등)

---

* 所與, 이미 주어져 있는 것

에고가 생물학적 뿌리를 갖고, 유전적으로 전달되며, 사회적으로 강화되고, 강력하게 재프로그램되는 것이라면, 그것을 어떻게 극복할 수 있습니까?

에고는 초월될 수 있습니다. 보다 중요한 것은 에고의 본성이 아니라 에고를 '나' 혹은 '나 자신'과 동일시하는 문제입니다.

에고는 '그것'으로서 상속받은 것이며, 실제로 개인과는 무관한 '그것'입니다. 문제는 사람이 그것을 개인화하고 동일시하기 때문에 생겨나지요. 에고 구조라는 '그것'은 독특하거나 개별적인 것이 아니며, 카르마적 편차는 있지만 모든 사람에게 비교적 비슷합니다. 정말로 개인차가 나는 것은 자신이 에고 프로그램에 의해 노예화된 정도입니다. 따라서 지배 정도는 자신이 에고와 동일시하는 범위에 따라 정해집니다. 본질적으로 에고에는 아무런 힘이 없고, 에고 프로그램을 약화시키는 힘은 사람이 영적으로 진보할수록 기하급수적으로 커집니다. 그것이 의식 척도가 갖는 진짜 의미지요.

우리는 사람들이 에고 프로그램에 어떻게 지배당하는지 볼 때 앎이나 통찰이 없다면 스스로 헤쳐나오는 것이 상대적으로 힘들다는 것을 각성하게 됩니다. 우리는 사람들이 탐욕, 증오, 두려움, 중독, 혹은 자부심에 '휘둘린다'고 말합니다. '그 사람들은 좀 더 현명했어야 됐어.'라는 가설적, 도덕주의적 위치성을 택하는 것은 잘못입니다. 그것은 정말로 그렇지가 않습니다. 의식하지 못한다는 게 바로 그것을 의미하지요. 그래서 '죄'란 사실 의식 진화상의 한계로 볼 수 있습니다. 붓다와 예수 그리스도도 이 한계를 공히 '무지'라고 불렀지요. 진화는 점진적 변화로 그 자체를 표현하기 때문에 어떤 이들은 다른 이들에 비해 길을 더 멀리 갔을 것입니다. 우리가 이 단순한 사실을 알 때 용서와 연민이 분노, 두려움, 증오, 혹은 선고를 대신합니다. 남을 기꺼이 용서하려는 자발성은 자기 자신을 용서하고 수용할 줄 아는 우리 자신의 능력 속에 반영되어 있습니다.

죄악적 방식으로 표현되는 한계를 수용하는 것은 부도덕이나 윤리의 결여에 가까운 것이 아닐까요?

연민과 용서가 찬성을 뜻하는 것은 아닙니다. 200 이하의 에너지 장에서 사는 이들은 무자비한 고통을 겪기 쉽지요. 기독교 전통에서, 사람들은 죄인을 위해 기도하라는 가르침을 받습니다. 동시에 비온전성 및 부정성('악')에 맞서지 말며, 그러한 것을 피하고 그런 것과의 관계를 끊으라는 권고를 받습니다. '죄인'이란 영적 성장이 아직 초보적인 불운한 사람으로 볼 수 있지요.

에고와 친숙해지는 것의 목적은 에고를 무장 해제시키고 수용을 향한 길을 열기 위한 것입니까?

우린 에고를 진정으로 이해하지 않은 채 그것을 '극복'하려고 노력하는 것이 죄책감과 자책을 비롯한 여러 부정적 감정을 일으킨다는 것을 압니다. 많은 사람이 영적 작업에 관여하는 것을 꺼리는 주된 이유 중의 하나가 바로 그것이지요. 이 때문에 사람들은 자신에게 정직해지는 것을 두려워하고 에고의 부정적 측면을 타인이나 심지어 신에게 투사하는 경향이 있습니다. 질투, 앙갚음,

복수, 편파성 등은 모두 신이 아닌 에고의 속성입니다.

좀 더 큰 맥락에서 우리는 에고를 '악'이 아닌 일차적으로 이기적인 동물로 볼 수 있습니다. '동물 자기'를 이해하고 수용하지 않는다면, 그것의 영향력은 줄지 않습니다. 내면의 동물은 애완동물처럼 우스꽝스럽고 재미있을 수 있으며, 우리는 아무런 죄책감 없이 내면의 동물을 즐길 수 있고, 그것이 훈련되고 제대로 길들여지기를 기대할 수 있지요. 이 훈련이 바로 '문명화'라는 말이 뜻하는 것입니다.

에고에 그렇게 많은 관심을 쏟는 이유가 무엇입니까?

각성은 점진적 과정입니다. 에고의 진정한 본성에 대한 이해는 영적 진보를 앞당겨 줍니다. 에고는 무찌르거나 패배시켜야 할 적이 아니고, 정복해야 할 악도 아니지요. 에고는 연민 어린 이해를 통해 해소됩니다.

군사적·외교적 실수의 태반은 무엇보다 적을 철저히 연구하지 않은 데서 생깁니다. 이는 많은 저명한 군사 지도자들이 서글프게 인정하고 있는 사실입니다. 나폴레옹과 히틀러는 러시아를 과소평가했습니다. 히틀러는 영국의 결의를 과소평가했지요. 스탈린은 독일의 이중성을 과소평가했고, 야마모토 제독은 진주만을 공격한 뒤 "우린 잠자는 거인을 깨웠다."고 탄식했습니다.

따라서 구도자들은 에고 구조에 정통해질 것을 권유받고 부정이나 죄책감으로는 에고가 해소되지 않는다는 걸 알도록 권유받습니다. 흥미롭게도 에고의 지배력은 수용, 친숙함, 연민 어린 이해에 의해 약화되지요. 이와 대조적으로 자기비판, 선고, 두려움, 수치심은 에고를 강화시킵니다.

연민의 정을 가지고 보면 에고는 더 이상 무시무시해 보이지 않습니다.

에고는 초월됩니다. 왜냐하면 에고는 궁극적 실상이 아니라 동물의 세계에서 비롯된 한 세트의 생존 도구에 불과하기 때문이지요. 에고의 감정 표현은 아이들을 통해서도 드러납니다. 그러므로 에고는 동물일 뿐 아니라 아이이기도 합니다. 프로이트는 무의식의 힘은 주로 무의식을 의식화시키는 방법을 통해 정신 분석으로 해소할 수 있다는 것을 입증했습니다.

안나 프로이트는 에고의 방어 기제에 대해 서술했습니다. 그녀의 저작 덕분에 우리는 본능적 욕구를 자기에 대항하여 내면으로 돌리는 행위는 물론, 억압, 억제, 부정, 투사와 같은 개념들에 익숙합니다. 생물학적으로 동물의 세계에서 비롯된 타고난 욕구는 정신 분석학에서 '이드'라고 부르는 것 안에 감춰져 있었습니다. '초자아'(양심)의 통제 메커니즘은 부모와 사회에서 유래되었고, 그 다음에 의식적 에고는 이 기본적인 생물학적 욕구를 사회와 화해시키는 일을 맡았지요. '자아 이상'은 자기가 되고자 소망하는 것의 이상화된 이미지였습니다. 그것은 영웅, 이상화된 기질, 영적 이상, 성격형과의 긍정적 동일시를 포함했지요. '페르소나'*는 사

---

* 가면 혹은 성격을 의미하는 라틴어에서 유래된 말로, 배우가 연기하는 사회적 역할이나 성격을 가리킨다.

회에 내놓은 에고의 그런 면이었고, 그 페르소나의 스타일이 이른 바 성격이라는 것이었습니다.

스위스의 정신 분석학자 카를 융은 이 심령의 패러다임을 확장시켜 인간의 영적 차원까지 포함시켰는데, 흥미롭게도 인간의 영적 차원 역시 생물학적 충동과 마찬가지로 '소여'로서 타고난 것입니다. 융은 또한 인류의 공통성을 보았고 그것에 개념보다는 상징을 통해 작용하는 '집단 무의식'이라는 이름을 붙였습니다.

나중에, 자기의 본성은 이른바 '자기 심리학self-psychology'을 거쳐 정교해졌고, 영적 측면은 '자아 초월 심리학transpersonal psychology'으로 연구가 진전되었습니다.

자신의 존재라는 단순한 사실에 수반되는 문제들은 '실존적 분석'의 주제가 되었고, 그래서 정교한 심리학이 수 세기 동안 철학을 사로잡았던 중대한 영역, 소위 현대 '휴머니즘' 안에 출현했습니다.

에고를 이해하기 위해 그 모든 주제를 다 알 필요가 있을까요?

아닙니다. 그것은 자신을 알기 위한 인류의 분투를 이해하는 것을 목적으로 하는 고찰일 뿐입니다. 그런 것은 에고의 지배를 초월하려는 지성의 노력을 나타내지요.

지금까지의 얘기에서, 지성은 에고에 대한 답이 아니라 사실상 에고가 정제된 것임이 분명해집니다.

옳습니다. 400대로 측정되는 지성은 의학과 기술 분야에서의 엄청난 성취와 함께, 과학으로 표현되어 사회를 이롭게 했습니다. 그러나 지성은 양날의 칼입니다. 지성은 사람들이 말라리아에 걸려 죽는 것을 막아줄 수 있지만, 또한 핵무기와 독가스를 발명해 낼 수도 있지요. 400대는 여전히 형상과 낮은 힘을 다루고 있습니다. 그것이 분자든 개념이든 말입니다. 한계는 형상 자체 속에 내재해 있고, 형상의 한계는 그것을 정제하는 것이 아니라 넘어섬을 통해서만 피할 수 있지요. 그래서 형상 너머로 가고자 소망하는 이들은 전통적으로 '영적'이라는 이름이 붙은 비선형적 영역에 의지합니다. 사람이 낮은 힘을 넘어 힘의 영역으로 이동해야 하는 것은 완고한 에고가 끈질기고 한껏 강화되어 있기 때문입니다.

형상은 많은 노력을 요하는 반면, 힘의 은총은 엄청난 과제를 수월하게 성취할 수 있는 능력입니다. 큰 효과를 발휘하는 것은 힘의 독특한 성질이지 그것의 양이 아닌데, 왜냐하면 힘은 정량화할 수 있는 것의 영역에는 존재하지 않기 때문입니다.

영적 힘은 과정 속에서 소진되지 않고 변형시킨다는 점에서 촉매와 비슷합니다. 예를 들면 공적인 삶에서 "미안합니다."라는 사소한 한 마디가 국가 간에 전쟁이 일어나는 것을 어떻게 막아낼 수 있는지를 보십시오. 대부분의 전쟁은 탐욕, 증오, 혹은 자부심의 수준으로 측정되는 의식 에너지 장에서 발발합니다. 자부심에 대한 해독제는 겸손함인데, 이는 자신을 낮춘다는 의미가 아니라 허영과 가식을 포기하고 현실적 평가를 고려한다는 의미입니다. 진정한 겸손함의 이로움은 그것이 나중에 자멸을 막아 주는 것은 물론 '얼굴에 계란을 맞는' 수모를 피할 수 있게 해 준다는 데 있습니다.

겸손함이란 사실 한계와 매개 변수들에 대한 정확하고 현실적인 평가와 앎을 뜻합니다. 이렇듯 지성은 부정확하지 않습니다. 지성은 보다 앞선 영적 앎에 도달하기 위해 사용하는 그릇된 도구일 뿐이지요. 명석한 지성은 자체의 한계를 알게 되고 그래서 자신의 밖에서 답을 구합니다. 우리는 또한 이러한 것을 최첨단 과학에서도 볼 수 있는데, 지금 과학은 의식의 본성을 이해하려고 하는 중입니다. 과학은 의식의 본성에 관한 이해 없이 의미 있는 진보를 이룰 수 없습니다.

우리는 에고가 의식 진화에 필요한 단계라는 것을 압니다. 형상 우주에 대해 설명하고 연구한 뒤, 다음 단계는 그 근원을 찾기 위해 형상 너머를 바라보는 것일까요?

그것이 논리적인 진행입니다. 형상에 대한 연구는 물리학, 화학, 천문학, 우주론 등의 표현에서 지성에게 대단히 매혹적입니다. 그 다음에 인간은 우주는 어디에서 왔고 또 어디로 갈 것인지를 묻기 시작하지요. 사실 이것은 매우 중요한 또 다른 동물 본능을 보여주는데, 그것이 바로 호기심입니다. 동물은 항상 먹이, 짝, 혹은 은신처를 발견하기 위해 본능적으로 찾아다니는 만족할 줄 모르는 호기심을 가지고 있는 듯합니다. 탐험은 인류가 타고난 것인데, 가장 높은 수준에서 그것은 영적 탐구에 이릅니다. 영적 탐구는 나는 누구인가, 나는 무엇인가, 나는 어디에서 왔는가, 자기의 기원과 운명은 무엇인가, 신은 누구이며 어디에 있는가와 같은 의문을 불러일으킵니다.

그러면 호기심은 구도자에게 유익합니까?

겸손할 때 호기심은 쓸모 있는 하인입니다. 그러나 식별력이 없을 때 그것은 심각한 함정으로 이끌 수 있지요. 호기심은 순진한 구도자를 올가미와 심각하고 고통스러운 함정은 물론 막다른 골목과 불필요한 혼란으로 이끌 수 있습니다. 진정한 스승이 필요한 건 바로 이 때문입니다. 겸손함이란 아무리 강조해도 지나치지 않은 명백한 사실, 즉 '인간의 마음은 진실과 거짓을 식별할 능력이 없다.'를 받아들이는 것을 의미합니다. 인간의 마음이 진실과 거짓을 식별할 수 있다면 역사적으로 전쟁도, 사회 문제도, 무지나 빈곤도 없었을 것입니다. 모두가 깨달을 것이고, 인류의 의식 수준이 여러 세기에 걸쳐 190에 머물러 있지는 않았을 테지요.

그러한 맹목은 어떻게 생겨난 것입니까?

동물은 형상의 세계에서 살아갑니다. 생존의 기본 요소는 육체, 먹이, 적을 식별할 줄 아는 능력이지요. 따라서 동물 뇌는 지각을 촉진하도록 진화합니다. 에고의 내용 너머를 바라볼 때, 우리는 깨달음을 구하는 이에게 지극히 중요한 성질 — 지각이라는 에고의 기본 기능에 이르게 됩니다. 동물에게 지각 기능이란 대단히 유용하지만, 그것은 의식 장에서 이원성의 창조를 낳습니다. 의식 장에서는 소재, 방향, 타이밍이 생겨나는데 왜냐하면 동물 생존에는 그러한 것이 필요하기 때문입니다. 예를 들면 사냥감을 포획하려면

'여기'와 대비되는 '저기'의 이원적 지각을 형성할 필요가 있습니다. 형상의 한계는 감각에 대한 의존을 낳습니다. 그리하여 공간과 거리 개념이 생겨나고, 에고는 이 지각이 실상을 나타낸다고 결론짓습니다.

동물이 더 높은 실상이 존재할지도 모른다고 의심할 이유는 전혀 없었는데, 그것은 동물의 필요와 필요의 충족은 모두 내용과 형상의 영역 내에 있기 때문이었습니다. 인간은 에고가 생각 형태로 이미지를 조작하는 법을 배웠을 때 단순한 동물이기를 그치고 그 너머로 진화했지요. 이미지는 더욱 복잡해졌고, 덕분에 대상이 어떻게 다른지는 물론 어떻게 비슷한지를 식별할 수 있게 되었습니다. (예)고전적인 좌뇌/우뇌 상사相似 혹은 디지털 대 아날로그 컴퓨터)

전뇌는 확장되어 이제 사고의 복잡한 계산상의 요구를 추상적 개념, 상징, 언어로 다룰 수 있게 되었습니다. 하지만 전뇌는 기왕의 동물 뇌에 '추가'된 것에 지나지 않았지요. 그래서 새로운 뇌는 예전 것과 새 것의 장단점을 다 갖추고 있었습니다. 두 영역 사이에 단절 스위치는 없었지요. 그래서 동물 감정이 지성을 두려움, 분노, 탐욕 등으로 물들일 수 있었습니다. 지성은 또한 동물 욕구와 관련된 이미지의 연쇄를 조작해 낼 수 있었습니다.

주된 장애는 에고의 내용만이 아니라 그 구조가 아닙니까?

옳습니다. 영적 진보가 가능한 것은 마음이 이해를 통해 에고의 내용을 재맥락화하고 에고의 메커니즘을 식별할 수 있기 때문입니다. 일단 이렇게 되면, 사람은 더 이상 아무것도 모른 채 에고에 휘둘리지는 않게 되지요. 이러한 진보는 선불교의 유명한 그림 '십우도'에 묘사되어 있습니다. 십우도에서, 에고는 처음에 야생 동물과도 같습니다. 다음 그림에서 에고는 길들여지고 통제됩니다. 그 다음에 에고는 초월되고, 마지막 그림에서 그것은 사라집니다.

깨달음의 상태에 이르기까지 의식 진화에서 핵심 요소를 요약해 주실 수 있습니까?

에고는 습관적으로 위치성을 갖는다는 사실에 주목하세요. 순진한 사람에게서 그것은 대개 말로 표현되거나 의식되지 않습니다. 위치성은 그 다음에 자동적으로 표면적 대립쌍의 이원성을 창조합니다. 이 지점에서 마음은 지각의 세계를 창조하고 있는데, 지각은 의미와 의의를 왜곡, 확대, 혹은 축소시키는 렌즈와도 같습니다. 이 지각은 신념 체계와 추정의 산물이고 그래서 혼란스러운 필터가 되지요. 따라서 본질은 이원적 위치성에서는 지각될 수가 없습니다.

입력은 소프트웨어 프로그램을 통해 처리되는데, 이것들은 동시에 후속 프로그램을 편집합니다. 그래서 실상은 지각의 스크린 뒤에 가려 흐려집니다. 그러므로 자기自己는 지각되고 편집된, 정보에 대한 해석 속에서 살아가지요. 이 처리 과정은 지극히 짧은 시간 지체를 창조합니다. (대략 만 분의 1초) 지각의 이 편집 기능은 동시에 의미를 해석하는데 여기서 지성과 특히 기억이 의미 있는 역할을 담당합니다.

에고 기능의 구조와 복잡성, 그리고 자동적으로 지각을 편집하는 경향 때문에 에고는 무시무시한 장애로 비칩니다.

에고의 구조와 기능 모드를 안다면, 에고의 취약성을 아는 것입니다. 이것은 명상하는 동안에 경험적으로 명백해지지요. 비개인적인 목격자/관찰자 관점에서, 우리는 에고가 어떻게 작동하는지를 지켜봅니다. 결국 '나'는 내용이나 데이터가 아니라 프로그램의 내용에서 몇 걸음 떨어져 있는 비개인적 장이라는 각성이 일어납니다. 그 다음에 사람은 자신이 참가자나 주체가 아니라 관객임을 각성하게 되지요.

에고로부터의, 그리고 내용이라는 한정된 지각적 이원성으로 이루어진 에고의 세계로부터의 탈동일시를 촉진하기 위해, 오랜 세월에 걸쳐 수많은 영적 수행과 기법들이 발전해 왔습니다. 의식의 본성에 대한 영적 지식 또한 도움이 됩니다. 한 가지 바른 정보는 엄청난 분량의 그릇된 개념과 위치성을 말소시키는 힘을 그 안에 갖고 있습니다. 영적 정보에는 현인, 스승, 혹은 화신의 참나에서 비롯되는 막강한 힘의 고주파·반송파가 동반되고, 따라서 그것은 에고의 약한 에너지 장에 비해 훨씬 강력합니다.

참나self는 맥락이지만 이와 대조적으로 자기self는 내용임을 아는 것은 이미 엄청난 도약입니다. 순진한 구도자는 내용을 뒤섞는 일을 계속할 뿐입니다. 여러 생이 에고와 에고의 죄를 극복하여 끝내 어느 신의 약속에 도달하고자 하는 몸부림 속에서 흘러가는데, 그 신은 어딘가 다른 곳(하늘나라), 다른 시간에(사후에), 혹은 아주아주 나중에 사람이 충분한 공덕이나 선업을 쌓을 경우 또 다른 생에 있을 거라고 여겨집니다.

영적 진보는 느려 보일 수도 있고 혹은 예기치 않게 갑자기 빨라질 수도 있습니다.

기도는 물론이고 겸손함과 깊은 내맡김이 있을 때 과정은 단축될 수 있습니다. 표면상으로 시간이 지속되는 것은 사람들이 결과를 구하기 때문이지요. 에고에 대한 에너지 공급이 '단절'되었다고 하더라도, 에고의 관성은 완전히 소진될 필요가 있는 듯합니다. 예를 들면 거대한 유조선과 같은 거함은 엔진을 끈 다음에도 완전히 정지하기까지 몇 마일을 더 가는 일이 많습니다. 에고는 흔히 조금씩 붕괴하는 것처럼 보이지요. 일단 에고의 실상이 진짜 나라는 믿음이 무너지면, 에고의 해소는 이미 시작된 것입니다. 에고에 바쳤던 충성과 충실함을 신의 궁극적 실상을 향해 돌릴 때 틈이 생겨납니다. 그 틈새로 성령 Holy Spirit 으로 나타나는 신의 은총 Grace 이 흘러들지요.

세상과의 절연 renunciation 에 대해서는 어떻게 생각하십니까? 일부 가르침에선 그것을 필요한 것으로 간주합니다.

보통 세상을 완전히 떠나서 외로운 은자가 되거나, 은거 수도회나 심지어는 침묵 수도회, 혹은 정규 수도회에 들어가는 전통이 있습니다. 역사적으로 수사와 수녀들은 금욕, 가난, 순결, 겸손, 봉사, 단순함을 요구하는 영적 봉헌으로 존경받아 왔습니다. 일반적 구도자들조차 다양한 시기에 혹은 정해진 피정(안거) 기간에라도 위와 같은 요소의 일부나 혹은 전부조차 지킵니다. 세속의 소유물을 버리는 것은 물론, 세상의 매혹에서 물러나 보다 평온한 장소와 생활 방식을 찾아 가는 것이 일반적이지요.

  가장 넓은, 그리고 가장 기본적인 의미에서의 절연은 진실과 신이라는 실상Reality에 대한 각성을 가로막는 환상과 장애를 버린다는 것을 의미합니다. 그리하여 신에 이르는 모든 길은 거짓과 절연하고 사랑, 평화, 성스러움, 연민, 용서, 자비, 자선을 퍼뜨리는 것에 헌신한다는 것입니다. 그것은 또한 무지와 절연하고 진실Truth을, 어둠과 절연하고 빛Light을 택한다는 뜻이며, 증오와 분노, 자부심, 악의, 탐욕, 이기심과 같은 에고의 유혹을 끊어 낸다는 의미이지요. 절연이란 또한 비난이라는 이원적 덫으로부터의 자유, 혹은 양극으로 분열되어 '대립쌍의 양극'이라는 위치성에 매몰되는 것으로부터의 자유를 의미합니다. 가장 단순한 절연은 단순한 거부 혹은 수용하지 않음이지요. '높음'을 선택하기 위해 '낮음'과 싸울 필요는 없으며 그저 그러한 대안을 거절하면 됩니다.

I :
REALITY AND SUBJECTIVITY

/ 2부 / 신성의 각성

I: REALITY AND SUBJECTIVITY

07

참나의 근본적 실상

| 토론 |

참나로서의 신의 현존 Presence**이 마음이나 생각으로는 경험할 수 없는 것이라면, 그것에 대해 어떻게 알 수 있습니까?**

참나에 대해 아는 것이 필요한 게 아니라, 그저 참나 아닌 것을 놓음으로써 참나가 될 필요가 있을 뿐입니다. 각성은 주관적 변형으로 일어납니다.

찾는 자와 찾는 대상은 하나이자 같은 것이라고 합니다. 그것이 맞습니까?

사실 그것은 정확하지 않습니다. '참나를 찾고 있는 것'은 에고/자기입니다. 그래서 그 둘은 같지 않지요. 참나는 이미 있는 것을 찾을 필요도, 그럴 능력도 없습니다.

이 책의 제목은 왜 단순히 '나 I'입니까? 신-의식에 대한 일반적인 표현은 "나는 있다.I am." 입니다.

'있다'란 존재를 의미합니다. 궁극적 진실은 있음, 존재, 혹은 일체의 자동사 너머에 존재하지요. "나는 스스로 있는 자이니라.I Am That I Am."** "나는 있다.I Am."와 같은 참나를 정의하려는 일체의 시도는 불필요한 중복입니다. 궁극적 실상은 모든 이름 너머에 있습니다. "나"는 각성Realization 상태의 근본적 주관성을 가리킵니다. 그것은 그 자체로 실상Reality에 대한 완전한 진술입니다.

궁극적 진실은 '공'과 동일한 것입니까?

'공'이라는 용어는 숱한 혼란을 초래했고 오랜 세월 동안 사람들을 오도했습니다. 그것은 무無나 비존재를 의미하는데, 이는 실재Real 안에서의 가능성이 아닙니다. 신과 대립되는 것은 없습니다. 오직 진실Truth만이 실제의 존재를 갖지요. '공'이라는 용어가 일반적으로 의미하는 바는 형상의 부재, 물질의 부재, 혹은 비이원성입니다. 그것은 비존재와 혼동되는 일이 많습니다. 궁극적 전부임Ultimate Allness을 무/공과 혼동하는 것은 비존재가 실제로 존재한다는 것을 증명하려는 오류에 빠지는 것이지요.

---

* 이 책의 원제는 '나 I'이다.
** 출애굽기에서, 모세가 신에게 이름을 묻자 신은 "나는 스스로 있는 자이니라."라고 대답한다.

붓다의 가르침을 번역한 책들 중에 궁극적 실상을 '공'으로 묘사하는 것들이 있습니다.

진실에 대한 근육 테스트가 크게 기여할 수 있는 부분이 바로 이곳입니다. 나타나지 않은 것Unmanifest의 비형상을 무나 비존재와 혼동해서는 안됩니다. '그 무엇도 아님nothing'이란 글자 그대로 '대상 아님no thing', 혹은 비형상(즉 나타나지 않은 것, 붓다가 말한 '아나타')을 의미합니다. '그 무엇도 아님'에는 정신 작용을 포함하는 모든 형상이 결여되어 있고, 그래서 역설적으로 그것은 모든 것입니다. 이와 비슷하게 우리가 아무 데도 없다면(즉, 공간 속에 위치를 갖지 않는다면), 우리는 어디에나 있는 것입니다. 우리가 시간 속에 국한되지 않는다면, 우리는 영원합니다. 형상, 시간, 혹은 공간으로 한정되지 않는 그것은 명백히 항상 어디에나 있고, 온전히 현존합니다. (전능, 편재, 전지) '불성Buddha Nature'이란 나타나지 않은 것Unmanifest입니다.

힘이 맥락의 표현이자 귀결이라는 것은 무엇을 의미합니까?

한계와 가능성을 모두 규정하는 것은 맥락입니다. 무제한의 맥락은 무한한 나타나지 않은 것Infinite Unmanifest과 일치하며, 그 힘은 무한합니다.

궁극적 정의定義에서 신은 그 속에서 무한한 힘이 솟아나는 무제한의 맥락입니다. 우리는 빛의 속도로 팽창하고 있는 보이는 우주 안에서 그 표현을 봅니다. 하지만 형상 너머에는, 그런 개념들과 일치하는 실상이 없습니다.

그러므로 일어나는 많은 질문은 정말로 답할 수 있는 것들이 아니로군요.

옳습니다. 왜냐하면 그러한 질문들은 동어 반복에 지나지 않는 경우가 많기 때문입니다. 그러한 질문은 그저 그것이 의미하도록 정해진 것을 의미할 뿐 존재 속에 그에 상응하는 것이 없다는 것을 뜻합니다.

마음은 논리적으로 보이고 지적으로 합당해 보이는 정신 작용에는 반드시 그와 일치하는 실상이 있을 거라고 추정합니다. 이것은 인간 삶에 있어서 오류의 주된 근원이지요. 사변적 주지화는 현실 속에 그와 일치하는 표현이 없다는 발견을 통해 그 공허한 본성이 드러납니다. 진실의 타당성은 오직 현실적 존재에 바탕을 두며 따라서 주관적으로 검증 가능합니다.

역사적으로 우리는 실패한 사회 정책과 정치적 재난들 속에서 끝없는 사례를 봅니다. 그러한 오류는 학계의 아킬레스건이지요. 사회에 대한 학계의 입력은 과도하게 높은 평가와 지위를 얻습니다. 가설적인 것은 실재Real가 아닙니다. 여러 정부의 정보기관이 다른 나라의 동기와 가능한 행동에 대해 완전히 오판하는 것은 바로 이 때문입니다. 기본적 오류는 '다른 나라 사람들'이 윤리, 논리, 이성의 지배를 받고 있다는 추정에 있는데 그것은 중대한 오류이지요. 이 나라가 일정이 전혀 다른 외국이나 사회 부문의 반응으로 인해 항상 '놀라는' 것은 바로 이 때문입니다.

학계는 400대로 측정됩니다. 다른 사회 및 사회의 주요 부문은 그보다 훨씬 낮게 측정되어 200에 훨씬 못 미칩니다. 그런 사회는 편의주의, 증오, 탐욕, 이기심, 감정성 등에 지배되고 있지요. 그래서 외국에서 보내온 '빈민을 위한 식량'을 '자격 없는' 하층 계급에게 어떤 의무감도 느끼지 못하는 부자들이 관습적으로 가로채는 일이 벌어지는 것입니다.

궁극적 실상이 근본적 주관성이라면, 그것을 어떻게 의미 있게 전달하거나 소통할 수 있을까요?

근본적 주관성은 말로 전할 수 있는 것이 아닙니다. 그것은 그것으로 존재함으로써 알게 되는 것입니다. 그러한 경향을 촉진하는 것은 스승의 은총Grace(의식 수준)이지요. 그것은 독립적인 정체입니다. 실상Reality에 나, 너, 메시지의 3인조가 있는 것은 아닙니다. 모두가 동일합니다. 참나가 메시지입니다. 예를 들면, 햇볕을 경험하는 일에서 그것에 대해 알려지거나 말해지거나 전해질 필요가 있는 것은 없습니다. 존재는 이미 완전하고 전체적이지요. 모든 정의定義는 이미 추상*이며 따라서 그것이 묘사하는 실상이 아닙니다.

존재하는 전부의 근원은 신성Divinity입니다. 그래서 존재하는 전부는 이미 완벽합니다. 그러한 완벽함이 없다면 아무것도 존재할 수 없지요. 깨달음의 관점에서 보면, 선형적인 것은 비선형적인 것의 맥락에서 관찰된다고 말할 수 있습니다. 그것을 다르게 표현하

---

* 대상을 이루는 모든 특징, 속성, 관계 중에서 하나 혹은 몇 가지를 떼어 내어 그것만을 본질적인 것으로 독립시켜 사고의 대상으로 삼는 분석적 정신 작용

자면 존재는 신성Divinity이 형상으로 나타난 것이지요. 따라서 우주는 그 자체로 무해합니다. 깨달음에서 나온 관점은 경험자, 관찰자, 목격자, 심지어 앎 자체도 초월합니다.

왜 '참나'라고 합니까?

현존Presence의 경험은 근본적으로 그리고 심오하게 주관적입니다. 일반적으로 마음은 신이 '다른 어딘가'에, 말하자면 저 위에, 저 너머에, 초월적으로, 하늘나라에, 혹은 과거나 미래의 어느 시점에 있다고 추측합니다. 그러나 전통적으로 신은 초월적인 동시에 내재적인 존재로 묘사됩니다. '참나'라는 용어는 신이 '여기 그리고 지금' 자신의 실제 존재의 바탕을 이루는 궁극적 실상으로서 내면에서 발견된다는 점을 강조합니다. (즉, "하늘나라는 너희들 안에 있다.")

붓다는 '신'이라는 용어를 둘러싼 그릇된 개념이 만연했던 까닭에 그것을 사용하는 것을 피했다고 합니다. 붓다는 개념화가 가중시키는 모든 한계를 피하고 싶어 했습니다. 앎Awareness으로서의 참나는 문헌에서 빛Light으로 지칭되는 일이 많습니다. 창세기에서 설명하는 것처럼, 나타나지 않은 것Unmanifest은 처음에 빛Light으로서 나타난 것Manifest이 되었는데, 이 빛은 우주로서의 형상을 취한 신의 에너지의 광휘였습니다.

'참나'라는 용어는 또한 사람이 신과 분리되어 있다는 이원적 개념을 극복합니다. 역사적으로, 죄인은 여기 지상에 있고 저 위 하늘나라 어딘가에 신이 있다는 상상은 에고의 관점입니다. 그래서 대부분의 사람들에게 '신'이라는 용어는 '타자성'을 암시하지요. 하지만 창조의 전부임Allness of Creation 속에는 어떠한 분리도 없고, 그래서 창조된 것이 창조주로부터 분리되는 것은 불가능합니다. 깨달음이란, 그러므로 실상은 분리된 자기라는 환상이 제거될 때의 참나의 드러남입니다.

'나'로서의 자신의 존재에 대한 항상적 앎은 참나라는 타고난 신성의 항상 현존하는 표현입니다. 그것은 보편적이며 항상적인 경험이고, 순수히 주관적이고, 그것에 대해서는 어떤 증거도 가능하거나 필요하지 않습니다. 참나인 '나'는 앎Awareness으로서의 신성Divinity의 표현이며, 따라서 시간과 형상 너머에 있지요. 이러한 정체identity에 대한 진실은 지각에 의해 창조된 이원성으로 가려져 있고, 모든 위치성을 포기할 때 사라집니다.

사람은 실상Reality을 어떻게 발견합니까?

진실은 근본적 주관성입니다. 분리된 '자기'라는 상상된 '실상'을 포함하는 이원성의 환상이 무너지면 오직 무한한 '나'Infinite 'I'의 상태만이 남는데, 이것은 나타나지 않은 것Unmanifest이 참나로서 나타난 것입니다.

거기에는 주체도 객체도 없습니다. 무한한 공간처럼 거기에는 거리, 시간, 기간, 혹은 국소성이 없습니다. 전부가 동시에 우세합니다. 전부가 자명하고, 스스로를 알고, 스스로를 드러내며, 전체적입니다.

실상Reality에 분할이 없다면, 형상은 어떻게 나타납니까?

형상은 그것이 창조Creation의 한 측면으로 진화했을 때의 의식의 잠재성의 표현입니다. 형상의 기층은 형상 없는 것인데, 형상이 없지만 그것은 창조로서 형상의 표현에 본유적이지요. 그래서 형상과 창조는 관찰 결과입니다.

'진실Truth'이라는 용어는 신과 어떤 관계가 있습니까?

무한한 힘의 근원은 무한한 맥락입니다. 신God은 무한한 맥락이고, 무한한 맥락은 '신격Godhead'이라는 이름의 나타나지 않은 신성Divinity입니다. 신격Godhead이라는 나타나지 않은Unmanifest 무한한 맥락 가운데서 나타난 우주의 창조주Creator로서의 신이 솟아나는데, 따라서 이것은 시작도 끝도 없습니다. 우주의 출현과 사라짐은 지각의 환상이지요. 베다*에서는 이러한 환상을 '인드라의 꿈'이라고 부릅니다. 지고의 실상Supreme Reality으로서의 인드라가 꿈으로서의 우주를 출현시키지요. 인드라가 꿈에서 숨을 내쉬면 한 우주가 나타나고, 숨을 들이쉬면 그 우주는 사라집니다. 다음 호흡에 또 다른 우주가 출현하고, 이렇게 무한히 계속됩니다.

이 시대의 과학 연구는 우주의 나이 계산과 '빅뱅' 이론에까지 이르게 되었습니다. 과학자들은 빅뱅이 약 100억 년 전에 일어났다고 주장하지요. 무한한 시간 속에서, 100억 년은 1마이크로초**와

---

* 산스크리트 어로 쓰여진 인도에서 가장 오래된 성전
** 백만 분의 1초

같습니다. 그리하여 우주와 차원들은 무한한 시리즈로 끝없이 이어집니다.

그러면 형상은 지각입니까?

지각은 앎과 마찬가지로 의식의 비개인적인 성질입니다. 절대적 실상Reality은 의식의 기층이지요. 의식은 앎으로 표현된 신성Divinity의 비개인적 성질이고, 비이원적이며 비선형적입니다. 의식은 앎의 능력이 있는 무한한 공간과도 같습니다. 의식적 앎은 신성한 본질Divine Essence의 한 성질입니다. 실상Reality에는 주체도 객체도 없습니다.

'나'라는 용어가 의미하는 바를 다시 한 번 설명해 주십시오.

'나'라는 진술은 그것으로 절대적 진실이 정확히 묘사될 수 있는 단 하나의 완전하고 정확한 문장입니다. 여기에 '있다am'라는 말을 덧붙이는 것은 부정확할 뿐더러 낭비이지요. 왜냐하면 '있다am'는 존재를 암시하는데, 절대적 실상은 있음이나 존재 너머에 있기 때문입니다. (측정 수준 997) 이런 용어들은 본질적으로 존재 대 비존재, 혹은 있음 대 있지 않음과 같은 대립쌍의 양극을 창조할 것입니다.

참나가 '나ㅣ'입니까?

마음이 절대적 자기 정체를 이해하기는 어렵습니다. 마음은 주어·술어의 관계에서 생각하는 것이 익숙한데, 여기서 진술은 명사에 존재 혹은 있음, 혹은 ~함과 같은 동사가 더해져서 이루어집니다. 존재를 갖는 것은 이미 전체적이고 완전하며, 그렇지 않다면 그것은 존재하지 않을 것입니다. 존재는 다른 조건에 대한 의존을 요구하지 않지요. 따라서 조건적 존재는 외부의 어떤 것에 의존하지 않고서는 아무것도 존재하지 않는다고 믿는 에고/마음의 환상입니다. 존재는 스스로 완전하며 무조건적이지요. 존재는 오직 신의 은총에 의해, 신성한 명령Divine ordinance에 따라서만 존재합니다. (이 진술은 측정 수준 998로 검증됩니다.) 출현은 조건을 반영하고 따라서 일시적입니다.

설명

마음은 성질, 조건, 추정 원인과 관련된 묘사와 정의에 익숙하다. 그리하여 지각에 대해 그 자체로 완전하거나 전체적인 것은 없으며 모든 것은 항상 다른 고려 사항에 의존한다. 그것은 이원적 마음이 시간과 공간 속에서 분리를 만들어 내려는 성향 때문이고, '원인'이라는 신비스러운 작용 인자에 대해 가정과 상상에 따른 설명을 덧붙이기 때문이다. 그리하여 마음에는 일체가 조건에 의존하는 동시에 일시적인 것으로 보이고, 따라서 일체는 이해하기 위해서 설명을 필요로 한다. 정신적 진술은 주체와 객체 혹은 조건들, 말하자면 주어, 부사나 형용사, 술어 사이의 분리를 가정한다. (인과 관계는 426으로 측정된다.)

실상Reality에서 설명을 요하는 것은 없다. 다른 어떤 것으로 인해 유발되는 것은 없다. 존재는 설명을 요구하지 않으며 다른 어떤 상태나 성질에 의존하지도 않는다. 이러한 이해는 그 자체 만으로 어떤 '의미'를 갖는 것은 없다는 각성에 의해 명료해진다. 그러므로 존재는 '목적'도 갖지 않는다. 일체는 이미 완전하며 그 자체의 자기 동일성으로 홀로 서 있을 뿐이다.

예를 들면, '공간'은 그냥 '있다'. 공간은 아무것도 하지 않으면서 '거기 있을' 뿐이다. 공간은 측정될 수 없는데 왜냐하면 측정이란 다만 임의적 정신 작용이기 때문이다. 어떤 이유도 필요하지 않다. '공간은 왜 있는가?' 혹은 '그것의 목적은 무엇인가?'라고 묻는다면 무의미한 정신 작용 속으로 빠져들 것이다. 그 어떤 실상에도 '왜'는 없다. 우주에서 '왜'를 요구하는 것은 없을 뿐더러, 왜라는 질문을 던진다고 해서 진실이 모습을 드러내는 일 또한 없다. '왜'라는 질문을 추구하는 것은 자신의 꼬리를 쫓는 일이고, 이는 결국 그저 재미있을 뿐인 정신 작용으로 끝난다.

'언제'라는 질문을 좀 더 들여다보자. 무시간적이고 무한한 실상Reality에서 '언제'는 없다. 또한 설명되어야 할 그 어떤 사건이나 일들도 없고, 어떤 연쇄, 기간, 혹은 원인도 없다.

모든 설명, 묘사, 토론, 조건은 추상적 정신 작용에 지나지 않는다는 것을 알 수 있다. 이 정신 작용을 피하기 위해서는 이원성을 넘어설 필요가 있는데, 왜냐하면 마음은 습관적으로 위치성을 택하고, 그것으로부터 그 위치에 바탕을 둔 지각의 환상을 창조하여 실상Reality을 가리기 때문이다.

참나는 조건적이지 않다. 참나에는 아무런 성질이 없으며, 참나는 의존적이지 않고, 설명할 수도 없다. 참나에는 기간도, 시작이나 끝도, 장소도, 형상도, 한계도 없다. 존재에 빛을 비추는 것은 참나의 광휘인데 그것이 없다면 앎은 없을 것이다. 참나는 과정 너머에 있다. 참나에 대한 모든 묘사는 부적절하며 그것에 적용할 수 없다.

| 토론 |

'신비가'라는 용어는 무엇을 의미합니까?

신비가는 참나를 맥락이자 내용으로, 즉 맥락이 곧 내용인 것으로 알고, 경험하고, 식별합니다. 에고의 내용은 덧없고 지각의 산물이며, 마치 영화처럼 독립된 존재가 없지요. 지각의 내용은 위치성의 자동적 부산물이고, 지각적 환상의 창조와 손을 잡고 갑니다. 과학은 선형적 영역과 뉴턴적 패러다임의 권위자입니다. 신비가는 비선형적 영역의 권위자이지요.

언어는 형상인데, 비선형적 형상 없음의 실상에서 사는 신비가가 어떻게 정보를 전달할 수 있습니까?

가르침은 사실상 두 수준에서 동시에 이루어집니다. 첫 번째의 가장 중요한 가르침은 침묵하는 형상 없는 것인데, 그것은 마음의 수준 너머에서 일어나며 비언어적입니다. 그것은 스승의 의식 수준이 갖는 내재적 힘의 귀결로서 일어나지요. 그것은 스승의 말에 동반되는 반송파에 비견될 수 있으며, 참나로서의 현존Presence의 한 성질입니다.

신비가의 진실이 갖는 영감과 영적인 힘은 신성Divinity에 동반되는 것이자 신성의 산물이며, 그 에너지 장은 제자의 의식 장에 동승*됩니다. 이러한 은총Grace은 전통적으로 '무심의 전달'로 일컬어졌습니다. (역설적으로 여기서 '마음'으로 일컬은 것은 비형상과 비-에고를 의미합니다.) 이것은 황벽 선사의 '전심법요'에서 묘사되었는데, 또한 제자에게 꽃 한 송이를 주었을 때 비언어적 앎을 전한 붓다의 예도 있지요. 수행자의 진실을 향한 욕망은 수용을 열매 맺게 해 주는 동의입니다.

스승의 에너지 장은 현존Presence의 나타남입니다. 그것은 기적적인 일, 치유, 다양한 신비적 현상, 그리고 스승의 면전에서 저절로 일어나는 갑작스러운 각성을 설명해 주는 바로 그 장이지요. 침묵의 전달은 동승 현상에 비견될 수 있습니다. 이것은 장 자체가 갖는 힘의 귀결이며 개인과는 무관합니다. 스승의 의식 장이 제자의 의식 장에 미치는 영향은 간단한 측정으로 입증할 수 있습니다. (강의 전후에 관례적으로 이것을 측정합니다.)

진실Truth이 형상 없는 것이라면, 어떻게 그것을 말로 전할 수 있습니까?

모든 형상은 동시에 형상 없는 것을 바탕으로 하며 말이라는 형상에 동반되는 형상 없는 것이 전달을 가능하게 해 줍니다. 똑같은 말이라도 그저 지적인 학습으로 나온 말에는, 듣는 사람의 이

---

* entrainment, 동승(同乘)이란 문자 그대로 함께 올라탄 것을 말하는데, 동승 현상은 '모드 잠금'의 원리로 설명되는 현상이다. 예를 들면 여러 개의 시계를 같은 곳에 모아 놓으면 결국에는 시계추들이 동시에 움직이는 것, 여성들이 함께 일하거나 살면 생리 주기가 점차로 같아지는 현상이 그것이다.

해를 촉진하는 반송파의 힘이 결여되어 있지요. 힘과 함께 전달된 말은 듣는 사람 속에서 어떤 변형을 불러일으킵니다.

좀 더 자세히 설명하면 스승으로부터 제자로의 전달은 마음 너머에 있는 상위의 영적 에너지 체계, 말하자면 이른바 원인, 붓다, 크리스트, 아트마 '체'를 거칩니다. 이러한 에너지 체는 차례로 그 안에 차크라계에 비할 만한 에너지 장을 가지고 있습니다. 언어적 내용과 정보는 상위의 정신 능력(추상적 사고) 및 하위의 정신 능력(구상적 사고)을 통해 기록되지만, 스승의 현존에서 나오는 고주파 에너지는 제자의 잠자는 영적 에너지 체계를 활성화시킵니다.

그래서 '무심'(역설적으로 일부 문헌에서는 '마음'으로 불리는)의 전달이 실제로 의미하는 바는, 소리굽쇠처럼 침묵의 과정으로 인해 진동을 일으키는 상위의 에너지계가 있다는 것입니다. 그것은 단지 주지화가 아닌 경험적 인식을 촉진합니다.

많은 영적 제자가 이미 폭넓은 독서를 통해 많은 영적 진실을 관념적으로 알고 있습니다. 하지만 정보는 멘탈체의 기억 속에만 저장되어 있을 뿐이며 그래서 그것은 상위 영체가 강하게 충전되어 있는 스승의 실제적 현존으로 활성화되기를 기다리고 있지요.

깨달음에 이르고자 하는 진지한 욕망은 그런 스승이 나타날 때까지 제자를 몰아갈 것입니다. 하지만 좋은 결과를 얻기 위해서 수행자는 진실과 거짓을 식별할 줄 알아야 합니다. 많은 순진한 구도자들이 엉뚱한 곳으로 인도되지요. 그들은 그 명성과 매혹, 혹은 평판으로 인해 진정한 스승으로 믿게 된 이들 곁에 머물기 위해 희망을 품고 먼 거리를 여행합니다. 그와 같은 많은 '스승'은 수백만의 추종자를 거느리고 있을지라도 200대 후반, 심지어는 200 이하로도 측정됩니다. 그중 몇몇은 400대로 측정되지요. 특이한 것은 일부 널리 알려진 영적 지도자들은 처음 가르침을 펴기 시작했을 때는 500대로 높았으나 그 뒤에 200 훨씬 밑으로 떨어졌다는 것입니다.

진정한 스승은 이름이나 호칭과 동일시하지 않는데, 그것은 현존하는 '사람'이 없기 때문이지요. 가르침은 하나의 기능입니다.

그러면 제자의 이해는 스승의 의식 수준에 달린 것입니까?

이해는 참나의 효과를 바탕으로 하거나, 혹은 제자의 자발성, 열린 마음, 의도, 그리고 스승은 물론 듣는 사람의 의식 수준으로 나타나지요. 사람들은 뭔가를 들은 뒤 여러 해가 지나고 나서야 그것이 어떤 것인지를 문득 '알게' 되는 현상을 일상적으로 흔하게 경험합니다. 그러한 일은 흔히 일정 기간의 성찰, 관상, 기도, 카르마적 잠재력의 귀결로서 일어납니다.

당장은 이해할 수 없게 느껴지는 가르침을 배워 두는 것의 이익은 무엇입니까?

그러한 가르침은 오직 지성에게만 모호해 보일 뿐입니다. 가르침은 씨를 뿌리고, 수행자의 영적 오라는 스승의 오라에서 전해진 에너지 장과 합쳐집니다. 일정한 정보는 그 자체로 변형력을 갖지요. 고귀한 진실에 노출되면 심령에서 어떤 동경이 일어납니다. 붓다는 그것을 꿰뚫어 보고, 사람이 일단 깨달음의 진실에 관해 듣게 되면 그보다 못한 것에 대해서는 결코 만족하지 못하고, 무수한 생을 거쳐서라도 결국 그것에 이르게 된다고 말했습니다.

어떤 특징이 이해와 변형을 촉진할까요?

그것은 봉헌, 헌신, 믿음, 기도, 내맡김, 영감입니다. 장벽이 무너지면 진실Truth은 저절로 모습을 드러냅니다.

역사상 신비가의 위치는 어떠했습니까?

신비가는 외경의 대상이자 동시에 이단으로 박해받았습니다. 신비가의 권위는 현존Presence, 즉 참나인 신성한Divine '나'로부터 비롯됩니다. 그것은 초월적인 신만을 믿었던 권위적 종교들에게는 신성 모독(예: 마이스터 에크하르트)으로 비쳤습니다. 그래서 신비가는 파문당하거나 화형당했고 심지어는 종교 권력에 의해 십자가형에 처해지기도 했지요. 대부분의 신비가는 사회에서 물러납니다. 일부는 각고의 노력을 거쳐 세상에 복귀하지만 내면의 상태에 대해서는 침묵하지요.

갑작스러운 각성과 같은 대 사건이 일어난 뒤에도 신비가는 왜 여전히 침묵하는 편을 선택할까요?

그것은 선택의 문제가 아니라 능력의 문제입니다. 사실은 말할 수 있는 것이 없습니다. 그러한 상태를 말로 표현하는 것은 어려우며, 또한 어떤 타고난 성향이나 카르마적 추진력은 물론 유리한 환경을 요구하지요. 이 상태에 관해 전하려면 형상에 다시 에너지를 불어넣어야 하는데, 그것은 상당한 에너지 소모를 요합니다. 그냥 침묵을 지키는 편이 훨씬 쉽고 보다 자연스럽습니다. 침묵은 또한 다른 평화로운 방식으로 봉사하지요. 침묵 속에서 여러 해를 보낸 뒤에 이런 것에 대해 말할 수 있는 능력이 생겨났습니다.*

신비가는 성격을 계속 보유합니까?

그것은 설명하기가 다소 까다롭습니다. 남아 있는 '성격'은 사실 사적인 것이 아닙니다. 성격은 계속되는 인간사에 표면적으로 평범하게 참여할 수 있는, 상호 작용하는 '페르소나'지요. 하지만 그것은 그저 목격되고, 그렇게 하도록 허락받을 뿐이지, 의무적인 것은 아닙니다. 페르소나는 참나의 유용한 도구이거나 수단입니다. 참여 정도는 임의적이며 일반적으로 순간에 봉사할 뿐이지요. 육체와 마찬가지로 성격에는 실제적 중요성이 전혀 없습니다. 그것은 영화를 보러 가는 것과 비슷하게 일시적이고 자발적이며 부분적인 활동이지요. 영화관에서 사람은 아무 때나 일어나서 나올 수 있는데, 그것은 페르소나에 대해서도 마찬가지입니다. 만약 참여하는 것이 도움이 된다면, 그것은 허락됩니다.

육체와 마찬가지로 성격 또한 '자기'가 아니라는 것이 밝혀집니다. 성격은 사실상 유용한 '그것'이지요. 활동으로서의 성격의 관여는 저절로 계속되지만 단순한 의지적 분리를 통해 그것은 에너지를 상실할 수도 있습니다. 성격의 참여를 허락하기 위해서는 또한, 세상이 어떤 식으로 일들을 바라보는지 기억해 내고 적절해

----
* 저자 자신의 경우를 말하고 있다.

보이도록 세상의 관점에 적응할 필요가 있습니다.

　세상사는 하찮은 것을 과대평가하고 심오한 것을 무시하는 연극으로 보입니다. 그러므로 신비가의 의사소통은 그러한 모순을 반영하는 일이 많고, 인생은 '부조리극'의 유머로 재맥락화되지요. 그래서 신비가는 세상에서 큰 비극으로 여기는 것을 향해 알 수 없는 웃음을 터뜨리는 일이 많습니다. 그것은 환상과 실상Reality간의 대비의 부조리함 때문이지요. 신비가는 내재적 실상을 알고 있으며, 잠복해 있는 영적 앎의 능력을 활성화시키는 데 촉매가 되는 방식으로 그 앎을 되비춰 주려고 노력합니다.

　우리가 의식 척도를 따라 올라갈 때, 측정 가능한 힘의 수준은 상승합니다. 하지만 보다 중요한 것은, 힘과는 별도로, 그 수준의 본질이 갖는 성질에서 변화가 일어난다는 것이지요. 의식 척도 맨 아래 있는 정보가 납과 같다면, 맨 꼭대기에 있는 정보는 백금과 같습니다. 납은 상대적으로 무력하지만, 백금은 소량으로도 수 톤의 광석에 대해 촉매 역할을 할 수가 있지요.

영적 정보의 의미를 이해하기 어려운 경우가 많습니다.

　영적 진실은 의미 너머에 있지요. 영적 진실은 어떤 것도 '의미'하지 않습니다. 그것은 오직 알려질 수 있을 뿐이고, 그 지식은 '됨'을 통해서만 생겨날 수 있습니다. 의미는 정신 작용이며 정의定義이지요. 영적 진실은 본래 지적 활동 너머에 있는 주관적 앎입니다. 예를 들면, 아름다운 일몰이 '의미'하는 것이 무엇일까요? 그것은 어떤 것도 '의미'하지 않지요. 그것은 그저 놀라우리만치 그것인 것이며, 그 자체로 완전하고 전체적입니다. 신은 직접적 앎이자 경험이며 각성, 드러남, 순수한 주관성의 절대적 완벽함입니다.

참나는 어떻게 느껴집니까?

참나는 중심적이고, 견고하고, 심원하고, 멎어 있고, 변치 않고, 비국소적이고, 퍼져 있고, 전부를 둘러싸고 있으며, 평화롭고, 고요하고, 편안하고, 안전하고, 감정 없는 기쁨, 무한한 사랑임, 보호, 가까움, 안심, 완전한 충족이며, 지극히 친숙합니다.

참나는 근본적으로 타고난 것입니다. 그것은 궁극의 '고향에 있음'이며, 실상Reality과 앎Awareness의 핵심이지요. 그것은 있는 전부All That Is인, 혹은 여태까지 있었거나 앞으로 있을 수 있는 전부인 전체적이고 완전한 '나'이며, 모든 시간과 장소와 조건 너머에 있습니다. 그것은 완전하고 무조건적이며 항상하는 사랑Love의 위안이자, 따뜻함, 안전함입니다. 그것은 무조건적이며 고통이나 취약성이 없습니다. 그것은 일체의 정신화, 의문, 의심, 말, 혹은 감정 너머에 있습니다. 그것은 평화, 침묵, 멎어 있음이고, 심원하며 무한합니다. 그것은 눈부시게 자명하고 전부를 감싸는 신성Divinity의 성질입니다. 신의 사랑Love과 힘Power은 하나이며 같은 것입니다.

I : REALITY AND SUBJECTIVITY   08

신비가

| 토론 |

선생님께서 묘사하시는 실상은 명백히 강렬하고 전체적이지만, 그 묘사들은 때로 거의 추상적으로 느껴집니다. 그것은 어떻게 생겨난 것입니까? '사적인 자기'가 실제로 경험한 것은 무엇이었습니까?

완성된 상태와 동일시하면서 그보다 앞선 경험에 대한 묘사를 빠뜨린다면 어렵게 들릴 수도 있지요. 이전의 경험은 매우 강렬하고 심오했는데, 그에 대한 묘사가 구도자에게 도움이 될 수도 있겠습니다.

아주 일찍부터 남다른 경험이 시작되었습니까?

내가 다른 데서 언급한 것처럼, '이 생'은 세 살 적에 갑작스럽게, 그리고 놀라움과 함께 시작되었습니다. 그 전에는 망각만이 있었지요. 그 망각 속에서, 불현듯, 존재에 대한 충격적 앎이 일어났습니다. 존재에 대한 앎이라는 이 조건은 무無처럼 보이는 것에서 솟아났는데, 사실상 그것은 유쾌한 발견은 아니었지요. 왜냐하면 그와 더불어 표면적으로 그와 대립되는 가능성이 생겨났고, 아예 존재하지 않았다면 하는 두려움이 일었기 때문입니다. 그래서 존재에 대한 의식과 더불어 하나의 가능성으로서의 존재의 가상적 '대립물'에 대한 불안과 두려움이 일어났지요.

존재 대 비존재라는 대립쌍의 이원성은 의식 수준이 대략 840에 도달하기까지는 깨달음의 진행에 실제로 그 자체를 장벽으로 드러내지는 않는 모순이지요. 세 살 적에는 그러한 경험에 대한 언어나 정신 작용이 없었습니다. 그 경험은 비언어적으로 일어났지만 대단히 강렬했고, 앎은 또렷했으며, 의식 상태는 명료했지요. 하지만 그것은 또한 존재 대 비존재의 모순을 해결하고 그 너머로 진화해 간다는, 이번 생의 궁극적 목표를 위한 무대를 마련했습니다.

어떻게 그렇게 어린 나이에 그토록 진화된 상태가 있을 수 있습니까?

태어날 때, 누구나 이미 측정 가능한 의식 수준을 가지고 있습니다. 의식은 일시적 시간들로 이루어진 장구한 세월에 걸쳐 진화하고, 그 속에서 생은 한 장章에 불과할 뿐이지요. (이번 생 전에, 이 의식은 궁극적 실상이 공이라고 믿는 부정의 길을 따랐습니다.)

그 경험은 어떤 영향을 미쳤고 또 어린 시절의 삶은 어땠습니까?

아이는 관조적이고, 조용하고, 내향적이고, 또 어른들과 어울리는 걸 더 좋아했습니다. 다른 아이들과는 공통점이 거의 없었지요. 다른 아이들은 지나치게 공격적이고, 시끄럽고, 육체적이고, 무분별하게 활동하는 것처럼 보였습니다. 아이는 어린 시절을 벗어나기를 학수고대했습니다. 보다 실제적이고 의미 있는 것과 가까워지기 위해 그 시기를 얼른 끝내고 싶어했지요.

하지만 놀이는요?

그것이 어떤 성과나 새로운 정보의 획득으로 이어지지 않는 이상 놀이에는 전혀 흥미가 없었습니다. 하지만 고전 음악이나 자연의 아름다움 같은 것에 대한 미적 감수성이 있었지요. 대성당에 나간 것은 대단히 의미 깊고 즐거운 경험이었습니다. 스테인드 글라스 창문의 아름다움, 향, 대오르간 소리와 대편성 합창단, 장관을 이루는 행렬, 웅장한 건축물과 조각상은 무척이나 매력적이고 의미 깊었지요. 아름다움이 흥미와 매력의 핵심이었습니다.

종교 자체는 어땠습니까?

종파는 성공회 감독파였고, 어렸을 때는 복사이자 성가대 소년으로 예배에 참석했지만, 그때의 경험은 결벽증이라는 그늘을 남겼습니다.

선생님은 이전 책에서 눈더미 속에서 일어난 빛 비춤illumination**에 대해 언급하셨습니다. 그것은 임사 체험이었습니까?**

죽을지도 모른다는 생각은 전혀 떠오르지 않았습니다. 눈보라를 피하기 위해 높이 쌓인 눈더미에 구멍을 팠지요. 그 속에 들어가니 마음이 놓이고 긴장이 풀리면서, 결국에는 심원한 평화가 찾아왔습니다. 그 다음에 황금빛으로 충만한 무한한 사랑Infinite Love이 스며들어와 보통의 의식을 대체했습니다. 모든 소재所在와 시간이 멈추었고 존재는 참나와 다르지 않은 무한한 현존Infinite Presence에 의한 것이었지요. 진정한 나(참나)는 항상 존재해 왔고 또한 항상 존재하리라는 것, 그리고 존재가 위협받는 일은 가능하지조차 않다는 각성이 들었습니다. 마음이 멈추며 어떤 인식으로 대체되었고, 그와 동시에 육체는 아무래도 상관없는 것이 되었지요.

동일한 경험이 나중에 다른 환경에서 반복되었는데, 그때의 심원한 평화, 멎어 있음, 신의 현존은 놓칠래야 놓칠 수가 없는 것이었습니다. 그 경험을 통해 죽음에 대한 공포는 완전히 사라졌고, 공격이나 폭력과 관계있음직한 모든 것에 대한 무관심은 물론 평화로운 모든 것에 대한 끌림이 생겨났습니다.

하지만 선생님은 그 모든 심원한 경험에도 불구하고 나중에 불가지론자가 되셨습니다. 이유는 무엇입니까?

한번은, 전혀 예기치 못한 상태에서, 인간고 전체가 이 의식 내에 어떤 드러남으로 갑자기 나타난 적이 있습니다. 그것은 압도적이고 어마어마했지요. 순진하게도 마음은 그 엄청난 고통에 대해 인간 에고 대신 신을 비난했고, 결국에는 그 당시의 사회에서 일반적으로 이해하고 생각하던 대로 신을 거부하기에 이르렀습니다. 그 다음에는 이성과 지성이 행동의 안내자가 되었지요.

유효한 행동 기준의 근거가 성경 대신 토머스 페인Thomas Paine의 '이성의 시대'로 바뀌었습니다. 그러자 1930년대 종교의 초점이었던 듯한 끊임없는 두려움과 죄책감이 사라지면서 삶이 훨씬 편안해졌지요. 불가지론자/무신론자가 되자 죄와 죄책감의 무거운 사슬을 벗어던진 것처럼 상쾌한 자유로움이 찾아왔습니다.

계속 불가지론자로 남으셨습니까?

공식적으로는 그랬습니다. 종교의 신이 사라진 한에 있어서는 말이지요. 하지만 본래부터 실상과 존재의 진실에 이르고자 하는 욕구가 있었습니다. 의대에 다닐 때는 철학책을 제쳐 놓은 대신, 심리학과 정신 분석과 마음의 본성에 대한 연구에 관심을 가졌습니다. 또한 이 훈련에는 폭넓은 개인 정신 분석이 포함되었는데 이것은 일정 영역에서는 매우 효과적이었지만 존재의 실상의 핵심을 발견하고자 하는 전반적 욕구에는 효과가 없었습니다.

결국 과중한 진료 업무로 심신이 피폐해졌지요. 시간이 가면서, 여러 가지 고통스러운 질병이 생겨났고 마침내 몸을 쓰기 힘든 지경이 되었습니다. 기능을 지속하기 위해 분투하는 것이 무척 힘들었지요.

최후의 큰 탐구 분야는 영적 영역이었습니다. 기독교와 관련된 죄와 죄책감으로 인해 붓다의 가르침이 매력적으로 느껴졌는데 왜냐하면 붓다는 신에 대한 전통적 개념을 믿을 필요가 없는 절대적 진실의 존재에 대해 말했기 때문입니다. 그래서 불교 문헌을 읽게 되었고 뉴욕 최초의 선원을 찾기에 이르렀지요. 이렇게 해서 다년간 매일 두 번, 한 시간씩 앉아서 명상을 하게 되었습니다.

그 모든 노력에도 불구하고, 병은 더해 갔고 결국에는 깊은 절망에 빠졌습니다. 이 의식이 "신이 계시다면 저를 도와주십시오."라고 간청한 것은 캄캄한 절망과 희망 없음이라는 지옥Hell의 밑바닥에서였습니다. 그것은 '나', 즉 성격/에고/마음이 한 최후의 행위였는데 한동안의 망각 뒤에 그것은 영원히 사라졌습니다. 그리고 무한한 현존Infinite Presence이 대신 들어섰지요. 마음은 침묵에 들었습니다. 모든 생각은 신성의 전부임Allness of Divinity에서 발산된 어떤 인식으로 대체되었지요. 그 드러남에 대해서는 다른 곳에서 설명한 적이 있는데 그것은 영구적 조건이 되었습니다.

그 다음에 세상에서의 삶은 어떻게 진행되었습니까?

그 상태는 계속되었지만, 노력을 통해, 세상과 환자들을 돕는 일로 조금씩 복귀하는 일이 아주 서서히 가능해졌지요. 세상에서 기능하는 것은 어려웠는데, 그것은 새 안경을 쓰는 일에 비견할 만했습니다. 이제 육체를 '운전'하는 것은 이전의 내적 방향 감각이 아닌 현존Presence이었지요. 육체의 행위와 말은 저절로 일어났으며, 사적인 자기의 중심 초점의 지휘를 받는 대신 자연 발생적이었고 저절로 가동되었습니다. 결정과 행위 사이의, 이전에 있던 짧은 시간 지체는 사라졌지요. 결정과 행위는 연쇄적이지 않고 이제는 동시에 일어났습니다. 말이나 행위가 곧 결정이었지요. 그러한 성질은 지속되고 있습니다.

고유 수용 감각*조차도 다른 성질을 띠게 되었습니다. 육체가 공간속 어디에 있는지와 육체가 지금 하고 있는 일이 예전처럼 정신적 초점이 맞춰진 채로 등록되지 않았습니다. 뭔가를 하고 있는 어떤 '나'의 육체와 관련된 감각은 더 이상 없었지요. 이로 인해 공간/움직임/행위에 재적응할 필요가 생겼습니다. 행위하는 내면의 상상된 '하는 자'는 더 이상 존재하지 않았지요. 자기감自己感은 이제 맥락과 내용을 둘 다 포함했는데, 전에 그것은 내용만을 포함했을 뿐이었습니다. 보통 사람들을 지배하는 관습적인 중심 초점은 사라졌지요. 행위나 말은, 이전의 모든 존재 전부를 포함하는 장 전체에서 기원합니다.

무엇이 행위를 일으키는 것 같습니까?

행위는 현존Presence의 결과로서 저절로 일어나며 출현이나 지각으로 표현됩니다. 그 속에서 특정한 사건이 일어날 수 있는 시간과 같은 그런 것은 없습니다. 주의注意의 초점이 변할 뿐이지요.

언어적 의사소통은 어떻습니까?

그것의 본성이 바뀌었습니다. 실상Reality에는 변하는 것이 없습

---

* 신체의 인접 기관들의 상대적 위치에 대한 내부 감각인데, 이는 시각, 청각 등 외부 세계를 지각하는 감각들과는 다르다.

니다. 사건은 일어나지 않습니다. 그 어떤 것에도 진짜 이름은 없고, 이른바 발생이라고 하는 표면적 연쇄나 분리가 없습니다. 성령 Holy Spirit의 은총인 내면의 멎어 있음은 다른 사람이 한 말을 세속적 의미를 갖도록 변형시키고, 이해할 수 있는 형태로 의미를 번역해 줍니다.

그러한 변화는 순수하게 주관적인 것입니까, 아니면 실제로 입증 가능한 생리적 변화가 있는 것입니까?

현인의 뇌파는 주로 1초당 약 4-7사이클(4-7cps)의 느린 세타파나 그보다 더 느린 주파수를 나타냅니다. 보통 명상 상태의 알파파는 8-13cps의 주파수 영역에 있고, 보통 사람의 뇌파는 주로 13cps 이상의 빠른 베타파이지요.

주관적으로 현인은 내면의 침묵 속에서 살아갑니다. 타인이 한 말의 에너지는 그 침묵의 어떤 성질을 활성화시키는데, 이는 처음에는 형상이 없지만 타인이 말하고 있는 것에 대한 비언어적 인식으로서의 형상을 취하기 시작합니다. 이것은 적당한 언어적 반응을 촉진하지요. 그것은 마치 의미가 비선형에서 선형으로 번역되어 전달되는 것과 같습니다. 이런 일은 의식 자체에 내재된 비개인적 능력을 통해 저절로 일어납니다. 그 과정은 어떤 종류의 '개인적' 통제도 받지 않습니다. 그것은 음악이 디지털 부호로 바뀌었다가 그 다음에 음악으로 재번역되는 일과 비슷하다고 할 수 있지요.

번역 과정으로 인해 정신적 이해에 지체가 생겨납니다. 세상의 눈에는 신비가가 청력에 문제가 있거나 방심 상태에 있는 것으로 보이지요. 듣는 것은 의지적 노력과 에너지가 드는 일이며, 세상에 주의를 기울이는 것은 피곤합니다. 선호되는 의사소통은 비언어적 방식입니다. 따라서 신체 언어가 의미심장해지고, 긴 대화는 어려우며 회피되는 일이 많습니다. 흔히 유머는 맥락의 전환을 전달하는 지름길인데, 맥락의 전환은 긴 설명 없이 의미를 밝혀 줍니다. 세상의 관습적 의사소통은 대단히 힘들어 보이고, 또한 단순하고 중추적인 진실을 피하기 위한 우회로로 나타나는 일이 많습니다. 선호되는 의사소통 방식은 세부가 아닌 본질을 다룹니다.

그러면 의사소통은 점점 비언어적으로 되어 갑니까?

그렇습니다. 일반적 언어에서, 우리는 그런 현상을 설명하기 위해 직관에 대해 말합니다. 그것을 가리켜 텔레파시라고도 하지만 그것은 정확하지 않습니다. '텔레$_{tele}$'란 공간이나 거리를 사이에 둔 의사소통을 의미하지요. 선형적 영역에서는 두 사람이 멀리 떨어져 있는 것처럼 보이더라도 실상$_{Reality}$에는 오직 하나의 의식이 있으므로, 그들은 상대가 말하기도 전에 그 의도를 포착할 수 있습니다. 그래서 말은 상대가 이미 감지한 것을 확인해주는데 그치고 마는데, 왜냐하면 의식에는 통과해야 할 거리나 공간이 없기 때문입니다.

예를 들어 보겠습니다. 미국 동부 어느 도시의 큰 저택에서 열두 명의 구도자(이들은 '기적 수업$_{Course\ in\ Miracles}$' 모임의 회원들이었습니다.)들이 4일간 실험한 적이 있습니다. 이들은 서로 안면은 있었지만 별로 친한 사이는 아니었는데, 피정에 들어가기 전에 '무슨 일이 있어도' 침묵을 지키겠다는 서약을 했습니다. 24시간 내에 집단 전체는 '텔레파시'가 통하는 상태가 되었지요. 모든 사람의 욕구가 충족되었고, 식사는 사전 계획이 전혀 없는 상태에서 제때 준비되었으며, 모두가 서로의 생각을 알았습니다. 예를 들면 누군가 식탁에서 '소금'이라는 단어를 생각만 해도, 다른 누군가가 그냥 소금을 건네주곤 했지요. 4일간 모든 것이 완벽히 조화롭게 흘러갔습니다.

나중에 모두들 그 4일간의 경험에 대해 불가사의하다, 마술적이다, 황홀하다, 아름답다고 표현했습니다. 주말에 다시 말을 시작하게 되었을 때 사람들은 정말 내키지 않아 했지요. 침묵은 단일성을 뜻했지만 말은 다양성을 뜻했습니다. 말의 사적인 에고/나를 버리면 참나 감각이 쉽게 포개져서 의식의 공통성이 생겨나게 됩니다. 며칠 내로, 침묵이 말보다 훨씬 자연스러워 보였습니다.

그래서 언어적 의사소통에는 에너지가 드는군요.

그렇습니다. 언어적 교류는 무척 피곤합니다. 자연 속에 홀로 있거나 타인들과 더불어 침묵하는 편이 더 낫습니다. 전부가 있는 그대로이고, 설명할 필요는 없지요. 에고의 지각적 거리 벌리기는 없습니다. 에고/자기에게 에너지를 불어넣으면 참나 감각은 줄어듭니다. 비교하자면, 참나는 침묵하고 평화롭지만, 자기는 시끄럽습니다. 장황한 말이 의의나 의미를 전달하는 데 필수적인 것은 아니지요. 고양이를 보세요. 고양이는 밥그릇 앞에 말 없이 서 있는 것만으로 주인이 밥그릇을 채우게 만듭니다. 모든 동작 하나하나가 조건이나 감정 상태에 대한 인식을 전달하지요. 고양이는 메시지가 전해지고 있다고 추측합니다. 하지만 주인이 메시지를 받지 못했다는 사실을 알아차리면, 그 다음 수단으로 '야옹야옹'하고 소리내거나 먹이 상자를 앞발로 두드립니다.

그러면 신비가는 세상에서 어떻게 삽니까?

신비가는 세상에 참여할 뿐 휩쓸리거나 집착하지 않습니다. 신비가는 분별하지 않고 관찰할 수 있습니다. 분리되어 있으려면 세상에서 물러나야겠지만, 반면에 무집착은 결과에 아무런 이해관계가 없기 때문에 참여를 가능하게 해 주지요. 게임은 재미있지만 어느 쪽이 이기는지는 전혀 중요하지 않습니다.

다른 수준들의 주관적 경험과 상태는 어떻습니까?

540으로 측정되는 무조건적 사랑Unconditional Love의 수준은 괄목할 만합니다. 그 수준에는 기쁨의 감각이 동반되며, 사람은 모든 것, 모든 사람, 모든 생명과 사랑에 빠집니다. 500대 후반에선 존재하는 전부의 믿기 힘든 아름다움과 완벽함이 압도적이며, 또한 자연 발생적 황홀경으로서 그러한 것이 지배적이지요. 지각이 사라지면서 세상에서 못났다거나 심지어 추하다고 여기는 것조차 존재의 아름다움을 내뿜습니다. 골목의 쓰레기조차 이제는 정물화처럼 보입니다. 상자에서 반쯤 빠져나온 크리넥스 티슈의 흐르는 선이, 이제는 입체적 조각이나 조지아 오키프의 그림처럼 형상의 아름다움을 드러냅니다. 존재하는 전부의 아름다움과 완벽함이라는 단계가 빛을 발하면, 전 존재의 본질로서의 신성Divinity에 대한 앎이 출현하기 시작합니다. 의식 수준 600에서, 그것은 압도적이지요.

영적 진실은 하나의 인지認知이며 저절로 밝아지고 자명합니다. 일체가 그 자체에 내재된 운명을 실현합니다. 다른 어떤 것에 대해 외적인 것은 없으며, 다른 어떤 것에 의해 유발되는 것도 없지요. 세상에서 '원인'으로 추정하는 것들은 그저 수단이나 조건으로 보입니다.

그 다음에는 무엇이 행위의 동기가 됩니까?

'동기 부여'라는 말은 더 이상 적용되지 않습니다. 행위는 저절로 일어나는데 아마도 그것은 비개인적인 영적 영감을 통해 에너지를 얻을 것입니다. 필요는 사라지고, 취해야 할 이득은 없습니다. 전부가 완전하지요. 나타남은 조화로운 공시성˚으로 출현하고, 향유享有가 예상을 대신합니다. 변경할 수 없는 완전함의 감각이 모든 행위에 스며들지요. 그 무엇도 본성상 뭔가를 할 필요가 없습니다. 전부가 '그것인 것'이 되고 있는 것으로 나타날 뿐입니다. 행위하는 '하는 자'는 없습니다. 행위가 '하는 자'입니다. 사람은

˚ 스위스의 정신 분석의 카를 융이 주창한 개념이며, 직접적 인과 관계가 없는 우연한 사건들의 동시적 발생을 가리킨다. 공시성이 우연의 일치와 다른 점은 그것이 단순히 우발적 사건이 아니라, 의미 있는 관계 혹은 사건들을 통해 표현되는 저변의 패턴 혹은 동력이라는 데 있다. 융은 공시성의 원리가 자신의 '원형'이나 '집단 무의식' 개념을 포함한다고 보았다.

잠재성이 실현되는 것을 봅니다.

이원성에서는 '저것'(행위)의 '원인'으로 상상되는 '이것'(나)이 있습니다. 실상$_{Reality}$에서 행위와 자기는 하나이며 동일합니다. 생각에서 동떨어진 생각하는 자는 없지요. 순간의 유일한 생각하는 자는 생각 자체입니다. 그 둘은 서로 다르거나 분리되어 있지 않습니다.

어떻게 그런 평화가 가능합니까?

그것은 시간, 예상, 필요, 원함, 혹은 결핍이 사라졌기 때문입니다. 이원성에는 고전적인 '실존적 불안'이라는 끊임없는 불안이 있는데, 이것은 시간과 장소의 연쇄를 주관적으로 경험하는 데서 오는 계속적 긴장을 창출해 냅니다. 그래서 에고는 어느 때건 항상 불완전하고, 불안정하고, 상처받기 쉽다고 느끼지요. 에고는 또한 행복은 언제나 사라질 수 있고, 자산은 날아갈 수 있고, 육체는 병들거나 죽을 수 있다는 두려움에 사로잡혀 있습니다.

선생님께서 주목하신 신체적 변화는 어떤 것들입니까?

뇌가 느려진 것 같고 뇌가 의식을 받아들이는 용기$_{容器}$처럼 느껴지는데, 의식은 뇌에서 비롯되는 것이 아니라 뇌를 활성화시키는 것입니다. 500대 후반의 쾌락에는 아마도 엔돌핀 분비가 수반될 것입니다. 그것은 절묘하지요. 과학자들은 엉뚱하게 신 의식이나 임사 체험을 '유발'하는 두뇌 영역을 찾으려고 합니다. 하지만 뇌는 이미 있는 것을 기록할 수 있을 뿐이지요. 뇌는 어떤 것도 유발할 수 있는 힘이 없습니다. 심원한 변형을 일으키는 비상한 임사체험은 심장 박동이 멎은 뇌사 상태의 사람들에게 일어나는데, 이들은 기적적으로 소생합니다.

유추해 보면 두려움은 지각에서 일어나며 그와 동시에 아드레날린이 분비됩니다. 아드레날린이 몸 속 어디에서 솟아나는지를 알아 내는 것이 두려움을 설명해 주지는 못합니다. 왜냐하면 아드레날린은 결과이자 수반되는 것이지 그 원인은 아니기 때문입니다. 두려움을 일으킨 원인은 지각의 의식 장에서 이미 일어났습니다. 뇌에서 기쁨이 경험되는 부위를 그 기쁨의 원인으로 보는 것은 순진한 일일 것입니다. 뇌와 뇌 생리는 형상의 세계 내에 존재하고, 영적 상태는 비형상의 비이원적 실상 안에서 비롯됩니다. 이와 비슷하게, 사람은 육체가 숨을 쉬게 해 주는 '내부의 숨쉬는 자'가 있다고 추측할 수도 있습니다. 사실은 잠깐만 관찰해 보아도, 육체가 '스스로 호흡한다'는 것과 사람은 호흡을 일으키는 자가 아니라 호흡을 받아들이는 자임을 알 수 있지요.

신경계는 어떻습니까?

보는 것이 달라지는데, 왜냐하면 높은 상태에서는 중심 시야가 아닌 주변 시야에 의존하기 때문입니다. 놀람 반사가 소실되고, 근육 테스트에서 육체를 약하게 만드는 것은 아무것도 없습니다. 의식이 급속히 진화하면서 신경계는 고통을 겪습니다. 마치 고압 전류가 신경망을 통해 지나가는 것처럼 몸 전체에서 이상한 아픔과 통증, 또는 타는 듯한 느낌이 있을 수 있지요. 800대나 900대까지 현저하게 신체적 불편감이 증가합니다. 붓다가 2,500년 전에 이러한 현상에 관해 묘사한 것에 대해 감사합니다. 붓다는 자신의 의식이 깨달음에 이르렀을 때, 뼈마디가 부서진 것처럼 육체가 고통을 겪었다고 말했습니다. 마치 무수한 악마들이 덤벼드는 것 같았다고 했지요. 그 사실을 알고 있는 것이 무척 도움이 되었습니다.

그러한 감각 상태는 지속됩니까?

의식 수준이 상승할 때마다, 그 강도가 증가했습니다. 때로는 격렬하고 고통스러운 감각이 물러갈 때까지 모든 기능이 정지했지요. 연구 조사를 통해, 신경이 높은 에너지에 적응하는데 여러 해가 걸린다는 사실이 밝혀졌습니다. 인간 신경계의 이전 최대 용량은 측정 수준 1,000에 달했습니다. 역사적으로, 아주 특별한 도움 없이는 그 너머 수준들이 가하는 스트레스를 견딜 수 없었던 것으로 보입니다.

신체 변화는 세상에서 기능하는 것을 어렵게 만듭니까?

그렇습니다. 이따금씩 세상에서 기능하는 것은 무척 어렵고, 사실 어떤 때는 그게 전혀 가능하지 않기도 합니다. 의식이 크게 도약할 때는 신체적 균형이 깨지기조차 하지요. 빛에 지나치게 민감해지고, 밝은 빛이나 소리와 같은 감각 자극을 꺼리게 됩니다. 육체는 이따금씩 비틀거리고, 불안정하고, 상대적으로 약해집니다. 식욕은 거의 없어지고 유동식에 의존하게 되지요. 육체가 지속된다면 그것은 높은 목적을 위해 육체를 지속시키려는 강력한 영적 몰두로 인한 것인데, 왜냐하면 형상의 세계는 그만한 중요성을 상실했기 때문입니다.

뇌파, 신경계의 기능, 우세한 의식 수준간에 상호 관련이 있습니까?

베타파(14cps)는 내용의 형태 변화에 신속히 반응하려는 에고의 요구에 적응할 수 있습니다. 행위와 의사 결정이 요구되지 않는 명상 상태에서 뇌파는 8-13cps의 알파파로 느려집니다. 대략 700 수준으로 측정되는 깨달은 상태에서 의식은 형상에 초점을 맞추기보다는 불변의 맥락과 정렬되는데, 이때 뇌전도EEG 주파수는 4-7cps의 세타파로 느려집니다. 현존Presence의 무념의 침묵에 든 한층 더 높은 의식 수준에서, 세타파는 2-3cps까지 느려질 수 있고, 뇌전도의 파형은 특징적으로 낮은 진폭과 전압을 나타냅니다.

I: REALITY AND SUBJECTIVITY 09

깨달음의 수준들

| 토론 |

600에서 1,000까지의 의식 수준은 깨달음에는 사실상 여러 수준이 있다는 것을 가리킵니다.

역사적으로 가능한 의식 상태는 오직 둘 뿐으로 추정되었는데, 그것은 깨닫지 못한 상태(에고/마음)와 깨달은 상태(에고의 초월)였습니다. 깨달은 상태는 다른 말로 '무심', 마음Mind(즉, 신의 마음), 불성Buddha nature, 진실Truth, 실상Reality, 참나Self, 현존Presence, 신, 궁극Ultimate 혹은 지고Supreme로 불렸지요. 그런데 내적 경험은 물론 의식 연구를 통해, 이것은 사실과 다르다고 분명히 말할 수 있습니다. 깨달음에는 정말 600에서 1,000까지의 수준이 있습니다.

진실의 높은 수준들은 다른 어떤 수준과도 마찬가지로 쉽고 정확하게 측정할 수 있습니다. 각 수준은 의식의 한 층위를 나타내고, 이 의식의 층위는 또한 역사적인 영적 스승들과 영적 전통으로 대표됩니다.

측정된 의식 척도: 깨달은 신성한 상태들

지고의 신격 — 나타나지 않은 신	무한
신성/창조주로서의 나타난 신	무한
대천사	50,000+
창조의 본질로서의 '나'	1,250
궁극적 실상인 '나'	1,000+
그리스도, 붓다, 크리슈나, 브라흐만	1,000+
화신 Avatar	985
로고스로서의 신(참나)	850
존재나 비존재를 넘어선 것으로서의 참나	840
깨달음의 스승	800
'나'/전부임으로서의 참나 — 신성(지복, 영시)	750
현인 — 나타난 신으로서의 참나	700
존재로서의 참나	680
'나는 있다 I Am'	650
깨달음	600
성인	575

이 책은 물론 이전의 책들에서도 의식 수준 600의 출현에 대해 자세히 설명했는데 왜냐하면 600 수준은 구도자들이 가장 자주 접하는 깨달음의 고전적 지표이기 때문입니다. 그것은 이해할 만한데, 500대 말에서 600대로의 이행이 시작될 때 그것은 눈부시고 극적이며, 그 다음에는 점점 안정되고 무르익으면서 깊이 평화로워집니다.

의식 연구에 따르면, 이 상태에는 보통의 세계에 남아 있기를 꺼리는 성향이 동반됩니다. 그런 존재들 가운데 50퍼센트만이 물질적 조건 속에서 계속 살아가지요. 삶을 지속하는 이들 중에서는 불과 몇 사람만이 말하고, 가르치고, 혹은 글을 씁니다. 대개는 은둔이나 영적 피정(안거)을 구합니다. 카르마적 추진력으로서의 운명이 그 결말과 세상에서 다시 기능하겠다는 결정에 대해 일정한 역할을 하는데, 세상에서 다시 기능하는 것이 다소 어려운 것은 사실입니다.

높은 수준들은 어떻게 구별할 수 있습니까?

의식의 각 수준은 측정된 힘의 수준일 뿐 아니라 특징적 성질을 갖습니다. 로그로 표시된 의식 수준의 수치는 사실 속기速記이고, 개론이며, 하나의 지시 방법이지요. 사실 의식 수준의 수치를 수학적으로 연구할 수는 없는데, 왜냐하면 수치가 높아질 때 그것은 성질 변화를 일으키기 때문입니다. 따라서 숫자를 수학적으로 비교하려는 시도는 백금과 납을 원자량으로 비교하는 것과 같을 것입니다. 납은 비교적 불활성이고 잘 반응하지 않지만, 백금은 강력한 촉매이지요. 1그램의 백금이 몇 톤의 광석에 대해 촉매 역할을 할 수 있습니다. 이와 비슷하게 H_2O는 저온에서는 고체이고 중간 온도에서는 물처럼 액체입니다. 고온에서는 수증기이지요. H_2O에는 사실 세 가지 상태가 있는데, 진공에서는 그 세 가지 상태가 동시에 발생할 수 있습니다.

그러므로 유의미한 묘사는 맥락을 포함해야 합니다. 힘은 맥락의 한 나타남입니다. 힘이 커질 때, 낮은 수준에서 타당했던 묘사는 더 이상 적절하지 않습니다.

의식 장에 대한 유용한 비유는 측정된 척도를 전자기 스펙트럼과 비교하는 것입니다. 저주파의 맨 아래에는 코끼리만 들을 수 있는 초저주파 음파가 있고, 반대쪽 끝에는 초음파가 있습니다. 빛은 보이지 않는 적외선에서 시작하여 눈에 보이는 색채 스펙트럼을 통해 자외선에 이르지요. 그 너머에는 X선, 라디오파, 감마선, 베타선, 우주선, 광자, 그리고 그 이상의 것들이 있습니다. 숫자는 주파수를 표시할 수 있지만, 그 숫자는 충분한 묘사의 작은 단면에 불과하지요. 비선형적 영역에 있는 힘은 비선형적인 측정된 정의定義에 의거하여 가늠하는 것이지 선형적 기준을 가지고 말 그대로 계량할 수 있는 건 아닙니다.

또 다른 예는 측정 도구로 생물학적 현상을 이용하는 것일 것입니다. 예를 들면 온도계 대신 박테리아의 성장율을 보고 온도를 알 수 있고, 시간 경과를 보고 증식율을 알 수 있지요. 법의학 실험실에서는 비슷한 종류의 시험들이 실제로 매일같이 이루어집니다.

측정된 의식 수준은 인간 발달의 주요 층위를 표시하는 속기법입니다. 그리고 인간 발달의 주요 층위는 하나의 관점에서 비롯되는데 이 관점이 지각을 결정하고, 또한 그 수준에서 무엇이 중요하고 유의미하고 혹은 실재하는지를 결정합니다. 일반적으로 측정된 의식 수준은 영적 진실을 이해할 수 있는 능력을 암시하고, 사회적, 감정적, 지적 태도, 직업적 능력, 목표, 흥미를 암시합니다. 의식 수준은 윤리, 도덕, 사회적 · 개인적 행동, 범죄 가능성, 이해 능력은 물론이고 정신적 · 육체적 건강, 수명과도 관련을 갖습니다.

의식 수준은 또한 수입, 기술, 자산, 성격, 태도, 책임감, 목표의 유형, 가족 지향성, 사회 경제적 지위, 심지어는 광고나 선전에 대한 반응 같은 것이나 구매 습관과 같은 세속적 사안과도 관련됩니다. 의식 수준은 또한 행복하고 만족하고 사랑할 수 있는 능력을 암시하지요. 심지어는 사회화의 유형, 오락 및 읽을거리의 선정, 텔레비전 채널과 프로그램에 대한 기호, 습관, 취미와도 관련됩니다.

의식 수준의 중요성을 알게 될 때, 인생의 어떤 측면이라도 다른 여러 수준에서 검토해 볼 수 있습니다. 위의 모든 것은 지상의 삶에 의미 있는 반면, 의식 수준은 육체의 생명이 끝났을 때 영의 운명에 대해 한층 더 중요합니다. 의식은 이 육체적 생명보다 앞서는 것이고 이 육체적 생명 뒤에도 오래 계속됩니다.

일정한 맥락에서는 이 지상의 삶의 유일한 현실적 의의는 사람의 영적 실상에 뒤따르는 귀결들이라고 할 수 있는데, 사람의 영적 실상은 무시간적 궤도를 갖습니다. 영의 운명은 사람이 하는 선택과 결정에 따라 더 좋아지거나 나빠질 것입니다. 이 진술은 인간 역사의 모든 대종교 및 진정한 영적 스승의 가르침과 일치합니다.

역사상의 위대한 문명들은 일차적으로 영혼의 운명과 다른 영역으로의 영혼의 이행을 위한 준비에 초점을 맞추었습니다. 이집트는 누구나 아는 인상적인 사례로 두드러지지요. 거대한 피라미드들은 이 궁극적 운명에 대한 인간 이해理解를 상징합니다.

의식 수준이 600을 넘어서면, 의식은 보통 그 자리에 그냥 머뭅니까, 아니면 저절로 진화를 계속합니까?

600 이상의 조건은 자립적이며 대개 정체되어 있습니다. 에너지는 필요하지 않지요. 그 수준에서 어떤 존재들은 방문자를 맞는 일 외에는 기능을 멈추고, 또 일부는 계속 침묵을 지키며 구도자들에게 축복을 전할 뿐입니다. 그 상태는 완전하게 느껴지고 또 완전합니다.

그렇다면 영적 노력을 계속하는 이유는 무엇입니까?

그것은 사실 '개인적' 선택이 아닙니다. 현존Presence의 힘은 자기장처럼 작용하지요. 깨달은 존재의 의식에는 계속 나아갈 수 있는 능력이 있는데, 왜냐하면 깨달은 존재의 의식에는 뒤따르는 스트레스를 해결하는 데 필요한 타고난 성질들이 있기 때문입니다. 영적 몰두와 봉헌은 굳은 결심과 더불어 절대적이어야 하는데, 이러한 결심을 지탱하는 것은 신의 사랑과 신성한Divine 영감입니다.

계속 나아가는 길에서 다른 장애를 만나게 됩니까?

의식 수준이 상승할 때마다 '대립쌍과의 대결'이 촉발됩니다. 대립쌍은 아무런 경고 없이, 예기치 않게 갑자기 나타나는 일이 많지요. 또한 의식 장의 '어두운 쪽'을 지배하는 세력의 도전이 있습니다. 그리스도와 붓다 모두 그 같은 사건들에 대해 상세하고 적절하게 묘사해 주었습니다.

낮은 수준에서, 낮은 힘은 '사탄'으로 적절히 묘사되는데, 붓다는 그것을 인격화하여 '마라'(악한 자)라고 했습니다. 사탄 에너지는 유혈, 범죄, 전쟁, 살해, 온갖 형태의 스릴은 물론 유혹, 매혹, 중독, 짜릿함, 흥분이라는 고전적 시험을 둘러싸고 있는 것들입니다. 맨 밑바닥에서 사탄 에너지는 시기, 증오, 질투, 복수의 '비장'을 통해 표현되는데, 이것은 세계의 모든 부문에 있는 에너지들을 압도하고 지배합니다. 그래서 이러한 에너지는 지구상의 평화나 평화의 강력한 근원을 위협으로 간주하지요. 오랜 세월 동안 이 에너지가 주민 전체와 국가들, 문명들을 지배한 것을 보면(예) 야만족, 나치 독일, 이슬람 광신자) 그것은 이해할 만합니다.

사탄 에너지는 또한 그 세력이 연쇄 살인자 같은 한 개인의 의식에 들러붙을 때 악마라고도 불립니다. 이런 일이 생길 때, '사탄에 들린' 사람은 사탄 에너지가 흉포한 행동을 낳는 동안 기억 상실에 빠질 수도 있지요. 때로 사탄에 들린 사람은 자신을 사로잡는 에너지가 있음을 인식하고 그것에 이름을 붙여 주기도 합니다. 그런 일이 있을 때, 범행 뒤에 그 사람은 자신이 한 일이 아니라고 할 텐데 그것은 거짓말이 아닐 것입니다. 많은 사람이 자신은 '신의 목소리'를 따랐다고(명령 환각) 주장합니다.

한번은 외국에서 온 집요한 방문객의 의식을 측정할 필요가 생겼는데, 그는 부적절하게 끈질겼고 기묘한 요구를 하여 의심을 불러일으켰습니다. 측정 결과는 약간 이상했지요. 때로 그는 300대 후반으로 측정되었지만, 어떤 때는 극단적으로 낮게(70으로) 나왔습니다. 의식 수준은 그런 식으로 요동하는 법이 없으므로, 결국은 두 개의 다른 의식이 그의 몸에 깃들어 있다는 결론을 내리게 되었지요. 하나는 사탄 의식이 분명했지만, 반면에 다른 하나는 300대 후반의 정상인이었습니다. 300대의 성격이 지배할 때 그는 이성적이고 상당히 긍정적인 사람이었습니다. 다른 성격이 그 자리를 차지하면 그는 끔찍한 짓을 하도록 부추기는 '신의 목소리'를 듣곤 했고, 그때는 그야말로 위험천만한 사람이 되었지요.

사탄 에너지는 또한 폭력, 유혹, 살인과 관련된 수많은 비디오 게임과 영상물이 포함된, 짜릿함과 쾌락을 선사하는 수많은 활동을 지배합니다. 이러한 유혹은 수행자라면 본능적으로 우회할 명백한 덫이지요. 사탄 에너지는 또한 '죄'라는 단어가 흔히 뜻하는 영역들을 지배합니다. 명백한 경고에도 불구하고, 한때의 '구루*'들이 유혹의 덫에 빠져 추종자들과 관계를 갖는 일이 드물지 않습니다. 사탄 에너지는 하위 차크라에 영향을 미칩니다.

그보다 덜 명백한 도전과 덫은 보다 세련되고 포착하기 어려운 에너지에서 비롯되는데, 그러한 에너지를 가장 잘 묘사해 주는 말

---

* 예전에는 구루였으나 현재는 그렇지 않다는 뜻이다.

은 '루시퍼'입니다. 루시퍼 에너지는 타인에 대한 사랑, 연민, 혹은 배려를 거부할 것을 요구하는 냉정한 계산과 관련되는 것은 물론 힘, 통제, 명성, 부, 중요성, 위신과 관련되지요. 이 에너지는 학계, 관료, 기업의 세계와 같은 곳에 만연하는데, 이런 곳에서 인간의 가치와 삶의 질은 정치적·경제적 이득을 위해 희생됩니다. 이러한 종류의 생각을 예시하는 것으로는, 제품의 질을 높이기보다는 상처난 것이나 죽은 것을 사들이는 게 더 싸게 먹힌다는 어느 기업의 판단입니다.

사탄 에너지는 하위 차크라(기저, 성, 비장)를 향하는 반면, 루시퍼 에너지는 상위 차크라, 말하자면 태양 신경총(탐욕, 이득, 자부심), 가슴(힘이나 이익을 위해 사랑을 팔아넘기는), 목(왜곡된 말), '제3의 눈'(지각 및 진실의 식별 능력 왜곡)을 향합니다. 자부심이라는 루시퍼 에너지는 또한 정수리 차크라를 향하는데, 여기서 신에의 내맡김 대신 에고의 자부심과 이기적 자기중심성이 들어섭니다.

루시퍼 에너지의 주요 도구는 진실의 왜곡입니다. 그리하여 그것은 마음을 가리키고, 거짓 약속과 절반의 진실에 의존합니다.

마음은 단순한 도덕율에 대한 의존을 통해 사탄 에너지에서 자신을 방어할 수 있지만, 반면에 그럴 듯하게 제시되는 진실의 왜곡에서 자신을 방어할 수 있는 능력이 거의 없습니다. 왜냐하면 마음 기층의 타고난 무구함에는 진실과 거짓을 식별할 수 있는 선천적 능력이 결여되어 있기 때문이지요. 사람의 운명이 더 좋아질 것인지 나빠질 것인지 여부가 단 한 단어나 한 구절에 대한 해석에 달려 있을 수도 있습니다.

현재 사회에서, 다양한 정치적/사회적 위치성들은 자부심의 반영입니다. (그러한 위치성들은 190으로 측정됩니다.) 진실의 이런 왜곡은 맥락에 대한 부정과 내용의 편파성에 의존하지요.

준비되지 않은 영적 지도자가 타인에게 영적 힘의 통제력을 행사하려는 유혹에 빠지는 수준에 도달할 때, 이들에게 덫이 되는 것은 힘과 위신의 루시퍼 에너지입니다. 수 세기에 걸쳐 세계의 종교들 간에 벌어진 끝없는 권력 투쟁이 그것을 입증하고 있습니다.

헌신적인 구도자의 영적 수준이 크게 발전할 때, 그것은 발전을 위협으로 지각하는 에너지들에게 어떤 반응을 유발하는 듯합니다. 위협을 느낀 낮은 힘은 말 그대로 표면화하여 현존의 형태로 직접 대결의 형태를 취할 수조차 있습니다. 마치 대화하고 있는 상대방의 의식을 덮친 것처럼 말이지요.

선생님께서는 그런 상황을 경험하신 적이 있습니까?

붓다가 말한 바에 따르면, 사람이 진보할 때는 심령적 공격은 물론 온갖 종류의 악마들에게 둘러싸인다고 합니다. 그리고 그러한 것은 정말로 출현하는데, 때로는 세상적 형태로 세상의 환경에서 직접 나타나기도 하지요.

루시퍼나 사탄 에너지와의 그러한 대면에서 한 가지 특이한 점은 '명백한 어리석음'이라고 밖에 할 수 없는 것이 놀라운 정도라는 것입니다. 이 같은 특징은 루시퍼나 사탄 에너지의 현존을 누설하는 명백한 표시이므로 그냥 넘겨서는 절대로 안 됩니다. 예를 들면, 겉보기에는 지적이고 논리정연한 사람이 갑자기 조리가 안 서고 터무니없기조차 한 말과 행동을 합니다. 예를 들면 자신이 '예수보다 더 높다'는 식의 선언을 하는 것이지요. 수천 명의 추종자를 거느리고 세계적인 명성을 누리고 있는 유명한 '구루들'조차 뻔뻔스럽게 이런 우스꽝스러운 주장을 폈습니다.

한번은 꽤 유명한 어느 영적 지도자와 대화하던 도중에 이런 일을 실제로 경험했는데, 그는 갑자기 달라진 목소리로 자신은 '예수보다 더 높'을 뿐 아니라 '예수와 붓다는 아스트럴체에 불과했다'고 말했습니다. 이런 진술을 동반한, 그 뒤덮고 있는 에너지는 정말로 소름끼쳤습니다. 그 아스트럴 실체는 그 다음에 영적 가르침에 대해 상당한 액수의 돈을 청구해야 하고, 진리는 오직 대가를 받고 팔아야 한다고 주장했습니다. 그는 또한 기업가들이 예수나 붓다보다 더 높다고 했지요.

사람은 또한 비물질적 수준에서 갑자기 유혹에 직면할 수 있는데, 그것은 반드시 어떤 외적인 이득을 위해서가 아니라 힘 그 자체를 위해 타인에게 힘을 행사하라고 설득하려 듭니다. 그것은 때로 그럴 듯하게 무구한 형태로 위장하고 있을 수도 있습니다. 힘 그 자체를 위한 힘은, 전 인류를 위해 그것을 신에게 내맡길 수도 있었던 수많은 이에게 덫이 되었습니다.

이른바 '어둠의 세력'은 신을 거부하거나 부정하는 실체들로 구성되며 따라서 이들은 사랑Love과 진실Truth을 부정합니다. 이들은 정신과 의사 스콧 펙M. Scott Peck이 1980년대에 펴낸 책 '거짓의 사람들'에서 묘사한 그대로, '거짓의 사람들'입니다.

루시퍼 에너지는 진실의 힘을 파괴하는 데 대단히 능숙합니다. 그 수단은 곡해, 오해, 내용을 비틀거나 내용을 다른 맥락 속에 옮겨 놓는 복잡 미묘한 왜곡을 전파하는 것이지요. 이는 흔히 '월요일 아침에 쿼터백 노릇하기'*의 오류에서 드러나는데, 다시 말하면 이것은 내용을 다른 시간 틀 속에 옮겨 놓는 일입니다. 이는 사회 정치적 주지화에서 흔한 일인데, 현재의 사회적 관행에 비추어 지나간 과거를 바라보면 과거사는 그에 따라 '잘못'이 됩니다. 정치적 동기가 있는 집단이 뻔뻔스럽게 이러한 일을 저지르는데, 그들은 지금 세대에게 먼 과거의 사회가 기능했던 방식에 대한 죄책감을 심어 주려는 속셈을 가지고 있습니다. 그런 식의 왜곡은 고의적이고, 온전치 못하며(200 이하로 측정되는), 피해자/가해자 모델에 의지합니다. 그런 왜곡이 퍼지는 것은 그것이 정치적·재정적으로 수지가 맞거나 혹은 도덕적으로 '우월'한 위치를 암시하기 때문이지요. 그러한 시간 이동은 과거 사회가 모든 면에 있어서 보다 미숙했고 저개발 상태에 있었다는 점을 무시합니다.

아직도 더 높은 수준을 거쳐 진화해 나가려는 동기가 있으십니까?

아닙니다. 그것은 동기로서가 아니라 참나의 전부임Allness으로부터 나오고, 그 다음에 전 인류를 감쌉니다. 연민은 전체로서의 인간 의식에 대한 것이지요. 신의 은총을 모두와 함께 나눌 수 있

----

* 일요일 미식축구 시합을 관전한 사람들이 월요일 아침에 모여 전날 시합에서 쿼터백의 결정과 행동에 대해 이러쿵저러쿵하는 것을 말한다.

도록 그것을 비추는 완벽한 거울로 존재하고자 하는 영감이 있습니다. 진정한 영적 권위는 진실Truth에 뿌리내리고 있으며, 그래서 권위주의자가 될 필요성이나 그러고 싶은 욕망이 없습니다. 거기에는 어떠한 논쟁도 없고 받아들여지고 싶은 욕망도, 또 그럴 필요성도 없지요. 사람들의 마음을 통제하기 위해 영적 힘을 사용하려고 하는 것은 그것을 오용하는 일일 터입니다. 권위주의는 본질적으로 불안정하므로 자신의 신념 체계에 동의할 것을 고집해야만 하지요. 권위주의는 자유의 안티테제입니다.

종교가 사람들에게 동의할 것을 강요하려 들 때 그것은 전체주의가 됩니다. 영적 진실은 자비로우며 만인에게 자유를 허락하지요. 영적 진실은 강압과는 무관합니다. 영적 스승이 부정적 동기와 행위가 나중에 유해한 영적 귀결을 낳는다고 말한다면, 그것은 그런 정보를 이용하여 타인을 통제하려는 것이 아니라 단순히 사실을 진술한 것일 뿐입니다. 진실한 스승은 힘에 대한 욕망이 없고 이득이나 손해를 넘어섰으며 따라서 타인들이 자신의 카르마적 운명을 실현할 권리를 존중합니다.

I: REALITY AND SUBJECTIVITY

10

신의 본성

 전 역사에 걸쳐, 인간은 '신의 의지', '신의 말씀', '신의 율법', '신의 계명'에 대한 얘기를 들어 왔고, 이러한 것은 사람들에게 희망보다는 충격을 주는 일이 많았다. 따라서 우리는 인간이 신이라는 실상에 대해 실제로 어떻게 알게 되었는지, 믿을 수 있고 검증 가능한 것이 무엇인지를 정확히 조사해야 한다.
 전통적으로 신에 대한 지식의 주된 통로는 지적 활동과 추론은 물론 드러남, 빛 비춤, 영감, 성찰이었다. 신학은 종교의 특정한 연구 영역이자 신에 대한 인간의 지적 지식의 발달이었다.
 신학은 일차적으로 지식을 탄생시킨 요소들에 대한 역사적 고찰이고, 인식론 및 형이상학 철학과 융합된다. 그래서 어떠한 형태의 인식에 대해서도 필요한 기본 요소들이 사색은 물론 분석의 초점이 되었다.

종교는 필멸의 보통 인간들은 신의 진실을 경험하는 것은 물론 그것을 이해하는 것이 불가능하다고 전제했다. 그래서 역사적으로, 종교는 사회에 관해 신성Divinity의 본성에 대한 주요 정보원情報源이었다.

모든 종교의 진실은 신비가들의 앎에서 기원한다. 이들은 화신이었으며 종교는 이들을 기반으로 창시되었다. 신비가들은 한결같이 인류를 위해 자신의 경험, 정보, 지식을 나눌 수 있었던 신을 실현한 영적 천재들이었다. 우리가 이미 묘사한 측정 기법으로 그들의 깨달음의 수준을 확인하면, 다음의 사례들에 이른다.

그리스도	1,000
붓다	1,000
크리슈나	1,000
기독교의 사도들	930
모세	910
조로아스터	860
무함마드(꾸란을 집필하던 당시)	740

우리는 또한 당시의 모든 신성한 경전과 가르침들이 갖는 신빙성의 측정 수준은 물론 깨달은 모든 위대한 스승, 마스터, 성인, 현인들의 진실을 확증할 수 있다. 그리하여 우리는 완전히 다른 문화들 간의 수 세기에 걸친 검증 가능한 일치점과의 동일시는 물

론, 모든 인종적, 민족적, 종교적 경계를 아우르는 교차 확증으로 믿을 만한 정보의 견고한 핵심에 도달한다.

신성Divinity의 본성에 대한 인간 지식의 검증 가능한, 진정한 근원들은 집단적으로 그 완전한 일치와 상호관련이 정말이지 대단히 인상적이다. 거기서 모든 지식의 최고봉인 환원 불가능한 진실의 하부 구조가 솟아나는데, 게다가 그것은 이제 최근에 발견된 측정 기법으로 검증할 수 있어서 그 가르침들은 이해될 수 있고, 언어화될 수 있으며, 보통의 지성이 납득할 수 있는 방식으로 현대인에게 제시될 수 있다. 현대 신학은 지금 이용 가능한데 그것은 논리적이며 긍정할 수 있다.*

진실Truth은 증명할 수 없고, 증거를 갖지 않으며, 또한 논리학의 주제처럼 측정 가능한 지식의 범주나 영역 속에 있지도 않다는 걸 아는 것이 중요하다. 진실은 오직 주관적이고 경험적인 실상을 각성함으로써만 검증할 수 있다. '증명 가능한 것'은 명제일 뿐이다. 반면에 진실은 공간처럼 그냥 '있을' 뿐이고 따라서 그것에 대해 논쟁할 수 없다. 묘사는 도전받을 수 있지만, 주관성의 실상은 그렇지 않다.

진정으로 검증 가능한 영적 지식의 근원 전체로부터 절대적이며 환원할 수 없는 정수, 모든 위치성을 초월하고 유리함이나 이득을 위한 편집을 초월하는 절대적 유효성의 핵심을 정제해 낼 수 있다. 전 역사에 걸친 인간의 영적 경험의 기원은 물론, 이러한 말

---

* 절대적 진실을 긍정할 수 있다는 뜻이다.

들이 흘러나오는 주관적 실상의 근원으로부터, 절대적 확실성을 가지고 다음과 같이 진술할 수 있다.

1. 신은 창조Creation 전체Totality이자 창조Creation의 전부임Allness으로서, 나타난 것임과 동시에 신격Godhead으로서 나타나지 않은 것인데, 신격Godhead은 무한한 잠재성Infinite Potentiality이자 형상 이전의 근원 혹은 '공성voidness'이다.
2. 신은 시간을 넘어서, 혹은 공간이나 지역에 대한 묘사를 넘어서 시작도 끝도 없이 무한하다.
3. 신은 편재하고, 전능하며, 전지하다.
4. 신은 의식, 앎, 인식, 감각성의 근원이자 기층이다.
5. 신은 생명 에너지의 유일한 근원이다.
6. 신은 진화와 창조Creation의 근원인데, 그 둘은 하나이며 동일하다.
7. 신은 평화, 사랑, 멎어 있음, 아름다움의 근원이자 현존이다.
8. 신은 모든 우주와 물질성 너머에 있지만, 있는 전부All That Is의 근원이다.
9. 신은 존재의 유일한 근원이며 있음beingness의 잠재성이다.
10. 신은 우주와 전 존재를 내용으로 하는 궁극적 맥락이다.
11. 신은 모든 형상 내에서 존재의 선험적인a priori 형상 없는 근원이다.
12. 신은 증명 가능한 것이나 지성의 영역에 있지 않다.

13. 신은 깨달음Enlightenment이라는 '나-임 I-ness'*의 주관적 상태의 근원이자 본질이다.
14. 신은 참나-각성의 철저한 주관성이다.
15. 신은 묘사하자면 내재적이며 초월적이다.
16. 신의 현존Presence에 대한 인간 경험은 모든 시대, 모든 문화, 모든 지역에 걸쳐 동일하다.
17. 신의 현존Presence에 대한 경험이 인간 의식에 미치는 효과는 주관적으로 변형을 일으키며 인간 역사 전체에 걸쳐 동일하다. 그 경험은 기록된 의식 수준의 측정으로 검증할 수 있는 영구적 표식을 남긴다.
18. 신의 본질에는 인간적 약점, 예컨대 편파성, 통제하려는 욕망, 편애, 이원성, 시비 분별, 격분, 의분, 분개, 제한, 독단, 허영심, 복수, 시기, 앙갚음, 취약성, 혹은 지역성이 들어 있지 않다.
19. 신성Divinity에 대한 묘사의 다양성은 인간 지각의 다양성을 반영하고, 또한 에고와 에고 위치성이라는 장애의 투사를 반영한다.
20. 신의 현존Presence의 순수성은 전통적으로 성스러움이라는 형언할 수 없는 성질의 본질이며, '신성하다'는 형용사의 기초이다. 내용을 결하고 있는 그것은 무구함Innocence과 동등

---

* 여기서 나-임으로 번역한 'I-ness'는 저자의 조어이다. 저자에 따르면 I-ness 역시 I와 다르지 않으며 독자들의 이해를 높이려는 의도에 따른 다양한 표현 중의 하나라고 한다.

하다.
21. 인간의 정신 작용과 감정성이라는 장애 및 그것을 파생시킨 에고 구조를 초월할 때, 내재한 신God Immanent으로서의 참나는 구름이 걷히면 해가 빛나듯 저절로 빛을 발한다.
22. 신은 시간이나 공간과 같은 모든 지각적 묘사나 제한을 넘어선, 모든 창조Creation의 카르마적 단일성의 맥락이자 근원이다.
23. 진실은 그것에 대한 인식을 통해서가 아니라 그것과의 동일성을 통해서만 검증할 수 있다.

2002년 7월 13일, 어느 공개강좌에서 200명이 넘는 청중 앞에서, 신성이라는 실상Reality of Divinity에 대한 위와 같은 진술의 절대적 진실성이 공개적으로 확증되었다. 청중은 100개의 근육 테스트 팀으로 나뉘었다. 그 다음에 청중 전체가 동시에 각 진술의 진실성을 테스트했다. 각 진술은 100퍼센트 확증되었고(1,000 수준으로 측정됨.), 과정은 비디오로 녹화되었다. 그 목적은 오늘날의 세계에 신뢰할 만한 진실Truth의 증거 자료를 제출하는 것이었는데, 이는 현대 사회에서는 의심받는 일이 많은 성직자의 권위나 역사적 설명에 의존하지 않는 검증을 제공하기 위한 것이었다.

전통적으로 자기 각성의 상태는 빛 비춤이나 초월적 앎으로 지칭되었으며, 이것은 인간 의식에 장애가 없을 경우 은총Grace으로 말미암아 인간 의식에 본질적으로 이해 가능하다. 각성이나 빛 비춤 상태의 목격자는 그러한 일의 발생에 대해 보고할 수 있을 뿐이다. 이상해 보일지도 모르지만, 그 지점에서 그것은 그 자체로는 아무런 '의미'가 없다. 의의와 결론은 나중에 도출된다.

인간 의식의 내용 전체가 빛 비춰진다면 의식 수준의 귀결과 파생물은 명확해지게 되는데, 그것은 마치 지도가 어떤 길의 운명을 보다 명확히 보여 주는 것과 같다. 그래서 현인이나 화신은 예측 가능성에 있어서 중력의 법칙과 같은 물리 법칙에 비길 만한, '창조Creation의 절대적인 카르마적 단일성과 신성'이라는 확실성의 드러남을 바탕으로 하여 다양한 방향으로 갈 때의 귀결을 지적해 줄 뿐이다.

그 다음에 현인은 창조Creation의 카르마 법칙이 에고의 모든 환상과 오류를 대체한다는 사실을 확증해 준다. 영적 가르침이 전하는 메시지는, 육체가 선형적인 뉴턴 물리학의 법칙에 지배되는 것처럼, 영체는 그와는 전혀 다른 비선형적 영적 진실의 법칙에 지배된다는 것이다. 인간 의식의 진화 수준이 초보적임으로 인해 화신, 신비가, 혹은 현인은 두 영역간의 차이를 가르치기 위해 빛 비춰졌다.

인간 삶은 중간 과정이나 차원을 나타내는 듯하다. 여기서 의식으로서의 생명은 인체 세포와 같은 가장 단순한 생명 에너지에서 시작해서 형상으로의 정교화를 거쳐 동물계를 통해 나아가, 영장류의 복잡성 및 이해를 가능하게 하는 지능의 진화를 거쳐 진화해 나간다. 지능이 발달함에 따라 그것은 의미를, 그리고 형상과 분리된 본질이라는 추상적 파생물(즉, 내용 대비 맥락)을 조사하고 이해할 수 있게 된다. 맥락으로부터 근원에 대한 추론과 추구가 영적 앎의 능력 안에서 일어난다.

동물은 자신이 있음을 알고 자신의 존재를 사랑하지만, 자신의 근원이나 운명에 대한 지식은 없다. 영적 현인은 자신의 근원을 발견하고 그 발견에 대한 정보가 만인을 위한 것임을 선언하는 그러한 의식 수준의 귀결로서 출현한다. 그 다음에 영적 정보는 인간의 육체성이 그칠 때 영혼의 운명이 갖는 여러 가지 가능성을 밝혀 준다.

인류가 그 소식을 들을 때, 어떤 개인들은 몹시 흥분하거나 두려워하며 따라서 권위주의적으로 된다. 그들은 집단을 형성하는 데 다양한 개인이 특이하거나 이상한 경험에 관해 보고한다. 그들은 그 다음에 집단을 떠나고, 드러난 것에 관해 제멋대로 해석하기 시작한다. 게다가 이들은 자신들의 선언을 '규칙', '규정'으로 명명하거나, 혹은 '정전', '율법', 혹은 교리가 되는 권위적 포고로 명명한다.

세월이 흐르는 동안 이러한 편향의 일부가 부적절하게 강조되어 그것이 파생되어 나온 본래의 진실을 사실상 뒤덮고 가린다. 어떤 것은 너무 심하게 왜곡된 나머지 원본과는 정반대로 전해져 존재하기에 이른다. 예를 들면 신의 이름으로 무고한 이들, 불신자, 혹은 미국인을 살해하는 것이 신의 계명이 되는 것이다.

그리하여, 의식의 무구함은 동시에, 의식 자체의 아킬레스건이고 영적 진실을 사실상 거부하는 에너지들의 공격에 취약하다. 우리가 인간이 이용할 수 있는 모든 검증 가능한 영적 정보를 조사해 보고 내릴 수 있는 결론은, 모든 창조Creation의 카르마적 단일성은 모든 시간이나 표현을 넘어서 그것*의 나타남들에서 불변이고, 우리가 신이라고 부르는 모든 창조의 단일성과의 일치에서 불변이라는 것이다.

---

* '모든 창조의 카르마적 단일성'을 가리킨다.

I : REALITY AND SUBJECTIVITY

/ 3부 / 장애

I: REALITY AND SUBJECTIVITY

11

세계의 초월

이원성의 초월 : '대립쌍'의 양극성

표면적 '대립쌍'을 성공리에 초월하기 위해서는, 다르거나 반대되는 두 개념으로 나타나는 것이 사실은 지각의 단일한 기본 선을 따라 나아가면서 성질이 변하는, 가능성들의 점진적 변화에 지나지 않는다는 사실을 알 필요가 있을 뿐이다. 우리는 이전에 '뜨겁다' 대 '차다'의 표면적 대립쌍을 해체하기 위한 모델로 온도를 이용했다.

언어적 표현이 용이하도록, 마음은 진행하는 척도상에서 한 지점을 선택하여, 거기서부터 모든 양이나 성질을 두 개의 대조적 집단으로 나눈다. 이러한 두 집단은 그 다음에 '대립하는 쌍'으로 이원적으로 지각되며 갈등의 원천이 된다. 우리는 자연에서는 대립쌍을 보지 못하는데, 왜냐하면 대립쌍이란 외적 존재를 갖지 않는 정신 작용에 불과하기 때문이다.

조건이 변하면 외관 또한 변한다. 저온에서 물은 얼음이라는 이름의 고체이다. 더워지면 그것은 물이라는 이름의 액체로 변한다. 고온에서는 끓다가 기체나 수증기로 변한다. 더 높은 온도에서 물 H_2O은 수소와 산소로 분리된 기체가 된다. 우리는 얼음과 수증기가 '대립쌍'이라거나 수소와 산소가 '대립쌍'이라고 말하지 않는다. 이름표 붙이기란 기껏해야 언어적 편의에 불과하며, 이는 제한적이지만 유용한 실용적이거나 공리적인 목적을 갖는다.

위의 설명이 뻔하고 평범해 보일지 모르지만 사실은 상당히 중요한데, 왜냐하면 그것은 이원성을 낳는 지각적 오류를 해체할 수 있는 기본 원리를 보여 주기 때문이다. 고찰해 보면, 표면적인 사회적 양극성 또한 단순하게 점차적 진행으로 해소되는데 예를 들면, 부유한/가난한, 가진/못 가진, 교육받은/무지한, 건강한/병든, 똑똑한/어리석은, 강한/약한, 자유주의적/보수적 등이 있다.

미국에서 '가난하다'고 여겨지는 것이 다른 나라들에서는 '매우 부유한'으로 비칠 것이다. 소유물이 증가함에 따라, 부유와 가난 사이에 가상의 구획선이 생긴다. 부유와 가난이란 경제적 조건과 정치적 성향에 의존하는 임의적 정의이다. 이러한 것은 '키가 크다'가 '키가 작다'와 대립하지 않고, '힘이 세다'가 '힘이 약하다'와 대립하지 않는 것처럼, 점진적 척도 상에서의 위치를 나타낸다.

감정은 점진적 변화의 또 다른 흔한 예가 되는데, 행복이 사실 불행과 대립하지 않는 것은 온갖 감정의 다양한 층위가 있기 때문이다. 사랑이 미움과 대립하지 않는 것처럼 욕심은 너그러움과 대립하지 않는다. 만일 그런 식으로 말하려면 광증과 정상을 구별하기 위해서 얼마만 한 비합리성이 필요한지와 같은, 정도와 점진적 가치 판단에 대한 표시가 요구될 것이다.

실상Reality에는 대립쌍이 없다. 위치성들은 임의적 정신 작용에 불과할 뿐이다. 햇볕이 프리즘을 통과하면 빛은 색 스펙트럼으로 분해된다. 적외선이 자외선과 대립한다고 말하는 것은 어리석은 일일 것이다.

일상생활의 주관적인, 경험되는 감정 속에서 사람은 쾌락 원리에 따라 선호하는 것에 반응하는데, 쾌락 원리는 뇌 기능에 내재되어 있다. 사람들의 신변잡담에서 가장 단순하고 흔한 얘기가 좋고 싫은 것과 관련되는 것은 바로 이 때문이다. 이 호불호好不好는 그 다음에 표면적 대립쌍으로 사회적으로 성문화된다.

'선' 대 '악'의 모순

선과 악이라는 커다란, 고전적인 표면적 대립쌍을 초월하기 위해서는, 모든 표면적 대립쌍이 한 척도상의 임의적 지점에서의 집단적 이름표 붙이기에 따른 환상적 귀결임을 재인식하는 것이 이로운데, 하나의 척도는 둘이 아닌 단 하나의 변수를 포함할 뿐이다. 우리는 인간 행위, 행동, 사건들의 '바람직성'의 척도를 구성할 수 있는데, 그것은 맨 꼭대기의 '훌륭한'에서 시작해서 '바람직하지 못한'을 거쳐 '끔찍한'으로 낮아지다가 마침내 '소름끼치는'과 '파멸적인'에 이른다.

이것은 원하는 결과나 가치(예) 기업 이익, 농업 생산, 개인의 행복, 도덕적 행위 등)에 따라 인간 삶의 어떤 영역에도 적용되도록 수정될 수 있다. 그래서 그 어떤 사건의 귀결이든 원하는 결과에 미치는 영향에 따라, '좋다'거나 '나쁘다'는 묘사로 자동적으로 분류되거나 명명될 것이다. 이러한 견지에서 우리는 '진실'로 여겨지는 것이 맥락에 의존한다는 걸 확증할 수 있다.

전통적이고 역사적인 종교적 관점에서, 신에 대한 불복종(에덴동산)은 있을 수 있는 악의 목록 가운데 첫 번째였고, 그 다음이 형제 살해(카인과 아벨), 그 다음이 부친 살해, 모친 살해, 영아 살해, 아동에 대한 추행이었다. 악의 목록을 계속 살펴보면 고문, 잔학 행위, 노예화, 신체 상해, 과실 치사, 강간, 사람에 대한 폭행과 구타가 있었다. 그 다음에는 통치권, 재산, 돈, 귀중품에 대한 위법 행위가 목록에 올랐다. 그밖에 윤리적·도덕적 가치와, 자격을 포함하는 도덕적 권리는 물론 자유, 품위, 개인적 선택과 같은 인간적 가치에 대한 위법 행위가 목록에 추가되었고, 마침내는 감정에 대한 위법 행위가 더해졌다.

규칙, 법률, 행동 기준에 대한 명료함의 결여는 맥락적 확실성의 결여를 반영했다. 맥락 자체가 매우 복잡하고 또 애매하거나 불특정한 경우가 많은데, 이는 위법 행위의 미묘한 경중을 가리기 위한 법리학을 낳는다. '옳다'와 '그르다'의 정의는 표면상으로 단순해 보이지만 최고의 인간 지성을 괴롭히는 일이 많다. 식별력은 민족적, 지역적, 역사적 요소는 물론 교육, 나이, IQ, 성숙함과 같은 복잡하게 뒤얽힌 상호 작용하는 요소들을 반영한다.

그 결과 관직에 있으면서 책임을 다하는 것이 쉽지는 않다. 도덕과 윤리는 관점에 따라 변할 뿐 아니라, 역사와 문명 발달의 진화상의 한 지점에서 사회의 입력을 반영한다. 실험실에서 이루어진 표면적으로 사소한 과학적 발견조차도 고심 끝에 내려진 판결을 '유죄'에서 '무죄'로 바꿀 수 있다. (예) DNA 테스트)

맥락을 규정하려는 시도의 극도의 복잡성을 볼 때, 듣기 좋고 하기 쉬운 말이나 시비 분별은 피하는 것이 지혜로울 듯하다. 표면상으로 명백한 진실로 나타난 것이, 몇 초 만에, 컴퓨터에 의해 산출된 보다 발전된 수학적 과정의 단순한 발견을 통해 정반대로 뒤집힐 수 있다.

'진실'로 여겨지는 것은 시시각각 변동하는 것처럼 보일 것이다. 그리고 진실로 여겨지는 것에는 그러한 유동성과 함께 윤리, 도덕성, 선악의 미묘함이라는 상호 관련된 가변성이 있다. 예를 들면 요즘의 뇌 연구는 사이코패스(상습적이고 고질적인 범죄자)의 전두엽 대뇌 피질에 유전적 결함이 있음을 보여 주고 있다. 이런 사람들은 경험을 통해 배우거나, 욕구 충족을 늦추거나, 혹은 장기적 목표를 위해 단기적 충동을 내맡길 수 있는 능력이 유전적으로 결핍되어 있다. 이러한 유전적 결함을 지닌 개인들을 악, 나쁜, 범죄자, 혹은 잘못했으므로 처벌받아야 할 사람으로 보아야 할까? 예를 들면, 여성을 강간하면서 상대가 저항하지 못하도록 두 팔을 잘라버린 아주 유명한 범죄자가 감옥에서 18년의 형기를 마친 뒤에 풀려났다. 그는 석방된 지 24시간 안에 또 다른 여인을 강간한 뒤 살해했다. 역설적인 것은, 그는 자신에게 또다시 그런 일을 저지르려는 충동이 있다는 사실을 이미 알고 있었으므로 자신을 석방하지 말라고 호소했다는 것이다.

우리는 매우 동물적인 것에 악이라는 이름표를 붙이는 일이 많다는 사실에 주목한다. 그래서 선 대 악에 대한 모든 묘사의 언외의 맥락이 반영하는 위치성은, 인간 생명, 공동선, 영적 가치를 지지하는 모든 사건은 선이고, 정반대의 결과를 낳는 것은 나쁘다거나 악으로 명명되는 위치성이다.

우리가 선 대 악이라는 임의적 척도를 인간 조건을 넘어서 생명에 미치는 그 효과에 이르기까지 살펴본다면, 모든 도덕성과 이원적 시비 분별은 더 넓은 맥락 안에서 무너져 버린다. 생명 자체에는 아무런 의견이 없다. 생명은 그저 '있을' 뿐이다. 생명은 고유한 반응이나 저항 없이, 재빨리 한 형상에서 다른 형상으로 쉽사리 전환된다. 생명은 형상 변화에 대한 반응을 등록해 놓지도 않는다. 생명은 빛처럼 본래 형상 없는 것이고 선호, 저항, 혹은 반응 너머에 있다.

악은 그것을 보는 사람의 눈에 있다는 예수 그리스도의 가르침을 이해하면 도덕적 딜레마는 해소된다. 하지만 역설적으로, 법과 도덕을 어기는 것은 영적 실상을 무시하고 고의로 죄를 짓는 인간에게 심각한 귀결을 가져온다. 영적 진화와 더불어 새로운 책임과 카르마적 귀결이 생겨난다.

연구 조사에서, 동물은 일반적으로 쉽게 망각하고 자신의 '죽음'을 거의 알아채지 못한다는 사실이 밝혀졌다. 왜냐하면 동물은 죽은 뒤에도 에테르체 속에서 중단 없이 지속될 뿐이기 때문이다.

동물은 형상의 물질성에 집착하지 않는 것이 분명하다. 그래서 파리는 파리채에 맞아 죽어도 에테르 형태로 날갯짓을 계속하며 변화를 알아채지도 못한다. 꿈을 꾸는 고양이나 개는, 꿈속의 삶과 육체적으로 경험되는 삶을 구분하지 못할 뿐 아니라 둘 중 어느 하나에 더 큰 가치를 부여하지도 않는다.

그림자가 빛을 죽일 수 없는 것처럼, 생명에 죽음이란 더 이상 가능하지 않다. 진실은 거짓으로 인해 손상되거나 부정되지 않으며, 진실의 표현만이 오해되거나 오도될 수 있을 뿐이다. 생명, 신, 진실Truth, 혹은 실상의 전부임Allness of Reality에 대립하는 것은 없다.

인간 의식의 지각으로서의 선악 개념이 갖는 기원을 분석해 볼 때, 우리는 전 시대에 걸쳐 자주 제기된 의문, "선한 신이 어떻게 악이 있는 세계를 창조할 수 있는가?"에 대한 답을 이해할 수 있다. 그 답은 물론, 신은 그렇게 하지 않았다는 것이다. 표면적 대립쌍은 인간 정신 안에 지각과 위치성으로 존재한다.

인간 의식이 진화함에 따라 선, 악, 가치 판단에 대한 모든 묘사는 측정 가능하고 상대적으로 예측 가능한 하나의 의식 수준을 반영한다. 의식이 진화하면 그것은 늘 발전된 도덕적, 윤리적, 영적 책임을 떠안는다. 한 의식 수준에서는 미덕으로 보이는 것이 다른 수준에서는 과실로 보일 수 있다. 그래서 친절, 배려, 용서는 높은 수준의 가치이며 낮은 수준에서 그것은 오히려 약점, 결함, 과실로 비칠 수 있다. 우리는 전시의 행동 규칙이 평화시와는 다른 것처럼, 맥락의 큰 변동이 있을 때 동일한 가치 전환이 일어나는 걸 본다. 전 국가와 문화들이 오랜 세월 동안 친구에서 적을 오락가락하고, 그래서 10년 우방이 다음 10년 동안에는 적이 되고 그러다가 다시 제자리로 돌아온다. 인간 삶과 사회의 요동은 내용, 맥락, 그리고 지각의 위치성에서 일어난 변동을 반영하는데, 이 모든 것은 측정 가능한 우세한 의식 수준과 연결되어 있고 그것을 다시 되비춰 준다.

도덕주의적 양극성은 전통적으로 문명의 최대 갈등 지대였다. 그것은 어떤 자연 재해보다 더 많은 사람을 죽음으로 몰아 갔는데, 왜냐하면 그것은 인류를 분열시켜 증오, 죄책감, 복수, 살인, 자살과 그 이상의 것으로 몰아가기 때문이다. 도덕주의적 양극성은 또한 종교의 깃발 아래 행진하지만 신의 이름을 내세워 처형과 테러를 감행함으로써 종교의 모든 전제를 깡그리 무시하고 파괴하는, 모든 유사 종교 전쟁의 이데올로기적 기초를 형성한다.

'천국'과 '지옥' 조차도 대립쌍이 아니라 그저 전혀 다른 영적 구역일 뿐이다. 동일한 현상이 공산주의 대 민주주의, 전체주의 대 자유, 공산주의 대 사회주의와 같은 정치 이데올로기 안에서 벌어진다. 전통적으로 세계가 악이라 칭하는 많은 것을 살펴본다면, 우리가 발견하는 것은 악이 아닌 하나의 추상, 형용어, 이름표이다. 우리는 악 대신 원시적, 유아적, 자만한, 자기애적, 이기적, 무지한 으로 묘사할 수 있는 행동을 보는데, 이러한 행동은 부정, 투사, 피해망상과 같은 증오를 정당화하려는 심리 기제로 복잡해져 있다.

많은 범죄 행위에서 '악'은 광증의 한 형태이자 유아적 충동과 비합리성의 행동화임을 쉽게 알 수 있다. 종교적이거나 정치적인 과도함은 의분으로 행동화되는데, 사람들은 의분이 모든 개인 책임을 없애 준다고 가정한다. 말하자면 기본적 구실은 합리화된 이른바 '원리'다. 에고는 '원리'라는 허영을 행동화하는 것을 정말 좋아한다. 놀라운 얘기로 들릴지 모르겠지만, 자세히 살펴보면 모든 인구, 나라, 문명은 선전에 쉽게 넘어가서, 모종의 진부한 구호를 위해 자신의 생명과 재산, 심지어는 가족과 아이들마저 포기할 수 있다. 소아증* 상태의 미성숙한 심령은 외적 권위를 구하는데, 외적 권위란 흔히 선동에 좌우되는 여론의 합의일 뿐이다. 진짜 결함은 의식 진화의 결여로 보는 것이 더욱 바를 것이다. 여기에 인간 정신의 타고난 결함에 진실과 거짓을 식별하지 못하는 그 무능력이 더해진다.

쟁점의 핵심에 이르기 위해, 사람은 신념의 모체이자 기반이 자발성이라는 사실에 주목해야 한다. 선전가는 대중들이 에고가 경험하는 감정적 대가를 위해 거짓말을 간절히 믿고 싶어한다는 걸 아주 잘 이해하고 있다. 사람들은 '의로운' 분노, 증오, 자기연민 등의 쾌락을 은밀히 즐긴다. 시간이 흐르면서, 이러한 것에는 '유혹'이라는 이름표가 붙었는데, 사람들은 유혹이 '이 안'이 아니라 '저 바깥'에 있다고들 했다.

유혹은 내면에서 비롯된다. 그것은 에고가 충동에서 대가와 만족을 경험하려는 욕망에 지나지 않는다. 그 충동이 하나의 호기심이나 원함에 불과하다고 해도 말이다. 에고는 은밀한 스릴, 흥분, 일시적 자기팽창감이나 중요한 사람이 된 듯한 느낌을 즐기며, 심

---

* 어른이 된 다음에도 육체적, 정신적 소아기 상태로 발육이 정지된 상태

지어는 그저 '사람을 죽이는 게 어떤 느낌인지 알고 싶어서' 동급생을 살해하기에 이른다. 우리는 유혹의 거처가 에고 자체의 내부이고, 외부 세계는 단순히 하나의 구실, 매력적인 자극, 혹은 기회를 제공한다는 걸 알고 있다. 모든 자기 책임, 죄책감, 비난은 '그들이' 혹은 '내 과거가 날 이렇게 만들었어' 식으로 문제의 기원을 외부 세계에 투사시킴으로써 덜어진다.

생각의 배후에 '생각하는 자'가 없고 행위의 배후에 '행위자'가 없는 것처럼, 그 같은 내면의 '유혹자' 또한 실재하지 않는다. 에고는 '저 바깥'에 존재하는 악이 불운하고 무고한 에고를 꾀어 유혹의 덫에 빠뜨린다고 믿고 싶어 한다. 진짜 유혹자는 에고의 이득을 향한 욕망이다. 그 이득이 감각이든, 흥분이든, 유리함이든, 위신이든, 혹은 타인을 통제하는 쾌락이든 간에 말이다.

위와 같은 진실을 각성하게 되면 아담과 이브의 우화 이래로 만연해 온, 선악의 고전적 이원성에 뒤따르는 죄책감과 증오의 속박에서 풀려나게 된다. 악마로 추정되는 것은 에고 자체의 성향과 억눌린 욕망을 나타낸다. 그러므로 인간은 에고의 유혹은 물론 선악을 구별하지 못하는 무능력의 피해자다.

측정된 의식 수준은 온도계가 열의 존재를 기록하는 것처럼, 사랑Love이 현존하는 정도를 반영한다. 의식의 매 수준은 고유한 특성을 갖는 하나의 에너지 장을 나타내고, 그리고 그 에너지 장은 그런 속성들의 현존을 통해 확인할 수 있다. 또한 매 수준마다 자체의 문화가 있는데 거기에는 지도자나 상징적 대표가 있다. 또한 매 수준마다, 그 수준 특유의 기준과 정의에 의거하여 정해지는

'탁월함'과 '성공'이 있다.

모든 우주 너머에 있는 지고Supreme의 무한한 힘으로부터, 나타나지 않은 것Unmanifest이 창조의 빛Light of Creation과 모든 생명으로서 나타난다. 이 빛은 하늘나라와 천상계를 통하여 뿜어져 내려와 지구Earth상에서 위대한 화신, 깨달은 현인, 성인들로 나타난다. 그 다음에는 선과 고통의 구제에 삶을 바친 헌신적인 사람들이 있다. 그 다음에는 보통 사람 속에 내재하는 사랑임lovingness이 있는데 이것은 조건적으로 된다. 그 다음에는 지능과 지성에 바쳐진 의식이 일어난다. 인간 세계를 지탱하는 것은 대중의 자발성과 사교성 그리고 매일 일하는 이들의 온전성이다.

사랑Love에 대한 봉헌이 줄어들수록 자부심과 이기심, 분노는 더욱 공공연해진다. 자기중심성과 이기적인 에고 중심성이 사랑을 밀어내고, 어둠이 뒤따른다. 사랑이 결핍된 에너지 장은 신을 거부한 귀결이며 '하위 아스트럴'계로 표시되는데, 이곳은 루시퍼적, 사탄적 실체들이 다스린다. 이들은 선과 사랑을 적으로 여겨 시기하고 증오하며, 취약한 이들을 지배하거나 파괴하려고 한다. 진짜 악은 영적 의지로 선택한 결과이며, 영적·카르마적으로 중대한 귀결이 따른다. 최악의 상태에서는 극단적인 악이 악 그 자체를 위해 선택되는데, 악이란 본래 그런 것이기 때문이다. 이것이 진정으로 악마적인 것의 특징이다.

표면적 악의 심리적 근원은 일차적으로, 유아적 에고가 갖는 원시적 동물 본능의 순진한 아이 같음이다. 유아적 에고는 자신의 충동이 외부의 권위에 의해 좌절될 때 광포해지는 경향이 있다.

동일한 적대적 격노나 자기애적 반항이 범죄자, 비행 청소년, 전쟁 도발자, 청교도적 도덕 주의자의 특징을 이룬다. 이들은 모두가 똑같다.

악을 두려워하는 것은 자신의 충동에 대한 통제력의 결핍을 두려워하는 것이다. 보통의 헤로인 중독자들은 처음 시작할 때 보통 사람들과 다를 바 없고 그저 '겁쟁이'로 보이고 싶어 하지 않을 뿐이지만, 그 다음에 한 번의 경험조차 평생의 덫이 되기에 충분하다는 것을 발견한다. 중독을 일으키는 것은 사실 마약 그 자체가 아니라 다른 가능한 인간 경험을 능가하는 도취감이다. 중독은 순진함과 부정denial에서 태어나는 심리적, 사회적, 생리적 현상이다.

그러므로 수행자는 온갖 위치성 및 의견을 멀리하고, 더 높은 목표를 위해 에고의 일시적 만족감을 자발적으로 내맡기는 것이 현명하다. 인간 역사는 사람들 대다수가 온전성Integrity의 수준 이하로 측정되는 인구의 집단 에고가 상호 작용하는 드라마이다.

| 토론 |

선생님 말씀은, 사람이 지각하는 대로의 세상은 존재조차 하지 않기 때문에 세상을 구하려는 시도는 헛수고라고 한 라마나 마하르시의 가르침을 명료히 해 줍니다. 마하르시는 세상은 신에게 내맡기고 대신 자기 탐구에 집중하라고 권했습니다.

마하르시는 세상의 모습이 이원적 지각 및 에고의 고유한 메커니즘의 결과임을 명확히 했습니다. 사람이 세상 속에서 실제로 볼 수 있는 것은 차이와 선호뿐입니다. 숲을 바라보면 큰 나무, 작은 나무, 구부정하고 뒤틀린 나무들이 보입니다. 구부정한 나무들을 전부 똑바로 펴기 위해 숲으로 들어가는 것은 무익한 노릇이지요. 구부정한 나무나 쓰러질 것처럼 보이는 나무들에게 '잘못'된 것은 전혀 없습니다.

깨달은 현인은 카르마를 넘어섰습니까?

그렇습니다. 그러나 그것은 오직 에고에서 비롯되는 사적·인간적 카르마라는 일반적인 의미에서 그럴 뿐이지요. 하지만 존재하는 모든 것은 우주와 창조Creation 전체의 전반적 카르마 패턴 내에 포함되어 있습니다. 모든 것은 여전히 참나로서의 신의 현존 Presence of God 안에 있지요. 존재 속으로 들어오는 모든 것은, 신에 의해 창조된 것의 '카르마'에 따라 그렇게 합니다. 신이라는 실상 Reality의 기본적 카르마가 나타난 것Manifest의 궁극적 맥락을 형성합니다.

의식 진화의 가능성은 인간이 물려받은 카르마적 유산입니다. 그것은 만인 공통의 것이지 사적인 것은 아닙니다. 선택은 자유이고, 신을 거부하는 것 또한 자유지요. 하위 아스트럴계는, 신이 그곳으로 보낸 것이 아니라 자신의 선택에 따라 그곳에 있는 그런 실체들로 이루어집니다.

공중에 떠 있는 민들레 씨앗의 운명을 결정하는 것은, 씨앗의 형태와 불어오는 바람과의 상호 작용입니다. 인간은 민들레 씨앗처럼 육체적 구조를 부여받았지만 마음과 영이라는 방향타를 가지고 있으므로 방향에 영향을 미칠 수 있고 책임이 있다는 점에서

민들레와는 다르지요. 하지만 아주 최근까지, 인간에게는 비록 방향타가 있어도 나침반이 없었고 그래서 인간의 책임은 무지로 인해 줄어들었습니다. 인간은 신에게 순종하라는 역사적 명령을 받았지만 신이 누군지 혹은 그분이 어떤 분인지는 몰랐지요. 수 세기 동안, 영적 진실은 왜곡된 나머지, 가장 충직한 신의 하인조차도 거짓된 신념으로 인해 잘못된 길로 접어들어 신을 달래거나 즐겁게 할 목적으로 무구한 아이들과 시민들을 희생시키는 등과 같은 극단에 빠질 수 있었습니다.

'악'이라는 이름표를 사용할 필요는 없습니다. 그것은 자극적인 용어입니다. 행동을 있는 그대로, 즉 자기애적 이기심, 에고 확대, 무지, 집단 히스테리, 동물적 충동에서 나온 사이코패스적/범죄적 행동화로 묘사하는 것이 더 낫습니다. 그와 같은 행동의 특징을 이루는 것은 사랑의 부재입니다.

사람은 어떻게 해야 그런 인간 재난과 거리를 둘 수 있습니까?

보다 확장된 맥락은 보다 초연한 시각을 가능하게 해 줍니다. 인간 의식은 동물과 유아에서 호기심 넘치는 청소년과 성숙한 어른으로 진화하지만, 우리가 호모 스피리투스Homo Spiritus라고 부를 수 있는 새로운 인간종으로의 진화는 매우 드물지요. 비록 수천년 동안 영적인 영감과 재능 넘치는 개인과 집단이 존재하긴 했지만, 그 숫자는 많지 않았고 그들의 가시적 영향력은 대항과 왜곡으로 인해 제한되고 손상되었습니다. 사람은 삶의 밀물과 썰물을 악평이 담긴 이름표들이 필요하지 않은 오르내림으로 관찰할 수 있지요. 인간 삶은 커다란 학교입니다.

위치성, 특히 이름표 달기로 인해 생겨나는 위치성들과 거리를 두면 평온, 자유, 안심에 이르게 되지요. 더욱 큰 평온함은 일차적으로 상호 작용하는 에고들의 게임판인 내용보다는 삶의 맥락과 관계할 때 솟아납니다. 이렇듯 폭넓게 삶과 관계하는 방식을 통해 더욱 큰 연민에 이르고 세상의 영향력에 좌우되는 상태로부터 해방됩니다.

에고/마음은 세계가 아닌, 세계에 대한 자신의 지각을 경험할 뿐임을 항시 염두에 두는 것이 좋습니다. 대중 매체는 감상주의, 분개, 혹은 격분을 끌어내기 위해서나 외설적인 호기심을 채우기 위해 이미지와 언어적 표현에서 감정성과 선정주의를 악용하지요. 그러한 것이 어떤 것인지를 알 때, 반응에의 초대를 거절할 수 있습니다. 모든 삶에 밀물과 썰물이 있습니다. 모두가 태어나고, 괴로움을 겪고, 죽습니다. 행복과 슬픔이 있고, 재난과 성공이 있고, 증가와 감소가 있지요. 주식 시장은 상승했다가 폭락합니다. 질병과 사고들이 왔다 갑니다. 삶이라는 카르마의 춤이 우주라는 카르마의 극장에서 펼쳐집니다.

삶에 대한 모든 반응은 주관적입니다. 끔찍한, 흥분되는, 슬픈, 좋은, 혹은 나쁜 사건은 없습니다. 재난이 '발생'하지 말아야 한다거나, 무고한 사람이 '억울하게 당했다'거나, '끔찍하지 않니'라거나, '그건 누군가의 잘못임에 틀림없어'라는 위치를 붙드는 것은 무익한 일이지요. 시야를 넓게 가질 때, 사람은 삶의 내용으로 인해서든 맥락으로 인해서든 교란되지 않을 수 있습니다. 그러려면 분별, 기대, 혹은 '민감성'을 버릴 필요가 있지요.

사건이 일어날 수 있는 잠재성은, 경향들의 균형에 이런저런 식으로 영향을 미치도록 조건을 바꿈으로써 수정할 수 있습니다. 예를 들어 어느 신문 보도에 따르면, 산불이 일어난 뒤 어느 현명한 관찰자는 "산불은 좋지도 나쁘지도 않습니다. 그것은 지역적 조건을 반영합니다."(Paxon, 2002)라고 말했습니다. 지역 주민들이 '나쁘다'고 여기는 것이 길게 보았을 때 숲에는 건강하고, 자연스럽고, '좋다'는 것이지요.

실상Reality에는 어떤 사건도 없습니다. 시작도 끝도 없지요. 배경 막은 침묵하고, 멎어 있으며, 영화로 인해 교란되지 않습니다. 사람의 실상은 맥락이지 내용이 아닙니다. 생명의 하나임이 지각에는 여럿으로 나타나지요. 세상의 외관이 실재하는 것처럼 보이는 것은 참나의 광휘Radiance가 투사된 덕분입니다. 영화 그 자체에는 지각되는 대로의 내재적 실상이 없습니다. 실재감이 실제로 있는 곳은 전적으로 주관성으로서의 의식 내부입니다. 설령 독립적이고 객관적인 실상과 같은 것이 있다고 하더라도, 그것은 오직 사람의 내적 주관성으로 인해 인식 가능할 것입니다.

그 말씀은 정말이지 실상Reality만이 신이라는 얘기입니다.

신은 알 수 있을 뿐 증명할 수 없습니다. 주관성 너머에는 어떤 세계도 존재하지 않습니다. 신의 현존이 없다면 자신의 존재조차 포함하여 알거나 경험할 수 있는 것이 없지요. 주관성으로서의 존재는 완전하고, 전체적이고, 흠이 없으며, 그것이 바로 기쁨의 바

탕입니다. 참나는 존재Existence의 근원Source이 무한한 '나'Infinite 'I'
로서 현존하는 것입니다.

전부임Allness을 주관적으로 경험하거나 각성하는 것은 어떻게 느껴집니까?

그것은 항상 현존해 온 조건에 대한 앎입니다. 연쇄적 경험함의 신기함은 기대, 후회, 혹은 예상하거나 통제하려는 욕망과 마찬가지로 사라집니다. 존재Existence로서의 존재Existence는 전체적이고 완전하지요. 만인의 필요는 이미 충족되어 있습니다. 얻을 것도 잃을 것도 없으며 일체가 동등한 가치를 갖지요. 그것은 모든 영화가 똑같이 즐거운 것과 마찬가지인데 왜냐하면 쾌락은 '영화 관람'에서 생기는 것이지 상영중인 영화와는 무관하기 때문입니다.

선호를 제거할 때, 모든 형상이 동등한 가치를 갖는다는 것을 알게 됩니다. 사실 모든 형상의 공통된 가치는 오직 형상을 갖는다는 데 있습니다. 잡초는 다이아몬드와 똑같지요. 그 둘은 외관은 다를지 몰라도 내재적 가치는 다르지 않습니다. 둘의 아름다움은 똑같은데 왜냐하면 아름다움은 모든 형상 속에 본래부터 있는 것이기 때문입니다. 일체는 존재를 가지고 있는 덕분에 동등합니다. '되고 있는' 과정에 있는 것은 없습니다. 일체가 이미 그 자체의 정체이고, 완전하고 완벽합니다. 존재는 결코 불완전하지 않습니다.

'순간'은 주의注意에서 빚어진 것이며 독립적 실상이 없습니다. 세계에 '순간들'은 없습니다. 창조Creation의 펼쳐짐은 지속적이지요. 그것은 불완전에서 완전으로 가는 것이 아니라 완전에서 완전으로 갑니다. 한순간, 창조는 완전히 '이것'으로 나타날 수 있고, 다음 순간에는 완전히 '저것'으로 나타날 수 있습니다.

일체는 시간 밖에 존재하지 시간 속에 있지 않습니다. 그러므로 시간 속에 존재하는 것은 없고 시간을 겪는 것도 없지요. 시간은 하나의 지각 양식일 뿐입니다. 의자를 볼 때, 사람은 의자를 볼 뿐이지 시간을 보지 않습니다. 시계를 볼 때, 사람은 변화를 보지 시간을 보지 않습니다. 시간은 관찰 가능한 형상에 투사된 추상적 개념입니다.

우리가 '시간'이라고 부르는 묘사적 성질은 사실상 멎어 있습니다. 사건들은 움직이는 듯 보이지만, 시간은 움직이지 않지요. 시간은 존재하지 않고, 변하지 않으며, 지속 기간을 갖지 않습니다. 시간은 멎어 있습니다. 측정은 움직이고, 행성들은 움직이지만, 공간과 시간이라는 맥락은 멎어 있지요. 시간과 같은 그런 자립적인 실상은 없는데, 왜냐하면 시간은 멎어 있고 따라서 그것은 항상 이곳 너머나 지금 너머에 있는 그것이기 때문입니다. 시간은 결코 변하지 않는데 왜냐하면 변할 것이 없기 때문입니다. 변화는 형상을 요구합니다. 그러나 시간에는 형상이 없습니다.

시간은 하나의 측정 개념인데, 개념은 오직 정신 현상으로만 존재합니다. 인간 두뇌가 없다면, 시간과 같은 개념조차 일어날 수 없지요. 마음은 시간 속에 존재하지 않는다면 아무것도 존재할 수 없다고 추정하는데, 그것은 마음의 장난입니다.

시간이 존재를 갖지 않는다면 '장소'라는 관념 또한 존재를 갖지 않습니다. 우리는 공간적 관계를 볼 수 있지만, '장소'와 같은 그런 것은 없습니다. '장소'는 독립된 존재를 갖지 않습니다. 그것은 정신 작용입니다.

'공간'은 개념입니다. 마음은 뭔가가 어떤 장소에 존재한다면, 그 장소는 공간임에 틀림없다고 상상하지요. 시간과 마찬가지로 '공간'은 상상입니다. '장소'가 없고, '어디'가 없고, '여기'가 없고, '저기'가 없습니다. 또한 '언제'도 없습니다. 존재는 형상, 시간, 공간, 혹은 소재所在에서 독립해 있습니다.

'지금' 역시 개념입니다. 오직 영원함이 있을 뿐이지요. 참나인 그것은 항상이라는 성질로 느껴지고 인식되는 것이지, 선형적 시간 속의 장소나 사건에 비할 만한 지금 이 순간으로 경험되지는 않습니다. 비선형적 실상Reality에는, 그 위에 '지금'으로 표시할 수 있는 순간이나 찰나를 위치시킬 시간 궤도가 없습니다.

I: REALITY AND SUBJECTIVITY   12

감정

　가장 높은 영적 목표에 대한 몰두는 에고의 결함을 불러일으키는 경향이 있는데, 이는 예상할 수 있는 것이다. 결함은 에고 구조 속에 뿌리내린 것이므로 사적인 것으로 받아들여서는 안 된다. 에고는 진짜 '내'가 아니다. 그것은 인간의 일부로서 태어날 때 상속받은 것이다. 에고는 기본적으로 동물의 세계에서 유래된 것이고, 의식 진화는 인류 진화의 원시적 단계들을 통과한다. 그래서 깨달음을 구하는 것은 인간 진화의 역사를 되풀이하는 것이라고 할 수 있다.

　깨달음Enlightenment을 구하는 것은 대단히 큰 몰두이고, 그래서 사실은 인간의 모든 추구 중에서 가장 어려운 것이다. 깨달음의 추구는 번갈아 힘겹거나 신명나고, 흥분되거나 지루하고, 힘에 부치거나 영감에 넘칠 수 있다. 뛰어넘을 수 없을 것 같은 분통 터지는 장애는 물론 커다란 돌파도 있다. 이러한 패턴은 당연한 것으로 예상할 수 있다. 에고는 저항하며 생존을 위해 투쟁한다. 그러므로 에고의 성향이 올라오면 그것을 실패가 아닌 성공의 징표로 보아야 한다. 에고의 저항이 표면화되는 것에 당황하지 말고, 그것을 성취의 증거로 받아들여야 한다. 영적 길을 특징짓는 내적 탐구는 선사 시대에서 현재에 이르기까지 에고의 진화를 반복하는 것인데, 하지만 이번에는 다르게 선택할 수 있는 자유라는 선물이 있다.

이제까지 우리가 다룬 것은 200 이상으로 측정되는 높은 의식 수준, 에고의 내적 구조, 그리고 위치성을 초월하고 다양한 수준에서 '대립쌍'의 모순을 해소할 수 있는 방법이었다. 약간 수정한다면 동일한 원리를 200 이하의 의식 수준에도 적용할 수 있다. 200 이하의 의식 수준은 성격의 숨은 측면으로 되풀이되는 경향이 있고, 어떤 특정한 활동이나 특정 관계 속에서만 표면화되기도 한다. 이러한 것은 흔히 인격적 결함이나 감정 문제로 일컬어진다. 어떤 것은 고질적이고 중증일 수도 있어서 특별한 치료를 요한다.

자부심 pride

'자존감' 혹은 '자기 돌봄'이라는 용어가 더욱 바른, 정상적이고, 양호한 수준의 자부심이 있다. 이는 남에게 가능한 좋은 인상을 주려는 태도 및 성공적인 노력과 성취에서 생겨나는 정상적인 만족감을 가리킨다. 이러한 형태의 긍정적 자기 이미지는 노력의 결과이고 따라서 적절하며, 반드시 에고를 팽창시키지는 않는다. 이것은 노력해서 얻은 것이고 현실적 기초를 가지고 있다.

영적 결함으로서의 자부심은 태도이자 위치성으로서의 교만함을 가리킨다. 이것은 자신이 남보다 낫다는 신념, 생각, 의견, 일반적 태도에 적용할 수 있는 오만함이다. 이것은 자기 가치에 대한 과대평가이며 일반적으로 자만심으로 일컬어진다. 이것은 성취에 바탕을 둔 것이 아니며 노력하여 얻어낸 것이 아니므로, 무너지기 쉽다.

자부심은 취약하므로 끊임없이 방어해야만 하고, 그래서 '어깨에 힘이 들어간' 태도가 동반될 수 있다. 자부심의 약점은 "자부심에는 멸망이 따른다."*는 흔한 얘기 속에서도 발견된다. 자부심이 취약한 것은 그것이 임의적 위치성이기 때문이다. 자부심은 에고 팽창이며 마치 풍선과 같아서 쉽게 구멍난다. 아첨은 자부심을 만족시키는데 왜냐하면 자부심은 허영이기 때문이다. 허영심은 심리적으로 자기애에 기반하고 있다는 점에서 에고 중심적이다. 허영심의 그늘은 그것이 타인에게 연민과 사랑을 품을 수 있는 능력을 저하시킨다는 점이다.

자부심은, 가장 엄밀한 영적 의미에서, 자신의 존재의 지고의 근원Supreme Source인 신에게 내맡기는 것을 거절하는 것을 가리킨다. 그러므로 자부심은 통치권을 놓고 신과 미묘하게 경쟁하는 태도

---

* 잠언 16장에 나오는 "거만엔 재난이 따르고 불손엔 멸망이 따른다."는 구절을 변형시켜 인용했다.

이다.

영적 허영 밑에는 겸손함에 대한 거부가 있는데 왜냐하면 자만심은 겸손함을 복종, 열등함, 굴욕으로 오해하기 때문이다. 진정으로 겸손한 것은 굴욕감을 느끼지 않는다. 가짜 겸손함은 동일한 오해를 바탕으로 한다. 진짜 겸손함은 가치나 유용성을 내세우지 않는 정확한 평가를 바탕으로 한다. 예를 들면, 진정으로 정확하고 겸손한 과학자는 논리와 이성을 포함하는 과학적 방법의 장단점과 한계를 명확히 알고 있다. 진정으로 겸손한 이는 위대한 성취를 이루고서도 교만함 없이 깊이 만족할 수 있고, 따라서 겸손한 척이라는 은밀히 오만한 위치를 갖지 않고서도 공로를 세울 수 있다.

교만함에 대한 가장 좋은 해독제는 감사, 만족, 고마움이다. 진정으로 겸손한 이는 자부심 없이, 사실을 그냥 사실로서 말할 수 있다. 사람은 겸손하면서도, 적어도 지금 순간에는 자신이 특정 분야에서 정말 가장 뛰어나며 최고임을 인정할 수 있다. 에고 팽창이 포함되지 않는다면 그것은 가능하다. 자만심이 포함될 경우 사람은 겸손한 척하는 태도와 자신을 낮출 구실을 채택해야 한다고 느낀다. 반드시 자부심을 갖지 않더라도 사회는 위대함, 커다란 성취, 혹은 지위를 인정한다. 위대함은 어떤 위치나 성취의 중요성으로 인해 의기양양해지는 일 없이 그것을 현실적으로 수용한다. 그렇게 하기 위해서, 그 사람은 흔히 사적인 자기를 역할, 위치, 혹은 기능으로부터 분리시킨다. 교만함이 자기애적 에고 팽창에 기반하고 있을 때 그 성격은 자격 있다는 태도를 취하는 경향이 있는데, 그 '자격'은 개인적 성취를 통해 따낸 것이 아니다.

감정적/심리적 위치로서의 자격 있음은 해결되지 않은 유아적, 자기애적 에고 중심성에서 비롯된다. 그것은 자기 나라와 국민을 태연하게 파멸시킨 자만심 강한 독재자는 물론 경계성 성격 장애의 격렬한 감정적 과민함 뒤에 숨어 있는 '아기'다. 자격 있는 태도는 또한 가정 폭력과 극악무도한 범죄로 치닫는 도약대 역할을 한다. 상습적 범죄자는 타인에게 고통을 가하고 타인의 권리를 침해하면서까지 자신이 원하는 것을 강제로 취할 자격이 있다고 느낀다.

자격 있음의 에고 팽창으로 인해 그것은 바로 사회에 악으로 비치는 것의 핵심이 된다. 그것은 가정불화와 범죄의 원천이다. 그것은 은밀한 '왕권신수설王權神授說'의 태도인데, 이는 숱한 주민을 살해한 군사 정복자와 독재자들의 시대에 자행된 과도한 잔학 행위와 대량 살육으로 입증된다.

자만심에 동반되는 것은 무시에 대한 과민함이다. 무시당한다고 여기는 사람은 자신이 무효가 된 것처럼 느끼고 따라서 분노하는 한편 피해망상적으로 된다. 이러한 폭발성은 걸핏하면 '노발대발'하는 사람, 불량배, 호전적인 사람한테서 볼 수 있는데, 이런 이들은 피해망상적 과민함으로 인해 모든 사회적 상황에서 남들의 '무시'를 보기에 이른다. 그런 많은 사람이 경계성 태도의 지각의 왜곡일 뿐인 '부당함'을 시정하기 위해 끊임없이 소송을 걸고 진정을 하게 된다. 어떤 이들은 상습적 항의자가 되어 모든 항의 집회와 행진에 모습을 드러낼 수 있다.

진짜 무시, 혹은 상상이나 망상 속의 무시에 대한 예민함과 과

민반응은 엄청난 격노를 불러일으킬 수 있는데, 이러한 분노는 위험천만하고 지극히 파괴적이다. 예컨대 수많은 사람을 죽이거나, 집과 숲에 불을 지르거나, 사장에게 총질을 하거나('맞짱 뜨기'), 배우자를 살해하거나, 광란 상태로 날뛰는 것이 그것이다.

자격 있다는 자부심은 또한 엄청난 대량 학살을 자행할 뿐 아니라 범죄자에게 특징적인 후회의 결핍을 낳는데, 왜냐하면 자격있음은 '정당하다'는 확신을 동반하기 때문이다. 그러한 태도는 '건방지게'는 구는 것이 살인까지 정당화해 주는 거리의 깡패 문화에서 공공연하게 드러난다.

수십 년간 사회학적, 심리학적, 정치적 위치성들은 '낮은 자존감'이 반사회적 행동의 원인이라는 환상을 즐겨왔다. 그러나 반대로, 범죄자를 비롯한 이상 성격자들은 팽창되어 과대하기 일쑤인 자존감을 갖고 있다. 쉽게 관찰할 수 있는 이 임상적 사실은 지금 대중 매체의 보도를 통해 일반인에게까지 알려지고 있다. (Sullivan, 2002)

전쟁터의 정복자들은 피정복자를 약탈하고 강간하는 것이 정당하다고 느끼며, '의로운 분노'는 매일같이 보통 사람의 행복과 평화를 망쳐 놓는다. 동일한 에고 중심적 위치성이 시기와 질투를 선동하는데, 이러한 시기와 질투는 인간 조건의 부정적이며 감정적인 멜로드라마에 내재되어 있다. 그리하여 악의적 행위와 감정은, 복수의 공상은 물론 불평과 자기 연민을 기르면서 삶을 낭비하는 숱한 사람들의 정서적 안정을 해친다.

자만심은 부푼 기대로 이어지고, 따라서 그 사람은 특별 대우를 받지 못하는 것에 대해 끊임없이 툴툴거린다. 사회는 그런 식의 허영과 과도한 요구에 부정적으로 반응한다. '자격'이 있다고 생각하는 사람은 유달리 허영심과 경쟁심, 질투심이 강한 것은 물론, 복수심이 강하고 악의적이며 증오하는 경향이 있을 수 있다.

자격 있다고 생각하는 태도는 끈질기고 완강하게 방어적인 경향이 있으며, 알려진 어떤 수단을 통해서도 교정할 수 없는 일이 많다. 이러한 태도는 내적 과대성과 마찬가지로 기본적으로 정신병적이며, 본질적으로 망상적이다. 교정에 대한 완강한 저항은, 진짜 범죄자는 왜 수감 생활에 영향받지 않는지, 사이코패스는 왜 경험에서 배우지 못하는 특성을 갖는지에 대해 설명해 준다.

자부심은 자신의 허영심을 자진해서 신에게 내맡기는 헌신의 영감으로 해소된다. 영적으로 진화할 때, 자존감조차도 더 이상 필요하지 않으며 그것은 의미 있는 개념조차 아니다. 자부심과 수치심은 그 자체로 높은 가치를 부여받은 시비 분별에서 생겨난다. 실상Reality에서 '가치'는 고려 사항이 아니다. 모든 것은 있는 그대로이고, 어떤 설명이나 형용사도 필요하지 않다. 앞선 의식에게, 세상이 무슨 생각을 하고 무엇을 믿는지는 실제적 의의나 중요성이 없다.

인간 심령은 바람직성, 호소력, 혹은 가치에 대한 임의적인 사회적 척도상의 모든 것에 성질을 부여하고 등급을 매기는 일에 집착하게 된다. 전 생애를 어떤 신비스러움의 추구에 바치게 될 수도 있는데, 여기서 미묘한 차이는 부풀려지고 그 차이가 갖는 사회적 상징성은 추구된다. 이는 모든 것에 대해 '옳을' 필요성과 함께 지위, 소유물, 재산의 추구 및 구별의 상징들에 대한 끝없는 추구로 이어질 수 있다.

이른바 영적 자부심 또한 지위 추구지만 그것은 다른 분류 체계 속에 있다. 심지어는 구도자인 것이 조야한 물질주의자'보다 낫다'는 자부심도 있다. (즉, 자신의 겸손함을 자부하는 모순) 이러한 자부심은 만인이 일정한 의식 수준을 마스터하는 중이라는 사실을 알 때 해소될 수 있고, 그래야 다음 단계로 나갈 수 있다. 이 세상을 마스터하기 전에는 그것을 마칠 수 없다는 말이 있다. 그래서 의식 척도는 다른 것'보다 나은' 수준이 아니라, 일시적인 진화상의 진행으로서 그저 다른 것과는 '다른' 수준들을 가리킨다.

역설적인 것은, 자부심, 영적 자부심, 허영심을 부정적으로 판단하는 것이나 지위를 구하는 이들과 세속성을 경시하는 것 또한 영적 자부심이라는 것이다. 자부심은 현실의 성취를 바탕으로 할 때 깨달음을 방해하지만, 인구의 대다수에게는 유용한 동기 부여자다. 나중에 내적 충족이 더 이상 자부심을 요구하지 않아 더 이상 그것이 필요 없어질 때, 자부심은 놓아질 수 있다.

동양의 고전적 영적 전통에서, 산스크리트 어로 '타마스', '라자스', '사트바'는 인간 심령을 포함하여 우주 속에 있는 영향력의 주요 수준을 대략적으로 분류하는 데 사용된다. 타마스 수준의 특징을 이루는 것은 게으름, 욕망 결핍, 야심 결핍, 부주의, 돌봄 결핍, 동기 부여 결핍, 습관적 반대, 저항, 거부, 이기심, 부정성, 수렁에 빠진 상태, 마음과 영의 빈곤, 긍정적 감정 결핍이다. 타마스의 주된 특징은 무력증, 저항, 결핍이다. 타마스에서 벗어나는 길은 욕망, 탐욕, 심지어는 분노를 불러일으키고, 최종적으로는 자부심을 불러일으키는 것이다.

라자스는 활동, 행위, 성취, 이득, 목표 실현의 수준을 가리킨다. 그 다음 단계인 '높은 라자스'는 최대의 기능이 이루어지는 수준인데, 이것은 영적 진보 안에서 초월되어 최종적으로 사트바, 즉 고요, 평화, 만족의 수준에 이른다. 사트바 수준에 있는 사람은 더 이상 어떤 것도 증명할 필요가 없으며, 목표는 갈수록 영적으로 되고 외적인 것이 아닌 내적인 것으로 되어 간다.

타마스에 있는 사람은 입을 스웨터가 없거나, 있다고 해도 더럽고 구멍투성이다. 라자스에서 스웨터는 새 것이고, 산뜻하고, 깨끗하다. 높은 라자스에서는 캐시미어 스웨터를 종류별로 소장하고 있다. 사트바에서도 좋아하는 낡은 스웨터가 있을 수 있지만 그것은 좀이 먹어 구멍이 나 있다. 하지만 깨끗하다.

텔레비전의 눈에 띄지 않는 효과의 하나는 그것이 타마스에 있는 사람들에게 욕망과 분노를 불러일으킨다는 것이다. 그리고 텔레비전은 사람들을 라자스로, 또한 소유물과 수준 높은 생활 양식에 대한 욕망으로 끌어올리는 경향이 있다. 이렇듯 매 수준마다 고유한 목적, 유용성, 가치가 있다. 그래서 영적 진화의 한 단계에 있음의 맥락에서 볼 때, 사람은 매 수준을 시비 분별 없이 연민을 가지고 관찰할 수 있다.

사회는 타마스에 고착된 사람들에게 동기를 부여하는 보다 나은 방법을 끊임없이 배우고 있다. 희망 없음과 절망 속에서 사는 이들은 에너지가 부족하다. 그래서 흥미의 주입과 교육을 통해, 그리고 효율적 적응 방식에 대한 학습을 통해 이들을 끌어올릴 필요가 있다.

욕망

욕망은 강박적으로 될 수 있는 원함인데, 지나칠 때 이것은 탐욕으로 불린다. 하지만 이것은 인간사人間事에서 중요한 추진력이고 경제 전반에 상당한 정도로 동기를 부여한다. 정상적인 욕망은 원하는 게 충족될 때까지 자체의 진행 경로를 따라가는 경향이 있다. 욕망의 원초적 기원은 동물 유기체의 굶주림이다. 충족은 완성된 느낌을 낳고 그래서 심령은 자유롭게 내면으로 방향을 바꿔 영적 가치를 추구할 수 있다. 욕망은 그 자체로는 자부심과 마찬가지로 잘못이라고 비난받을 필요가 없는데, 욕망을 교육 및 건강과 같은 유익한 활동으로 돌린다면 그것은 사회적으로 이롭기 때문이다. 탐욕이 비난받는 것은 일차적으로 동기 부여가 이기적이고 따라서 타인을 착취하는 것으로 보이기 때문이다. 탐욕은 타인을 통제하려는 욕망으로 이끌고 따라서 집착을 나타낸다.

욕망에 불을 붙이는 것은 결핍의 환상이며, 행복의 근원은 자기 밖에 있으므로 그것을 추구하거나 얻어내야만 한다는 환상이다. 이로 인해 욕망하는 대상의 중요성은 그것의 상징성과 신비스러움으로 인해 부풀려지고 과대평가된다. 참나 감각의 쾌락을 차단하는 것은 욕망이다. 욕망이 충족될 때 에고는 그 결과 솟아나는 기쁨의 감각을 외부에 있는 것을 획득한 덕분으로 돌린다. 하지만 그것은 교묘한 환상인데, 왜냐하면 쾌락의 실제 근원은 참나의 기쁨을 경험하는 것을 가로막는 장애가 일시적으로 제거된 데 있기 때문이다. 경험되는 행복의 근원을 이루는 것은, 에고의 고뇌로 차단되지 않을 때 빛을 발하는 참나의 광휘다.

중독 상태에서, 욕망은 매우 강렬하여 갈망하는 것에 대한 강박적 사고와 강박적 행동을 낳는다. 마약이나 알콜은 사실상 매우 낮게 측정된다. 하지만 이러한 것은 에고의 낮은 진동을 진정시켜 상위의 참나를 경험할 수 있게 해 준다. 마약이나 알콜이 '기분 좋음'을 창조할 수는 없다. '기분 좋음'은 참나의 광휘다. 에고는 쾌감을 마약 덕분으로 돌린다.

기쁨joy은 540 이상으로 측정된다. 마약은 고작 80이나 그 이하로 측정된다. 그런데 겨우 75로 측정되는 물질이 어떻게 500대 후반에서 있을 수 있는 경험을 '유발'할 수 있겠는가? 분명한 답은, 그것은 단순히 사실이 아니라는 것이다. 비유해서 말하자면, 마약은 태양이 빛날 수 있도록 잠시 구름을 흩어 버릴 뿐이다. 순진한 에고는 그 극치감, 기쁨, 행복을 마약 덕분으로 돌린다. 중독자는 사실상 참나의 기쁨을 경험하는 것에 중독되고, 따라서 그런 경험을 하는 유일한 방법이라고 여겨지는 일을 되풀이한다. 단 한 차례라도 그런 경험은 잊을 수 없는 것이다. 갈망은 마약 자체에 대한 것이 아니라, 기쁨이라는 '기분 좋음'에 대한 것이다.

영적 수행자에게 욕망과 집착은 진보를 가로막는 장애물이고, 그런 것이 일어날 때는 그것이 상징하는 바를 신에게 내맡길 수 있다. 동시에 욕망과 집착이 가리키는 위치성을 찾아내서 내맡길 수 있는데 왜냐하면 그러한 것은 갈수록 짐이 되기 때문이다. 영적 진화의 일정 단계에서, 수행자들이 모든 소유물을 다 버리고 떠나는 것은 흔한 일이다. 나중에는 소유물이 더 이상 방해물이나 자산으로 보이지 않는데 왜냐하면 주인 의식이 사라져 더 이상 그런 것에 환상이 투사되지 않기 때문이다.

원함과 갈망의 끝없는 연쇄를 해소하려면, '그 다음엔 무엇?'이라는 연습을 통해 그런 것을 해체하는 것이 도움이 된다. '나는 (더 나은 직업, 더 많은 돈, 더 좋은 차, 대학 졸업장, 혹은 다른 무엇)을 원한다'고 말하고, "그 다음엔 무엇?"이라고 묻는다. 그 답은 항상 "그러면 나는 행복할 것이다."라는 최종적 신념임이 밝혀질 것이다.

보통 삶에서 충족과 욕망은 일시적 휴식을 가져다주지만, 원함은 곧 새로운 욕망으로 바뀔 뿐이다. 성공과 돈은 가장 흔한 환상적 목표이며, 그것이 강박 관념이 되는 일은 드물지 않다.

지금 환경에서 행복하지 않을 때, 현재의 욕망이 충족되도록 조건을 변화시킨다 해도 행복은 여전히 붙잡기 어려울 공산이 크다는 것을 이해하는 것이 도움이 된다. 즉 지금 행복을 붙잡기 어렵다면, 행복의 근원을 찾아내는 능력을 아직 발견하지 못한 것이므로 미래에도 그런 상황은 계속될 것이다.

금욕주의의 가치는 사람이 생존을 위한 최소한의 필수품만 갖춘 상황에서도 만족하고 행복할 수 있는 능력을 찾아낸다는 데 있다. 행복해지기 위해 필요한 것은 사실상 전혀 없다는 것, 심지어 텔레비전, 음악, 대화, 혹은 타인의 존재나 여러 가지 활동과 같은 외적 자극조차도 필요하지 않다는 각성에는 커다란 기쁨이 있다.

보다 앞선 수준에서 사람은 정신 활동과 생각의 즐거움조차 없이 지낼 수 있고, 존재에 대한 앎 자체만으로 충분하다는 것을 배운다. 참나가 모든 결핍이나 타자성을 배제하는 전부임Allness으로 빛날 때 행복은 더욱 커진다. 그때는 욕망할 것이 더 이상 남아 있지 않고 욕망의 근원이 없는데, 왜냐하면 전체Totality는 무한한 '나'Infinite 'I'로서의 자신의 정체 안에서 완전하기 때문이다.

보통 삶에서, 야심으로서의 성공과 지위에 대한 욕망은 정상으로 간주되는데 이것은 라자스 활동의 성질을 나타낸다. 따라서 그것은 의식 진화가 무기력의 저항을 넘어섰다는 증표다. 구도자는 방해가 되는 것이 성공적 활동이나 위치가 아니라 저변에 깔린 자부심과 집착임에 주목한다. 사람은 모든 행위를 신에게 내맡기고 봉헌함으로써 그러한 면을 초월할 수 있다. 탁월함의 기쁨은 내적으로 보상이 되고, 성공은 자부심이 아닌 감사를 동반한다.

의식이 더욱 진화하면, 실행의 배후에 있는 사적인 '나'의 환상은 사라지고 활동은 자율적이고 수월한 것으로 경험된다. 이것은 스포츠와 예술 분야의 노력에서 일어나는 일반적 경험이다. 달리기 선수는 "난 할 수 없어."의 장벽을 돌파한 뒤 달리기가 수월해지는 경험을 한다. 무용수는 애쓰지 않고 춤을 추며 지칠 줄 모른다. 노동자는 피로를 모르는 수월한 동작으로 들어간다. 어떤 활동이든 갑작스러운 무아지경의 발견에 이를 수 있는데, 이는 기쁨에 넘칠 뿐 아니라 황홀경이 될 수도 있다. 행위의 주인공은 참나지 자기가 아님을 각성하는 것은 변형을 일으키는 기쁨이다.

생명의 자연 발생성은 수월하게 상호 작용하는 본질들의 표현이다. 창조Creation의 기적은 계속되고, 모든 생명은 그 근원Source의 신성Divinity을 공유하는데, 왜냐하면 신성한Divine 명령에 의하지 않고서는 아무것도 존재 속으로 들어오지 않기 때문이다. 일단 생명의 신성함이 드러나면, "Gloria in Excelsis Deo!"*라는 구절이 의미하는 바에 대한 인식이 뒤따른다.

이른바 영적 결함이나 장애는 바로 그것의 초월로 가는 도약대일 수 있음을 알 수 있다. 재맥락화를 통해, 부정적이었던 것이 긍정적인 것으로 되고 신의 발견을 향한 대로가 된다. 모든 결함에는 보물이 숨어 있다. 결함으로 여겨지는 것 전부가 다 문門이다.

죄책감

아마도 이것은 영적 노력에 대한 가장 두려운 장애이고, 많은 사람을 공포로 몰아넣어 영적 탐구에 나설 수 없게 만드는 것이 바로 이것일 것이다. 사람들은 자기 안에서 무엇을 발견하게 될지 몰라서 내면을 들여다보기가 두렵다고 선언한다. 모두가 심판의 날을 두려워하는 근원에는 바로 죄책감이 있는데, 왜냐하면 심판의 날은 죄, 지옥, 정당한 신의 진노에 대한 공포스러운 이미지들을 환기시키기 때문이다. 인간으로 존재하는 것의 두려운 그늘은 죄/죄책감/심판/선고/벌/죽음/지옥으로 포괄된다. 죄책감은 인간 삶에 드리워진 관보**이며, 그 다음에 삶은 지옥으로 통하는 뚜껑문

---

* 저자는 이 라틴어 구절이 갖는 의미가 "주님, 당신께 모든 영광이 있습니다. (All Glory be to Thee, Oh Lord.)"라고 말한다.

** 棺褓, 관에 덮는 천

이 있는 무대에서 영위된다. 죽음은 언제라도 그 뚜껑문을 열어젖힐 수 있는 방아쇠로서 두려움의 대상이 된다. 사람은 최후의 순간에, 자신의 전 생애가 '크리스마스 캐롤'에서처럼 눈 앞에 펼쳐지고 유령은 비난의 손가락질을 한다는 얘기를 듣는다. 인간들은 이렇게 말한다. "오 슬프다, 영이여, 그대에게 자비심은 없는가? 우린 충분히 보았다. 사슬이 철그렁거리는 소리가 들려온다. 어떤 운명이 우리를 기다리고 있는가?"

이렇듯 많은 두려움이 죄책감을 기반으로 하는데 왜냐하면 무의식은 자신이 내린 선고에 대한 상상을 미지의 것에 투사하기 때문이다. 과거의 자기 심판은 두려운 신에게 투사되는데, 화난 신의 복수는 생각만 해도 엄청나고 무시무시하다. 이러한 것이 죽음에 대한 두려움의 기초를 이루며, 죽음은 신의 궁극적이고 정당한 정의로 보이지만 실은 죽음조차도 충분치 않다. 왜냐하면 진노한 신이 이제는 영혼을 지옥으로 영원히 던져 버릴지도 모르기 때문이다.

이 두려운 시나리오의 귀결로서, 겁에 질린 사람들은 그 어떤 영적 실상도 부정하고 비웃게 된다. 사람들은 신도 영혼도 사후세계도 없는 것처럼 굴고, 그리하여 자비로운 망각 속에 들어감으로써 이 끔찍한 시나리오를 피하게 되기를 희망한다. "죽고 나면 아무것도 없다."는 마침내 영적 책임을 모면하는 것에 관한 꿈이다. 사람들은 행운을 기원하며 '그 모든 상상의 산물'에 문을 굳게 닫아건다. 친구들은 그러한 욕망을 존중하며 행운을 빌어 준다.

누구나 수치심, 뉘우침, 자책, 자기 비난, 낮은 자존감, 자학과 같은, 그리고 후회라는 미묘한 자기 처벌의 쑤셔 대는 아픔과 같은 다양한 형태의 죄책감을 잘 알고 있다. (사이코패스 제외) 종교인에게는 고백, 고해 성사, 사면, 기도, 보다 잘하겠다는 결심으로 죄책감을 더는 전통적인 방법이 있고, 그밖에도 선행에 새롭게 봉헌함으로써 보상하는 길이 있다.

죄책감은 세 가지 큰 위치성을 바탕으로 한다. 이에 대해서는 죄책감이라는 주제 전체에 본격적으로 달려들기 전에 먼저 이해해 두어야 한다. (1) 에고의 그 어떤 측면과도 마찬가지로, 죄책감은 대립쌍인 지각의 이원성을 창조하는 위치성을 기반으로 한다. (2) 가설적인 것이 실상으로 여겨진다. (3) 행위의 행위자가 실재한다고 여겨진다.

죄책감이 담긴 전형적 진술은 다음과 같다. "나(오류 3)는 그 일을 하지 말았어야 했다. (오류 2) 따라서 나는 나쁜 사람이다. (오류 1)" 가설적 이상이 사실로 여겨지고 있지만, 실제로 그 사람은 그 당시에, 그때 작용한 강점과 약점 하에서 그 시간의 맥락 속에서 가능하거나 합리적으로 보였던 일을 한 것이다.

'나'로서의 자기自己에 대한 자신의 정의는 고정되어 있지 않으며 가변적이다. 그것이 가변적이기 때문에, 행위의 맥락은 동등하게 가변적인 영향력을 갖는다. 만약 자기가 "나는 절망적이다."라고 생각한다면, 그것은 자기가 "나는 안전하다."고 생각할 때라면 하지 않을 일을 할 것이다. 이상화된 자기는 삶의 장에서 기능하는 자기와 똑같지 않다. 에고/자기는 순간순간 요동한다. 한 순간, 에고/자기는 온화하다. 또 다른 순간, 그것은 화가 나 있다. 또 다른 순간, 그것은 이기적이고, 또 다른 순간에는 관대하다. 행위하는 자기가 환상인 것과 마찬가지로 지금 이 순간의 자기 또한 환상이다.

결정은 수많은 저변의 기여 인자에서 비롯된다. 그러므로 행위는 의식적·무의식적 프로그램들의 복잡한 상호 작용으로 결정되는데, 이러한 프로그램 또한 그때에 사람을 좌우한 지배적 의식장의 보이지 않는 효과를 포함한다.

이러한 요인이 '상황 윤리'라는 것에 내재되어 있는데, 상황 윤리는 흑백 논리적 도덕율과 시비 분별에 비하면 훨씬 앞선 이해다. 왜냐하면 상황 윤리는 내용만이 아닌 맥락을 포함하기 때문이다. 법원에서도 사건을 평가할 때는 경감 사유(즉, 맥락)를 고려하는데, 어떤 경우에는 경감 사유가 법적 책임조차 능가할 만큼 강력하기도 하다. 그 어떤 행위든 우주의 전 맥락 속에서의 그 모든 진화에 걸친 인간 의식의 표현을 반영한다. 이것은 "그 당시에는 좋은 생각인 것 같았다."는 말을 설명해 준다.

에고는 프로그램의 세트인데, 여기서 이성은 복잡하고 다층적인, 연속적 알고리즘들을 통해 작용하고, 이 속에서 생각은 과거 경험, 주입, 사회적 힘이 다양한 무게로 내리누르는 일정한 판단 계통을 따라간다. 따라서 에고는 스스로가 창조해 낸 조건이 아니다. 본능적 욕구가 프로그램들에 붙어 있고, 이로 인해 생리적 과정이 일어나 작용한다. 전뇌의 지성은 유전적으로 손상되거나, 혹은 보다 원시적인 두뇌 심층부에서 솟구쳐 오르는 강렬한 감정으로 인해 쉽사리 우회될 수 있다. 행위는 보이지 않는 카르마적 힘은 물론 개인의 삶의 단계에 의해서도 영향받는다.

후회스러운 행위에 이르는 동기를 살펴보는 것은 유익하다. 흔한 것은 두려움인데 예컨대 상실에 대한, 통제받거나 지배당하는 것에 대한, 결핍이나 실패에 대한, 혹은 지위 상실에 대한 두려움이 있다. 그 밖의 동기로는 충동성이 있고, 진실과 거짓의 차이처럼 행위의 근거를 이루는 충분한 정보의 결핍이 있다. 이 모든 것은 '인간의 약함'이라는 일반성 아래 포괄된다. 가설적 도덕주의의 관점에서 사람은 '약함'에 굴복해선 안 되게 되어 있다. 그렇다면 인간의 약함에 굴복한 사람은, 의식 진화가 성인聖人과 같은 결의, 건강한 두뇌, 유익한 유전자를 가져다주지 못했다는 사실 때문에 비난받아야 할까? 우리는 생존하기 위해 욕심을 부리는 저 오래된 동물 뇌, 후각뇌嗅覺腦에 책임을 돌릴 수 있다. 우리는 부모나 사회에 책임을 돌릴 수 있다. 우리는 대중 매체의 파블로프적 조건 형성에 책임을 돌릴 수 있다. 일부 사람들은 말 그대로 양심을 가질 능력조차 없이 태어나고, 그래서 원하는 것은 무엇이든 손에 넣을 자격이 있다고 느끼는데 우리는 그에 대해선 DNA와 인간의 유전자 풀에 책임을 돌릴 수 있다. 테스토스테론이 인생의 많은 과오에 책임이 있는 것은 분명하다. (거세된 남자들이 정상 남자보다 수명이 9년 더 긴 것은 엄밀한 사실이다.) 우리는 도덕의 타락과 악의 미화에 대해서는 대중 매체에 책임을 돌릴 수 있다.

　이 상호 작용하는 요소들의 만화경 속에서, 우린 누구에게 책임을 돌려야 할까? 누가 거친 자루 옷을 입고 재를 뒤집어쓴 채 가슴을 쳐야 할까? 단 하나의 행위만 해체해 보아도 유일한 결정 인자는 없고, 표면적으로 행위를 한 '누구'는 더 이상 존재하지도 않는다는 것이 밝혀질 것이다. 그러나 마음은 말한다. 이 모든 것은 그저 죄책감의 탈피를 합리화하고 있을 뿐 아니냐고. 괴로움과 회개가 사람들을 보다 낫게 만들어 줄 거라는 신념이 있다.

우린 단순한 행위조차 원천적으로 복잡하다는 사실에서 오직 신의 전능함만이 심판할 수 있으리라는 것을 알 수 있다. 그래서 "심판하지 말라."는 영적 금언이 떠오르는 것이다. 에고가 타인이나 자기 자신을 심판할 능력이 있다고 생각하는 것은 바로 허영심 때문이다.

높은 진실의 어떠한 근원에도, 죄책감으로 신에게 영향을 미치거나 신을 달랠 수 있다는 암시는 없다. 역사상의 위대한 현인들은 죄책감에 대해선 말하지 않고, 그저 '죄'는 무지로 인한 것이라고 할 뿐이다. 현인들은 어떤 행위는 불쾌한 영역으로의 영혼의 이행을 초래하지만, 반면에 미덕은 육체의 죽음 뒤에 높은 영역으로 이끌어준다고 가르친다. 현인들은 그것을 단순한 사실로 진술할 뿐이지, 사람들을 협박하거나, 겁주거나, 두려움에 떨게 만들려는 것이 아니다.

과거의 오류에 대해서는 책임감은 물론 연민을 가지고 바라볼 필요가 있는데, 그것만이 오류를 바로잡는 유일한 길이다. 사람은 죄책감과 뉘우침의 차이는 물론 당시에 그 행위를 한 의도를 명확히 해야만 한다. 좋지 않다는 것이 판명된 과거 행위에 대해서는 뉘우침이 보다 적절한 경우가 많다. 진정한 죄책감은 의도에 적용되는 반면, 뉘우침은 불리한 결과에 대한 것이다.

마음은 합리적이지 않거나 의지할 만하지 않은 경우가 많으며,

또한 그 어떤 행위를 정당화하는데 필요한 사실들을 갖고 있지도 않다는 것을 쉽게 관찰할 수 있다. 마음은 상황을 조사해 보지도 않고 성급하게 결론부터 내린다. 게다가 마음은 상황의 압력이 작용하면 '살짝 미친' 상태가 되는 일이 많은데, 그때 마음은 실제로 아주 비합리적이다. 이것은 흔하게 관찰된다. 사람들은 종종 "나는 그때 제정신이 아니었던 게 틀림없어."라고 말한다. 물론 마음은 '정신 나간' 선택지나 선택들을 대개는 취소할 테지만, 반드시 그렇게 할 거라고 믿을 수는 없다. 이러한 이유 때문에 기업에서는 거액의 수표에 두 번 서명할 것을 요구하는 것이다.

경험적으로 볼 때 죄책감은 에고의 기초가 무너질 때까지 작용하는 '실상'이다. 구도자들은 새로이 발견한 영적 위치에서 과거 행위를 비판적으로 돌아보는 경향이 있다. 모든 자기 검사는 연민과 더불어 해야 한다. 과거의 오류는 다른 맥락 안에서 일어났다. 죄책감에 대한 최상의 해결책은 자신을 신과 동료 인간에게 재봉헌하고 자신과 타인을 용서하는 것이다.

비구름이 하늘에 드리는 선물이 아닌 것처럼, 괴로움은 더 이상 신에게 드리는 선물이 아니다. 죄책감은 방종이 될 수 있다. 그것은 동료 인간에 대한 봉사에 돌리면 좋을 에너지를 다 소모한다. 타인은 물론 자신을 용서할 필요가 있는데, 그렇게 하지 않으면 에고는 자책으로 강화된다. 자기혐오를 에고 중심적이고 자기애적인 자기중심성으로 신에게 내맡기고 포기할 필요가 있다. 자기혐오는 과거에 대한 매달림인데, 과거에서 실상$_{Reality}$은 발견할 수 없다.

분노

분노는 유아기에 시작되고, 유아기의 자기애적 욕구 좌절에서 비롯된다. 분노의 원시적 기초는 동물의 세계에서 볼 수 있는데, 동물의 세계에서는 먹이, 영역, 배우자를 둘러싼 싸움과 다툼이 그치는 법이 없다. 보다 세련된 성인의 삶에서 이 분노는 정교해지며, 그래서 사회적 쟁점과 옳다 대 그르다 및 죄책감 대 무구함 같은 위치성, 좌절된 기대에 적용된다.

지각이 에고에 위협을 알리는 신호를 보내고 그 다음에 에고가 기본적인 동물 반응으로 퇴행할 때 분노가 솟구친다. 아이한테서 분노는 자신의 욕구를 좌절시킨 주인공으로 보이는 어른을 향해 분출될 수 있다. 분노의 기원은 심령 내적이지만, 그것은 일반적으로 외부로 투사되거나 타인을 위협하고 통제하려고 한다.

주관적 참여자 초점에서 관찰자 초점으로의 전환이 일어날 때, 사람은 에고 위치성으로서의 기대에 대한 자기애적 강조를 보게 되는데, 바로 이것이 까다롭거나 걸핏하면 화내는 사람을 만든다. 화내는 사람은 자신이 원하고 욕구하는 것을 가질 자격이 있다고 은밀히 느끼며 삶에 불가능한 기대를 품는다. 또한 분노는 하나의 태도이며 취약한 에고 위치성일 수 있다. 그것은 자기주장이라는 보다 건강한 대안이 아닌 공격성으로 인도한다.

분노의 기본적 해독제는 겸손함인데 이것은 분노에 기름을 붓는 자만심을 상쇄시킨다. 화난 사람 내면의 유아는 삶이 불공평하다고 불평하는데, 이것은 사실상 까다롭고 버릇없는 아이의 지각이다. 자기애는 자신이 원하는 것을 가질 만한 자격이 있다는 신념을 키우는데 왜냐하면 에고의 자기애적 핵심은 오직 부풀어 오른 자기 중요성에 대해서만 관심을 갖기 때문이다. 우주가 자신이 원하는 것들에 무관심하다는 것을 알아챌 때 에고는 격분하며 이것은 대인 관계 갈등의 형태로 전화된다. 분노는 그 다음에 타인을 통제하려는 헛된 시도가 되는데, 이때 타인들은 조종 대상이거나 혹은 좌절된 욕구에 대해 비난받아야 할 대상이 된다.

분노가 일지 않도록 하는 최선의 방법은 타인을 자신과 동등한 존재로 보고, 기대를 줄이고, 겸손함을 통해 욕구 충족을 신에게 내맡기는 것이다. 에고의 요구 및 기대와 점차 거리를 두고 그러한 것을 포기해 나가면, 분노는 줄어든다.

이른바 정당한 분노와 의분은 위치성 및 타인에 대한 기대가 도덕주의적으로 팽창한 것이다. 증오심과 더불어 분노는 외부의 적에게 고정되는데 이는 사실상 에고 자체의 내적 증오 성향이 상징적 대리자에게 투사된 것이다. '죄에 대한 증오' 역시 증오일 뿐이다. 그리고 그것은 여전히 증오일 뿐이기 때문에 도덕적으로 우월하지 않다. '죄에 대한 증오'는 오류가 오류를 나쁘다고 하는 부조리함을 빚어낸다. 격분해서 죄인들을 향해 주먹을 휘두르는 것은 선동이라는 사리 추구 외에는 별다른 이득이 없다.

영적 오류의 주된 근원은 다양한 영역이 마치 실상의 같은 평면, 같은 수준에 있는 것처럼 그것들을 뒤섞는 데 있다. 고래는 호랑이와 싸우지 않는다. 고래와 호랑이는 서로 다른 세계에 존재한다. 악의 세력과 싸우는 신이라는 개념은 죄책감과 두려움에 찌든 공상에서 빚어진 불가능이다. 실상Reality에서는, 하늘나라나 신이나 혹은 절대적 실상Absolute Reality의 순수성을 위협하는 것은 있을 수 없다. 실재Real는 존재하고 비실재는 존재하지 않으며, 실재Real는 비실재로 인해 위협받지 않는다.

선과 악의 세력이 서로 맞닥뜨려 상호 작용하는 것이 가능한 곳은 오직 낮은 아스트럴계나 인간의 상상 속이다. 인간의 상상력은 영화처럼 불가능한 것을 실상으로 취급하고, 마치 '우주 전쟁'과 같은 영화에서처럼 그러한 것에 생생한 상호 작용을 부여한다.

마음은 진실과 거짓을 구별하지 못한다는 것과 원시적 마음은 그보다 능력이 더 떨어진다는 것을 기억하는 것이 도움이 된다. 신화, 우화, 혹은 서사시는 운명에 대한 인간의 두려움과 희망을 표현할 필요를 만족시켜 준다. 이런 것은 시적이되 사실적이지는 않고, 절대적 진실은커녕 영적 실상을 반영하지도 않는다. 비실재를 탄핵할 필요는 없는데, 왜냐하면 오직 존재를 갖는 것만이 탄핵당할 수 있기 때문이다. 비실재는 진실Truth로써 그것의 참정권을 박탈하면 그뿐이다.

종교적 선동가들은 수 세기 동안 계시록(70으로 측정됨.)을 악용해 왔다. 계시록의 저자 요한은 70으로 측정된다. 쉽게 믿는 순진한 이들은 조종과 협박이 잘 통하는 비옥한 토양과도 같다. 현재에 이르기까지 여러 세기에 걸쳐 무수한 심령술사, 영매, 예언자들이 낮은 아스트럴계의 모든 드라마에 접속해왔다. 잘 속는 이들이 '종말'을 준비하는 일이 반복된다. 다양한 사교와 종교 분파들이 종말론 설화에 현혹되며, 종말론은 되풀이해서 표면으로 부상하여 인상받기 쉬운 사람들의 상상력을 사로잡는다. 모든 종말론 설화의 밑바탕에는 인간의 집단적 죄책감, 두려움, 영적 무지가 깔려있는데, 그 밖에도 자신이 '선민'이라는 희망 섞인 자부심과 편애받는 소수의 일원으로 선택되었다는 특별함이 그것의 바탕에 있다.

거짓은 낮은 힘$_{force}$과 두려움을 기반으로 한다. 진실은 힘$_{power}$을 기반으로 한다. 거짓이 두려움에 떠는 것은 그것이 환상을 기반으로 하고 있기 때문이다. 진실은 두려움 너머에 있고 공격당할 수 없다. 거짓은 그것에 대한 충성을 통해서만 영향력을 확보하는데 왜냐하면 거짓에는 내재된 힘이 없기 때문이다. 무시무시한 '종말'은 거짓 환상이 유효성을 얻는 낮은 아스트럴계에 속한다.

두려움

에고의 주된 버팀목은 자부심(무지), 욕망(자신을 지속시키려는), 두려움(죽음에 대한)이다. 그중에서 가장 원시적인 것은 두려움인데, 왜냐하면 에고가 취약한 것은 그것의 표면적 실상이 환상이고 환상은 깨어지기 마련이기 때문이다.

가장 압도적인 의식적 두려움은 육체의 생존에 대한 것인데, 그것은 육체가 생명의 주된 실상으로 여겨지기 때문이다. 육체는 또한 분리, 독특함, 개별성의 증거다. 그러므로 마음은 일차적으로 육체의 생존에 봉사하고, 더불어 안락함, 지위, 안전이라는 육체의 장식에 봉사하는 도구가 된다. 따라서 생존이나 성공을 보장하려는 계략과 노력이 대부분의 사람들의 시간과 에너지를 다 써 버린다. 에고는 이 모든 공들인 것과 동일시하며, 그래서 두려움과 방어는 헤아릴 수 없고 끝없는 것이 된다.

에고의 투자*는 자부심이라는 형태 및 신념 체계와의 동일시라는 형태를 취한다. 그러므로 이러한 것도 방어해야 한다. 이는 야생 동물과 같은 위험에 대한 과도한 경계 상태를 낳는다. 가치가 부여된 것은 모두 방어해야 하고, 따라서 위험은 모든 곳에 잠복해 있다. 에고는 무시와 비방 혹은 자신의 영토에 대한 침범이 조금이라도 있을세라 끊임없이 경계한다. 마음은 피해망상적이 되며, 긴 냉전기의 러시아처럼 집단적 피해망상이 나라 전체를 지배할 수도 있다.

에고의 투자, 무수한 위치성, 그릇된 동일시로 인해 에고의 두려움은 끝이 없으며 계속해서 증식된다. 이러한 두려움이 잦아드는 것은 오직 '나'를 위치성과 동일시하는 것을 철회할 때, 그리고 자신의 생명과 생존을 신에게 완전히 내맡긴 결과로서 육체적 생존과 관련된 두려움 및 분리에 대한 두려움이 감소할 때이다.

끝없는 일상적 두려움은 근심과 불안이라는 일반적 인간 조건에 포괄된다. 두려움은 그토록 만연해 있는 까닭에 '정상'의 일부로 받아들여진다. 숱한 활동이 두려움에서 벗어나려는 욕구를 동기로 하며, 삶의 활동 대부분은 무의식적 두려움을 동기로 하는 일이 많다. 예수 그리스도는 내맡겨야 하는 마지막, 최후의 부정성이 두려움이라고 했다.

붓다는 2,500년 전에 기본적 두려움을 "병, 가난, 늙음, 죽음"으

---

* investment, 에고가 뭔가를 성취하기 위해 시간과 노력, 감정 에너지를 투입하는 것을 말한다.

로 열거했다. 이렇듯 그 모두가 상실에 대한 두려움인데 이는 일체의 활동을 물들이고 그 속에 스며들게 된다. 상실의 두려움은 특권, 위치, 호칭, 명성, 인간관계, 젊음, 소유물, 영향력, 힘, 사랑, 돈, 강함, 기술, 성적 매력, 지위, 안락함, 기회, 정신적 능력 및 그 이상의 것에 대한 것이다.

두려움의 일반적 경향은 자산 상실에 관한 두려움인데, 자산 상실은 차례로 쾌락과 만족의 상실, 혹은 생존 수단의 상실을 의미한다. 자신감은 숱한 두려움에 대항하는 정상적 안전장치인데, 자신감을 가질 수 있는 능력은 사건들을 겪는 과정에서 종종 삶의 기술을 고통스럽게 배움으로써 증대된다.

대부분의 두려움의 공통 요소는, 행복은 외적인 것에 의존하며 따라서 무너지기 쉽다는 환상을 기반으로 한다는 점이다. 이러한 환상을 극복하면 깊은 안도감이 느껴지고 두려움에 지배당하는 상태가 바로잡혀 삶은 온화하고 만족스러운 것이 되며, 끊임없는 자기방어 대신 느긋하고 자신감 있는 태도를 취하게 된다.

행복과 기쁨의 근원이 내면에 있다는 것을 배우면 결국 두려움은 종식된다. 행복과 기쁨의 근원은 그 근원이 바로 자신의 존재의 기쁨이고, 그것은 계속되며 외적인 것에 의존하지 않는다는 것을 인지하는 데서 비롯된다. 행복과 기쁨은 자신, 세계, 타인에 대한 기대와 요구를 내맡긴 결과로 찾아온다. "나는 원하는 것을 따내거나 얻어 내야만 행복할 수 있다."는 생각은 근심, 불안, 불행을 보증한다.

인간 조건에 내재된 성질을 품위 있게 수용할 때 두려움은 제거되는데, 이는 자신의 불편을 만인이 동등하게 나눠 갖고 있다는 위로가 되는 각성을 앎에 가져다 준다. 이는 모든 생명을 향한 치유적 연민을 낳는다. 사랑하게 되면 사랑을 잃는 것에 대한 두려움은 종식되는데, 왜냐하면 사랑임은 이르는 곳마다에서 사랑을 키워 내기 때문이다.

생존에 대한 두려움은 자신의 계속적 생존이 참나와 카르마적 유산에 의해 이미 결정되고 보증되었음을 알게 될 때 제거된다. 죽음의 정확한 때는 태어날 때 이미 정해졌다. (이 진술은 근육 테스트에서 '진실'로 측정된다.) 또한 우주에서는 어떤 '우연한 일'도 가능하지 않다는 것을 각성하라.

또한 '임종 확실성의 원리'라는 간단한 연습을 할 수도 있다. 앞으로 다가올 자신의 불가피한 사망이라는 불가피한 장면으로 날아가서, 최후에 도달하기 위해서는 최후에 이르기 위해 필요한 기간만큼 생존했음에 틀림없다는 사실을 인식하라. 참나를 각성할 때 모든 두려움은 깡그리 사라지는데, 왜냐하면 그 상태에는 불사 不死에 대한 절대적 인식, 즉 자신의 진짜 실상 Reality 인 것은 불사이며 그것은 부침을 겪지 않는 것은 물론 태어나지도 죽지도 않는다는 것에 대한 절대적 인식이 있기 때문이다.

생존의 두려움을 제거하는 심오한 사실은, 사람의 생존이 사실상 무한히 강력한 참나에 의해 매 순간 유지되고 있다는 각성이다. 에고/마음/자기는 내면의 신의 현존 Presence of God 의 '감독'과 '통제'하에 있으므로 생존을 위해 할 일을 한다. 에고는 생명을 유지하는 활동과 착상들이 생명의 막강한 장과 맥락, 즉 신성 Divinity

인 참나의 강력한 영향력을 통해 그렇게 하도록 지휘받고 있음을 각성하지 못한 채 그 공로를 가로챈다.

생명은 항상 현존하는 생명의 근원Source 자체에 의해 유지된다. 우리가 비타민을 먹는 이유는 참나의 성질과 원리가 그렇게 하는 것이 적절한 동안에는 생명을 고양시키는 비타민의 매력을 드높이기 때문이다. 정해진 삶의 기간이 끝나면 참나는 육체 생명 대신 영Spirit 생명의 존재를 유지시킨다.

생명 자체는 형태 변화를 겪을 뿐 중단되지 않는다. 생명의 근원Source과 본질은 소멸되지 않는 신이다. 사람은 자신의 근원을 잃어버릴 수가 없다. 죽음이란 에고-저자가 자신의 근원에 내맡길 때에야 비로소 끝나는 연작 소설의 한 장章이 끝난 것이다.

참나는 손주가 우비 입는 것이나 집세 송금하는 것을 잊지 않도록 돌봐 주는 내면의 할머니와 같다. 신은 불길한 것이 아니라 사랑이 넘친다. 두려움은 상상에서 솟아난다.

잘 살펴보면 삶의 활동 대부분이 기본적으로 육체의 생존을 보장하는 일과 관련되며, 그 수단은 교육, 건강, 성공, 소유물, 주택, 차, 돈, 지위와 같은 세련된 기법들임이 밝혀질 것이다. 이러한 노력 전체는 끝없는 속박이 되고 끊임없는 불안의 원천이 된다.

유체 이탈이나 임사 체험을 경험한 사람들은, 육체를 갖는 것의 항존하는 실존적 불안이 사라진 뒤의 심원한 자유와 평화로움 앞에서 느꼈던 놀라움을 기억한다. 의식 수준 600에 도달할 때, 생존 불안으로부터 그와 동일한 해방이 일어난다. 그 수준에서 자기와 육체와의 동일시는 그치고, 육체는 완전히 자율적이 되는 것이 목격된다.

극복당하는 것에 대한 두려움은 에고가 위치성, 동일시, 육체성으로 자신을 정의하는 것과 관련된다. 에고의 이러한 자기 정의가 초월되었을 때, 에고는 자신의 추정된 정체가 자신의 존재의 근원이라는 환상, 그 환상의 죽음에 직면한다. 유일무이하게 경험할 수 있는 진짜 죽음은 사람이 자신의 존재의 저자라는 환상을 어떤 신에게 내맡기는 것인데, 그 신은 저 최후의 사건*이 일어나기까지는 사실 경험적으로 알려져 있지 않고 또 알 수도 없다.

에고는 의식적 존재의 상실을 두려워하며, 그래서 에고의 최후의 내맡김은 '거대한 미지'와의 맞닥뜨림을 의미한다. 그러므로 마지막 단계에서는 큰 용기, 믿음, 위대한 스승들의 진실에 대한 확신이 요구된다. 그 다음에 에고의 핵은 신성한 은총 Divine Grace을 통해 포기되고, 그것이 보증하는 드러남은 두려움의 마지막 흔적을 지우는데 왜냐하면 두려움의 근원은 제거되었기 때문이다.

슬픔 grief

가치가 부여된 것의 상실은 동일시라는 집착으로 인해 특이하고 고통스러운 감정 반응을 낳는데, 이는 고등 동물 수준의 의식 진화에서 처음으로 나타난다. 개, 고양이, 늑대 무리, 코끼리 가족은 모두 동반자, 배우자, 혹은 집단 구성원의 상실을 슬퍼한다. 이 취약성은 유아에게서 가장 심하게 나타나는데, 왜냐하면 유아에

---

* 여기서는 에고의 죽음을 말한다.

게 어머니의 상실은 생명을 위협하는 중대한 사건이기 때문이다.

상실은 뇌의 신경 전달 물질에서 생리적 반응과 변화를 일으킨다. 뇌의 세로토닌 분비는 저하되고 면역계는 억제된다. 그 밖에 육체적 활력의 저하, 식욕 상실, 수면 패턴의 변화가 나타난다. 그러나 극심한 고통은 일차적으로 감정적/정신적이며, 심할 때는 자살에 대한 생각들을 일으킨다. 그것은 마치 자신의 일부를 영영 잃어버린 것 같고 대체할 수 없는 행복의 근원을 상실한 것 같다. 슬픔은 무기력 상태에 빠지는 중증 우울증으로 깊어질 수 있고, 생명을 위협하여 전문적 치료를 요하게 만들 수 있다.

마음은 잃어버린 사람과 대상 혹은 잃어버린 조건에 대한 생각, 기억, 이미지에 매달린다. 슬픔과 상실의 바탕에 있는 것은 집착인데, 집착은 지위, 위치, 젊음, 호칭, 소유물, 소속, 심지어는 몸매나 외모의 시시콜콜한 특징과 같이 가치가 부여된 것이라면 무엇이든 포함할 수 있다.

영적 헌신자에게 상실을 벌충해 주는 것은, 상실이 더욱 큰 자유를 향한 기회를 나타낸다는 각성이다. 집착은 결박이며 에고의 족쇄다. 비록 처음에는 포기하는 것이 감정적 스트레스로 느껴지긴 하지만, 행복의 근원이 외부에 있다는 환상을 놓는 과정에서 적절한 시기에 그러한 속박이 신에게 내맡겨져야만 하리라는 각성이 눈을 뜬다. 행복과 기쁨의 진정한 근원은 참나이지 에고/자기가 동일시하는 대상은 아니다. 자세히 살펴보면, 욕구 충족이 에고의 고통스러운 결핍감을 가라앉힌 다음, 뒤이은 정적 속에서 경험되었던 것은 사실 참나의 행복이지, 에고가 획득한 것은 아니었음이 밝혀질 것이다. 쾌락의 근원은 대상, 행위, 혹은 사건 자체에 있는 것이 아니었으며, 에고의 번민이 가라앉은 가운데 참나의 현존이 감지될 수 있었다는 사실에 있었다.

이것이 모든 에고 이득의 배후에 있는 메커니즘이다. 욕망하는 에고의 고통스러운 원함이나 아우성이 잠잠해질 때 내면의 참나가 즐거이 경험된다. 마음의 오류는 행복감의 근원을 '이 안' 대신에 '저 밖'에 있는 것으로 돌리는 것이다.

그러므로 상실의 고통은 사람이나 대상의 상실 때문이 아니라 집착 그 자체에서 비롯된다. 집착은 감정 에너지를 쏟아붓는 것이다. 적절한 때가 되면 집착은 다른 대용품에, 혹은 잘되면 신에 대한 헌신에 스스로를 다시 쏟아붓는다.

수치심

'정상적인' 사람들은 사회나 가족으로부터 추방되거나 거부당하는 것을 두려워한다. 심리적으로 건전한 사람의 양심이란 부모와 사회의 행동 기준이 내면화(내사*)된 것이다. 이것은 사랑스러움으로서의 자기 가치에 대한 내면의 판관에게 확장되고, 그리고 궁극적 판관judge으로서의 신에게 다시 투사된다.

자기감sense of self은 찬성을 얻지 못할 때 위축되고 찬성을 얻을 때 확대된다. 수치심은 굴욕이나 당황스러움으로 경험될 수 있고 그래서 죄책감에 비해 보다 폭넓은 사회적 기초를 갖는다. 죄책감

---
* 타인의 행동, 기질, 부분들을 자신 속에 복제하는 심리 과정

은 보다 국소적이거나 심령 내적인 경향이 있다. 수치심은 낮은 자존감으로 귀착되며 에고는 숨거나 사람들을 피하려고 한다. 수치심의 발단은 사회적일 수 있지만 그것은 나이, 성별, 인종, 민족, 계급, 경제적 상태, 지성, 외모, 머리 색깔, 키, 종교 등과 같은 일반적 특성과 관련된다. 청소년들에게는 체중이나 용모 및 신체적 특징에 대한 수치심이 고통스러울 수 있다. 어떤 경우에는 수치심에 고착된 정도가 망상이나 병적 수준에 이르기도 한다.

수치심을 해소하기 위해서는, 그것이 자부심에 기초하고 있음을 깨닫는 것이 도움이 된다. 지위 상실은 에고가 자존감의 버팀목으로서 자부심에 의존하는 정도에 비례하여 고통스럽다. 자기애적 자부심만 아니라면 실수나 부정적 피드백은 그저 뉘우침으로 경험될 것이고, 인간의 나약함과 오류를 저지르기 쉬운 성향 탓으로 돌려질 것이다. 실수는 사람이 겸손함을 간직하도록 도와준다.

가치가 부여된 것의 상실은 후회, 슬픔, 비애, 애도, 사별, 외로움을 낳을 수 있다. 상실은 그 대상 인물이나 지위가 '저 밖'에 있는 행복의 근원이라는 환상은 물론 집착에서 비롯된다.

후회와 상실의 근원은 자신과 타인에 대한 비현실적 기대다. 형상의 세계에서 영원한 것은 없다. 결국 모든 것은 신의 의지에 맡겨져야 한다. 내맡김에 성공하기 위해서는, 신의 의지가 개인의 소망에 맞게 개별화되지 않는다는 것을 각성할 필요가 있다. 신의 의지란 사실 전 우주의 카르마적 설계다. 신의 의지에 내맡긴다는 것은 궁극적 실상Ultimate Reality 이외에 영원한 것은 없다는 진실에 내맡기는 것이다. 형상 속에서 일어나는 모든 것은 지나간다. 상실은 집착에서 자유로워지게 되는 기회다.

상실은 과거에의 매달림을 나타내고, 기억이 실상Reality에 대한 앎을 대신했음을 나타낸다. 어떤 순간에도 상실은 없고 얻음 또한 없다. 상실과 얻음이란 자신의 인생 이야기를 지어내는 과정에서 생겨난다.

무감정apathy

절대적 진실로서의 신의 사랑Love이라는 실상에 대한 부정이 진행되면서, 그것은 희망 없음이 되고 마침내 무감정이라는 실의로 변한다. 만일 에고가 '자기'로서의 동일시의 일차적 초점이라면, 에고의 실패는 무가치함과 실패를 나타낸다.

자기혐오는 자기 파괴적 생각이나 행위, 자살을 부른다. 도피는 마약과 술에서 찾을 수도 있고, 혹은 환각, 피해망상, 망상이 동반되는 명백한 정신병에서 찾을 수도 있다. 절망으로 인해 부정적 실체에 대한 저항이 약해지는데, 부정적 실체들은 취약한 먹이에 이끌리며 은근히 살인이나 폭력을 제안한다. 낮은 아스트럴 실체에게 사로잡히면 특징적으로 잔인하고 소름끼치는 연쇄 살인과 같은 기괴한 범죄를 저지르게 될 수도 있다. (아동 연쇄 살인범은 7에서 35로 측정된다.)

의식의 가장 낮은 단계(타마스)는 불결함, 범죄, 가난, 무관심, 나태, 조잡함, 학대, 단명, 높은 출생율과 높은 유아 사망율; 만취, 저속한 말, 과도한 적의와 반항; 교육 결여; 아름다움, 평화, 자연

Nature의 훼손; 삶의 신성함에 대한 경멸로서, 사회에서 집단적으로 표현된다. 잔인한 행위가 만연하고, 저속한 노래 가사, 불경스러움, 신성 모독이 추함을 찬양한다.

사람들은 책임지기를 거부하며, 책임지는 대신 비난한다. 이 수준에는 쥐물음증rat bites, 사고, 강간, 총기 발사, 익사, 자동차 사고, 자살, 절도, 강도, 마약, 총, 싸움, 무기가 있다.

우리는 이상의 모든 것에 대해 "아유 끔찍해라."거나, "유유상종", "개와 같이 자면, 벼룩이 옮는다." 와 같이 말한다. 이렇듯 무의식 속에는, 의식의 다른 모든 수준에는 물론이고 이 수준에도 중심적 끌개장이 있다는 것에 대한 미묘한 앎이 있다. 동네뿐 아니라 지역과 대륙 전체가 그러한 에너지의 본향이다. 진짜 범죄자는 상습범인데, 상습범 대다수가 조악함과 폭력에 이끌리고 그런 것이 편하다는 듯이 결국에는 도로 감옥으로 딸려간다. 유명한 유형 식민지, 프랑스령 기아나의 끔찍한 생활 상태를 만들어 낸 당사자는 교도소 관리자가 아닌 수감자 자신이었다.

사회학에서 이 저변의 끌개장의 본성을 최근에야 발견하고 그것에 "깨진 창문의 원리"라는 이름을 붙인 것은 대단히 흥미롭다. 동네에서 타락의 징후를 초기에 바로잡지 않는다면 그것은 그 이상의 학대, 손상, 태만을 끌어당기며, 타락의 속도는 가속화되어 부정적인 모든 것에 마치 자석처럼 달라붙는다. 처음에 낙서로 시작된 것이 폭력배간의 영역 싸움, 마약, 총기 발사, 방화로 끝난다. (예 뉴욕 브루클린의 사우스 브롱스와 브라운스빌, 런던의 이스트엔드 등) 이렇듯 의식 수준의 끌개장은 마치 전기를 띠거나 극성을 가진 것처럼 다른 에너지들에 대해 자석과 같은 견인력이나 반발 효과를 갖는다. 가난, 범죄, 과잉 인구, 구조적 타락이라는 고전적인 사회적 표현을 끌어당기는 것은 무감정이라는 부정적 에너지의 끌개장이다.

그리하여 가난은 기본적으로 재정 상태가 아니며, 단순한 재정 지원으로는 치유할 수 없는, 의식의 특정 수준에 동반하는 것이자 그 귀결이다. 경제 원조는 가난을 악화시키는 경우가 더 많은데, 왜냐하면 그것은 이미 높은 출산율을 더욱 높이는 자극제가 되어 빈곤을 심화시키기 때문이다.

무감정/우울증에서는 면역계가 억제되는데, 이는 사고를 당하는 경향성 및 질병에 대한 저항력 저하로 이끈다. 뇌의 신경 전달 물질(즉, 세로토닌과 노르에피네프린) 분비가 억제되며 흉선 기능 또한 저하된다. 식욕 상실은 식욕 부진증과 아사餓死로 인도한다.

생리학자들은 처음에는 고전적 스트레스 반응을 "투쟁 혹은 도주"(즉, 분노 혹은 두려움)로 묘사했다. 나중에 한스 셀리에Hans Selye는 다음과 같이 단계를 나누었다. (1) 경보, (2) 저항, 마지막으로 (3) 피로. 이 세 단계는 각기 부합하는 감정적, 심리적, 생리적, 영적 특성을 지니고 있다. 역설적으로 '영혼의 어두운 밤'은 그 밑에 깔려 있는 기본적 에고 중심성의 포기로 이어질 수 있다. 그것은 또한 '바닥'을 친 다음 에고의 고집을 신에게 온전히 내맡길 수 있는 커다란 영적 기회이기도 하다. 이는 표면적으로 기적적인 회복과 영적 재탄생을 낳는다.

시비 분별

이것은 일차적으로 자부심을 기초로 하는 인간 약점이며, 앞서 논한 보다 기본적인 에고 반응들에 비하면 원시적 동물 행동에 덜 뿌리내리고 있다. 그러나 동물 집단 내에서조차 일탈 행동은 무리나 집단에게 배척받는 결과를 낳는다.

사람들 속에서, 사회적 조건 형성은 수용 가능한 대 수용 불가능한 행동이나 신념 체계를 성립시킨다. 헐뜯는 탄핵과 규탄이 제도화되고, 시비 분별이 지지받고 격려받는다. 행동은 도덕 및 윤리와 동일시되고 또한 '좋다 대 나쁘다'나 '옳다 대 그르다'로 단순하게 분류된다.

인간 역사에서 시비 분별은 그 파괴적 표현과 귀결에서 대단히 극단적일 수 있고 또한 종종 그러했으므로, 상세한 관찰을 요한다. 순수히 영적인 관점에서 보면, 역설적으로 시비 분별 자체는 '그르다'거나 '나쁘다'고 판단되는 어떤 것이다. 그와 동시에 시비를 분별하지 않는 것 역시 그르거나 나쁜 것으로 묘사된다. 이것은 시비 분별이 사회에 필요하다는 위치에서 생기는데, 사회에서 경계선, 규범, 한도는 사회적 생존에 필요한 것으로 보인다.

이러한 딜레마에서 빠져나오는 길은 시비 분별이 선/악의 도덕주의적 관점이라는 것을 인정하는 것이다. 선/악의 도덕관은 바람직한 대 바람직하지 못한 행동들과 중첩되는데, 이는 거꾸로 '수용 가능한—작용하는—온전한—건설적인' 대 '수용 불가능한—작용하지 않는—온전치 않은—파괴적인'으로 바라볼 수 있다. 신, 생명, 진실, 사랑에 이르는 것이 있고, 단순히 말해서 정반대쪽에 이르는 것이 있다. 그리하여 사람은 선고를 내리지 않고 사실상 자유롭게 대안들을 지지하거나 거부할 수 있다.

인류가 빠져든 시비 분별의 함정은, 신이 시비 분별의 궁극적 기초이자 그에 대한 정당화라는 종교적 공리와 추정을 통해 에너지를 얻고 지지받으며 전파된다. 시비 분별은 사실 권위주의를 바탕으로 하는 주요 종교의 큰 보루 중 하나다.

어린이나 가축의 수준에서, 일정한 행동은 보상을 얻고 잘못은 보상받지 못한다. 이것은 파블로프식 조건 형성을 낳는데, 그 내용은 부모의 능력을 포함하는 사회 환경에 달려 있다. 파블로프식 조건 형성의 성공은 또한 유전적으로 전달되는 인지 체계의 타고난 능력에도 의존한다. '보상/무보상' 조건 형성 체계의 성공은 나아가 감정 기반에서 영향 받는데, 여기서 사랑으로의 보상은 처벌에 대한 두려움보다 더 중요할 수도 있고 그렇지 않을 수도 있다. 가장 성공적인 결과에서는 사랑으로의 보상이 우세해지게 된다.

의식 진화의 가장 낮은 수준에서, 옳다 대 그르다는 일차적으로 동물 수준의 이득 대 손해와 동등하다. 또 다른 수준에서, 동기는, 죄책감을 포함하는 부정적 귀결에 대한 두려움이 된다. 의식이 진보함에 따라 행동의 동기에는 사회적 승인, 자기 수용, 자존감이 포함된다. 이것은 그 다음에 200 수준인 온전성 및 도덕적 책임과 합쳐진다. 이렇게 될 때, 우리는 인격 형성과 자기 존중에 대해 말한다.

동기 유발자로서의 에고 중심성과 이기심이 줄어들 때, 타인의 행복과 안녕에 관심을 갖는 능력이 지배적이 되고 그리하여 사랑

(500 수준)과 사랑의 얻음 혹은 잃음이 두드러지게 된다. 이러한 성향이 무르익음에 따라, 사랑임lovingness은 사람이 되어 있는 것 (540 수준)의 표현이 되며 무조건적이다. 그 다음에 사랑은 의도와 행위의 내용이 되는 것은 물론, 장이 되고 맥락이 된다.

그리하여 의식이 진화함에 따라, 더 이상은 행동의 안내자로서 시비 분별이나 좋다/나쁘다의 양극이 필요하진 않다는 것이 분명해진다. 온전한 것과 사랑을 주는 것의 선택은 저절로 이루어지는데 왜냐하면 그것은 삶에 대한 진화된 이해의 자연스러운 표현이기 때문이다. 그 다음에 영적 식별력은 진화가 덜된 에고의, 이것 아니면 저것인 이원적 지각 체계에 의존할 필요성을 초월한다. 도덕은 실상Reality과 영적 식별력으로 대체된다.

의식 수준들의 재맥락화

의식의 매 수준은 측정 기법들을 통해 감별할 수 있는 어떤 비개인적 에너지 장을 대표한다. 의식 수준들은 의식 진화의 진행을 나타내며, 그 수준에 걸맞는 도전 및 과제들과 조화를 이룬다. 그래서 매 수준은 디딤돌처럼 그 자체의 목적에 봉사한다. 매 수준은 그 수준을 넘어 진화해 간 이들에게는 방해가 되거나 심지어 해로운 것으로 나타날 수 있지만, 그 수준에 이르지 못한 이들에게는 진보와 발전을 표상한다.

그리하여 인간 세계는 가장 끔찍한 것에서 고귀한 것에 이르는, 범죄에서 고결함에 이르는, 두려움에서 용기에 이르는, 절망에서 희망에 이르는, 탐욕에서 자선에 이르는 기회와 선택들의 연옥과 같은 범위를 대표한다. 그래서 인간 경험의 목적이 진화하는 것이라면, 이 세계는 지금 있는 그대로 완벽하다.

I: REALITY AND SUBJECTIVITY

13

'마음'

대다수 인류는 여전히 200 이하로 측정되며 따라서 무감정, 욕망, 증오, 두려움, 분노, 분개, 복수와 같은 원시적 감정에 지배당하고 있다. 반면에 보다 문명화된 사회에서는 의식이 진화함에 따라 사람은 온전성의 수준인 200을 넘어서고 사람들은 논리, 이성, 교육으로 문제를 해결하기 위해 갈수록 지성에 의존한다. 현대 문명사회는 300대에서 400대로 측정된다. (미국은 현재 431로 측정된다.) 그래서 영적 앎의 발전을 가로막는 장애물은 일차적으로 심각한 부정성이 아니다. 이성 그 자체가 깨달음에 장애가 된다.

세계 인구 중에서 단 8퍼센트가 400대의 의식 수준에서 기능하는 반면, 우리는 의식 수준이 400대를 넘어서는 일의 통계적 희소성에 주목한다. 인구의 4퍼센트만이 500 이상으로 측정되고, 540 이상으로 측정되는 이들은 0.4퍼센트에 불과하다. 그리하여 400대는 높은 영적 수준을 향해 가는 대로大路를 나타낸다. 지성의 위대한 천재들과, 역사적으로 수 세기에 걸쳐 있는 한 시기에 나타난 과학과 발견의 천재들은 정확히 499로 측정된다.

현재와 과거를 막론하고 가장 위대한 과학자들은 대부분 상당히 종교적이었고, 그중 일부는 유명한 종교 논문을 쓰기도 했다. 유명한 과학적 천재들을 포함하는 가장 빛나는 지성의 공통된 특징은 신에 대한 신념을 갖고 있었다는 점이다. 천재가 최고도의 발달을 향해 나아가는 동안, 신이 존재한다는 사실은 갈수록 분명해지고 갈수록 인정된다. 그렇다면 그러한 앎의 수준에 있는 의식이 유독 499라는 측정 수준에서 멈춰 버리는 까닭은 무엇일까? 이 반복되는 현상을 설명해 주는 무엇인가가 지성 그 자체 속에 있음이 분명하다.

비록 세계 인구의 8퍼센트가 400의 의식 수준에 도달했고, 발전된 현대 사회에서 교육받은 읽고 쓸 줄 아는 지성적인 사람들은 지성과 교육을 '표준'으로 여기지만, 일상생활의 동기 부여에서 이성과 논리가 그다지 큰 역할을 하지 못하는 인류 대다수에게 사정은 명백히 다르다.

측정 수준을 결정하는 것은 영적 의지, 결정, 의도와 봉헌이다. 그것은 행동 및 자신과 타인에 대한 기대를 '좌우하는' 수준이다. 측정 수준은 그것을 기준으로 가치와 동기가 정해지고 분별이 이루어지는 잣대이다. 일정한 수준의 기준들이 그 다음에 의식을 지배하고, 노력, 가치, 인간 에너지의 작용으로 이루어지는 에고의 복합적인 세트를 지배한다.

　이성, 논리, 정보가, 그리고 그것의 표현인 과학, 기술, 산업이 유력한 제도가 된다. 그래서 이러한 것이 집단적 사회 문제를 해결하라는 요청과 압박을 받는 권위자가 되고, 심리 과학은 감정적·개인적 갈등에 대한 해결책과 해답을 갖고 있을 거라는 기대를 받는다. 이성에 대한 이러한 신앙은 컴퓨터 시대의 과학과 기술의 급속한 발전으로 더욱 깊어지는데, 사람들은 이 시대의 모든 문제가 '연구'라는 인간 사회의 위대한 희망을 통해 결국에는 정복될 거라고 믿고 있다.

　현대인은 이렇듯 지성, 이성, 논리를 굳게 믿고 있다. 현대 세계에서는 비록 인구의 상당 비율이 표면적으로는 여전히 종교를 가지고 있지만, 사회의 일차적 추진력은 지성의 발달을 강조한다. 인간은 지금 여기에서의 일상적 생존이라는 도전에 직면해 있는 까닭에, 먼 과거로부터 끌려와서 다시 가설적인 먼 미래로 투사된 것으로 보이는 종교는 당분간 유보해 둔다. 그리하여 종교적 진실을 진지하게 추구하는 일은 좀 더 나이가 들고, 그래서 그렇게 하는 것이 보다 적절해 보이는 인생의 후반기까지 미뤄지는 일이 많다.

　아주 최근에 의식 연구가 출현하기까지, 종교는 역사와 관련되고 수천년 전 이국의 문화에서 일어난 사건들과 관련되었기 때문에 지성과는 무관한 것처럼 보였다. 정말 흥미롭다고 할 수 있을 만한 정보는 오직 주기적으로 발견되는 고고학적 유물이나 역사적 문서의 단편, 혹은 일부 고대 문헌의 지질학적 확인 등이었다. 교회의 가르침은 먼 과거의 연대기적 사건들에 초점을 맞추었고,

그래서 현대인에게 역사적 종교는 일련의 자명한 도덕적 교훈을 제외하면 현대 생활과는 거의 무관한 것으로 보였다. 그에 대한 불만족으로 인해 최근에는 일상 활동에서 영적 진실과 종교적 개념을 경험적으로 활성화시킬 것을 강조하는 무교파 교회가 출현했다.

인간 삶의 난제에 대한 종교의 답이 표면적으로 불충분했던 까닭에 지성과 이성의 발달이 강조되기에 이르렀는데, 우리는 이를 고대 그리스의 위대한 철학자들로 대표되는 눈부신 지적 발전의 출현에서 볼 수 있다. 마음 자체가 철학 연구의 주제가 되었고, 그 중에서 인식론은 가장 큰 가지가 되었다. "너 자신을 알라."는 지식 탐구 자체로 이어진 부름이었다. 인간의 마음은 어떻게 아는가? 마음은 자신이 안다는 것을 어떻게 아는가? 마음의 인식 능력은 증명되거나 입증될 수 있는가?

과학과 논리의 법칙이 존재론, 형이상학, 우주론, 그리고 지성의 작용에 대한 내적 성찰 가운데서 출현했다. 역설적으로 현대 물리학은 비과학적이라고 하는 형이상학 논문의 최종 산물이다. 최근 양자 역학(부록 D 참고)과 고등 이론 물리학의 수수께끼는 과학적 사고의 철학적 기초에 대한 관심을 다시 일깨웠는데, 왜냐하면 철학적 기초 없이 이해는 맥락에 의해 설정된 한계에 도달하기 때문이다. 사실fact은 흥미롭고 매력적이지만 진짜 의문은 그 다음에 솟아난다. 그 사실이 의미하는 것은 무엇인가?

철학과 인식론을 공부하는 이들에게 상당한 흥미를 자아내는 것은 이성, 논리, 지성이 신의 실상 및 신성Divinity의 본성과 갖는 관련성에 대한 시대를 관통하는 보편적 의문이다. 되풀이해서 표현된 의문은 다음과 같다. "인간에게는 신성Divinity의 성질을 실제로 생각하고, 알고, 추론할 수 있는 능력이 있는가?" 그리하여 철학적 논쟁은 의식의 성질에 대한 고찰로 이끄는데, 그러한 고찰 없이는 그 같은 주제에 대한 어떤 담화나 인식도 있을 수 없다.

결국, 모든 과학적/철학적/형이상학적/심리학적/지적/종교적/영적 혹은 의미론적 대화의 결말은, 의식과 주관성이라는 앎의 기층에 대한 앎으로 용해된다. 최종적 각성은 의식 자체, 즉 알고, 인식하고, 느끼고, 감각하고, 혹은 논쟁조차 하는 능력이 모든 인간 경험에 앞서 선험적a priori으로 존재한다는 것이다. 이러한 각성과 함께, 되풀이되는 중대한 의문이 올라온다. 저 의식의 근원은 사적인 자기인가? 혹은 그것은 인간 내면에 있는 현존Presence의 한 성질, 신성Divinity의 성질인가? 이에 대한 답이 400대와 500대의 수준 차이를 가른다.

의식 연구의 과학적 기초를 다루는 지극히 명석한 이름난 연구자와 저술가들은 400대 후반으로 측정된다. 이는 연구자의 의식이 자신을 '마음'으로 본다는 것을 가리킨다. 그래서 이해는 우주마음Universal Mind으로부터의 선물, 즉 모든 앎이나 이해를 가능케 하는 기층인 로고스Logos로서의 신이 아닌, 자신의 생각의 산물로 맥락화된다. (로고스로서의 신에 대한 각성은 850 수준으로 측정된다.)

400대의 수준은 자기自己를 생각, 사고, '마음', 이성, 논리와 동일시하는 경향이 있다. 따라서 그것은 직관과 비선형적 영역을 불신하는데, 설령 그러한 영역이 마음 자체의 근원이나 기층이라고 해도 그렇다. 지성이 걸려든 함정은 그 자체를 생존의 근원으로 보는 것인데, 그러나 지성은 참나가 그것으로 인간 형상 속에서 존재를 지탱하는 메커니즘이나 도구에 불과하다.

멋모르는 지성은 자신이 생각하고 알 줄 아는 게 물질적 뇌 덕분이라고 추측하지만, 뇌 역시 그것을 통해 선형과 비선형이 상호작용하는 수단, 메커니즘, 도구일 뿐이다. 생명의 근원이 물질적인 것이라고 믿느냐 혹은 그것이 영적인 것임을 각성하느냐에 따라 400대와 500대가 나뉜다.

이미 설명한 의식 연구 기법을 이용하여 정신화mentalization와 뇌의 관계를 탐구한다면, 우리는 생각이 뇌와는 독립적으로 존재한다는 것을 확인하게 된다. 뇌는 생각을 통해 활성화되며 형상의 물질적 영역 내에서 뇌는 생각의 상관물인데 이는 육체가 에테르체의 상관물인 것과 같다. (그 둘은 이성질체*이다.) 라디오가 보이지 않는 에너지파를 알아들을 수 있는 소리로 전환시키는 것처럼, 뇌는 사고 형태의 에너지를 수신하는 기구이다. 그리하여 의식의 비선형적 영역에 있는 끌개장들은 수많은 '마음'과 수많은 뇌에 동시에 영향을 미친다. 보이지 않는 무선송신기처럼, 끌개장은 그것과 일치하는 수신기들이 받아들일 수 있는 하나의 장을 방사한다. (그 메커니즘이 일치이지 인과 관계가 아니라는 점에 주목하라.)

측정 가능한 의식 수준은 그 다음에 끌개장의 '주파수'와 동조된 일치하는 사고 형태를 포함하는 독립된 장field으로 존재한다.

---

* 분자식은 같지만 원자 배열이 달라서 다른 성질을 나타내는 화합물을 말한다.

따라서 장은 비슷한 사고 형태를 유지하고, 지지하며, 그러한 것에 '고향'이 되어 준다. 어느 개인의 마음이 그러한 의식 수준과 동조된다면, 장은 관련된 사고의 출현을 조장하는 경향이 있다. 관련된 감정들이 장에 대한 정렬[**]과 몰두의 에너지를 높이고 '나'로서의 장의 개인화를 고조시킴에 따라, 이것은 동승 현상으로 귀착될 수 있다.

그리하여 우리는 무수히 많은 사람이 마치 최면에라도 걸린 것처럼 일제히 격앙되고 행동하는 것을 본다. 가장 극적인 사례는 히틀러의 선동적 대중 연설에 대한 유명한 군중 반응과, 오늘날까지도 선동에 반응하여 터져 나오는 주기적 대중 시위다.

대중 히스테리의 전염성은 유명한데 그것은 선전가들이 애용하는 도구였다. 군중 행동으로 드러나는, 암시에 걸리기 쉬운 이 성질은 다른 형태의 정보와 의사소통에 대한 대중적 반응에서는 덜 명백하게 나타난다. 이데올로기는 대중적으로 되고 저절로 확산되는 경향이 있다. 뉴스 매체는 대중적 반응과 히스테리를 촉발하는데, 광고와 영화, 스포츠 및 유명한 세계적 사건들과 같은 것에 대한 텔레비전 프로그램 역시 마찬가지다. 대중의 집단적 심령은 마치 거대한 잠재적 반응 장과도 같이, 이쪽 혹은 저쪽으로 행진해 가라는 신호를 기다리고 있을 뿐이다.

대중은 조종하기가 대단히 쉬워서 조종 게임의 달인들은 대중

[**] alignment, 저자의 설명에 따르면 정렬이란 같은 방향, 한 방향으로 줄을 서는 것이다. 이것은 동의 혹은 결연으로 인도한다. 그러나 하나의 방향을 향하기보다는 서로에 대한 관여와 통제가 우세한 200 이하의 의식 수준에서는 '정렬'이 불가능하다고 한다.

을 마치 거대한 악기처럼 다룬다. 공식은 표준화되었다. 예를 들면, 구역질 나는 무차별적 살육 장면이 나오는 진부한 공포 영화, 감상적이고 슬픈 어린 소녀 이야기, 집에 있는 수영장에서 익사한 '어린 것'들, 조국을 모독하는 분통 터지는 이야기, 부도덕한 고위 성직자, 젊은 층의 타락, 명사 살인 사건, 불안을 자극하는 최근의 의학적 발견이 있다. 그리고 어디서나 빠지지 않는 정당한 정치 이야기, 최근의 전쟁 참사 이야기, 항의 시위가 따르는 최근의 '권리' 침해 사건들이 있다. 정치적으로 편향된 뉴스 매체는 그 다음에 사건의 어느 한 편을 단순히 수 초 혹은 수 분 더 비춰 준다. (요즘 선호하는 방식은 갈등의 어느 한 편에 있는 무고한 민간인 피해자들에게 텔레비전 뉴스 카메라의 초점을 맞추는 것이다. 갈등하는 세력의 어느 쪽을 피해자로 정하고 어느 쪽을 가해자로 정할 것인지는 뉴스 편집자의 정치적 편향에 따라 결정된다.) 그래서 대중 매체는 인류를 자극과 반응을 예측할 수 있는 집단으로 보는데, 인간 집단의 각 부분은 적절한 상징, 구호, 위치성을 이용하여 조종하고 조직화할 수 있다.

| 토론 |

'집단 망상과 군중의 광기'는 수백 년 동안 유명했는데, 깨달음을 구하여 보통의 의식 수준을 초월하고자 노력하는 개인에게는 이 모든 것이 어떤 의미가 있습니까?

군중 심리의 연구는 순진하게도 개인적이고 독특한 것으로 여겨졌던 신념 체계의 환상적 본성을 드러내 줍니다.

의식의 매 수준은 그 기본적 위치성들로 인해 그 자리에 고정되어 있습니다. 위치성들의 공개적 전시를 살펴본다면, 그러한 것이 자신의 개인적 속성이라기보다는 일반적 장의 비개인적 측면임을 밝혀내고 아는 것이 훨씬 쉬워집니다. 의식의 매 수준의 장을 떠받치는 것은 다른 곳에서 열거한 적이 있는 기본 공리와 신념 체계들이지요. 그 다음에는 순진하게도 개인적 의견으로 여기는 것이 단순히 장의 산물이라는 것을 알 수 있습니다. 또한 많은 기본 공리가 대단히 폭넓게 수용되어 그에 대한 동의가 자동적이고 무비판적으로 이루어진다는 것을 관찰할 수 있지요. 우리는 이것을 '공리에 영향 받는' 현상으로 부를 수 있는데, 멋모르는 사람에게서 이 현상은 일차적으로 알지 못하는 사이에 일어납니다. 영적 제자에게는 이 앎이 결정적으로 중요합니다. 왜냐하면 각각의 공리는 하나의 맥락을 형성하는데 이는 그 결과로 생겨나는 지각과 신념의 이원성과 더불어 속박이자 한계이기 때문이지요.

제한적 공리들의 원리를 보여 주는 일반적인 예는 다음과 같습니다.

1. 모든 갈등에는 옳은 쪽과 그른 쪽이 있다.
2. 모든 것에는 원인이 있다.
3. 모든 것은 누군가에게 책임이 있다.
4. 불운한 사건과 사고는 누군가의 탓이다.
5. 모든 질문에는 답이 있다.
6. 모든 것에는 대립물이 있다.

7. 모든 것에는 의미가 있다.
8. 모든 사람이 이성적일 수 있다.
9. 모든 사람의 실상은 사실상 기본적으로 동일하다.
10. 어떤 것들은 다른 것들보다 더 낫다.
11. 시간은 진행한다.
12. 어떤 것들은 다른 것들보다 더 가치 있다.
13. 이성은 믿을 만한 도구다.
14. 논리는 증거다.
15. '저 밖'에는 자립적이고, 발견 가능하며 객관적인 실상이 있다.
16. 인간은 생각할 수 있기 때문에 동물보다 우월하다.
17. 모든 사람이 옳고 그름을 안다.
18. 죄인은 벌을 받아 마땅하고 착한 사람은 보상을 받아 마땅하다.

이 공리들은 형상의 영역과 에고 구조 자체를 초월하는 데 있어 제한적 구조와 한계를 창조한다는 점에서, 서로 달라 보일지 몰라도 실제로 모두가 본질적으로 동일합니다. 우리는 500 수준이 힘의 큰 상승을 표시할 뿐 아니라, 섭씨 0도에서 얼음이 물로 변하듯 성질 변화 또한 나타낸다는 점에 주목합니다. 자비, 용서, 관용, 인내, 참을성, 양육, 아름다움, 따뜻함, 친근함, 개방성, 유연성, 유쾌함, 일치, 유머, 내맡김, 놓음, 눈감아 줌, 애정, 사랑, 초월, 열린 마음, 연민, 평화, 부드러움, 충실함, 품위, 자선과 같은 성질이 중요성을 얻기 시작하지요. 그 다음에는 시비 분별을 보류하고 위치성을 포기하는 능력, 그리고 논리적으로 납득하기보다는 직관하고 이해할 수 있도록 내맡김을 통해 갈등을 해결하는 능력이 나타납니다. 애매함을 견디는 능력이 커지고, 더 이상 올바르거나 승리하거나 타인에게 우월감을 느낄 필요가 없지요. 사업의 '영성'이 현저히 중요해지고, 영적 식별 능력이 커지며 의도에 대한 감수성이 고양됩니다.

맥락에 대한 앎이 점진적으로 내용보다 더 중요해지게 됩니다. 목적이 수단을 정당화하지 못하고 온전성이 편의성보다 더욱 큰 실용적 가치를 갖는다는 사실이 자명해집니다. ("목적이 수단을 정당화한다."는 명제는 거짓으로 판명되며 진실을 가리는 테스트에서 사람을 약하게 만듭니다.) 행복의 근원은 얻어내야 할 어떤 것이라기보다는 타고난 내적 성질임이 밝혀집니다. 존재하는 전부의 타고난 아름다움이 점차 명백해지게 되지요. 만물은 동등한 가치를 갖게 되어 전 생명과 전 존재는 그 현존으로, 그리고 존재한다는 사실 하나만으로 존중받습니다. 존재하는 전부의 완벽함이 전면에 드러나고, 완벽하지 않음의 환상은 해소되지요. 모든 것 하나하나가 단순히 그것인 것으로 있음을 통해서, 그 타고난 존재로서 나타나는 자신의 본질의 완벽한 표현입니다.

일체가 존재의 기적을 드러내며, 그러므로 일체가 예외 없이, 자신의 존재로 말미암아 다른 일체와 동등합니다. 존재의 기적은 그 밖의 모든 것을 대체하는 성질이지요. 창조의 전부임Allness of Creation의 성스러움이 자명한 것으로 부상하고, 존재할 수 있는 능력의 나타남은 자신의 타고난 신성을 입증합니다. 관찰 대상에 더 이상 추정이 투사되지 않을 때, 신성Divinity의 광휘가 참나는 물론 세계로부터 빛납니다. 참나로서의 신의 광휘Radiance는 무한한 '나'Infinite 'I'로서 빛을 발하지요.

내용에서 독립한 있고, 인식하고, 존재하고, 알 수 있는 능력은 의식으로서의 생명의 표현으로 생명에 대해 선험적 기층입니다. 존재하며 존재를 의식하는 것이 모든 논리, 이성 혹은 증거를 대신하지요. 앎은 자신이 안다는 것을 압니다. 신을 알기 위해서는 사람이 존재하는 의미를 알고 완전히 이해할 필요가 있을 뿐입니다. 동물조차도 자신이 '있다'는 것을 알고 자신의 존재를 사랑한다는 것을 각성하세요. (테스트해 보면, 이것은 진실한 진술로 측정됩니다.)

그 다음에 가슴의 길은 지성을 우회하여 지성과 이성의 추구보다는 사랑의 완성을 믿습니다. 사랑에게 지성과 논리는 도구일 뿐, 그것이 '나라는 사람'은 아닙니다. '마음'은 마음을 추구함을 통해 마음을 초월할 수 없으며, 오직 마음이 구세주라는 환상을 내맡길 때만 그렇게 할 수 있지요. 사람은 사랑Love인 가슴을 통해서만, 사랑 자체에 의해 마음의 한계로부터 구원받습니다. 오직 사랑만이 신념을 극복할 힘을 가지고 있지요. 이 지점에서, 구도자는 역사적으로 다음과 같은 충고를 받았습니다. "모든 책을 던져 버리고 그냥 존재하라. 모든 것을 유보 없이 신에게 내맡겨라. 분투를 멈추고 내가 이미 그것이라는 각성을 허용하라."

자기와 생각과의 동일시를 놓는 일은, 집단 신념의 내용과 더불어 집단 신념의 저 유명하고 예측 가능한 일정과 반응에서 벗어날 때 용이해집니다. 사람은 생각을 '나'로 동일시하는 것을 거부할 수 있습니다. '나'로 추정되었던 것과의 동일시를 내맡길 때, 진짜 내Me가 '나'의 장애 없는 실상의 근원인 신성Divinity의 내재적 성질로서 빛을 발할 수 있게 되지요.

선생님께서는 강연의 서두를 항상 동일한 진술, 즉 "모든 것은 저절로 일어나며, 다른 어떤 것의 원인이 되는 것은 없습니다." 로 시작하십니다.

선형적 인과 관계에 대한 신념은 에고/마음의 이원적 신념 체계 전 구조의 기본 공리입니다. 그 환상을 꿰뚫어 보는 것이 가장 크고 중요한 도약이며, 이를 통해 실상Reality에 대한 이해에 한층 가까워질 수 있지요.

관찰된 생명 현상에 대한 설명으로서의 선형적 인과 관계라는 환상이, 생각이 갖는 가장 크고 깊은 한계임을 파악하는 것은 매우 중요합니다. 그것은 특징적으로 499로 측정되는 지적 천재들조차 뛰어넘지 못하는 커다란 걸림돌이지요. 문명의 진보에 기여한 지성은 심령 속에 자리 잡게 되는데 이는 각성Realization에 큰 장애가 됩니다. 인과 관계(측정 수준 426)는 커다란 환상이지만, 일단 해체되고 나면 사실 해결하기 어려운 것이 아닙니다.

정신 작용, 이성, 논리, 언어는 모두가 이원적으로 구성되어 있으며, 또한 주체와 객체가 있고 '저것'을 하거나 일으키는 '이것'이 있다는 공리에 기초하고 있습니다. 이성은 목격된 현상과 선행 요소 간의 관련을 찾아내려고 애쓰는데, 선행 요소는 거의 틀림없이 지난 시간 속에 자리 잡고 있지요. 그 다음에 논리는 어떤 사건에 선행하는 것이 그것의 '원인' 혹은 이유임에 틀림없다는 결론을 내립니다. 논리는 일시적 연쇄를 원인 작용으로 혼동하지요.

'원인'이라는 용어는 추상적 가설이고, 동어 반복이며, 실상에 그와 일치하는 토대가 없는 주지화입니다. 원인이란 기껏해야 '설명'을 구하는 마음의 요구를 만족시키기 위한, 작용하는 추측에 불과하지요. 쓸모없는 치명적 질문 '왜'를 묻는 마음의 성향에서 오류가 생겨납니다.

우리는 실상Reality의 어떤 것에 대해서도 '왜'란 없다는 것을 이미 말했습니다. 사실, '왜'는 아무런 답을 얻을 수 없으며 질문은 여전히 실상Reality 안에 머물러 있습니다. '왜'라는 질문에 대한 모든 답은 본질적으로 거짓인데, 왜냐하면 답하기 위해서는 검증할 수 있는 관찰 가능한 것들에서 오직 정신 작용일 뿐인 가설적 추측으로 비약해야 하기 때문입니다.

사건과 조건에는 원인이 아닌 근원이나 기원이 있습니다. '원인'이라는 개념은 이해를 내용에만 국한시키는데, 반면에 실상에서는 모든 내용이 맥락에 의존합니다. 499에서 500대로 의식을 도약하게 해 주는 이해의 핵심이 바로 이것이지요.

신도 진실Truth도 내용만의 한계 내에서는 찾을 수 없습니다. 왜냐하면 간단히 관찰해 보아도 내용은 정의定義나 묘사에 불과한 반면 맥락은 의미와 의의를 비롯해 존재의 실상 자체와의 일치를 제공하기 때문이지요. 이것은 영적 작업뿐 아니라 일상의 사회 정치적 정책들을 이해하는 데서도 중요합니다.

내용을 올바르게 맥락화하지 못한 것은, 역사적으로 인간의 전 역사에서 매 세기마다 수백만 명이 살육당한 근거가 되었습니다. 맥락의 무시는 인간의 모든 세대에 있어 재앙의 최대 근원인데 그것은 동일한 파국적 귀결을 낳으며 지금도 계속되고 있지요. 인간 고를 덜고 무지를 종식시키기 위해 배워야 할 교훈 중에서 이보다 더 큰 것은 없습니다.

원인이라는 개념이 그렇게 오도하는 것이라면, 어떻게 현상을 달리 설명할 수 있을까요?

검토해야 할 가장 중요하고 결정적인 질문이 바로 그것입니다. 관찰되는 모든 현상은 그것이 지각에 대해 점진적 관찰 결과로서 펼쳐지는 동안, 창조Creation인 진화 전체에서 솟아납니다. 독자적으로 홀로 일어나는 것은 없고 그저 맥락의 장 안에서 솟아날 뿐이지요. 변화처럼 보이는 것은 잠재성이 본질에서 나와 나타남 속으로 출현하는 것입니다. (측정 수준 750)

맥락이란 항시 변화하며 펼쳐지는 우세한 조건들을 의미합니다. 200년 전에 합법적이고, 분별 있고, 정상적이고, 수용 가능하고, 윤리적이고, 적절했던 것이 오늘날에도 똑같이 그런 것은 아니지요. 오늘날 우리가 '정상'으로 여기는 것이 지금으로부터 한 두 세기 뒤에는 다시 신뢰할 수 없고, 우스꽝스럽고, 혐오스러운 것으로 여겨지게 될 것입니다. 그리하여 맥락은 전 생명과 문명, 세상의 상태, 심지어 우주조차 포괄합니다.

그것은 일상생활에 어떻게 적용됩니까?

그 무엇이든 '원인'은 항상 동일합니다. 원인은 지금 존재하는 모든 것, 혹은 전 역사에 걸쳐 항상 존재해 온 모든 것의 총체이지요. 맥락은 전 우주입니다. 우리는 어떤 근원이나 이유를 찾아낼 수는 있지만, 그러한 것이 '원인'으로 명명된 것의 힘이나 기능을 가졌다고 믿을 만한, 특정하고 감별 가능한 가설적 항목은 아니지요. 어떤 것의 '원인'은 감별 가능한 단일 요소가 아니라 항시 복합체이며, 이는 관찰된 현상을 설명해 주는 현실적 근원을 구성합니다.

사건들은 경향, 촉진, 타이밍, 가능성, 잠재력, 가망, 정렬, 추진력, 보급, 선별, 임의성, 조건, 통제, 선호, 대중의 정서, 날씨, 경제적 조건, 의욕, 정치적 분위기, 가용성, 공급, 필요, 입수 가능성, 감정적 분위기, 사회적 도덕성 등의 산물입니다. 맥락이라는 복합체를 무시하는 것은 역사가 반복해서 입증한 바와 같이 재앙을 부를 것입니다.

그것은 특정한 개인적 행동에 어떻게 적용됩니까?

선형적 인과 관계에 대한 신념은 행동의 '원인'으로 여겨지는 것에 대한 순진한 추정을 낳습니다. 예를 들면 대중적 심리학에서는 설명에 도움이 되는 '원인'을 찾아 개인의 아동기를 들여다보지요.

일정한 행동의 활성화는 한 사람이 과거에 어떠했다라던가 혹은 어떠했을지 모른다의 결과가 아니라 현재 존재하는 심리 구조의 결과입니다. 예를 들면 아동기에 학대받은 경험이 현재의 범죄 행위에 대한 '원인'은 아닙니다. 아동기의 학대를 조장한 바로 그 에너지 장이 지금은 범죄 행위의 선택을 조장하고 있는 것입니다.

인간 행동을 이해하는 데서 고려해야 할 가장 중요한 요소는, 우세한 의식 수준이 사람에 대해, 그리고 사회에서의 자리에 대해 미치는 영향력입니다. 우세한 의식 수준이라는 요소는 선택과 결과에 미치는 영향력의 정도와 범위에 있어 그 밖의 모든 것을 능가하지요. 개인은 오직 내적인 영적 성장과 선택을 통해서만 사회적 의식 수준은 물론 우세한 개인적 의식 수준의 영향력을 초월할 수 있습니다.

그러면 '카르마'나 과거 행위의 집합적 결과가 일차적으로 선택, 행위, 사건들을 결정합니까?

그것이 정확한 답입니다. 내용(즉, 개별적 선택)과 맥락(사회적 조건)은 그러한 것들의 측정 가능한 의식 수준과 조화를 이룹니다. 우리가 매일같이 관찰하는 사회 현상은, 선택이나 행동에 부합하는 자유를 현저하게 제한하는 것은 물론 조장하는 특성을 갖는 지배적 에너지 장들의 상호 작용의 결과이며, 또한 우세한 조건에 의존합니다. 이 지배적 에너지 장들은 우주 역사를 반영하는 여러 요인의 산물이며 유력한 에너지들의 진행중인 근원입니다.

동일한 끌개장이 계속 지배하고 있다면, 행동이 바뀌지 않으리라는 것은 분명합니다.

한 아기가 태어날 때의 의식 수준이 겨우 90으로 측정되었다고 합시다. 그 결과 아기는 의식 수준이 90이고 가난과 범죄에 찌든 지역에서 사는 폭력적이고 태만한 부모에게서 태어납니다. 아기는 청소년이 되자, 마약은 물론 거리의 범죄에 연루되어 반사회적, 반교육적이고 무책임한 태도를 받아들이는데 이 또한 측정 수준이 90입니다. 체포된 뒤 그 사람은 90으로 측정되는 비슷한 부류의 반사회적인 사람들과 함께 아주 낮은 에너지 장 속에 감금됩니다. 석방된 뒤에는 낮은 에너지 장에 대한 개인적 결연과 집단 충성이 지속되지요. (측정 수준은 여전히 90) 그러므로 상습적 범죄는 예외라기보다는 규칙입니다. (상습적 범죄가 75퍼센트에서 80퍼센트, 혹은 그 이상을 차지하는 경우가 많습니다.)

사이코패스적 성격은 경험에서 배우지 못하고, 충동을 조절하지 못하며, 대뇌 전두엽 피질의 유전적 결함으로 처벌 위협이 억제 효과를 내지 못합니다. 그러므로 징역 기간은 그저 범죄자가 범죄 활동을 멈추기보다는 발각되지 않는 데 더 큰 노력을 쏟게 만드는 결과로 나타나지요.

범죄 행위의 본성은 캘리포니아의 '삼진 아웃' 정책으로 왜 그렇게 많은 범죄가 감소했는지를 설명해 줍니다. 그로 인해 직업적인 범죄자가 거리에서 사라졌지요. 삼진 아웃 정책에 대한 항의자들이 깨닫지 못하고 있는 것은, 범죄자들은 그들이 실제로 저지른 범죄 중에서 지극히 사소한 것 때문에 체포되고 유죄 선고를 받는다는 점입니다.

'겨우 자전거를 훔친' 죄로 종신형을 산 유명한 사례는 '불공정한' 법의 '피해자'로 보이는 이가 사실은 10대 초반부터 수백 건의 범죄를 저질렀다는 사실을 무시하고 있습니다. 그런 유형의 범죄자가 법 준수에 극심하게 저항하는 것은 경찰이 왜 부적절한 후미등 때문에 차를 세우는지를 설명해 주지요. 경찰은 범죄 행위가 고질적 생활 방식이라는 것을 아는 것입니다.

최근 남서부의 어느 중소 도시에서 시행된 연구에서는 놀랍게도 히치하이커의 85퍼센트가 전과 기록을 가지고 있음이 밝혀졌습니다. 성 맹수들은 대개 이번에 체포되기 전에 수십 명에서 수백 명이나 되는 어린이들을 성추행했습니다. 마침내 체포된 음주 운전자나 강간범들한테서도 동일한 패턴을 볼 수 있지요.

그리하여 맥락의 무시는 추정되는, 그러나 헛된 해결책으로 인도하는데, 왜냐하면 문제는 의식의 지배적 에너지 장의 영향력을 반영하는 장기적 패턴에서 비롯되기 때문입니다.

사례들은 내용과 맥락의 관계를 이해하는 일의 중요성을 명확히 해 줍니다. 겉보기에 다른 사건들이 별개의 '원인들'에서 생기는 것이 아니라 모두 현재 진행중인 동일한 근원을 가질 수 있습니다.

사건들의 표현은 가능성에 영향을 미치는 우세한 조건으로 인해 조장되거나 억제됩니다. 선택과 결정은 과거가 정하는(과거가 '원인'이 되는) 것이 아니라 현재의 조건 전체에 따른 것이지요. 연대기적으로 과거에 속하는 경험들이 갖는 커다란 중요성은 그것이 지금 여전히 작용하는 정도입니다. 과거는 현재의 '원인'이 되지 않습니다. 대신 지금 현존하는 동일한 조건들(즉, 의식 수준)이 재발 가능성을 높여 주지요. 그래서 '경험에서 배우라'는 흔한 훈계는 더 큰 만족과 행복을 위해 자발적으로 진화하고 변화하라는 의미입니다.

내용과 맥락의 관계에 대한 이해를 진지한 영적 노력에 어떻게 적용하는 게 가장 좋겠습니까?

자기(에고)는 선형적 내용과 세부에 초점을 맞추고 형상 및 한계와 동일시합니다. 영적 작업이란 내용에 대한 집착이나 동일시에서 벗어나는 것과 그 다음에 자신의 실상이 맥락임을 점차로 각성하는 것을 포함합니다. 가장 간단한 설명은 '자기'는 내용이고 '참나'는 맥락이라는 것이지요.

우리는 분리된 자기(에고)에 대한 신념이 생각의 기본적인 이원적 구조 자체를 통해 어떻게 솟아나는지를 볼 수 있는데, 이 신념은 그 다음에 부모와 사회에 의해 강화됩니다. 주어와 술어는 '원인'을 진술하거나 암시하는 동사로 연결되지요. 그러므로 모든 행위는 중심의 원인적 행위자—내용인 사적인 '나'를 암시하는데, 이것은 이름을 가지며 보상과 처벌의 수여자 노릇을 함으로써 강화된 사적 자기입니다.

바로 이 정체가 점점 커져서 생각 뒤의 생각하는 자, 함 뒤의 하는 자, 행위 뒤의 행위자로 상상되기에 이르고, 급기야는 일어나는 모든 일이 다 자기 관련을 갖게 됩니다. 그 다음에 이것은 감정적 태도와 다양한 정도의 시비 분별에 물들게 되지요. 개인화는 모든 주의를 온통 내적 자기에 집중시키는데, 내적 자기는 독립적이고 유일한 실체로 추정되어 점차로 에너지를 띠게 됩니다.

정신 작용의 과정은 의식 진화의 부합하는 수준을 반영합니다. 낮은 마음의 수준에서는, 감정이 보는 시각을 물들이고 생각을 지배하거나 생각에 영향을 미치지요. 높은 마음의 수준에서 감정은 초월되며, 지성은 항상 추상적이고 세련된 정확성, 정밀함, 신뢰성을 띠게 됩니다. 결국 마음이 뭐든지 '인식'할 수 있는 능력이 있는 척하는 것은 맥락의 점진적 포함을 통해 초월되고, 그래서 고의적인 내용은 그노시스(영지靈知)로 대체되는데, 이것은 참나로서의 현존Presence의 자연 발생적 광채입니다.

신비가의 실상Reality에서는 아는 자와 아는 대상이 하나이고 같기 때문에 에고가 편집하거나 왜곡할 공간이나 여지가 없습니다. 철저한 주관성은 그래서 참나와 신성Divinity의 융합으로 말미암은 진실Truth의 근원이자 실상의 전부임Allness of Reality이지요. 산스크리트 어로 '푸루샤'가 의미하는 바가 바로 이것입니다. 푸루샤란 깨달은 현인이나 스승의 인식의 근원이지요.

참나 정체Self-identity의 하나임은 드러남Revelation 혹은 각성Realization으로 알려진 현상의 기층입니다. 깨달음은 뒤따라 일어나는 최종적 상태지요. 그것은 무조건적이고, 전체적이며, 완전합니다.

그 설명은 만족스럽고 완성된 느낌을 가져다줍니다. 우리는 그 말씀이 999.9로 측정되는 데 주목합니다. 이것은 무엇을 의미합니까?

나타나지 않은 것Unmanifest이 의식 속의 형상으로서 나타난 것Manifest이 되는 과정에서 0.1퍼센트의 유실이 있습니다. 하지만 형상 없는 것은 본유적이며 그것이 바로 형상의 근원을 이룹니다.

비유해서 말하자면 빛에 노출된 사진 필름은 그것을 현상액에 담갔을 때만 나타나는 형상의 잠재성을 담고 있는 것과 같지요. 발생기에 있는 형상은 의도성이라는 유리한 조건의 귀결로서 나타나게 되는데, 의도성은 의지와 선택의 기능입니다. 이것은 차례로 카르마적 잠재성과 같은 그러한 맥락을 반영할 것입니다.

I : REALITY AND SUBJECTIVITY

14

고려 사항

| 토론 |

육체의 죽음에 대해 알 수 있는 사실로는 어떤 것이 있을까요?

다른 많은 인간 불안의 저변에는 육체의 죽음에 대한 두려움이 깔려 있습니다. 그러므로 그것이 어떤 것인지를 명확히 밝혀내는 것이 도움이 되지요. 널리 알려져 있지 않지만 정말로 알아야 할 중요한 사실이 두 가지 있습니다.

첫째, 사람은 자신의 육체의 죽음을 실제로 경험하지 않습니다. 그것은 육체가 만료되는 순간, 경험자/목격자/앎의 기능은 아무런 고통 없이 즉각 육체를 떠나고 곧이어 자유로움과 함께 크나큰 안도감이 찾아오기 때문입니다. 놀라운 것은 사람은 결국 죽지 않고, 생생하게 살아 있다는 발견이지요. 예전의 육체는 전혀 매력적이지도 호감이 가지도 않는 것으로 목격됩니다. 이제 재탄생한 자기는 재발견한 자신의 불멸성과 새롭게 눈뜬 잠재성에 매혹됩니다. 사람은 이제 새장과도 같았던 육체에서 풀려난 것이지요. 육체는 결코 '나' 감각이나 존재의 근원이었던 적이 없었으며 단지 내용과의 동일시의 일부였을 뿐입니다.

죽음에 대한 깊은 불안을 가져 주는 흥미롭고도 놀라운 두 번째 사실은, 육체적 죽음의 때는 이미 카르마에 따라 정해져 있다는 것입니다. 죽음의 때는 태어날 때 정해지지만, 죽음이라는 사건을 둘러싼 자연과 환경은 미리 정해져 있지 않고 다른 요소와 선택의 영향을 받습니다. 거기에는 죄책감의 깔개와 같은 그러한 심리 과정, 죽음의 상징적 메커니즘의 선택, 위험 부담, 건강 관련 결정, 문화적 양식, 그리고 중요한 것으로 에고/마음의 신념 체계가 포함될 수 있지요.

사람은 자신의 육체적 죽음을 경험하지 않지만 사실상 그것을 경험할 수도 없다는 것, 그리고 죽음의 때가 이미 정해져 있다는 것을 알기만 해도 숱한 불필요한 근심이 덜어집니다. 실제로 경험할 수 있는 단 하나의 진짜 '죽음'은 자기가 에고라는 감각의 최종적 죽음입니다. 그러한 시련조차도 자신이 원하는 동안에는 계속 거부할 수 있고, 진짜 죽음은 내적 동의 없이는 일어날 수도 없기 때문에 그때까지는 경험할 필요가 없습니다.

에고는 자신이 곧 육체라고 추측하기 때문에, '죽은 뒤에 살아나서 죽음의 경험이 어땠는지 말해 준 사람은 없다'고 믿습니다. 그것은 의식 수준이 600을 넘으면 사라지는 그릇된 믿음입니다.

600 이상에서는 과거 생과 과거의 육체적 죽음들이 쉽사리 기억날 뿐 아니라 각각의 죽음을 둘러싼 상황과 그 죽음의 의의가 대단히 명료하게 상기되지요.

일반적으로 죽음을 맞은 실체의 의식이 200 이하라면, 죽음은 슬픔, 분노, 분개, 혹은 상실 반응의 계기가 될 수 있습니다. 200 이상에서 죽음은 앎을 고양시키는 데 기여하는 학습 기회를 나타내지요. 더 높은 수준에서 죽음은 앎의 큰 도약을 위한 기회가 됩니다.

중요한 것은 과거 생들의 물리적 성질이 아니라 학습된 영적 교훈입니다. 연속되는 생을 바라볼 때, 사람은 의식 진화가 다양한 학습 단계를 거치는 것을 알 수 있지요.

육체의 죽음 뒤에, 보통 사람이 부정, 슬픔, 집착을 놓는 단계를 거치며 육체와의 동일시에서 완전히 벗어나 육체에서 분리되는 데는 대략 3일이 걸립니다. 그러므로 분리 과정을 방해하지 않기 위해 일반적으로 매장이나 화장 전에 3일간 기다리고 권하는 것입니다. 각각의 경우마다, 근육 테스트로 적절한 때를 결정할 수 있지요.

우리가 "시신을 처리하기 전에 3일간 기다리는 것이 현명하다."는 진술에 대해 근육 테스트를 한다면, 답은 '그렇다'일 것입니다. 일반적으로 진화가 덜 된 영혼은 보다 진화한 이들에 비해 이행하는 데 더 많은 시간이 걸립니다.

에고의 핵심은 이기심으로 감정되는 일이 많지만 반면에 영적 목표는 이타심입니다. 그 둘은 대립쌍입니까?

모든 표면적 대립쌍은 하나의 위치성에서 자동적으로 솟아나는 양극의 환상입니다. 어떤 행위의 본성을 결정하는 것은 의도이지요. 이기심이 갖는 의도는 얻음과 이득이고, 목표는 생존입니다. 반면에 이타심의 목표는 봉사하고 주는 것이지요. 이러한 두 가지 대조적 동기를 고려할 때, 사람은 이기심에 그릇된 것이나 나쁜 것의 이름표를 달고 이타심에 좋은 것이나 옳은 것의 이름표를 다는 또 다른 위치성을 피할 필요가 있습니다. 이기심과 이타심이란 그저 의식 진화의 정도가 다르다는 것을 나타내며, 그 둘은 대립쌍이 아니라 대안입니다.

이기심의 기원은 동물의 세계에서 볼 수 있는데 이것은 인간 두뇌 속에 잔존해 있는 동물 뇌 구조를 통해 가능합니다. 이는 아이들에게서 공공연하게 표현되지요. 이기심은 식욕과 생물학적 충동은 물론 원함과 욕망의 충족을 구하는 생존 본능의 일부입니다. 동물의 세계에서 먹이, 물, 세력권, 경계선, 소유물, 짝 등을 향하는 이러한 충동은 인간 삶까지 연장되지요. 이러한 것은 성인에게서 획득물, 상징적 포상, 이득과 유리함의 끝없는 추구로 확장되게 됩니다. 지나칠 경우 그것은 탐욕과 내몰리는 상태로 정의되고, '알파 수컷'이나 '알파 암컷'의 지위를 놓고 경쟁하는 동물 무리의 정신 상태를 보여 주지요.

생물학적·심리적 관점에서 보면, 생존과 자존감에 필수적인 건강한 자기 이익이 있지만, 모든 행위가 자기 관련을 갖는다는 측면에서 에고가 자기 반영적自己反影的일 때 그것은 병적인 자기애가 됩니다. 이기심의 기본 전제는 "나는 원한다."지요. 이 원함은 강박적 갈망과 중독으로 고조될 수 있습니다.

의식은 진화함에 따라, 마치 아기처럼, 잘 자라기 위해서 에고의 욕구나 에고의 가설적 권리 및 기대를 충족받아야 한다는 유아적 환상을 포기하는 것을 배웁니다. 유아적이고 자기애적인 에고는 그 다음에 유아의 수준 및 엄마와의 관계에서 벗어나며, 생존과 성공은 유아적 언행을 포기하고 협력을 배우는 데 달려 있음을 발견하지요. 이제 에고는 나누고 참는 법을 배운 데 대한 보상으로 사랑과 승인을 얻으며, 이행은 충분하고 책임 있는 양육이라는 보상 체계의 지지를 얻습니다. 만일 그런 유형의 양육이 결핍되면, 유아적 언행은 지속되고 여기에 분개, 분노, 자기 연민이 동반됩니다. 성숙함이란 사람이 의미와 사랑의 비선형적 영역에서 충족감을 찾아내는 법을 배웠음을 의미합니다. 그 다음에는 행복은 외적 이득이 아니라 내적 자기만족이라는 것, 그래서 완전히 성숙하면 충족감은 자신이 가진 것이나 하는 것이 아니라 자신이 된 것에서 비롯된다는 것을 발견합니다.

유아적 에고는 움켜쥐고 얻음으로써 이득을 얻기를 희망합니다. 나중에 유아적 에고는 성취(학교에서 좋은 성적을 받는 것 등), 생산성, 비선형적 영적 가치의 실현에 수반되는 내적 쾌락을 통해 이득을 얻기를 배우지요. 에고는 진보함에 따라 더욱 독립적이 되며 타인을 통제하려는 노력을 멈춥니다.

자만심과 이기심은 너무도 취약해서 끝없는 자기방어 및 승인과 동의를 얻으려는 욕망으로 이끕니다. 보다 성숙한 에고는 갈수록 독립적이 되어 마침내는 행복과 안전의 근원이 내부에 있음을 배우지요. 이러한 각성과 더불어, 영적 목표는 점점 더 중요해지고 온전함이 행복의 척도가 되는 경향이 있습니다. 이는 의식 진화로 인도하는데 의식 진화의 궁극적 목표는 신과의 관계의 완성이 됩니다.

비록 처음에는 신이 '밖'에 있다고 여겨질 수도 있지만, 동시에 생명의 근원은 '안'에 있는 것으로 느껴지고, 마침내 현존Presence이 참나로서 그 자체를 드러내는데, 이는 '내부'와 '외부'에 대한 그 모든 구별을 초월하여 모든 곳에 현존All Present합니다. 지고Supreme는 내재적인 동시에 초월적이지요.

우리는 이것을 에고 패턴을 따라가는 의식 진화, 신에 이르는 '자기'의 길(여기서 에고의 자기애적 핵심을 점진적으로 포기하는 것은 행복, 충족, 기쁨의 진짜 근원이 참나라는 발견으로 인도합니다.)이라고 부를 수 있습니다. 생각과 신념 등의 에고의 허영심을 포함하는 에고의 수많은 표현은, 에고가 자신의 생각은 귀중하고 자신의 위치성은 올바르고 중요하다는 주장에 들러붙는다는 점에서 과대성의 표현으로 비칠 수 있지요. 이기심은 허영심과 환상의 기본 토대입니다.

흔히 이기심, 욕망, 탐욕은 결핍에서 비롯된다고들 합니다.

그 말을 반대로 뒤집어서, 이기심은 지나친 허영심과 원함의 결과라고 할 수 있지요. 기대나 요구의 결핍이란 없습니다. 지나친 욕망이 결핍의 환상을 만들어 내는데, 그것은 마치 표면적인 돈 문제가 수입보다 더 빠른 소비로 인해 생겨나는 것과 마찬가지입니다.

현실적 필요에 바탕을 둔 욕망은 그것이 만족될 때 완성된 느낌에 이릅니다. 그것은 충족과 평화의 느낌이지요. 이와 대조적으로, 갈망에 시달리는 사람은 만족할 수 없고, 그래서 우리는 그런 사람들이 '태양 신경총의 지배를 받고 있다'고 말합니다. 왜냐하면 우세한 의식 수준으로서의 원함이란 만족될 수 없기 때문이지요.

부, 지위, 소유물에 대한 흔한 욕심은 별도로 하고, 욕망은 다른 많은 것, 예컨대 새로운 경험, 신기한 것, 관계, 섹스, 흥분, 명성, 승리, 칭찬, 명예, 타인에 대한 권력과 통제력, 다수의 상징에 초점을 맞출 수 있습니다.

정상적 자기이익과 자존감은 이기심과 어떻게 다릅니까?

건강한 자기 이익은 타인의 복리에 대한 관심을 포함하는 반면, 이기심은 타인을 등한시합니다. 자기 이익은 타인에게 해를 끼치지 않고 따라서 온전하며 자존감을 높여 주지요. 자만심은 분리주의자이고 타인을 희생시켜 이득을 구하며, 내적 자존감의 상실로 인도합니다. 따라서 자만심은 취약하고, 온전치 못하며, 자기 존중의 상실에 이르는 환상적 자기 팽창이지요.

욕망과 갈망을 추동하는 환상은, 욕망의 대상이 과장된 중요성과 의의로 물들게 되었다는 것입니다. 이는 결국 팽창된 가치와 매력을 낳지요. 그런데 일단 욕망의 대상이 손에 들어오면, 그것은 신비한 분위기를 상실하고 그 유혹적 이미지는 이제 다른 욕망의 대상에게 투사됩니다. 이는 성관계의 영역에서는 널리 알려진 사실인데, 성적 관계에서 목표는 정복이어서 홀딱 빠져 욕망했던 대상의 매력은 급속히 시들어 버립니다.

그러므로 추구 대상은 실상Reality 속에 존재하지 않으며, 추구되는 것은 팽창된 가치의 환상적 약속입니다. 매력적인 것이 갖는 유혹적 마력은 욕망의 대상을 행복의 근원으로 이용하는 에고가 투사시킨 팽창입니다. 행복의 진정한 근원은 내부에 있으므로 원함이나 욕망은 충족될 수 없는데, 왜냐하면 욕망이란 특별함을 지속적으로 외부에 투사하는 것이고 따라서 공상의 추구이기 때문이지요. 한 가지 욕망이 충족되면, 초점은 막대에 줄줄이 꿴 당근처럼 끝없이 이어지는 욕망의 다음 대상으로 이동합니다.

위치성들의 점진적 내맡김을 통해 의식이 진화함에 따라, 결국 욕망의 메커니즘은 무너지고 내적 목표의 실현에서 만족감이 솟아납니다. 행복의 근원이 내부에 있음을 알게 될 때 충족감이 결핍감을 대신하지요. 내맡겨질 필요가 있는 것은 욕망의 대상이 아니라 욕망하는 성질이고, 또한 가치의 마술적 팽창으로 대상을 물들이는 일입니다. 조사해 보면, 이러한 팽창은 동물 에너지에 불과하다는 것이 밝혀질 것입니다. 동물은 생존을 위해 끊임없이 외부에서 구하려고 하지요. 인간적 행동으로 여겨지는 것 대다수는 그 어떤 영장류 집단에서 관찰할 수 있는 행위와도 다르지 않습니다. 주된 차이는 영장류는 목소리를 내긴 해도 의사소통을 위해 신체 언어에 더욱 크게 의존하는 점이라는 것이 보일 것입니다.

호흡 수련에는 어떤 가치가 있습니까?

호흡 수련은 자신이 낮은 수준에 '고착'돼 있고 낮은 차크라에 지나치게 많은 에너지가 축적되어 있다는 각성이 들 때 특히 유용합니다. 호흡 수련을 활용하기 위해서는 에테르체와 차크라 에너지 체계를 간단히 이해할 필요가 있습니다. 성 에너지는 기저 차크라에 축적될 수 있지요. 증오, 시기, 질투, 복수심, 악의는 비장 속의 에너지인 반면 야심, 이득, 통제, 공격성, 이기심은 태양 신경총에 자리 잡은 에너지입니다.

가슴은 사랑과 용서의 중심입니다. 목은 의사소통, 표현, 창조성과 관계있습니다. 제3의 눈이나 이마 차크라는 영시와 관련되고, 정수리 차크라는 신 의식과 관련되지요.

기본적인 영적/생명 에너지는 보통 '기' 혹은 쿤달리니 에너지로 일컬어지는데, 이것은 척추 속의 특별한 통로를 따라 올라갈 뿐 아니라 신체 경락 및 신경계를 따라 흐르고 12경락으로 내려가서 결국에는 인체의 모든 중요한 장기에 생명 에너지를 공급합니다. 이러한 에너지와 경혈은 모든 특정 근육 및 근육군과 동시적으로 관련되지요. 이것이 진단과 치료에 공히 이용되는 임상 근육 테스트의 기초입니다. 에너지 흐름의 분배는 태도 및 정신적 위치성에 따라 달라집니다. 임상 근육 테스트에서 어느 근육군의 약함은 어떤 장기가 병리적 변화를 일으키고 있는지를 드러내며 특정 경혈과 관련됩니다. 심층 근육 테스트를 통해 부정적 태도나 신념 체계가 드러나면 교정을 위한 긍정적 진술이 처방됩니다.

전체적으로, 영적/경락 에너지 체계의 에너지 수준을 조정하는 것은 흉골 상부의 바로 뒤쪽에 자리 잡은 흉선입니다. 흉선 기능은 신체 면역계를 지원하는 것이지요. 흉선에서는 '식세포', 혹은 T세포를 생산하는데, 이러한 세포는 외부에서 침입한 유기체를 파괴합니다. 흉선 에너지는 일차적으로 200 이하로 측정되는 부정적 감정과 태도들로 인한 내외적 스트레스 때문에 고갈됩니다.

가장 기본적이고, 단순하고, 효과적인 호흡 수련은 척추 통로를 따라 영적 에너지를 호흡으로 끌어올리는 것인데, 에너지는 기저 차크라 혹은 하위 차크라들에서부터 척추 통로를 따라서 가슴, 제 3의 눈, 혹은 정수리 차크라까지 올라갑니다. 이것은 수많은 영적 유파에서 활용하는 기본적 기법인데, 사람은 숨을 들이쉴 때마다 에너지가 척추 통로를 따라 올라가는 모습을 상상합니다. 그와 동시에, 에너지를 좀 더 높은 자리로 끌어올리려는 의지를 갖습니다. 이 수련은 정식 명상의 첫 단계에서 이용되는 일이 많지만, 그것 자체만으로도 명상 수행을 구성합니다.

에너지로서의 의식의 빛이 척추를 따라 상위 차크라로 올라가는 모습을 그려 보면, 거의 곧장 에너지 이동과 내적 감각 변화가 느껴질 것입니다. 전통적인 신체 차크라 외에, 정수리 차크라 위쪽에 영적 에너지체들이 있습니다. 사람은 끌어올린 에너지가 상위 차크라를 지나, 정수리를 거쳐, 그 위의 영체들로, 그리고 신에게까지 올라가는 모습을 그려볼 수 있지요. 에너지는 대개 빛으로,

---

* 저자는 어느 강연에서 다음과 같은 형태의 긍정적 진술을 제안하신다. "나는 무한한 존재이며 그래서 나는 ___ 에 영향받지 않는다." ___ 에는 어떤 질병이나 불편함, 혹은 신념이 들어갈 수 있을 것이다.

혹은 신성한 기원을 갖는 환한 사랑 에너지로 상상됩니다.

다양한 영적 유파에서는 보다 복잡하고 전문적인 호흡법을 가르치고 있습니다. 어떤 것을 선택하기 전에(예 프라나야마), 근육 테스트를 통해 그러한 호흡법의 에너지 수준 및 수련자 자신에 대한 적합성 여부를 판단해야 합니다.

영적 에너지 체계와 호흡 기법의 존재는 서구인에게 이질적으로 비칠 수도 있습니다. 그런 것이 수행자에게 정말로 실용적 가치가 있습니까?

그렇습니다. 그리고 일반적으로 그것은 유익합니다. 또한 호흡 수련이 매우 유용할 수 있는 특별한 문제들이 있지요. 예를 들면, 섹스에 사로잡혀 있는 사람은 호흡을 통해 에너지를 기저 차크라에서 상위의 에너지 중추로 끌어올림으로써 휴식을 찾을 수 있습니다. 이와 비슷하게, 표면적으로 해결 불가능한 증오, 시기, 비난, 분개, 혹은 복수심에 사로잡혀 있는 사람은 비장 차크라에서 막혀 있는 과도한 에너지를 호흡을 통해 끌어올림으로써 쉬게 될 것입니다. 지나치게 야심차고, 물질주의적인, 혹은 욕심 많은 사람은 태양 신경총에 축적된 에너지를 감압시킴으로써 이익을 얻을 것이고요. 실연당한 사람은 호흡을 통해 가슴으로부터 제3의 눈이나 정수리 차크라로 에너지를 끌어올림으로써 휴식을 얻는데, 이렇게 해서 사적인 사랑의 에너지(여기서 상실이 지각되었습니다.)는 결코 잃어버릴 수 없는 신의 사랑으로 이전됩니다. 영적 이해, 앎, 혹은 통찰력이 부족한 사람은 호흡을 통해 보다 많은 에너지를 이마나 제3의 눈으로 끌어올릴 필요가 있습니다.

거의 전적으로 호흡 수련 명상에 의존하는 고전적이고 유서 깊은 기법(하타 요가가 아닌 고전 요가)들이 있습니다. 이른바 쿤달리니(영적) 에너지에 영향을 미치는 이러한 기법에서 생겨난 주관적 체험에 대한 흥미로운 책들도 많지요.

모든 영적 수행은 순진한 구도자가 각성하는 것보다 본질적으로 더욱 강력합니다. 수행에 대해서는 존중심을 갖고 접근해야 하며, 충분한 사전 정보가 있어야 하지요. 각양각색의 영적 시술사와 치료사들이 많습니다. 여기에는 "구매자 위험 부담"이라는 금언이 적용된다는 점을 명심해야만 합니다. 열성자들은 순진한 구도자를 압박하여 잘못된 시술에 참여하게 만들고 또한 카리스마 넘치는 이른바 치료사, 심령술사, 오라 투시자, 채널러, 영 산파, 초영매, 예언자, 사망한 명사들의 대변인을 찾아다니게 만듭니다.

또한 각양각색의 독점 종파와 신비스러운 사교 및 그와 유사한 단체에 입회하여 고대의 비밀과 신비스러운 힘을 전수받으라는 설득력 있는 초대가 있습니다. 다음과 같은 높은 가르침을 기억하는 것이 중요합니다. "맹세하지 말고, 선서하지도 말고, 어떠한 공약이나 구속력 있는 서약도 하지 말 것이며, 어떠한 속박도 받아들이지 말라. 왜냐하면 그런 것 속에는 보이지 않는 귀결과 카르마적 함정이 숨어 있기 때문이다." 충성은 오직 신에게, 신과 맺은 관계에, 그리고 순수성과 성스러움에 바쳐야 한다는 사실을 기억하세요. 어떠한 조직도 신에게 특별한 총애를 받지 않습니다. 신에게 특별히 총애받는다는 모든 조직은 에고의 전제와 환상을 기반으로 하고 있습니다. 환상에 속박되는 것에는 보이지 않는 카르마적 귀결이 있을 수 있습니다. 그러한 것은 현명한 사람이라면 피해야 할 감금이고 덫입니다. 선서의 목적이 속박이라는 것은 표면적으로도 명백합니다. 에고는 이미 수많은 환상에 대한 서약과 속박으로 휘청거리고 있는데 하나를 더 보태 짐을 늘릴 필요는 없습니다.

충성의 선서나 선서를 통한 맹세(그중 어떤 것은 맹세를 어길 경우에 닥칠 무시무시한 귀결에 대한 묘사를 포함하고 있습니다.)를 요구하는 단체들은 특별함을 약속하고 또한 비밀이나 신에 이르는 지름길, 특별한 총애와 같은 독점성을 약속합니다. 그러나 어떠한 비밀이나 편애도 허용되지 않는다는 것을 각성하는 것이 중요합니다. 알 필요가 있는 모든 것은 이미 손닿는 범위 내에 있지요. 신은 숨길 것이 없고, 화신 또한 그렇습니다. 깨달은 현인, 앞선 영적 스승, 성인들은 숨길 것이 없습니다. 가슴이 순수한 이와 정직한 이는 감출 것이 없지요.

비밀 유지는 의식 수준 200 이하로 측정되는 '낮은 힘'의 덮개이고, 도구이며, 수법입니다. 진실은 두려워할 것이 없으므로 숨겨야 할 이유가 없지요. 고의로 숨기는 것은 명백히 온전치 않으며, 비밀 정보(만트라, 상징, 의식 등)의 동기는 솔직히, 금전이나 타인에 대한 권력을 댓가로 하여 그것을 파는 것입니다.

특별함을 약속하는 단체는 그저 에고의 허영심에 호소하는 것입니다. 에고는 자기애적 핵심으로 인해 한도를 존중하지 않으므로 어떤 일이든 서슴지 않을 것입니다. 전 역사에 걸쳐, 군주와 독재자들은 에고의 허영심을 만족시키기 위해 기꺼이 자국 국민을 파괴했습니다. 에고의 과대망상증은 자신이 틀렸음을 인정하느니 차라리 자살을 택합니다.

사람들은 자신의 관점을 수정하는 데 대해 심하게 저항합니다. '평평한 지구회'Flat Earth Society의 마지막 회장이 사망한 것은 불과 얼마 전의 일이었지요. 조직들이 변화에 적응하는 것이 느린 것은, 변화란 자신의 이전 위치가 틀렸다는 것을 암시하기 때문입니다.

붓다는 감각, 느낌, 생각을 포함하는 감각 대상에 대한 기본적 집착이 있다고 가르쳤습니다. 따라서 금욕주의는 소유물과 세속으로부터 자유의 가치를 강조하는 수많은 영적 규율에 공통적입니다.

섹스와 돈은 많은 영적 단체에서 피해야 할 덫으로 강조하는 유혹입니다.

그러한 전통은 가치가 있지만 또한 모호한 결과를 낳습니다. 첫째, 그것은 혐오 및 그런 쟁점에 대한 죄악감과 죄책감을 조장합니다. 또한 그런 것의 중요성을 부풀려서 두려움을 불러일으키지요. 문제가 되는 것은 섹스와 돈이 아니라 그에 대한 집착입니다. 집착하지 않는 상태에서는 매력도 혐오도 없지요. 라마크리슈나 같은 스승들은 젊은 남자 제자에게 섹스와 돈을 금했습니다. 그는 제자들이 섹스나 돈의 에너지만으로도 오염될 수 있다고 보았지요.

탐욕과 욕망이 200 이하로 측정되느니만큼(그 둘은 125입니다.), 회피는 집착을 미연에 방지하려는 시도였습니다. 하지만 섹스나 돈에 대한 욕망은 내면에서 비롯되며, 그래서 에고 속에 계속 남아 있을 수 있지요. 설령 에고가 그러한 욕망에 탐닉하거나 그것을 행동화하지 않는다고 해도 말입니다. 영적 훈련의 시작 단계에서는 욕망이 대단히 강하기 때문에 피하는 것이 최선의 길일 수 있습니다. 감각적 쾌락이나 세속적 이득을 기꺼이 희생하려는 자발성만으로도 매력적인 것과 본능적 충동을 초월하는 법을 배우는 데 있어 이미 가치가 있고, 영적 몰두의 강도는 높아집니다.

역사적으로 오늘날에 이르기까지, 섹스, 권력, 돈에 중독되었으나 교묘한 합리화로 자신의 행위를 은폐한 유명한 '구루'들이 많습니다. 부와 영적 장식의 겉치레를 과시하고 성적 행동화를 찬성하는 이들에게는 많은 추종자가 몰립니다.

이러한 모순의 기초가 영적 연구를 통해 드러났습니다. 유명하거나 인기 있는 구루의 초기 저작은 상당히 높게(대개 400대 후반에서 500대 중반까지) 측정되는 일이 많습니다. 그렇지만 큰 성공을 거두고 갈채를 받은 뒤에 구루의 측정 수준은 급격히 떨어져서 때로 200 이하가 되는 일도 있지요. 그래서 한 스승의 초기 저작과 그의 나중의 의식 수준 사이에 현격한 불일치가 있는 일은 드물지 않습니다. 근래의 일부 경우에는 그로 인한 잘못된 행동이 스캔들과 환멸을 낳기도 했지요. 잔류한 신도들은 사교나 추종자 집단에 대한 계속적인 순종을 합리화하기 위해 부정에 의지해야만 합니다. 한때의 구루 자신의 측정치는 의미심장하게 떨어졌어도, 원래 저작의 측정치는 그대로입니다.

하지만 지금은 타락한 구루에게 개인적으로 헌신하는 것은 명백히 해롭습니다. 이 사실은 기존의 헌신자들에게 고통스러운 환멸을 가져다줄 수 있지만, 깨달음에 이르는 길은 엄중합니다. 헌신은 성격*들이 아닌 신을 향한 것입니다. 붓다는 "나의 형상을 만들지 말라."고 했습니다.

가장 흥미롭고 또 각별히 중요한 사례는 이슬람 예언자 무함마드의 사례입니다. 꾸란을 쓸 당시 그의 의식 수준은 740으로 측정되었습니다. 꾸란은 700으로 측정됩니다. 38세에 무함마드의 측정치는 갑자기 130으로 떨어졌고 그는 칼을 잡았습니다. 흥미롭게도 이슬람이 창시되자마자, 이슬람의 근본주의적이고 호전적인 분파는 다른 나라들에 대해 공격적인 침입자가 되어 수십만의 '불신자'들을 처단합니다. 이러한 일은 무함마드 생전에 시작되었는데 그는 이 호전적 분파의 참여자이자 지도자였습니다.

오늘날에 이르기까지, 이슬람 국가들은 아주 낮게 측정되는데 그 사회의 특징을 이루는 것은 여성 혐오적 억압과 과도한 잔인성, 증오입니다. 진정으로 성스러운 것과 신에게 속한 것은 오직 평화와 사랑을 가져올 뿐임이 강조되어야 하지요. 그리하여 무함마드와 이슬람의 일부 분파는 사탄 형태의 부정적 에너지의 포로가 되고 그것에 지배당했습니다.

근본주의 분파의 기본적 위험성은 그것이 에고의 팽창감을 원하는 사회의 최하위 요소들에게 매력적이라는 것입니다. 이들은 지하드의 전사가 되어 알라의 이름으로 살인 면허를 받으면 당장 힘을 얻은 듯한 느낌을 받습니다. 그리하여 총은 신의 총애와 종교열의 상징이 되어 '성스러운 살인자'라는 영적 부조리를 낳습니다.

....
* personality, 저자는 종종 사람들 개인을 가리켜 '성격'으로 지칭한다.

현대 학자들은 이슬람 문명의 점진적 몰락에 관해 연구하고 기록했습니다. (B.Lewis, 2001;P.Watson, 2002; McGeary, 2002) 어린아이라 할지라도 "자비로우신 알라"의 이름으로 사람들을 처단하는 일의 부조리를 볼 수 있지요. 이와 대조적으로 앞에서 언급한 바와 마찬가지로, 꾸란은 700으로 측정됩니다. 그러므로 꾸란을 따르는 것은 영적으로 온전하지만, 정치 권력을 위해 꾸란의 진실을 뒤엎는 광신자들은 그렇지 않습니다.

에고와 사회는 무수한 함정으로 둘러싸여 있습니다. 영적 정화는 힘겨울 뿐 아니라 벅차게조차 보입니다. 줄줄이 늘어선 장애는 위압적으로 보입니다.
　모든 것에 다 통하는 해결책이 있습니다. 간단하게 저변의 위치성, 환상, 혹은 욕구를 찾아내세요. 그 토대를 내맡기세요. 그러면 표면상의 많은 문제가 사라집니다. 공통적 욕구나 에고의 끌림은 기본적으로 쾌락에 대한 욕망이지요. 그러므로 문제는 자만심이나 허영심이 아니라 허영심, 독선, 정당성, 성공, 우월감 등으로 표현되는 자만심에서 이끌어내는 쾌락입니다. 문제는 복수심과 증오가 아니라 그러한 태도에서 얻어지는 쾌락과 만족이지요.
　무집착의 수준에서, 욕망과 기대, 혹은 충족에 대한 필요는 더이상 압력이 아닙니다. 육체적 즐거움은 활동 그 자체에서 일시적 쾌락으로서 저절로 일어나는데 이것은 중단될 수 있으며 상실감이나 실망감 없이 즉각 포기될 수 있지요. 그것은 매 순간이 전부이고 그 자체로 완전무결하기 때문입니다. 음악이 그친다 해도 그것은 실망스러운 일이 아닐 뿐더러, 미완성이 상실로 경험되지도 않습니다. 경험이 지속되는지 여부는 중요한 것이 아니지요. 참나의 현존은 완전하고, 영속적이며, 온전한 충족감을 가져다줍니다. 참나에는 필요한 것이 없습니다. 일체는 자신의 내재적 본질의 표현으로서 자연 발생적으로 일어나지요. 어떤 것을 일으키는 '원인'이 되는 것 혹은 사람은 없습니다.

예를 들면, 중동에서 전투원들이 공격하고 반격하는 것을 지켜볼 때, 그러한 것이 엄청난 쾌락과 만족을 가져다주면서 끊임없는 갈등과 살상에 계속 불을 지핀다는 것을 알 수 있습니다. 증오하고, 처벌하고, 복수하고, 적을 살해하는 데는 은밀한 즐거움이 있는데 왜냐하면 그와 동시에 우월감과 고결함, 심지어는 순교자가 된 느낌마저 맛볼 수 있기 때문입니다. 공격을 유발하는 데는 은밀한 쾌락이 있는데 이를 통해 사람은 무고한 피해자인 것을 즐길 수 있지요. 이때의 증오심에는 죄책감이 따르지 않는데, 왜냐하면 그것은 애국적이고 유사 종교적인, 혹은 민족주의적인 구호로 정당화되고 미화되기 때문입니다.

더할 나위 없는 흥분, 매혹, 유혹에 대한 것입니다. 어떻게 해야 '보상'을 가져다주는 그런 동기들의 꾸러미를 거부할 수 있을까요?

그러한 요소들의 조합에 더해 역사적 선례*가 중독으로 이끄는데, 왜냐하면 에고는 갈등을 먹고 살고 또 갈등을 퍼뜨릴 필요를 갖기 때문입니다. 사회적 갈등에 연루된 에고들은 양쪽 편을 양식

----

* 과거에 이루어진 어떤 생각, 관점, 결정이 현재의 것을 합법화하는 측면을 가리킨다.

으로 삼고 또한 대중 매체의 주목을 받아 팽창합니다. 대중의 주목은 광신의 불길에 기름을 붓는 격이고, 광신적 행동은 자살 공격이라는 행위를 통해 극적인 높이와 부조리에 도달하지요. 자살 공격은 진실로 '부조리극'을 이룹니다.

평화는 이러한 멜로드라마와 그 모든 의식적·무의식적 보상에 대한 위협으로 비칠 수 있습니다. 평화는 또한 지도자들에 대해, 그리고 관련된 여러 가지 이득(돈, 명성, 중요성 등)에 대해 위협이 될 수 있지요. 그러므로 양쪽 편에서는 조심스럽게 대립을 조장하고, 평화가 이러한 게임을 위협할 때는 어느 한쪽에서 또 하나의 '참을 수 없는 도발'이라며 떠들썩하게 보복을 부르짖게 됩니다. 이 모든 멜로드라마는 일반 대중의 잘 속는 성질과 대중 매체를 악용하는데, 대중 매체는 사실상 고의로 조작해 낸 끝없는 잔학 행위를 자세하고 생생하게 조명함으로써 감정주의에 불을 지핍니다. 이는 선정주의를 수단으로 하여 대중의 감성을 조종하기 위한 것이지요.

죽은 아기와 울부짖는 엄마를 찍은 비극적 영상은 거의 틀에 박힌 것입니다. 모든 멜로드라마적 시나리오는 순전한 조작이며, 격정에 불을 지피고 드라마를 고조시키기 위한 편성이지요. 그것은 대규모 연극인데, 결국에는 내적 온전성의 결여로 인해 자멸하고 맙니다.

참으로 상세한 묘사이자 분석입니다.

그렇습니다. 그것은 에고가 대규모적으로 어떻게 기능하는지를 정확히 보여 주기 때문에 사람들은 자신의 에고의 은밀한 계획과 음모 안에서 동일한 현상을 확인할 수 있습니다. 에고의 은밀한 이득은 이 외부의 드라마와 본질적으로 동일하지요. 에고는 괴로움에서, 그리고 자부심, 분노, 욕망, 죄책감, 수치심, 슬픔의 모든 온전치 못한 수준에서 끔찍한 쾌락과 만족을 얻습니다. 괴로움의 비밀스러운 쾌락은 중독을 일으키지요. 수많은 사람이 그러한 쾌락에 온 생애를 바치고 타인들에게도 자기 뒤를 따르라고 격려합니다. 이 메커니즘을 중단시키려면 대가로 얻는 쾌락을 확인해야 하고 그것을 자진해서 신에게 내맡겨야 합니다. 에고는 수치심으로 하여 자신의 음모, 특히 은밀한 '피해자' 게임에 대한 의식적 앎을 차단합니다.

고질적 패배자, 순교자, 무고한 피해자, 끝없는 참사와 병폐에 희망 없이 고통받는 이들의 영역에서는 똑같은 재난이 반복됩니다. 감옥은 상습범으로 채워져 있습니다. 사람들은 홍수가 난 들판에서 물이 빠지기가 무섭게 다시 그 자리에 집을 짓습니다. 사람들은 화산의 길목에, 지진 단층의 꼭대기에, 허리케인이 쓸고 간 해변에, 진흙이 무너지는 경사면에, 댐 아래쪽 물길에 다시 집을 짓습니다. 위험 직종에서 일할 사람은 모자라는 법이 없는데 그것은 익스트림 스포츠나 스카이 다이빙에 열광하는 마니아들이 부족하지 않은 것과 같지요. 죽음을 향해 등반하는, 혹은 자신이 구조될 필요를 만들어 내는 산악인의 행렬은 끝이 없습니다. 그러므로 부정적인 것들은 짜릿하게 매력적입니다. 그러한 도착성은 에고의 야릇한 꼬임의 하나인데, 그로 인해 사람들은 위험이 가져다주는 쾌락과 흥분에, 그리고 죽음과 부상에 대한 두려움의 쾌락에 중독되지요. 에고에게 공포의 은밀한 쾌락은 매력적이어서, 그러한 노력들은 에고에게 실제를 능가하는 마술적 성질과 의미로 물들게 되었습니다.

그렇다면 에고의 프로그램은 은밀한 쾌감을 주지 않으면 지속되지 않습니까?

그것은 비밀 중의 비밀입니다. 에고 프로그램의 대가는 짜릿한 만족을 주는 보상이라는 이득입니다. 에고는 생존하기 위해 아주 영리하게 구는 법을 배웠지요. 에고는 자기기만과 위장이라는 책략에 의존할 수 있습니다. 우리가 목격하는 세계는, 형상과 시간이라는 지각의 무대에서 행동화*하는 집단적 에고의 드라마일 뿐입니다.

끝없는 세기 동안, 인간 드라마는 거짓이라는 온전치 못한 게임의 은밀한 쾌락 위에 세운 감상적 게임이었지요. 오랜 세월 동안 인류의 의식 수준이 200 이하였음을 각성할 때 그것은 그럴 만합니다. 이제 그 수준은 207까지 상승했으므로, 게임의 허구성이 저절로 드러나기 시작합니다. 이제껏 인류는 진실과 거짓을 구별할 수 있는 가장 기본적인 능력조차 갖지 못했지요. 인간 삶의 대 사기극이 이제 탄로나게 되었습니다.

1990년대 초반, 세계 인구 85퍼센트의 에고가 부정성을 먹고 살면서 부정성을 지속시켰지만, 2003년까지 그 비율은 이미 78퍼

---

* 심리학에서 무의식적 충동이나 욕구를 즉각적 행동으로 표현하는 것을 말한다.

센트로 떨어졌습니다. 이는 거짓이 진실로 대체되는 것이 불가피하다는 것을 보여 줍니다.

부정적인 거짓말 게임은 저절로 지속됩니까?

그러한 게임이 그렇게 오랫동안 만연한 이유가 바로 그것입니다. 대다수의 사람들이 노골적인 방식과 미묘한 방식 양쪽으로 이익을 얻습니다. 품위 유지는 말할 것도 없고 인간 생명의 보존보다 더한 쾌락을 안겨 주고 중독을 일으키는 것이 바로 에고 만족이지요. 특징적인 것은 그저 몇 차례의 행진과 선동가의 과장된 수사修辭, 그 밖에 호소력 있는 구호만 있으면 된다는 것입니다. 우리는 이러한 것에 응답하여 4천만의 사람들이 스스로를 노예화하고, 순진하게 자신들의 죽음과 파괴를 향해 행진해 가는 모습을 볼 수 있지요. 이것은 사적인 자기뿐 아니라 가정과 가족의 파괴까지 포함합니다.

'대의를 위한 죽음'은 맹목의 생쥐들을 절벽 너머로 유인한 피리 부는 사나이의 부름이지요. 불행히도 광신도들은 자진해서 희생하려 들 뿐 아니라 타인을 함께 데려가려 합니다. 최근 어느 여성 혁명가는 난동 과정에서 학살된 모든 무고한 사람에게 죄책감을 느끼지 않느냐는 질문을 받았을 때 이렇게 말했습니다. "불행히도 대의를 위한 희생은 불가피합니다." (여기서 대의란 '그녀'의 대의를 의미) 모든 독재자는 통속적인 구호를 위해 주민의 생명을 서슴없이 희생시킵니다. 그렇지만 세상은 아직도 진정한 지도자와 과대망상에 빠진 독재자, 정치가와 허영에 들뜬 정치인을 구별하지 못합니다.

그러한 재앙을 어떻게 예방할 수 있을까요?

순종, 충성, 내맡김은 오직 신에게 바치는 것이라는 영적 진실을 고수함으로써 그렇게 할 수 있습니다. 마음은 진실과 거짓을 구별할 수 없기 때문에, 이 금언을 따르는 것만이 마음이 기댈 수 있는 유일한 안전장치입니다.

세상의 환상들을 지속시키는 것은 무엇일까요?

대중의 에고를 조종하는 법과 인간의 무지를 이용하는 법을 배운, 카리스마에 넘치고 정치 감각이 뛰어난 게임의 달인들이 이윤, 권력, 위신, 돈에서 얻는 쾌락이 그런 환상을 지속시킵니다. 이를 용이하게 만드는 것이 대중 매체의 지배인데, 대중 매체는 통제하고 유혹하기 위해 이미지를 이용하는 최신 게임판입니다. 대중 매체는 이미지 뒤에 그 어떤 실상이 있을 필요조차 없다는 것을 알아냈습니다. 이른바 '비선형적'(여기서는 전술한 것과 다르게 쓰임.) 이미지화 기법은 이성과 지성을 간단히 우회하여 어떠한 간섭도 없이 대중의 마음을 직접 프로그램하는 것입니다. 이제 실상은 상관없는 것으로 간주되지요. (요즘의 토론에서는 어떤 객관적 실상이 존재라도 하는지 여부에 대해 농담조의 얘기가 오갑니다.) 파블로프식 조건 형성에 따라, 순진한 마음은 신속히 프로그램되고 자신이 프로그램되고 있다는 것을 깨닫지조차 못합니다. 온전치 못한 이에게, 평화, 정직함, 돌봄, 참됨, 사랑과 같은 가치는 그저 이용해야 할 이미지에 불과하지요. 왜곡은 요즘 가장 선호되는 조작인데 여기서는 이미지가 이성을 우회합니다.

참 지독한 얘기로 들립니다.

그렇지 않습니다. 이것은 그저 아주 최근까지 사회가 있었던 자리를 상기시키기 위한 얘기일 뿐입니다. 대규모적인 온전성의 수준이 본질적이고 믿을 만한 가치를 갖는 것으로 손익 계산서 위에 제법 크게 나타나고 있다는 것이 최근에야 밝혀지고 있습니다. 하지만 크게 성공한 많은 기업은 그동안 이를 잘 알고 있었고 온전성과 정직성을 기초로 삼았지요. 그러한 기업들은 존중받는 유서 깊은 전통을 가지고 있습니다.

『의식혁명』에서는 월마트가 소매와 기업 경영이라는 일상 세계에서 온전한 가치를 성공리에 실행에 옮긴 사례로 인용되었습니다. 월마트 창업자는 온전한 가치를 실용적 운영 기준으로 정했는데, 『의식혁명』에서 한 진술의 정확성은 창업자 샘 월튼과의 편지 왕래를 통해 확증되었지요. 몇 년이 지난 지금, 백만 명 이상의 직원을 거느린 월마트는 전 세계에서 가장 크고 가장 성공한 기업이 되었습니다. 그러므로 월마트의 성공은 기업 표준으로서의 온전성이 가져오는 귀결을 입증한 것입니다.

월마트(300대 후반으로 측정되는)와는 대조적으로 직원, 주주, 대중의 복리에 대한 무시를 비롯하여 욕심과 속임수로 운영되는 것이 명백한 여러 기업(이들은 90으로 측정됩니다.)이 무너진 서글픈 사례들도 동시에 존재합니다.

이렇게 대조적인 기업들의 충격적인 사례는 행동 원리이자 실제에 적용되는 영적 가치의 실용적인 '실생활'적 효력을 간결하게 보여 줍니다. 그런 사례는 확실히 영성이 '공상적'이고 비실용적이라거나 혹은 이상주의적이고 희망적인 사고에 불과하다는 비판을 상쇄시켜 주는 듯합니다. 온전성은 손익 계산서 위에 나타납니다.

　이러한 기업들을 대비할 때, 시비 분별적 용어나 좋다/나쁘다, 옳다/그르다와 같은 용어를 사용할 필요는 없다는 것이 분명합니다. 간단히 말해서 온전성은 강하고 '작용'하며 건설적이고 성공적인 반면, 그것과 반대되는 것은 실패합니다. 따라서 온전성은 실용적이지요. 온전성의 부재는 약함과 붕괴로 이어집니다.

　온전성이 추구할 만한 가치가 있는 강함이라는 개념은 요즘 다양한 정화 운동을 펼치고 있는 정부 기관으로도 스며들고 있습니다. 의식 수준 190에서 만연할 수 있는 속임수는 더 이상 수용 가능하지 않을 뿐더러 207의 의식 수준에서는 그렇게 쉽게 감춰지지도 않습니다. (예를 들면, 연방 기관이 으레 수십 억 달러의 '손실'을 보는 사실이 무엇을 의미하는지 생각해 보세요.)

　과거에 성공의 잣대는 이득이나 이윤이었고, 도덕이나 윤리적 원칙은 가장 중요한 '손익 계산'에 희생되었습니다. 하지만 새로운 가치 척도는 온전성이고, 지금 이것을 기준으로 기업, 정부 기관, 학교, 관료들이 평가 및 조사를 받고 있지요. 이것은 인류 의식 수준이 190(자부심)에서 207(온전성)로 올라간 귀결입니다. 온전성에 대한 요구는 공인들을 거꾸러뜨리고 있고 회계 법인에서 관료, 심지어 가톨릭 교회에 이르는 수많은 사회 기관의 행동을 바꾸고 있습니다. 대중 매체조차 보다 균형 잡힌 보도를 할 것과 사회적으로 더욱 큰 책임을 다할 것을 요구받고 있습니다.

사회 현상 및 역사가 이러한 담화에서 자주 인용됩니다.

그렇습니다. 그것은 그 둘이 대단히 유익하기 때문입니다. 사회는 행동하는 집단 에고일 뿐입니다. 사회는 사실 에고의 외적 표현이자 극화이기 때문에 관찰하고 연구하기가 쉽지요. 오류가 있는 곳이 '내부'가 아닌 '저 밖'으로 간주된다면 그것을 확인하는 것이 보다 쉬울 수 있습니다. 하지만 앎, 정보, 연민이 있을 때, 과도한 죄책감이나 수치심 없이도 동일한 오류가 내부에 있음을 발견할 수 있지요. 에고는 인간 조건일 뿐입니다. 에고는 단순히 하나의 구조물일 뿐 사람이 그것과 동일시하고 그것에 '나'라는 이름을 붙일 정도로 정말 사적인 것은 아닙니다.

I : REALITY AND SUBJECTIVITY

15

카르마

| 토론 |

선생님은 언젠가 카르마에 대해 설명해 주신 적이 있습니다. 그것에 대해 좀 더 자세히 말씀해 주실 수 있습니까?

전 우주와 우주에 담겨 있는 전부는 그 속에 있는 각각의 모든 요소가 그 자체의 본질의 실현이자 표현이 된다는 점에서, 나타난 신God Manifest의 단일한 카르마적 펼쳐짐으로서 작용합니다. 그래서 삶의 경험은 이 모든 장의 상호 작용하는 춤이고, 이 춤은 신성하게 명령받은 존재할 수 있는 능력의 귀결입니다.

존재existence를 갖는 것은 또한 생명을 가질 수 있는 능력과 더불어 창조될 수 있고 이렇게 해서 하나의 '존재'being가 됩니다. '있다'는 것은 앎의 능력을 비추는 빛으로서의 생명 의식 자체와 더불어 존재한다는 것입니다.

전 우주와 그 속의 모든 것이 카르마적 단일체인 한, 실상Reality의 전부임Allness은 깨달음의 각성입니다. 전부가 동일한 근원에서 비롯된 카르마적 단일체라면, 그 어떤 분리를 보는 것은 지각에서 빚어진 인공물이지요. 실상Reality에서 하나와 여럿은 동일합니다.

근육 테스트에 익숙한 사람이라면 카르마에 대한 모든 질문에 쉽게 대답할 수 있습니다. 본질적으로, 개인의 카르마는 의식의 비물질적 영역 내에 존재하는 정보 꾸러미(컴퓨터 칩과 비슷한)입니다. 개별적 카르마는 저장된 정보의 암호를 담고 있는데 이는 영체나 영혼에 내재해 있으며 그것의 일부이지요. 그 암호는 모든 과거 경험의 집적을 나타내는데, 여기에는 관련된 생각과 느낌의 뉘앙스가 함께 들어 있습니다. 영체는 선택의 자유를 보유하지만, 선택의 범위는 이미 정해져 있지요.

경향성이 재발하는 경향이 있는 것은 분명하지만, 그와 동시에 변할 수 있는 기회는 있습니다. 예를 들면 그것은 대립쌍의 모순을 초월하는 것이지요. 영혼은 물질적 환생을 선택할 수도 있고, 육체를 갖지 않을 수도 있으며, 혹은 아스트럴계를 탐험하고 따라서 지옥과 연옥들에서 몸부림치거나, 보다 희망적인 경우에는 사랑Love, 진실Truth, 신, 그리고/혹은 구세주Savior의 지지 및 이들에 대한 내맡김 덕분으로 하늘나라로 따라 들어가기도 합니다.

자부심과 겸손함 사이의 선택은 개인의 카르마에 상당한 영향을 미칩니다. 근육 테스트를 통해, 붓다의 목적은 깨달음을 가르치는 것이었음이 명확해졌지요. 이와 대조적으로, 그리스도는 자신의 영적 실상을 수용하지 않은 모든 영혼을 위해 구세주로 왔습니다. 붓다는 깨달음을 가르쳤고 그리스도는 구원을 가르쳤지요.

카르마에 대한 이해가 없다면 지상에서의 삶은 불공평하고 잔인해 보입니다. 순진한 이에게는 무고한 사람이 살해당하고 악인은 대가를 치르지 않는 것처럼 보입니다. 그러므로 믿음은 대부분의 사람들이 이 모순을 설명하기 위해 의지하는 목발과 같은 것이지요. 믿음은 현상 너머에 신성한 실상이 있다는 확신입니다. 우리 자신의 연구와 경험을 통해서 보았을 때, 근거는 충분합니다.

어떤 사람들이 전생을 기억하는 것은 무슨 이유 때문입니까?

600 이하의 의식 수준에서는, 육체/마음을 '나임I-ness'의 실상으로 동일시하기 때문에 일반적으로 전생에 대한 기억 상실이 있습니다. 이 기억 상실은 변성 의식 상태, 유체 이탈 경험, 꿈, 최면 상태, 임사 체험, 자연 발생적 플래시백에서 넘어설 수 있지요. 임상에서 전생 퇴행 요법은 널리 알려져 있고, 이 생에서 질병이나 심리적 문제로 나타난 숨어 있는 전생의 상처나 오류에 대해 매우 효과적일 수 있습니다. 전생 퇴행 요법은 정말로 눈부신 치료 효과를 거둘 수 있지요. 게다가 어린아이들도 전생에 대해 자발적으로 이야기하는데, 어떤 아이들은 이전의 존재에 대해 검증 가능한 세부를 기억해 내기조차 합니다.

600 이상의 의식 수준에서는 전생을 기억할 수 있는데, 그것은 자기의 동일시가 의식이라는 목격자/경험자/앎과의 동일시이기 때문입니다. 사람은 회상을 통해 과거 생의 의미 깊은 영적 사건

들과 이번 생의 사건, 태도, 심리적 특성이 일치하는 것을 볼 수 있지요. 성찰해 보면 하나의 패턴이 떠오르는데 그것은 영혼의 여정이라고 할 만한 것을 반영합니다.

붓다는 수많은 전생을 기억해 냈지만, 그런 앎이 전통적인 유대-기독교 전통의 일부는 아닙니다. 비록 고대부터 있어 온 다른 세계 종교들은 전생을 잘 이해하고 있지만 말입니다. 영적 연구에 따르면 붓다는 수많은 환생을 거쳤지만, 예수 그리스도는 이전에 한 번도 인간으로 살아본 적이 없이 '하늘나라에서 곧장' 내려왔습니다.

따라서 카르마에 대한 앎을 배제하는 길은 믿음에 크게 의지해야만 합니다. 그것 말고 인생사를 설명해 주는 영적으로 온전한 다른 방법은 없을 테니까요. 카르마에 대한 앎을 배제하는 길의 약점은 믿음faith이나 신념belief을 상실할 경우, 환상이 깨진 영은 절망에 빠지거나 신의 대용품에 매달리기 쉽다는 것입니다. 이는 서구 세계에서는 아주 흔한 일이어서, 이성/논리/과학으로 표현되는 지성이 이제 더 나은 삶을 향한 큰 희망이 된 사실을 설명해 줍니다. 이런 일이 일어날 때, 마음과 이성은 신격화되고 마치 종교와도 같은 대접을 받습니다. 사람들은 사회적·정치적 대의와 지적 위치성에 열정적으로 몸 바치고, 그 다음에 이런 것들은 인류의 새로운 구세주로 승격됩니다. 이러한 성향이 400대 의식 수준의 특징인데 이 수준을 초월하는 일은 흔치 않습니다.

우리는 세계 인구의 96퍼센트가 499의 의식 수준을 초월하지 못하는 것을 봅니다. 하지만 지성이 영성을 완전히 대체할 필요는 없습니다. 그래서 400대의 많은 사람은 지성에 깊은 믿음을 가지면서도, 동시에 종교적이거나 영적인 추구에 관여하고 있지요. 현명한 이들은 지성이 사람을 데려갈 수 있는 곳이 거기까지라는 것과, 그 너머에서는 믿음과 신념이 지식을 대체해야 한다는 것을 압니다.

육체의 죽음 뒤에 의식의 다양한 카르마적 잠재성은 무엇입니까?

그것은 다음과 같이 측정됩니다.

200 이하의 의식	=	다양한 수준의 지옥과 낮은 아스트럴 영역
200-240 의식 수준	=	안쪽 아스트럴 평면들
240-500 의식 수준	=	높은 아스트럴 평면들
500-600 의식 수준	=	천상계
600 수준 이상	=	높은 하늘나라들(비형상)

하늘나라들; 형상의 지속

연구에 따르면 하늘나라는 200 수준 이상으로 측정되는 영혼들만의 운명이며, 다양한 영적 집단과 신념 체계를 반영하는 다수의 하늘나라가 있습니다. 역사적으로 다양한 종교들이 '하늘나라에 들어가기' 위해 필요한 일정한 '요구 사항'들을 구체적으로 밝혀 놓았지요. 어느 집단이나 '자신만의' 하늘나라 구역에 가지만 순진하게도 그곳이 '유일'하다고 추측하는 것 같습니다.

영적 행선지가 다수라는 발견은 위로가 됩니다. 누구나 '나만의 곳으로 간다'는 것은 의식의 전반적 특성과 부합합니다. 믿음과 봉헌에는 그에 걸맞는 보상이 있지요. 하늘나라가 여럿이고 각각의 하늘나라는 그곳을 신봉하는 이들과 맞는다는 것을 인정하는 것은, 존중과 겸손을 가질 때 종교적 갈등과 경쟁 없이 살 수 있음을 의미합니다. 독점성을 갖고 있다는 순진한 주장은 종교 집단 간의 불화를 낳습니다.

모든 위대한 스승은 '죄'를 짓지 말라고 역설하는데, 그것은 200 이하로 측정되는 행동과 태도를 피하고 그러한 에너지 장과의 관련을 피하라는 의미입니다. 스승들은 그러한 것이 엄청난 괴로움이 있어서 '지옥'이라고 불리는 영계로 가는 길이라고 가르칩니다. 지옥은 영적 고뇌와 절망을 가리키며 대부분의 사람은 지상에서의 이번 삶에서 절망, 우울, 두려움, 공포, 상실, 불안이라는 '지옥'의 상층을 이미 적어도 어느 만큼은 경험했습니다.

죄책감이 괴로운 참회계로 귀착되리라는 것은 분명해 보이는데, 사람들은 그곳에서 아주 깊은 곳까지 이를 수 있지요. 지옥의 여러 수준을 정확히 묘사한 것은 단테였습니다. 보스Hieronymus Bosch와 같은 화가들은 일반적으로 형상이 지배하는 지옥의 상층을 묘사합니다. 훨씬 더 끔찍한 것은 지옥의 하층인데, 아래로 내려갈수록 그곳은 역설적으로(의식의 상층과 마찬가지로) 점점 더 형상 없는 것이 되어, 마침내는 무시간적이고 극복할 수 없으며 이름 없는 공포와 절망 속으로 가라앉습니다.

하층에서 시간은 멈추고, 괴로움은 영원하며 결코 끝나지 않는 것으로 경험됩니다. 그리하여 지옥의 하층에 들어서면, "희망을 영원히 버려라."라는 표지판을 시각적으로 경험한 것과도 같은 인식이 나타납니다. 그곳에서 영혼은 신의 빛Light으로부터 완전히 그리고 영원히 차단된 듯한 무시간적 절망의 무한한 지옥으로 들어갑니다.

이번 생*에서, 그와 같은 경험이 실제로 있었습니다. 형상 없고 무시간적인 지옥의 밑바닥에서, 영의 어떤 면이 살아남아 "신이 있다면, 부디 저를 도와주십시오."라고 기도했습니다. 자비롭게도 그 뒤에 망각이 왔습니다. 알 수 없는 시간 뒤에 의식이 돌아왔지만, 그것은 이제 완전히 다른 눈부신 장려함의 영역으로 들어갔고, 거기서 이전의 모든 자기감은 무한하고 신성한 현존Infinite Divine Presence으로 대체되었습니다. 마음은 존재하는 전부의 근원이자 본질로서의 신성Divinity의 드러남의 장려함에 대한 경외심에서 침묵했지요. 영적 진실이 대단히 명료하게 빛을 발했습니다. 분리된 사적인 자기에 대한 모든 감각은 이미 지워져 있었고, 남아 있는 유일한 실상은 현존Presence의 무한한 전부임Infinite Allness이었습니다. 여러 해가 지난 뒤, "천국과 지옥은 종이 한 장 차이"라는 선의 가르침이 회상되었지요.

그 경험의 힘은, 그에 대해 쓰거나 말하기라도 할 수 있기 위해 통합하는 데 30년이라는 세월을 필요로 했습니다. 말할 것도 없었고 말할 수 있는 것도 없었지요. 그러다가 어떤 설명을 허락해 준 작업이 일어났는데 그것은 『의식혁명』의 저술로 귀결되었습니다.

---

* 저자의 이번 생을 말한다.

변형 이전에는 에고가 행위의 원인으로 추정했던 중심적 자기가 있는 듯했습니다. 그것은 현존Presence에 의해 완전히 씻겨 나갔지요. 그 다음에 원인이라는 환상이 사라졌고, 전부가 신성Divinity에 의해 창조된 대로 자신의 본질의 결과로서 자연 발생적으로 일어나고 있다는 앎이 대신 들어섰습니다. 전부는 그 자체의 타고난 본성이 다른 모든 것의 타고난 본성과 상호 작용하고 있는 까닭에 자연 발생적으로 일어나고 있습니다. 그 어떤 것에 대해서도 '원인'은 없습니다. 행위는 생명의 반응성의 상호 작용하는 춤입니다.

설명

"그 무엇에 대해서도 '원인'은 없다."는 진술은 999로 측정된다. 붓다의 연기법은 965로 측정된다. 붓다의 연기법은 형상이나 존재, 즉 나타난 것Manifest의 진화와 관련된다. 그러나 붓다는 궁극적인 것Ultimate(공Void)은 형상 너머에 있으며 영원한 것은 없다고 말했다. (즉, 무상의 법칙, 혹은 아나타) 영혼은 에고의 비물질적 잔재이며, 그래서 에고가 해소될 때 개인의 영혼조차도 그 카르마적 경향과 더불어 궁극적 실상Ultimate Reality의 나타나지 않은 하나임Unmanifest Oneness 속으로 녹아든다. 비선형적 실상Nonlinear Reality 속에는 분리된 '것'들이 존재하지 않는 까닭에, '인과율'과 같은 설명은 불필요하다. 비유해서 말하자면, 한 방울의 물은 대양에 떨어져 대양과 하나가 된다.

| 토론 |

영적 스펙트럼의 양 끝에 있는 그러한 극단적 상태들에 대해 왜 다른 사람들에게 말하지 않으셨습니까?

그러한 것을 설명할 수 있을 만한 맥락이 없었습니다. 타인에게 그런 일들에 대해 얘기하는 것은 무의미했을 것입니다. 한번은 뉴욕의 거리에서 어느 이방인과의 자연스러운 만남이 있었는데, 그때 참나의 진실에 대한 깨달은 앎을 말없이 교환하고 상호 인정한 적이 있었지요. 몇 년 뒤, 스와미 묵타난다Swami Muktananda와 잠깐 마주쳤고, 그로부터 얼마 뒤, 라메쉬 발세카Ramesh Balsekar와 며칠간 긴 대화를 나누었습니다. 이 대화는 존재 대 비존재의 대립쌍을 초월하는 것의 의미에 관한 토론을 동반했지요. 라메쉬 발세카는 니사르가다타 마하라지의 통역자이면서 그와 20년 이상 가깝게 지낸 결과 깨닫게 되었습니다.

현존Presence으로 나타난 앎의 상태는 멈춰 있었습니까?

세상 속에 존재하는 법을 다시 배우는 몇 년 동안 그것은 멈춰 있었습니다. 그렇게 할 수 있었던 것은 이제 분리가 아닌 무집착이 있기 때문이었지요. 분리가 있었다면 세상으로의 복귀는 없었을 것입니다. 집착이 없을 때, 성격은 자유롭게 상호 작용합니다. 성격은 앎의 상태에 아무런 영향을 미치지 않습니다.

하지만 몇 년 뒤, 의식은 다시 진화하며 나아가기 시작했습니다. 이렇게 해서 여러 해 동안 보통의 세계를 떠나 있을 필요가 생겼지요. 앞선 영적 앎의 표면적으로 추상적인 이원성들이 나타났습니다. 의식 발전을 가로막는 일체의 장애에는 끝없는 고뇌로 경험된 지독한, 타는 듯한 고통이 따랐습니다. 보다 높은 재맥락화를 통해 모순의 문을 초월하면 고뇌는 사라졌지요. 이런 것이 붓다를 '공격'했던 표면적 '악마'들임이 명백해졌습니다. 이들은 장구한 세월 동안 의식 속에 축적되어 온 하위 에고 상태의 집단 에너지를 나타냈습니다. 그것은 마치 에고의 기초 자체가 강력하게 방어되고 있는 것과 같은데, 에고의 생존이 위협받을수록 방어의 강도는 점점 세집니다.

영적 진보에 대한 심령의 대항은 지독히 격렬해졌습니다. 영적으로 진보할 때마다, 보다 앞선 진실의 표면적 대립물에 의한 '심령의 공격'이라고 할 만한 것이 되풀이되었지요. 그것은 마치 진실의 전진으로 인해 지배권이 위협받고 있는 것과 같았습니다.

한번은 세상적 현존은 없었지만, 의식 수준상에서, 보다 세련된 루시퍼적 현존과 맞닥뜨린 적이 있었습니다. 그것은 자신에게 동의하면 큰 힘을 주겠다고 약속했지요. 제안을 거부하자 그것은 물러났습니다. 비유해서 말하자면 그것은 붙느냐 떨어지느냐를 가르는 고난도 시험이라고 할 만한 것이었습니다. 그리스도 역시 그러한 시험을 거쳤다는 것과 유혹을 거부했다는 것을 보고 알 수 있었지요.

붙느냐 떨어지느냐를 가르는 이 시험에 도달한 모든 실체가 유혹을 거부하진 않았다는 것 또한 분명했지요. 유혹은 말을 통하지 않고 하나의 이해로서 다음과 같이 교묘하게 제시되었습니다. "이제 당신은 모든 카르마를 넘어섰음을 깨달았으므로 어떤 귀결도 없이 자유롭게 큰 힘을 행사할 수 있다. 왜냐하면 당신의 행위에는 어떠한 귀결도 없고 당신은 더 이상 귀결을 겪지 않기 때문이다."

위대한 화신들이 이 유혹을 깨끗이 물리쳤다는 것은 명백했고, 그 고비에서 많은 수행자가 추락했음 또한 명백했습니다. 그래서 이 의식은, 이득을 얻기 위해 그러한 조건을 이용할 순 없다는 절대적 선언으로 받아쳤지요. 그 수준이 갖는 힘을 신에의 봉사에 재봉헌하자, 유혹하는 에너지/실체/의식은 사라졌습니다. (루시퍼적 오류는, 하나의 영이 보통의 인간 카르마 너머로 진화했다고 하더라도 여전히 우주와 신의 카르마적 법칙에 지배된다는 사실을 모르는 것입니다.)

이 수준에서 일어나는 루시퍼적 유혹은 미묘하고도 세련되었습니다. 그것은 발전했지만 아직은 불완전한 영적 지식과 이해를 갖고 놀지요. 유혹은 이렇게 제시됩니다. "이제 당신은 사랑에 대한 집착에서 풀려났고 모든 카르마가 오직 환상을 기초로 하고 있었다는 것과 심판하는 두려운 신이나 마주칠 그 어떤 '타자'도 없다는 것을 각성했다. 그리고 당신은 이제 형상을 넘어섰기 때문에 카르마를 넘어섰고 완전히 자유로우며, 당신의 힘에는 한계가 없다. 그 힘을 소유하라." 그 제안은 힘 자체를 위한 힘에 가담하여 루시퍼의 영역에서 군림하라는 것입니다. 유혹은 영적 에고를 향한 것이고, 신의 사랑을 거부하는 대신 신의 힘을 손에 넣으라는 것이지요.

역사적으로 예수는 루시퍼가 자신에게 고개 숙이라고 요구했다는 사실을 분명히 밝혔습니다. 그러면 온 세상을 지배할 수 있는 힘을 갖게 되리라는 것이었지요. 예수의 묘사에서 일반적으로 유추되는 의미는 신이 아닌 루시퍼에게 항복하라는 것이었습니다. 붓다 또한 비슷한 유혹에 대해 묘사했지요. 루시퍼의 영역에는 사랑이 결여되어 있습니다.

사랑의 부재는 또한 사탄의 영역에서 높은 자리를 차지하기 위한 필수 조건입니다. 그것은 2차 대전 당시 남경에서 일본군 병사들의 훈련에서 가시적으로 표면화했고, 폴포트 정권하의 캄보디아에서 다시 표면화되었습니다. 패배한 적이나 포로들에게 동정이나 연민을 보이면 욕설이 날아갔지요. 그것을 최고도로 시위한 것은, 어머니 품에 안긴 갓난아이를 웃으며 대검으로 찔러 죽인 한 병사였습니다. 그것은 고문으로 표면화된 사탄 에너지이지요. '악'의 무리로의 전향은 신입자가 타인들, 특히 죄 없는 무력한 이들의 고통, 몸부림, 괴로움에서 쾌락과 만족을 얻을 때 완성됩니다. 전쟁은 또한 강간, 약탈, 방화, 대량 파괴에 홀리는 사탄적 존재들을 불러모으는 궁극의 징병소입니다.

이른바 아스트럴계에 대해서는 어떤 설명이 가능하겠습니까?

무한한 수의 우주가 무한한 차원들 속에 존재합니다. 세계는 우리가 인간적 관점의 위치성에서 물질적이라고 부르는, 창조Creation의 가능한 한 가지 표현에 지나지 않습니다. 이 인간적 위치성으로부터, 타고난 인간적 에고 중심성을 가지고 바라본 세계가 실재한다고 여겨지기 때문에, 다른 우주는 공상이거나 실재하지 않는다고 여겨지는 것입니다.

이제 우리는 이 불확실한 영역들에 대해 조사할 믿을 만한 방법을 갖고 있습니다. 역사적으로 신성한 경전에서는 그러한 영역이 실재하지 않는다고 말하지 않았지만, 그 대신 우리에게 초자연적인 다른 영역들을 피하라고 경고했지요. 아스트럴계는 다양한 이유로 인간에게 위험한 영역입니다. 그곳은 눈에 보이지 않고, 합의적 검증이 가능하지 않으며, 보통 사람은 알지 못하는 영역들이지요. 그곳을 점령하고 있는 것은 미지의 에너지와 의도를 가진 실체들입니다. 그들은 지극히 영리하고, 무구한 인간들을 유혹하여 자신의 영향력 아래 굴복하게 만들 수 있습니다. 또한 하위 아스트럴계는 그보다 약한 인간들의 의식을 '접수'할 수 있는 능력을 가진 지극히 위험한 실체들을 포함하고 있지요. 하위 아스트럴계는 무수히 많은 에너지를 담고 있는데, 이들은 경건하게 말하고, 자신이 '마스터', '바바', '형제' 등과 같은 이름을 가진 영적 안내자라고 허위로 주장합니다. 인간은 비물질적이고, 불가사의하고, 신비적인 것은 그것이 어떤 것이든 '영적'임에 틀림없다는 생각으로 인해 속기 쉽지요.

영적으로 진짜임을 주장하는 아스트럴 면은 무수히 많습니다. 무수한 채널러가 그런 면과 접촉해 왔고 그에 대해 많은 책을 썼습니다. 그런 영역은 어느 것이나 전형적으로 영적 위계질서를 가지고 있는데, 그중 일부는 예수 그리스도를 포함하고 있다고 주장하기까지 합니다. 그곳은 또한 훈련과 입문 절차를 포함하며, 독점성과 소유욕이라는 면에서 사교와 비슷하지요. 그런 계의 일부에서는 '고대의 신비'를 전해 준다고 주장하거나 혹은 자신의 가르침이 고대의 신비가, 예언자, 성서 속의 인물, 이집트의 사제 등에서 비롯된 것이라고 말합니다. 다수가 신비적 상징과 의식에 크게 의존합니다.

순진한 이들에게 그 모든 주장은 인상적으로 들립니다. 여기서 유혹은 고대 신비 유파의 '입문자'가 된다는 식의 매혹과 특별함이지요. 그것이 사실이라고 해도, 사람은 그런 실체들이 인간과는 다른 차원에 있다는 점에서 즉각 어려움에 봉착합니다. 그들의 주장이 유효하다고 하더라도, 엄연한 사실은 인간으로서의 나는 그들 중 하나가 되지 않는다는 것이지요. 그러한 실체들은 모호한 아스트럴 면에서 살고 있습니다. 그들은 그 사실을 인정하며, 그 대신 다소 괴상한 이름을 갖기 마련인 그들 영역의 신과 만나게 될 거라는 약속과 함께 영혼의 '여행'에 초대할 수도 있습니다. 계속할 경우, 입문자는 '위대한 신' 너머에 무한한 수의 더욱 광대한 다른 영역이 있고, 하나하나의 영역을 신비스러운 이름을 가진 또 다른 실체가 다시 지배하고 있음을 알게 됩니다. 요구 사항은 흔히 비밀 엄수의 맹세 외에 상당한 액수의 수업료입니다. (실상Reality에서 지고Supreme는 이름과 형상 너머에 있음에 주목하십시오.)

이 현상을 연구하던 도중에 상당히 흥미로운 사실을 발견했습니다. 낮은 아스트럴 면에는 신을 거부하고 증오하는 실체들이 거주한다는 것입니다. 그들은 신을 질투하며 인간 성격과 야심, 그리고 영적 스승들을 흉내 내는 법을 배웠습니다. 그들의 계략은 인간을 조종하여 신에 이르는 통로가 막혀 있는 어떤 의도적인 길로 사람들을 돌려세우는 것입니다. 이 연구를 진행하는 동안 그들이 왜 신을 거부했는지에 대한 질문은 하지 않았고, 더 이상의 조사도 진행하지 않았습니다. 그런 면의 많은 실체가 속임수에 전문가이며, 그들이 선호하는 대상은 진짜 구도자나, 혹 심지어는 예수 그리스도보다 더 높다고 주장하는 아스트럴 실체에게 빠지는 상대적으로 진화한 수행자임이 밝혀졌습니다.

또한 극단적으로 부정적인 악마적 에너지들이 실제로 육체 속에 일시적으로 거주한다는 것과 이는 흔히 기괴한 범죄나 연쇄 살인을 낳는다는 것은 대중 매체를 통해 널리 알려진 사실입니다. 정신병에 걸렸거나 마약에 취한 이들, 혹은 최근에 뇌를 다친 사람들이, 예수 그리스도나 신이 모든 검증 가능한 영적 가르침에 명백히 반하는 방식으로 행동하라고(예를 들면 요즘의 '종교' 테러리스트들처럼) 말하는 게 들린다고 공공연하게 선포하는 일이 드물지 않습니다.

그래서 인간으로 태어난 것은 큰 선물이자 기회로 보이는데, 왜냐하면 인간에게는 구원, 하늘나라, 깨달음에 이르는 통로가 있기 때문입니다. 이러한 진보는 다른 차원에 있는 실체들에게는 영적으로 가능하지 않은 듯합니다. 명백히 그들은 신에 대한 대안을 창조했는데, 그러한 대안은 악마, 사탄, 루시퍼와 마찬가지로, 혹은 반신半神처럼 제한된 영역에서 군림하는 다종다양한 가짜 '신들'과 마찬가지로 영적 실상을 결하고 있습니다.

오컬트나 아스트럴계, 혹은 초자연적 영역에 발을 담그는 것은 인간에게 결코 이롭지 않은 듯합니다. 사실 그것은 심각한 손해를 끼칠 수 있지요. 보통의 인간 세상에서도, 인간 정신은 단순한 문제들에 대해서조차 진실과 거짓을 구별하지 못한다는 사실을 관찰하세요. 그렇다면 인간 정신이 은폐된 목표를 갖고 있는 미지의 실체들에 대해 진실과 거짓을 식별할 수 있는 가능성이 얼마나 될까요?

그러므로 이 문제를 조사해 보고 내린 결론은 영적 전통의 결론과 동일했습니다. 그것은 어떤 이름을 자처하는 것이든 간에 초자연적인 것을 피하라(이것은 그런 영역에 '발도 담그지 말라'는 의미를 갖습니다.)는 것이지요. 정말이지 이 세상은 진정 위대한 영적 스승들과 가르침으로 축복받았고 그 모두가 완전하고 전체적이라는 것, 그리고 아무리 인상적이고 경건하고 혹은 유혹적으로 제시된다고 해도 '다른 영역'에서 온 유사 가르침을 구할 필요는 없다는 것을 각성합시다.

무한한 지고Infinite Supreme는 전 시대에 걸쳐 전 인류에게 동일합니다. 모든 인간 종교의 신은 하나이자 동일하며 예전의 모든 부족 신을 초월합니다. 신은 초월적인 동시에 내재적이며, 하늘나라에도 있고 우리들 안에도 있습니다. 각성된 참나는 내재하는 신God Immanent에 대한 인식이지요. 이것은 하늘나라가 우리들 안에 있다는 그리스도의 가르침과 부합합니다. 무한하고 무시간적인 실상Reality은 또한 역사적으로 '불성Buddha Nature', '그리스도 의식Christ Consciousness', 크리슈나의 '지고Supreme' 등으로 일컬어졌습니다.

순진한 초보자는 거짓 길들이 있다는 것과, 부주의한 이를 끌어들임으로써 이득을 보는 교활한 사기꾼들이 있다는 걸 알 필요가 있습니다. 그리스도는 "양의 탈을 쓴 늑대를 조심하라."고 경고했지요. 이제 구별은 확실하게 이루어질 수 있고, 합의적으로 검증할 수 있습니다. 그러므로 이 연구는 그러한 가르침에 바쳐집니다.

『의식혁명』을 출간할 당시, 측정의 일부는 1994년에 이루어졌습니다. 그 뒤에 바뀐 것이 있습니까? 예를 들면 그 당시에 700대로 측정되는 사람들이 지구상에는 12명뿐이었고, 세계 인구의 85퍼센트는 200 이하로 측정되었습니다.

인류 의식이 진보한 결과, 측정치는 변했습니다. 지금은 세계 인구의 78퍼센트만이 200 이하입니다. 그것은 정말 심오한 의미를 내포한 거대한 전진이지요. 또 다른 변화는 600대로 측정되는 개인들의 숫자 또한 늘어났다는 것입니다.

얻어진 정보는 수학적 계산의 결과가 아니라 영적 앎과 의식 연구의 결과지요. 의식이 진화함에 따라, 모든 나라와 문화가 이행을 겪고 있는 것이 분명합니다. 그러한 움직임은 전 인류의 의식에 영향을 미칩니다.

분리의 환상을 초월할 필요가 있습니다. 그리고 전 인류는 하나라는 것과 600 이상으로 측정되는 뛰어난 존재들은 우리 모두에게 속해 있다는 사실을 각성할 필요가 있습니다. 그들은 대양에 이는 파도의 물마루일 뿐입니다. 600 이상으로 측정되는 이들은 자신이 전 인류임을 밝혀내는데, 그들은 인류를 사랑해 마지않는 신성한 존재로 봅니다. 누구나 그들의 에너지를 이용할 수 있지요. 전부를 포괄하는 무조건적 연민 속에서 전 인류의 치유가 일어납니다.

카르마가 영혼의 운명을 결정합니까?

영혼은 자신의 행위로써 선택한 영역들에 끌려갑니다. 영적 의지에서 나온 모든 행위가 강한 결정력을 갖지요. 비유해서 말하자면, 영적 의지의 모든 행위는 컴퓨터 같은 의식(데이터 뱅크/메모리 파일/플로피 디스크/CD에 비할 만한) 속으로 들어가는데, 이는 우주 의식 안의 영혼체 내에 있는 영구적 트랙입니다. 그것은 미소한 주파수 패턴이지요. 그 에너지 양은 세상의 기준으로는 극단적으로 미소하게 측정되었습니다. (예를 들면, 마이너스 400 마이크로와트에 대한 log 10 등으로) 이 수치는 근육 테스트로 도출해 낸 것이지 수학적 방법이나 물리 실험실에서의 실험으로 나온 것은 아닙니다. (이 수치는 2002년 9월에 재확증되었습니다.)

사람들이 '와트'라는 용어에 익숙한 것은 전기 요금을 매달 소비되는 메가와트에 따라 지불하기 때문입니다. 숫자와 기준을 도입한 목적은 그저, 비선형적 영역에 행위들이 등록되는 것을 이해할 수 있는 방식으로 표시하는 것에 비견할 만합니다. 뉴턴적 패러다임의 물리학과 수학은 비선형적 영역에는 적용되지 않습니다. 한 영역의 도구를 다른 영역에 부적절하게 적용하려고 시도하는 것은 순진한 일이지요.

『의식혁명』에서 일부 방법이 두 영역에 걸쳐 있는 것으로 제시되었지만, 엄밀히 한 영역의 도구를 다른 영역에 적용할 수는 없습니다. 왜냐하면 서로 다른 실상은 서로 다른 맥락에서 비롯되기 때문입니다. 그래서 어느 질문자가 "광자보다 더 작은 것은 있을 수 없습니다."라고 했을 때, 그가 말하려고 했던 것은 측정 가능성이 유의미한 개념인 물질적 영역에서 광자보다 더 작은 것은 발견할 수 없다는 것이었지요. 영성의 비선형적, 비물질적 영역에서 그러한 진술은 어떠한 의의도 실상도 갖지 않는데 왜냐하면 비선형적인 것은 정의定義상으로 비물질적이고, 형상 너머에 있고, 규정할 수 없고, 측정할 수 없으며, 뉴턴 수학 너머에 있기 때문입니다.

미시적이고, 뉴턴적이며, 측정 가능한 세계와 극미의, 비가시적인, 저변에 있는 실상Reality을 이어 주는 가교에 가장 가까운 것이 양자 역학입니다. 양자 역학에서 '관측 가능량observable'은 관찰이라는 단순한 행위에 의해 영향받고 변화됩니다. (하이젠베르크의 원리) 무한한 양자 잠재성은 의식과 물질 기층과의 상호 작용, 즉 공간이나 위치 속의 파동/입자 잠재성과 예측 불가능성을 편향시키지요. '관측 가능량'은 '계측 가능한 것'을 대체하고, 따라서 관측 가능량은 자립적이고 고정된 '객관적' 실상이라기보다는 관찰자 직관의 선택으로 보입니다. (부록 D 참고)

생각이 광자보다 작다면, 그것은 뉴턴적 용어로는 측정할 수 없는 것이 분명합니다. 하지만 영혼의 운명은 전적으로 이 보이지 않는 힘의 영역 속에 있고, 지금 그 속에 있거나 혹은 거기 있었던 모든 것은 시간을 초월하여 추적 가능합니다. 나타나지 않은 것Unmanifest은 나타난 것Manifest의 법칙에 영향받지 않습니다. 이와 대조적으로 나타난 것Manifest은 나타나지 않은 것Unmanifest의 무한한 잠재력에 따라 펼쳐지는데, 이를 창조의 법칙Laws of Creation이라고 할 수도 있습니다.

비록 근육 테스트를 통해 도출해 낸 측정치가 전통 과학으로는 측정 가능하지 않다고 해도, 그것은 임상적·경험적으로 믿을 만하고, 내적 일관성이 있으며, 수많은 연구자가 시간을 두고 재현하는 것이 가능합니다. 그것이 사람의 현재 삶과 영혼의 운명에 갖는 효과는 측정 가능한 의식 에너지가 변함에 따라 현저히 달라지지요. 따라서 측정된 의식 수준은 그 어떤 일시적이고 물질적인 조건보다 더욱 강력합니다. 세상적인 모든 것은 먼지로 돌아갑니다.

보통의 주지화나 이성으로는 비물질적인 영적 실상을 이해할 수 없음을 이해하는 것이 필수적입니다. 선형과 비선형은 서로 다른 패러다임과 맥락으로부터 일어납니다. 근육 테스트는 선형에서 비선형으로 건너가기 위한, 지금까지 발견된 것으로는 유일한 식별 수단이라는 점에서 가치가 크지요. 그것은 근육 테스트는 '생명'이라는 보이지 않는 본유적 성질을 바탕으로 기록하고 반응하기 때문입니다. 모든 과학적 도구, 장치, 개념은 생명의 본질 자체에 대해 어쩔 수 없이 외래적입니다. 과학은 생명의 귀결과 생명의 형상을 바라보지요. '생명'이 현존할 때 심장이 박동하고 뇌파가 발생합니다. '생명'이 부재할 때 이런 현상은 정지됩니다. 심장 박동과 뇌파는 생명 현존의 귀결에 지나지 않습니다. 그런 것이 생명 자체는 아니지요. 생명은 감각으로 포착할 수 있는 것이 아닙니다.

'생명'이 육체를 떠날 때도 우리는 생명의 현존을 추적할 수 있고, 생명 에너지의 생명은 중단 없이 계속된다는 것을 확인할 수 있습니다. 생명 자체는 죽지 않습니다. 생명 에너지가 육체를 떠날 때 그것을 추적한다면, 우리는 그것이 측정 가능한 자신의 수준에서 전과 동일하게 계속되는 것을 봅니다. 물론 인간의 상상력은 그것이 '어딘가 다른 곳'으로 간다고 추측합니다. 그러나 실상Reality에는 '어딘가 다른 곳'이 없습니다. 시간, 소재所在, 일시성 바깥에는 '여기'도 '저기'도 없습니다. '지금'이나 '그때'도 없지요. 에고가 계속 우위를 점한다면, 영혼은 자신이 측정 가능한 자신의 의식 수준과 일치하는 특정 영역에 '자리 잡는다'고 생각할 것입니다. 따라서 영혼은 비물질적 영역에서 실상에 대한 자신의 정의를 '발견'하고 경험할 것입니다.

영혼은 자체의 카르마적 '부력'을 가지고 있습니다. 우리는 영혼의 행선지를 '안쪽(비물질적) 영역'이라고 부르지요. 의식은 어떠한 수준에서도 주관적으로 '실상'을 경험할 수 있습니다. 앞 장에서 보았다시피, 물질성 너머에 있는 의식 영역들도 여전히 형상으로 나타날 수 있습니다. 형상은 의식 자체의 의해 설명될 수 있을 뿐인데, 의식은 본질적으로 형상 너머에 있습니다. 형상은 본래적으로 형상 없는 그것에 의해 경험될 수 있을 뿐이지요. 그 다음에 형상은 육체적 죽음 뒤의 한 실상으로서 계속 경험될 수 있습니다. 가능한 모든 의식 수준을 둘러싸고 있는 그런 비물질적 '실상'의 수는 무한합니다. 그것은 모든 시대에 걸친 인간의 집단적 지혜와도 일치합니다. 깨달았다는 것은 의식이 자신의 맨 안쪽에 있는 타고난 성질을 비선형적 주관성이자 자신의 앎의 능력으로 각성했음을 의미할 뿐입니다.

'집단 카르마'와 같은 것이 있습니까?

우리 연구는 그와 같은 것이 실제로 있다는 것을 보여 줍니다. 역사적으로 인류는 영적 의지의 동의하에 숱한 집단 활동에 참여했고 그것과 동일시해 왔지요. 역사는 무수한 정복자 무리의 침략, 군대, 직업적 선택, 그 밖의 집단 동일시로 가득합니다. 우리는 우리가 동일시하는 그것을 겪습니다. 선택과 동일시의 진동 패턴은 의식 장 자체에 기록되지요. 어떤 집단 잠재성의 탓으로 돌리면 그 집단의 카르마를 겪게 됩니다. 그리하여 모든 집단은 시간 속에서 나타났다 사라지며, 나중에 다른 의상을 입고 다른 사회적 표현으로 재출현합니다.

의식이라는 맥락의 영향력은 일정한 부족, 국가, 계급, 성, 인종, 직업 등 속으로 재탄생될 일정한 행동이나 성향을 끌어당기거나 밀쳐 냅니다. 우리는 시간 속에서 숱한 재난이 동일한 카르마적 운명을 공유하는 개인들의 집단에 동시에 발생하는 것을 봅니다.

현인의 주관적 실상은 무엇입니까?

참나는 모든 형상 너머에 있지만, 그러면서도 모든 형상 속에 내재합니다. 참나는 무시간적이고, 시작이나 끝이 없고, 변치 않고, 영원하며, 불멸입니다. 그 속에서 앎, 의식, '고향에 있음.'의 무한한 조건이 솟아나지요. 참나는 만인의 '나' 감각이 솟아나는 궁극적 주관성입니다. 무한한 실상Infinite Reality은 그 자체를 '나'로서 인식하지 조차 않지만, 그러한 진술을 할 수 있는 능력의 기층을 이루지요. 참나는 보이지 않으며 오직 현존합니다. 보통의 용어로는, 참나는 타고난 그 어떤 내용도 없지만 어떤 내용이라도 가질 수 있는 성질과도 같습니다. 경험함이나 목격함을 가능케 하는 성질이 바로 참나지요. 참나의 근원은 신성Divinity이라는 실상입니다. 비록 참나는 존재의 근원이지만 존재에 종속되지 않고, 그런 용어를 적용할 수도 없습니다.

'신의 은총'이라는 용어의 의미는 무엇입니까?

신의 은총은, 영역과 가능성으로서의 그 모든 표현에서 전 우주의 카르마적 일관성이 갖는 절대적 확실성으로 이해할 수 있습니다. 은총은 구원과 절대적 자유를 향한 모든 수단을 다 사용할 수 있도록 의식의 영역 내에 예비되어 있습니다. 사람은 선택을 통해 자신의 운명을 결정하지요. 셈에 넣어야 할 임의적인 낮은 힘은 없습니다. 사랑은 사랑을 선택하고 사랑에게 갑니다. 용서의 메커니즘이 바로 그런 용서를 낳지요. 전 우주는 연민으로 둘러싸여 있으며 모두가 그것을 이용할 수 있습니다. 기도는 효력을 발휘합니다. 신은 어떤 임의적 방식으로 '결정'하지 않습니다. 신성Divinity의 타고난 성질은 자비와 연민이지요. 호의를 구할 필요는 없습니다. 주어진 것으로서 이미 존재하는 그것을 수용할 필요가 있을 뿐이지요. 은총은 받아들여지거나 거부될 수 있을 뿐입니다. 개별 영혼은 스스로가 자격 없게 느껴져서 받아들임을 거부할 수도 있지만 "주께서 이르시되, '심판하지 말라.'"고 했습니다. 그렇지 않으면 사람은 에고의 위치성에 좌우될 것입니다.

심판의 날에 대해서는 어떻게 보십니까?

인간은 에고의 성질을 근거로 신에 대해 추정하고 그 다음에 신을 두려워합니다. 심판의 날은 매일입니다. 심판의 날은 이미 여기 있고 계속되며 끝나지 않습니다. (이 진술의 측정 수준은 999)

육체적 생명에서 카르마는 언제 시작됩니까?

사람들이 알아야 할 중요하고도 흥미로운 사실은, 인간 영혼이나 영은 임신 3개월 말까지는 태아의 몸 속에 들어가지 않는다는 것입니다. 의식 연구에서 이 사실은 반복적으로 검증되었지요. 태아는 나중 입주자를 위해 세워지고 있는 집과도 같습니다. 3개월 말까지는, 그와 같은 본질적으로 인간적인 거주자는 없습니다. 태아가 유산되거나 자궁 안에서 죽으면, 영혼은 환생하기 위해 생존 능력이 있는 또 다른 태아를 찾아야 합니다.

최신 과학은 결국 이 우주에 종말이 오리라고 예측합니다. 그렇다면 인간의 운명은 어떻게 될까요?

이 물질 우주는 무한한 수의 차원들 가운데 하나일 뿐입니다. 에고는 육체성, 시간, 장소와 동일시하기 때문에 자신의 실상이 이 지각된 우주에 국한된다고 상상합니다.

영이 임신 3개월 말경에야 육체와 결합된다는 것은 매우 흥미로운 사실입니다. 그렇다면 영은 육체적 생명이 끝날 때 언제 육체를 떠납니까?

죽음이 갑작스러울 경우, 영은 즉각 떠납니다. 하지만 서서히 죽을 경우에, 영은 육체가 실제로 죽기 전에 떠나기 시작하지요. 치매, 알츠하이머병, 혹은 심한 진행성 장애인 경우, 영의 앎의 측면은 몸을 떠나서 영적 차원들 속에 자리 잡기 시작합니다. 양로원에서 일하는 이들은 누구나 이런 현상을 흔하게 목격하지요. 가족들 또한 그 사람이 "더 이상 거기 없다."고 말할 것입니다. 에테르 에너지체는 육체성이 끝날 때까지 계속 몸에 남아 있지만, 정신적 의식은 더 이상 지배적이지 않습니다.

의식이 육체를 떠나기 시작할 때 기억, 지남력[*], 가족 구성원을 알아보는 능력이 점차로 상실됩니다. 인지력과 이해력은 더 이상 기능하지 않지요. 그 전부터나 그와 동시에 그 사람이 '선잠'에 빠지는 기간이 있을 수 있는데, 보고에 따르면 사람들은 이때 다양한 천상계를 방문한다고 합니다. 죽어 가는 이들 대부분이 깊은 평화를 보여 줍니다.

사람들은 자신의 죽음을 실제로 경험하지 않는다고 말씀하신 적이 있습니다.

그것은 사실입니다. 왜냐하면 '나' 감각은 육체에서 분리되고 육체의 죽음은 그저 목격될 수 있을 뿐이니까요. 육체는 과거의 기억에 불과하며 새로운 실상에 대한 앎이 그것을 대신합니다. 육체는 잊혀질 뿐 흥미로운 눈앞의 실상이기를 멈춥니다. 죽을 때 새로운 실상은 압도적으로 흥미진진하지요. 이것은 또한 임사 체험이나 유체 이탈 경험을 통해서도 확증됩니다.

....
* 시간, 장소, 사람의 인식과 관련된 정신 기능

영적 전통에서는, 영이 육체의 전적인 포기를 완료하는데 대략 사흘이 걸린다고 보고합니다. 이 사실은 근육 테스트를 통해서도 확증되지요. 그러므로 전통적으로, 시신을 매장하기 전에 영혼이 분리 과정을 완성하여 갈망, 불만, 혹은 상실감이 남지 않도록 죽음 뒤에 사흘간 기다리도록 권하는 것입니다.

'나' 감각이 더 이상 육체를 포함하지 않을 때, 생존의 두려움은 그칩니다. 숱한 취약성이 사라지며 무한히 안전하고 안녕한 느낌으로 대치되지요. 더 이상 온갖 방어와 기제들이 필요하지 않으므로 깊은 안도감과 함께 그것들을 놓게 됩니다. 게다가 삶을 고역으로 만들었던, 육체적 죽음에 대한 기본적인, 저변에 깔려 있는, 무의식적인, 항상하는 두려움이 고맙게도 사라집니다. 취약한 육체성과의 에고 동일시가 사라지고 육체성이 존재의 근원이라는 환상이 사라지면서 평화가 찾아오지요.

진짜 죽음에는 어떤 실상이 있습니까? 그런 것이 있기나 한 걸까요?

죽음이란 사람이 자신으로 동일시하는 것의 상실을 의미합니다. 그래서 가능한 죽음들의 위계가 실제로 존재하지요. 가장 기본적인 것은 육체의 죽음에 대한 두려움이고, 그 다음에 오는 것이 감각, 기억, 자신의 인생 이야기의 상실에 대한 두려움입니다. 그 다음에는 감정체의 상실에 대한 두려움 등으로 이어지지요. 그러나 이 모든 것의 바탕에 있는 진짜 죽음, 에고가 정말로 두려워하는 것은 분리되어 있는 자율적 실체로서의 에고의 상실입니다. '나' 감각이 육체라는 동일시를 초월하는 일과는 달리, 에고가

'나'의 실상이라는 감각의 상실은 죽음으로 경험됩니다. 사실 그것이 일어날 수 있는 유일한 실제의 죽음이지요.

이 생*에서, 현세적 시간으로 이행에 걸린 시간은 1분도 채 안 됐겠지만, 실제로 그 일이 벌어졌을 때, 그것은 그토록 심원한 깊이에서 일어나는 듯했고 통제하거나 회상하는 것이 불가능했습니다. 건물이 붕괴되거나 지진이 날 때처럼, 일단 과정이 시작되자 그것은 자체의 추진력으로 진행되었으며, 관련된 일시적 공포감을 불러일으켰지요. 그것은 마치 실상의 핵이었던 모든 것의 구조 자체가 사라지고 있는 것 같았습니다. 그러나 그때, 그 자리에서 참나의 무한한 '나'Infinite 'I'의 엄청난 경이로움이 빛을 발했지요. 바로 그 순간, 사라지고 있던 에고의 마지막 남은 잔재는 경외심에 말문이 막혔습니다. 일체가 현존Presence의 무한하고 막강한 먹어 있음 속에서 말을 잃었고 침묵했습니다. 전 존재는 신성Divinity의 표현으로 빛을 발했고, 신의 진실은 모든 환상을 지우고 생각이라는 허식을 지웠습니다. 그것은 완전하고 전체적이었지요.

그렇다면 죽음에 대한 모든 두려움은 사실상 에고가 '나'라는 감각의 죽음에 대한 두려움입니까?

그렇습니다. 마음은 죽음의 공포를 육체의 죽음에 대한 공포로 정리하지만, 그것은 눈가림에 지나지 않습니다. 에고가 정말로 두려워하는 것은 '나'로서의 에고 자신의 생명과 정체를 상실하는

....
* 저자의 생

것이지요. 에고의 불안의 바탕에는 자신의 취약성에 대한 앎이 있습니다. 만일 에고가 절대적 실상을 기반으로 한다면, 에고는 자신이 무시간적이며 또한 취약하지 않는다는 걸 알 터이므로 두려워할 수 없을 것입니다. 이와 대조적으로, 진짜 '나'에 대한 인식에는 무한Infinity의 절대성에 대한 앎이 들어 있습니다. 사적인 '나'는 '내용'인 반면, 실상Reality인 '나'는 맥락이지요. 비유해서 말하자면, 구름은 변하고 소멸되지만, 하늘 공간은 본질적으로 침해받지 않습니다. 날씨는 이랬다저랬다 변하지만 하늘 자체는 변함없이 그대로지요. 깨달음이란 정체가 구름에서 하늘로 바뀐 것에 지나지 않습니다.

그리하여 현인은 이렇게 말할 수 있는 것입니다. "나는 모든 우주가 태어나기 이전에 있는 그것이고, 모든 우주가 다 사라진 뒤에도 그와 같이 머물 것이다. 절대the Absolute인 나는 영원Timeless하며 더 이상 죽거나 다시 태어나지 않는다."

16

I: REALITY AND SUBJECTIVITY

최후의 문

역사적 배경

장구한 세월을 지나며 의식은 '영혼'으로서 진화했다. 영혼은 물질적이거나 혹은 그렇지 않은 일련의 연속적 생으로 환생하는데, 그 생들은 의식의 앎 수준에서 카르마로 기록된다. 카르마 패턴과 우주 전체와의 상호 작용은 동일시된 생의 세부로 표현된다. 일단 비선형적 실상Reality이 존재로서 나타난 것이 되면, 의식은 표면적으로 분리되어 있는 개체인 '나'의 자리로서 형상과 동일시한다. 이 자기self는 저자임을 주장하며 자신이 자신의 존재의 근원이라고 믿는다. 영혼의 의식이 진화함에 따라, 자기self는 결국 자신의 진정한 근원과의 동일시 및 재합일을 구하게 된다. 부모를 찾는 고아처럼, 고아가 된 에고/자기는 고향에 돌아가기를 열망하지만 길을 잃었다.

비록 에고는 형상과 시간이라는 선형성과 동일시하지만, 에고 생명의 근원은 비선형에서 비롯된다. 그것은 덧없고, 무형이며, 정의할 수 없는 실상 혹은 궁극적 근원Source으로 직관된다. 문명이 발전함에 따라, 근원은 처음에는 태양, 별, 혹은 달 속에 자리잡은 특정 원인으로 여겨졌을 것이다. 나중에 그것은 초자연적이고 비가시적인 것으로 직관되고, 영이라는 것이 밝혀진다. 그 다음에 힘센 영들에 대한 다양한 개념이 천상의 신으로까지 진화하는데, 하지만 그 신은 신인동형적인, 인간과 같은 특성을 지니고 있다. 어떤 문화에서는 남신과 여신들 전체가 특정 영역에서 진화한다. 예컨대 전쟁의 신, 풍요의 신 등이 그것이다. 이러한 신들에 도달하게 된 것은 의식적 · 무의식적 메커니즘 둘 다를 통해서였다.

스위스의 정신 분석학자 카를 융은 오랜 세월 동안 진화해 온 인간의 신화와 전설을 연구하여, 신화와 전설의 기원이 인간의 무의식적 마음속에 있다는 것과 그러한 것이 상징으로 이용된다는 것을 명확히 밝혀냈다. 수많은 신은 무의식적 마음의 투사임이 밝혀졌고 나중에 이들은 우화와 민담 속에서 표현을 얻었다. 인간은 또한 꿈, 영시, 영적 탐구, 그리고 페요테 선인장과 기타 약초를 이용한 심령적 드러남과 같은 방법으로 영적 실체를 발견했다. 사람들은 또한 유체 이탈, 임사 체험, 샤먼적 환시를 경험했고, 트랜스 상태에서만 접촉할 수 있는 다른 실체 및 다른 영역과의 의사소통을 통해 변성 의식 상태를 경험했다.

인류의 집단적 경험은, 물질적 영역만이 아닌 그 밖의 다른 영역이 있다는 것과 이 다른 영역들의 영향력이 인간 삶에서 어떤 역할을 한다는 것에 대한 앎으로 요약되었다. 그 다음 단계는 찬송, 예배, 기도, 희생, 향, 담배, 춤, 의상, 의식을 통해 그러한 실체와 영들에게 탄원하려는 노력이었다. 인류는 나침반이나 지도가 없는 순진한 탐험가와 같았다. 따라서 미신이 출현했고 그 다음에 다양한 형태의 마술과 의례가 출현했다. 정립된 것들이 집대성되었는데 이는 사람들을 여러 종교와 파벌과 사교로 분열시켰다.

탐구자들의 순진함으로 인해 다수의 영역이 발견되고 있는 중이라는 앎은 봉쇄되었다. 일부 영역을 지배하는 실체들은 매우 불쾌하고, 사실은 무시무시하다는 것이 판명되었는데, 그중 일부는 악마적이기조차 했다.

신들이 지상의 일과 인간사에 책임이 있는 것으로 생각되었다. 신들은 지진, 홍수, 화재, 기근, 역병을 일으킨다고 여겨졌다. 따라서 원시인은 신들이 화가 났다고 추측하고, 처녀와 전사들을 희생시키고 음식과 황금을 바쳐 신을 달래려는 노력을 배가시켰는데 이는 이해할 만한 일이었다. 죄책감과 속죄가 퍼져나갔다. 신들은 모욕당한 것처럼 보였다.

일신교─神敎가 출현했어도, 인간의 무의식적 죄책감과 두려움에서 나온 신인동형적 투사는 계속되었다. 일신교에는 달래야 할 온갖 신들 대신 이제 하나의 초신super-god뿐이었다. 그러나 이 일신교의 초신조차 에고의 모든 기본적 인간 약점 ─ 시기, 편파성, 허영심, 격노, 복수, 시비 분별을 갖고 있었다. 따라서 일신교의 신은 에고와 마찬가지로, 에고의 결과로서, 위치성과 이원성으로 한계지어진 것으로 보였다. 신은 악인과 선인, 자격 있는 자와 자격 없는 자, 선택받은 자와 저주받은 자로 편을 갈랐다. 그 다음에 이 편파적이고 불완전한 초신은 선택받은 인종, 국가, 민족, 지역을 편애했다.

이 일신교의 초신은 겉으로는 좋은 면(사랑과 자비)이 있었지만, 그러한 좋은 면은 조건적이었고 정말로 의지할 수 있는 것은 아니었다. 그러므로 일신교의 초신은 인간적 미덕과 결함의 혼합이었다. 그 수준에서 신의 사랑은 조건적으로 보였다. 즉, 신은 540 수준 이하로 측정되었다. 하지만 신은 사랑할 수 있는 능력이 있었으므로 적어도 500 수준으로는 측정되었다.

지난 수 세기 동안 전 인류의 의식 수준이 대단히 낮았던 만큼, 그릇된 신념이 인류 대다수를 쉽사리 지배했다. 격노와 파괴의 신은 믿을 만한 것으로 보였다. 그 세월 동안, 깨달은 몇몇 신비가만이 신의 진짜 본성을 온전히 이해할 수 있었다. 그들의 이해는 말로 전해지고 기록되었지만, 그것이 사회 전체를 지배한 것은 아니었다. (앞서 언급한 것처럼, 예수 그리스도 탄생 당시 인류 의식은 대략 100이었고, 붓다가 태어난 시대에 그곳의 의식 수준은 대략 90에 불과했다.)

명상과 통찰을 통해, 앞선 구도자들은 신성Divinity의 본성의 진실에 대해 대중이 알고 있었던 것과는 한참 다른 진실을 발견했다. 이따금씩 출현하는 신비가가 사람들의 호의를 얻어 가르침의 유파가 살아남기도 했지만, 깨달음에 이른 많은 사람은 고립된 채 역사의 뒤안으로 사라졌다. 용감하게도 극소수가 대중 속으로 들어가 역사 속의 유명한 위대한 화신이 되었고, 여기서 세계의 대종교들이 생겨났다. 위대한 화신들 및 깨달은 현인들의 가르침의 순수성에도 불구하고, 신을 폄하하는 묘사가 득세했다. 점차로, 에고의 이러한 오염은 경전 학자들을 물들였고 진실을 가렸다.

신의 본성에 대한 이러한 왜곡의 부정적 측면은 당시의 일반적 인간 경험과 유사했기 때문에 쉽게 받아들여졌고, 또한 세속적 권력이라는, 그리고 위협과 협박에서 얻어지는 이득이라는 동기를 위해 악용되었다. 비록 진실의 핵심은 남아 있었지만, 당시의 고위 성직자들이 간섭하면서 본질적 진실의 순수성과 단순성은 왜곡되고 오염되었는데, 이는 진실에 반하는 것을 선언한 논서를 받아들인 결과였다. 이원적 일신교는 신을 파괴적 이미지로 묘사했다.

수 세기 동안 어두운 부정성이 서구 종교로 침투했는데, 그 절정에 종교 재판이라는 역사적 시기가 있었다. 그 시절의 공포로 인해, 그 다음에 점진적으로 사회의 세속화가 진행되었다. 신의 것으로 돌려졌던 파괴적 위치성들은 민족주의 및 '성스러운' 민족 학살의 정당성으로 신속하게 전환되었다. 수백만의 죽음, 도시와 국가의 파괴에도 불구하고, 기본적 위치성은 여전히 작용하고 있고 오늘날의 끝없는 사회 정치적 갈등 속에 반영된다. '정당성'은 전체주의, 공산주의, 자치自治, 종교 박해, 민족 학살, 인종 다툼, 계급 투쟁, 열렬한 정치 집단의 여전한 기본 신조이다. 이것이냐 저것이냐의 이원적 위치성에서 나온 이 사회적 표현들은, 고분고분하게 자유의 상실을 수용하기에 이른 모든 시민의 삶에 계속해서 장애가 되고 있다.

현대 문명사회는 교육, 과학, 과학 기술의 수준인 400대로 측정되는 경향이 있다. 따라서 지성이 주요 초점 분야다. 지난 세기 초, 에고의 이원적 위치성의 표현은 야만적 대량 살육을 낳았는데, 보다 진화된 사회에서도 동일한 에고 기제는 지속된다. 회의적 지성에게 영적 진실은 비논리적이고 증명할 수 없으며 따라서 아무래도 상관없는 것이다. 비록 보다 성숙하고 발전되고 교육받은 지성에게 종교와 영성은 삶에서 계속 중요하고 적법한 자리를 차지하고 있는 것이 사실이지만 말이다.

미국 헌법은 국가 건립의 기초인 영적 진실을 종교와 명확히 구별하고 분리하기 위해 눈부시게 세공되었다. (미국 헌법은 700대로 측정된다) 이 문서는 영적 진실의 유효성을 재차 긍정하면서 종교의 정치적 지배는 배제하는데, 그러면서 종교의 자유를 사실상 보장한다. 헌법 초안자들은 과거의 신정 국가는 항상 괴로움과 재난을 가져온 반면 영적 진실은 자유와 평화를 가져왔다는 것을 인지했다는 측면에서 섬세한 식별력을 발휘했다. 그것은 정말이지 매우 각성된 이해였다.

역사적 고찰의 목적은, 영적 노력을 통해 이 모든 놀라운 의식 수준을 가로질러 깨달음에 이르는 마지막 문 바로 앞까지 도달한 수행자의 위치를 재맥락화하는 것이다.

최후의 순간

마지막 대면은 아무런 예고 없이 일어나므로, 미리 준비해 두는 것이 너무 빠른 법은 없다. 그것은 초보자처럼 보이는 이에게 일어나고, '영적 바보'에게, 혹은 죽음의 순간을 맞은 무신론자에게 조차 일어날 수 있다. 그것은 지옥의 밑바닥에 떨어진 초라한 죄인에게 일어날 수 있다. 그것은 차가 절벽 너머로 구를 때의 치명적 충격에서 일어날 수 있다. 그것은 헌신자가 막 포기하려는 순간에 일어날 수 있다. 그리고 그것은 헛수고처럼 보이는 수십 년간의 영적 수행 끝에 일어날 수 있다.

'최후의 순간'은 찰나에 압도적인 빛 비춤*, 각성, 제출로서 열린다. 마지막 단계는 부지런한 영적 수행 덕택에 앞길을 막고 있던 이전의 모든 장애가 제거된 귀결일 수 있다. 앞선 통찰의 예비경보적 섬광이나 혹은 사토리 — 시간이 멈추고 창조Creation의 완벽함과 아름다움이 빛을 발하는 절대적 멎어 있음과 평화의 순간들이 청하지 않아도 갑작스럽게 스쳐 가는 일이 많다.

에고의 버팀목은 에고가 분리된 자기라는 환상, 그리고 에고의 위치성이 빚어내는 지각이 실재한다는 환상이다. 이 구조가 초월되면, 에고는 마지막으로 비장의 무기를 꺼내 든다. 그것은 죽음의 위협이거나 혹은 무나 비존재인 전적인 공과 맞닥뜨림의 위협이다. 이런 위협이 올라올 때, 이제 결정하고 선택할 수밖에 없다는 것이 급속히 뚜렷해진다. 의식의 흐름 속에 있는 이 틈새로, 의식적으로 회상할 수 없는 곳으로부터 현인Sage, 보살Bodhisattva, 스승Teacher, 화신Avatar의 인식과 모든 시대의 깨달은Enlightened 존재들의

....
* illumination, 이것은 '빛을 비추다'라는 의미로 서구에서 영적 깨달음을 의미하는데, 저자에 따르면 이것은 참나의 빛 비춤이다.

인식이 도래할 것이다. 교훈은 알려질 것이다. "아무것도 붙들지 마라. 생명 자체를 신에게 완전히 내맡겨라. 기꺼이 죽음을 경험하려고 해라. 공Void을 거부해라. 왜냐하면 공이란 에고의 또 다른 환상에 불과할 뿐 거기에는 아무런 실상이 없기 때문이다. 진실에는 대립물이 없다." 진실을 각성한 이들의 가르침에 대한 믿음이 결정적이다. 이러한 가르침이 앎 속으로 솟아오르며, 참나의 탄생과 동시에 일어나는 죽음에 내맡기고자 하는, 그리고 그 죽음을 경험하고자 하는 자발성을 강화시켜 준다.

초대와 내맡김을 통해 죽음은 경험적 실상이 된다. 그것은 순간적으로 두렵고 공포스러울 수 있다. 그것은 깊은 안도감과 함께 육체를 떠났던 이전의 환생에서 일어났던 육체적 죽음들과는 다르다. 그것은 사실상 진짜 죽음을 경험할 수 있는 처음이자 마지막 기회다. 그러므로 단번에 빠져나가는 것이 필요하다. 확신에서 우러나온 용기로, 그리고 참나와 스승들이 불러일으킨 영감으로 사람은 뛰어듦에 내맡긴다. 잠시 마지막 큰 두려움이 솟구치고, 모든 이해 너머에 있는 장려함Splendor을 향한 거대한 문이 활짝 열릴 때, 사람은 완전히 죽는다는 것이 정말로 무엇을 의미하는지를 경험한다.

현존Presence은 무한한 장려함Infinite Splendor이 사실상 사람 자신의 참나임을 드러내 준다. 사람의 실상이 모든 생 너머에 있고, 모든 우주 너머에 있으며, 전체적이고 완전하다는 인식은 본유적이다. 사람이 전부임Allness을 아는 것은 자신이 전체Totality이기 때문이다. 알아야 할 것도 남아 있지 않지만 그것에 대해 알 사람도 없다. 현존Presence은 실상Reality 이외의 모든 것을 다 지운다. 사람은 마침내 '귀향'한 것이다.

갑작스러운 침묵 속에서, 만일 카르마적으로 그럴 운명이라면 육체는 지속된다. 놀랍게도 육체를 움직이는 '나'는 없다. 육체는 자율적임이 밝혀진다. 우주는 어떤 도움도 받지 않고 육체를 움직인다. 육체는 예정된 경로를 따라 나아가고 알아서 기능한다. 비록 잠시 동안은 생존하기 위해 타인의 도움을 필요로 할 수도 있지만 말이다. 하지만 육체가 생존하든 말든 그것은 관심사가 아니며 중요하지도 않다.

육체가 생존할 운명이라면, 그것은 신성하게 부여받은 어떤 임무에 봉사하기 위한 것으로 보인다. 직관은 그러한 운명에 대해 이전에 어떤 서약이나 동의가 있었다고 추론하지만, 그것은 회상할 수 있는 범위 너머에 있다. 현존Presence으로서 신의 사랑의 힘은 일체의 저항 가능성을 봉쇄한다. 비록 세상에 복귀하는 것이 가능할 것 같지 않아도, 그럴 경우에는 미리 조율이라도 해 놓은 것처럼 저절로 일어나는 자발적 도움이 제공된다.

초보자나 심지어 상대적으로 앞선 헌신자에게도 이 교훈은 너무 앞선 것으로 보일 수 있지만, 그것은 중요하고 적절한 것임에 틀림없습니다. 그렇지 않다면 이 시점에서 제공되지 않았을 테니 말입니다.

진실을 듣는 것이 너무 빠른 법은 없습니다. 확신과 용기가 없으면 여정을 시작하지 말아야 합니다. 그것은 사람이 짜낼 수 있는 모든 힘을 다 요구할 것입니다. 깨달음을 구하는 것은 소심한 사람이 할 만한 일이 아닙니다.

의식 수준들을 초월하기 위해, 사람은 부정성을 거부하고 그래서 200 수준(용기와 온전성)에 알맞은 영적 영역에 도달합니다. 그 다음에는 계속해서 확고함과 근면성을 계발하고, 집중, 실행, 생산하는 능력을 키우지요. 350 수준에서는 자발성이 우세한데, 그와 더불어 수용하는 능력과 책임의 재인정이 따릅니다. 지능, 교육, 그리고 논리와 이성이라는 도구는 형상의 세계를 마스터하는데 도움이 됩니다. 지성은 유용한 도구이긴 했지만, 이제 그것은 장벽이 되지요. 하지만 꼬치꼬치 캐기 좋아하는 지성은 더 높은 실상에 관심을 갖게 되고 그러한 것을 발견합니다. 사랑과 영적 가치가 물질주의적 목표들을 대체합니다. 처음에 사랑은 조건적이지만 사람은 더 이상 장벽에 만족을 느끼지 못하고 목표는 무조건적 사랑Unconditional Love이 됩니다. 이 수준에서 사랑Love으로서의 신의 현존은 삶 전체를 변형시키기 시작하고, 영적 영감은 참나로서 이미 현존하는 실상Reality의 완전한 각성을 향해 나아가라고 손짓합니다.

이 의식 진보의 어떤 국면에서든 최후의 문은 갑자기 모습을 드러낼 수 있습니다. 심지어 200에 훨씬 못 미치게 측정되는 다양한 지옥과 괴로움의 수준들은 물론 희망 없음, 우울, 두려움의 영역에 있는 이들에게도 문은 갑자기 열릴 수 있지요. 따라서 때 이른 정보처럼 보이는 것을 들어 두는 것이 중요합니다. 에고에게 저 최후의 문에 대한 묘사는 무시무시하고 심지어 위협적으로 보일 수도 있습니다. 그러나 사전 교육이 없을 경우, 준비되어 있지 않은 이들이 최후의 문과 맞닥뜨렸을 때 두 가지 중대하고 심각한 실수를 저지를 수 있지요.

최후의 문에 도달하기 위해서는 진지한 몰두가 필요하지만, 자신의 생명을 신에게 내맡기려는 자발성은 흔들릴 수도 있습니다. 이 순간에 되돌아가는 것은 깊은 죄책감, 패배감, 심각한 우울을 불러올 수 있지요. 궁극적 인간 노력에서 실패했다는 느낌은 감당하기 어려울 수 있습니다. 이 지점에서 에고가 노도처럼 밀려와 전면적인 보복 공격을 가합니다. 에고의 남은 부분이 모조리 부활하게 되지요. 몰두가 살아남는다 해도, 많은 도움이 필요할 수 있습니다. 그러나 내면의 고통은 재차 초월하려는 동기를 불러일으키고 그래서 회복은 가능합니다. 그렇지만 불행히도 그 과정이 길고 고통스러울 수 있습니다.

에고가 동일시할 수 있는 프로그램들을 삭제당했을 때, 에고의 소프트웨어나 테이프가 지워진 것이므로 에고는 소멸에 직면하게 됩니다. 그렇지만 에고에게는 여전히 하나의 수법이 남아 있는데, 그것은 유명한 영적 숙련자들조차 피하지 못한 큰 함정입니다. 그것은 이른바 '공'의 심연이라는 가상적 실상과의 대대적 조우이지요. 이 강의를 듣는 제자들은 '공'이 실상$_{Reality}$이라기 보다는 에고의 산물에 불과하다는 사실을 이미 알고 있습니다. '신의 전부임 $_{Allness\ of\ God}$에는 대립물이 없다'는 말을 기억할 것입니다. 무$_{無}$는 가능성도 실상도 아닙니다. 그것은 생존을 위한 에고의 마지막 필사적 몸부림입니다.

공이라는 오류가 믿을 만한 것으로 수용되는 바탕에는 붓다의 가르침에 대한 오해가 놓여 있습니다. 비춰진 상태Illumined State를 '공'으로 번역했을 때의 올바른 의미는 '내용의 결여, 어떠한 것이나 어떠한 형상도 담고 있지 않음'입니다. 공은 전부임Allness의 가상적 대립물로서 '무'를 의미하는 것으로 잘못 해석되었지요. 이성을 도구로 사용할 때 무는 존재할 수 없다는 것, 혹은 유효한 선택지가 되지 못한다는 것을 알 수 있습니다.

무無인 공空 대 전부임Allness인 실상의 모순은 초월해야 할 마지막 큰 위치성입니다. 붓다의 가르침을 잘못 해석한 권위자라는 이들이 아니었다면, 이것은 이성으로도 해결할 수 있는 오류로서 진작에 해소되었을 것입니다. 공空인 무無가 절대적 실상이라면, 찾는 자도 없고 찾을 수 있는 공도 없을 것입니다. 진정으로 비어 있기空 위해서는 공성조차도 각성할 수 있는 선택지는 아닐 것입니다. 왜냐하면 각성할 것도 그것을 각성할 사람도 없을 테니까요.

공Void이란 두려워해야 할 것이 아니라 거부해야 할 것입니다. 공Void은 부정否定의 길을 따르는 수행자들 앞에 놓인 함정입니다. 긍정肯定의 길을 따르는 이들에게 그것은 선택지로 떠오르지 않는데, 왜냐하면 긍정의 길에서 공성은 전적인 '사랑 아님'으로 드러나기 때문이지요.

전부임Allness 대 무Nothingness는 고전적 이원성이며 초월해야 할 궁극적 대립쌍입니다. 엄격한 부정의 길을 따를 때, 그와 같은 공Void의 상태는 정말이지 저절로 드러납니다. 그것은 사랑에 대한 오해로 인해 사랑을 피하는 오류의 결과지요. 사랑에 대한 집착은 정말로 덫이며 깨달음에 대한 장애입니다. 실상Reality에서 사랑은 곧 자유지만 사랑에 대한 집착은 제약입니다.

부정의 길의 또 다른 오류는 일체의 아름다움, 완벽함, 기쁨을 놓아야 한다는 가르침입니다. 물론 이러한 것에 대한 집착은 장애지요. 하지만 현실에서 이것들은 신의 속성입니다. 신의 속성을 부정하는 것은 공$_{Void}$이라는 선택지의 도래를 촉진하는 것입니다.

공$_{Void}$은 정말이지 대단히, 대단히 인상적입니다. 사람은 카르마와 모든 프로그램을 넘어섭니다. 이 상태는 무한하고, 끝이 없고, 비선형적이며, 영원한 것으로 나타납니다. 공은 대단히 심원하며 일체의 생각을 배제합니다. 공은 비선형성이고 일체의 내용이 결여되어 있지요. 하지만 중요한 것으로 거기에는 뭔가가 빠져 있는데 그것은 바로 사랑$_{Love}$의 현존입니다. 공의 상태는 '사랑 너머'에 있는 것으로 제시되고 그러므로 부정의 길에는 믿을 만합니다.

저 공$_{Void}$의 상태에 대한 경험*에서 동시에 현존했던 것은, 만약에 공$_{Void}$이나 비존재가 궁극적 실상이라면 무를 지켜보기 위해 여전히 존재하는 것은 그럼 무엇인가? 라는 인식이었습니다. 만일 공$_{Void}$이 궁극이라면, 살아남아서 그것이 진짜라고 주장할 사람은 없을 것입니다. 부름의 근원은 참나의 자비심으로 보였지만, 그것에 응답하기 위해서는 오랫동안의 맹렬한 노력이 필요했지요.

궁극적 실상$_{Ultimate\ Reality}$이 존재인가 비존재인가에 관한 이 최후의 이원성은 이 생에서 세 살 때 처음으로 드러났습니다. 이 영혼은 전에 그런 길을 갔었고, 영적 숙련자로서 공$_{Void}$을 선택했지

---

* 이는 저자의 경험을 의미한다.

요. 그래서 육체의 죽음을 맞을 때마다 의식은 자신의 실상에 대한 그러한 신념으로 인해 매번 공Void으로 들어갔고, 그 다음에는 자신이 또 다른 육체성 속에 돌아와 있는 걸 발견하고 충격과 놀라움에 빠졌습니다. 만일 공Void이 궁극적 실상Ultimate Reality이라면 의식으로의 복귀는 가능하지 않았을 겁니다. '공Void을 아는 자'는 없습니다. 왜냐하면 그 아는 자 또한 공이었을 테니까요. 공Void은 환상이며 실상이 아니기 때문에 사람은 공Void 안에 머물 수가 없습니다. 그러한 오류를 각성할 때 사람은 이전에 경험했던 것이 망각이었음을 인지하지요. (공Void에 대한 이 설명의 측정 수준은 1,000입니다.)

에고가 망각에의 욕망을 달가워하지 않는 것은 아닙니다. 사실 많은 사람이 죽음이라는 가상의 망각(더 이상 괴로움이 가능하지 않음을 의미하는)을 의식적으로 기다립니다. 사람은 그러한 소망에 공감할 수 있지만, 실상Reality은 사람이 의식, 앎, 진화의 계속으로 복귀할 것을 고집합니다.

다시 말하면 '신의 전부임Allness과 사랑Love과 전체성Totality'에 대립하는 것은 없습니다. 자신의 생명 자체를 거리낌 없이 내맡기고 신을 위해 기꺼이 죽으려 하지 않는다면, 깨달음 대신 영적 정화를 노력의 목표로 삼아야 합니다.

| 토론 |

강의를 듣다 보니 "신에게 불가능한 것은 없다!" 라는 자주 인용되는 경구가 떠오릅니다.

그것은 역설적 부조리입니다. 신이 신 아닌 것으로 존재하는 것은 불가능합니다. 왜냐하면 신 아닌 것은 '가능'이라는 말의 의미를 불가능하게 만들기 때문이지요. 흔히 "신에게 불가능한 것은 없다."라는 말은 모종의 위치성을 정당화하기 위한 논거의 맥락에서 인용됩니다. 가설적 명제처럼, 그것은 실상Reality에 근거를 갖지 않으며 말장난에 불과합니다. 올바르게 쓰인다면 그것은 있음직하지 않은 일이나 기적적인 일을 설명하려는 시도지만, 제대로 맥락화되지 않으면 무의미하지요. 기적적인 일은 진짜 가능하고 따라서 일어납니다. 하지만 대개의 경우 기적적인 일은 오직 참여자들에게만 알려집니다.

'그리스도의 재림'은 어떤 의미를 갖는다고 보십니까?

깨닫지 못한 이들은 자신이 분리되어 있는 육체라고 믿기 때문에, 그리스도의 육체적 환생에 대한 기대는 따라서 2,000년 전 예수의 출현과 역사적 관련을 갖습니다. 하지만 '그리스도'라는 용어는 일반적으로 이 면에서 궁극적으로 가능한 의식 수준을 가리킵니다. 신성Divinity으로서의 참나에 대한 의식적 앎은 1,000으로 측정되는 그리스도 의식Christ Consciousness으로 나타나지요.

그리스도의 재림에 대한 예언은 그리스도 의식Christ Consciousness이 지상을 뒤덮으리라는 것입니다. 그것은 가능합니다. 오랜 세월

16. 최후의 문 399

동안 인류의 지배적 의식은 190이었다가 아주 최근에야 207로 뛰어올랐는데, 그것은 지구상에서 그리스도 의식Christ Consciousness이 지배권을 잡기 시작했다는 신호입니다. (이는 '진실'로 측정됨.) 그러한 실상을 확증하기 위해 육체성이 필요한지 여부는 상관이 있을 수도 혹은 없을 수도 있습니다. 사람들 대다수가 진짜 인물을 필요로 하는 것은 허가받을 수 있는 '필수 조건'일 수 있습니다*.

의도된 의미의 수준에 관해 경전의 인용문을 해석하는 데는 항상 어려움이 따릅니다. 따라서 진실을 가리는 근육 테스트가 대단히 유익할 수 있지요. 예를 들면 그리스도가 이 반석 위에 이 교회를 지으라고 했을 때 그가 의미했던 것은 물리적 반석, 즉 성 베드로**였을까요, 아니면 그리스도 자신이 드러낸 진실Truth이라는 반석이었을까요? 물리적 반석은 덧없고 시간에 지배되지만, 진실Truth이라는 반석은 영원히 고귀하며 변형력을 갖습니다. 설령 그리스도가 물리적 반석을 가리켰다고 할지라도 그 의미는 확실성이라는 단단한 기반을 상징한다고 추정될 것입니다. 그럼 '교회'라는 말은 종교 단체, 기업체, 혹은 건축물을 의미할까요, 아니면 성서와 같은 진실한 가르침의 모음을 의미할까요?

----

* 사람들이 하나의 영이나 천사가 아닌 진짜 사람으로서의 재림 그리스도를 요구할 때 신은 그것을 '허가'할 것이라는 뜻이다.
** 예수는 어부였던 시몬에게 베드로라는 이름을 주었는데, 그 이름의 의미는 '반석'이었다.

영적 정화라는 전통적 수행 외에, 현인 라마나 마하르시가 가르친 자기 탐구법 같은 것이 권장됩니다. 자기 탐구법은 효과나 영적 실용성이 있습니까?

어떤 현인의 가르침이든 다 귀중합니다. 라마나 마하르시의 가르침은 700대로 측정되지요. 또 다른 가치는 그가 근대에 살았고, 동시대의 깨달은 현인 니사르가다타 마하라지와 마찬가지로 말씀이 그대로 기록되었다는 데 있습니다. 마하르시는 영적 입문자에게 두 가지 큰 길이 열려 있다고 가르쳤지요. (1) 자기 자신과 의지를 신에게 완전히 내맡기는 길. 혹은 (2) 자기 탐구의 수행을 통해 참나를 각성하는 길. 두 번째 방법은 구도자가 "나는 누구인가?"라는 질문을 항상 마음속에 간직하는 것에 달려 있습니다. 이것은 세상에 대한 주의 집중을 거두어들이고, 의식의 빛Light of Consciousness으로서의 내적 현존Inner Presence을 발견하기 위해 내면으로 주의를 돌리는 것이지요. ('나는 누구인가'보다는 '나는 무엇인가'라고 묻는 것이 더욱 효과적일 수 있습니다.)

마하르시의 영사기 비유를 이용하면, 전구는 영화 필름에 찍힌 인물을 비추는 참나의 빛이고, 영화 필름은 에고의 지각, 위치성, 신념이라는 내용입니다. 영화는 의식의 스크린 위에 비춰지는데, 깨닫지 못한 이들은 자신이 영화 속의 인물이라고 믿습니다.

마하르시는 내면의 영적 가슴을 찾아내고 그것을 아는 일의 중요성에 관해 말했는데, 바로 그것이 풍성한 열매를 맺는 명상의 초점이라고 했습니다. 그는 또한 세상에서 물러날 필요는 없다는 것과 매일 일상적인 일을 하면서 자기 탐구법을 지속적으로 수행할 것을 가르쳤지요. 비록 그는 에고의 해부학적 구조에 대한 분

석으로 들어가지는 않았지만, 인간 오라를 구성하는 일곱 영체에
대해 묘사했습니다. 헌신자가 만족스러운 진보를 이루는 데 실패
하면 마하르시는 그들을 니사르가다타 마하라지에게 보내는 일이
많았는데 마하라지는 그때 당시에 여전히 가르침을 펴고 있었고
그 방식이 보다 무뚝뚝하고 대결적이었지요.

 언젠가 언급했던 것처럼, 마하라지는 깨닫게 되었을 때(그는
700으로 측정됩니다.) 하던 일을 그만두고 가족을 떠나 봄베이*를
향해 걷기 시작했습니다. 명목상으로는 히말라야에 가기 위해서
였지요. 하지만 도중에 그는 사람들의 설득에 따라 고향으로 돌아
갔고 담배 가게 위층의 작은 다락방에서 방문객들을 맞았습니다.
마하라지는 1981년경에 사망했습니다. 그의 영적 수행은 구루의
진실에 대한 전적인 믿음을 바탕으로 한 것이었지요. 흥미롭게도
그의 통역자로서 오랜 세월 긴밀한 관계를 맺었던 라메쉬 발세카
는 깨닫게 되었고 나중에 여러 권의 책을 저술했습니다.

 깨달았을 당시, 라마나 마하르시는 영적 헌신자는 아니었고 그
저 조상의 종교를 평균적인 정도로 따랐을 뿐이었습니다. 그런데
아직 10대일 때, 그는 갑자기 죽어 가고 있음을 느꼈고, 자신의 죽
음을 경험한 뒤에 육체가 여전히 살아 있는 것을 보고 놀랐습니
다. 하지만 그는 2년간 말을 하지 않았고 친구들 덕분에 생존을 유
지했지요. 그가 침묵을 지키는 동안, 그 지역의 어느 사이비 구루
가 마하르시의 스승을 자처하면서 수많은 추종자를 끌어모았습니

---

* 현재 지명은 뭄바이(Mumbai)로 변경됨.

다. 남은 생애 동안 라마나 마하르시는 아슈람을 떠난 적이 없습니다. 그는 1950년경 사망했습니다.

그러한 사례는 깨달음에 이르는 최후의 문이 돌연히, 예기치 않게, 어느 때건 열릴 수 있다는 사실을 보여 줍니다.

위에서 언급한 두 현인은 살아남는데 성공했습니다. 최후의 문을 통과하는 데 실패한 이들은 침묵을 지켰지요. 하지만 실패한 이들이 자신의 경험에 관해 묘사했다면 남들에게 도움이 되었을 것입니다.

의식 연구를 통해, 우리는 깨달음에 이르는 최후의 문에 도달한 이들의 84퍼센트가 이행에 실패한다는 것을 발견합니다. 따라서 이런 가르침을 제공하고 그 조건의 본성에 관해 자세히 묘사하는 것은 진지한 제자들을 돕기 위한 것입니다.

그러므로 절대적으로 아무것도 유보하지 않는 수준에 확고히 머무세요. 아스트럴계의 유혹을 피하세요. 양의 탈을 쓴 늑대들을 경계해야 하는데, 왜냐하면 그들은 의미 있게 진보하는 헌신자에게 이끌리기 때문입니다. 누가 됐든 측정 가능한 진실Truth의 수준을 통과하지 못하는 이를 자신의 삶 속으로 받아들이지 마세요. 어떤 활동을 하든 영적 목표를 항상 염두에 두세요. 모든 노력을 신에게 봉헌하세요. 신의 진정한 본성을 기억하고 그와 다른 것을 말하는 가르침은 일절 피하세요.

알 필요가 있는 모든 진실은 이 지상에 실제로 존재한 이들이 이미 다 말했습니다. 모든 위대한 스승은 한결같이 동일한 진실을 선언하는데 그것은 그와 다른 것이 존재하지 않기 때문이지요. 내면의 참나의 빛은 사람을 손짓해 부르며 영적 영감과 힘을 제공합니다. 내면의 신의 현존은 자신의 존재의 근원Source이지요. 그러므로 자신의 근원을 찾는 것은 신의 의지와 일치합니다.

신이나 깨달음을 구하려는 욕망은 이미 영적 영감을 품었다는 증거입니다. 에고가 비워짐에 따라, 참나의 광휘는 고양시키고 영감을 불러일으킵니다. 이제부터는 혼자라는 것이 불가능하지요. 결정적인 순간에 영적 몰두와 봉헌은 위대한 존재들의 보이지 않는 도움을 불러내는데, 그들은 더 이상 육체 속에 없지만 그들의 에너지는 최후의 순간의 거대한 문 앞에 있습니다. 이 순간에 사람을 지탱하는 것은 성령Holy Spirit과 진실Truth을 가르친 스승들의 지혜입니다.

I : REALITY AND SUBJECTIVITY

/ 4부 / 초월

17

I: REALITY AND SUBJECTIVITY

내면의 길

교훈

　깨달음에 이르는 가장 빠른 길은 헌신적 자기 성찰, 명상, 그리고 의식을 이해하기 위해 에고의 내적 작용을 관상하는 것이다. 그 과정은 의도, 봉헌, 헌신에서 에너지를 얻고, 전체적 노력을 떠받치는 것은 영적 영감이다. 봉헌은 신에의 내맡김으로서의 과정 자체에 초점이 맞춰진다. 초점은 흐트러짐이 없어야 하는데, 그것은 의도의 확고부동함에서 에너지를 얻는다. 과정은 발견의 하나이며 점차 저절로 드러나는 것이 된다.

　집중과 수행의 모든 기간은 똑같이 귀중하다. 결국 '마음 집중'이라는 도구는 완벽해지게 되는데, 이것은 그 자체로 과제에 대한 헌신을 요구하는 상당한 성취이다. 헌신은 자기 충족적이며 보상해 준다.

다른 곳에서 설명한 것처럼, 실제의 초점은 맥락일 수도 있고 내용일 수도 있다. 즉, 초점을 중심에 맞출 수도 있고(파리 눈에 초점을 맞추듯이) 주변에 맞출 수도 있는 것이다. 맥락은 사람과 과정 전체를 다 포함한다. 즉 마음, 몸, 수행 방식, 사람, 환경, 방, 건물, 도시, 군, 주, 대륙, 세계, 하늘, 행성들, 은하, 우주, 신의 마음을 전부 포함한다. 수행과 더불어 어느 한 가지 방식에 익숙해지게 된다. 사실 어떤 방식이 더 자연스러운지 알아보기 위해 둘 다를 시험해 볼 수도 있다. 또한 두 가지 초점(중심 혹은 주변)에 똑같이 능숙해지는 것도 가능하다.

보통의 생활 환경에서 에고/마음의 자동적 기능은 당연한 것으로 받아들여지고 면밀한 관찰의 대상이 되지는 않는다. 마음을 살펴 보는 과정 자체가 이미 에고의 지배력을 약화시키기 시작한다. 자기감의 자리가 바뀌기 시작하고, 내적인 '나'의 느낌은 의식의 층들을 통과하여 나아가기 시작한다.

정신적 내용, 생각, 느낌, 대화에 대한 매혹이라는 에고의 '중력장'이 초월됨에 따라, 이 단순한 훈련/과정/연습은 항상 정화된 수준들을 드러내 줄 것이다. 층이나 장들은 선형적 영역의 사실적이고 구체적인 '것-임$_{thing-ness}$'과 형상에서 벗어나며, 세부에서 맥락을 향해 이동하기 시작한다.

점진적 각성의 장들

내용	맥락
형상	앎
등록하다	관찰자/목격자
인지	의식의 빛
관측자/경험자	전부임으로서의 나타난 것/드러나지 않은 참나(신격)

관찰이 여러 수준을 거쳐 이동하는 동안, '나' 감각과 자기 정의 定義가 더불어 이동한다. 가장 쉬운 이행은 사람이 마음의 초점이나 내용이 아니라 불변하는 경험자/목격자/관찰자임을 각성하는 것이다. 비록 인생 이야기는 바뀌지만 끊임없이 지켜보는, 그리고 약간씩 다른 수준에서 경험하는 의식의 한 측면이 항상 존재한다. '나' 감각은 내용에서 맥락으로 점진적으로 이동한다.

   주요 단계를 요약하면 다음과 같다. 마음은 생각, 이미지, 개념 등과 같은 형상으로 구성된 관심사에 주목한다. 이러한 것은 의식 속에 등록되고 그 다음에 기억 과정과 감정 반응으로 이루어진 장을 건드린다. 사람은 기억이 좋다/나쁘다, 쾌락/고통, 괜찮다/괜찮지 않다 등과 같은 이전의 느낌과 판단에 따라 기억 은행의 영역들에 저장된다는 점에 주목할 것이다. 등록은 관측자/경험자 수준에서 경험된, 관련된 감정을 유발한다. 사람이 관찰자를 이렇게 위치 지을 때, '나' 감각은 단지 '경험'에 따라 자동적으로 기능하는 비개인적 성질로 인지될 수 있다는 것을 알게 될 것이다. 정체가 이 내면의 경험자로 바뀌면 삶의 내용이 어떻든 간에 그것은 자동적으로 기능한다는 것이 드러난다.

다음 단계(쉬운 단계)는 경험함의 근원이 앎이라고 불리는, 경험 능력에 대해 선험적으로 a priori 존재하는 장이라는 것을 알아채는 것이다. 만일 앎을 잃어버리거나(수면이나 마취 상태에서처럼), 혹은 의학적으로 '무의식에 빠지게' 되면, 하위 장들은 전혀 작용하지 않는다. 목격자/경험자의 앎이 없으면 기억 상실, 공백, 혹은 망각이 있다.

다음 단계는 앎이 현존하는지 여부를 아는 것이 관찰자/목격자라는 점에서 보다 미묘하다. 앎의 수준에서, 생각은 의식의 비개인적 기능으로서의 관찰자/목격자의 인식으로 대체되게 된다. 이러한 능력은 사적인 자기가 아닌 관찰자/목격자 자신의 본질에 속한 한 기능으로서 일어난다.

다음 단계 또한 보다 미묘하다. 의식의 빛 Light of Consciousness이라는, 그 속에서 앎이 가능한 전체적 장이 항시 있음에 주목하는 것이 중요하다.

모든 것 가운데 가장 미묘한 최종적 단계는 궁극적 의식의 근원 Source of Consciousness으로서의 참나의 드러남이다. 그때 참나는 빛을 발하며 신성 Divinity의 나타남으로서 자신의 본질을 드러내는데, 차례로 신성 Divinity은 신격 Godhead — 나타나지 않은 것 Unmanifest의 광채로서 일어난다. 나타나지 않은 것 Unmanifest은 이름 없는, 무한한, 지고의, 궁극적 근원 Source인데, 이는 무한한 맥락이며 따라서 무한한 잠재성이자 무한한 힘이다. 창조 Creation의 근원은 창조주

Creator로서의 신의 나타남으로서 자명하며, 그 속에서 생명의 근원Source으로서 의식의 빛Light of Consciousness이 일어난다.

'나' 감각은 동일시이자 인식인데 이러한 것은 '내'가 참나임을 아는 능력을 가능하게 해 주는 내적 현존Inner Presence의 성질들이다. 모든 허식이 벗겨지면, '나-임'의 내적 감각은 어떠한 내용도 없이 그 자체Itself를 알 뿐이다.

하나임Oneness의 상태에서, 현존Presence과 참나 사이에는 어떠한 분리도 없고, 빛이 어둠을 대체함에 따라 자기는 사라진다. '나-임'의 감각은 그것의 근원Source의 핵심에서 모든 존재와 하나이다.

진실Truth이 절대적 확실성으로서 내부로부터 드러나는 것은 그러한 확실성이 현존Presence에 대해 본유적이기 때문이다. 진실Truth은 절대적 인식의 근원이자 제일의 핵심으로서 철저하게 주관적이다. 진실Truth에는 내용이 없는데, 왜냐하면 사람의 실상Reality이 존재하는 전부All That Exists인 까닭에 거기에는 알아야 할 것이 없기 때문이다. 따라서 진실Truth은 전적으로 침묵하며 이미지, 말, 혹은 개념이 결여되어 있다.

진실의 전체성에서, 모든 정신 기능을 다 지우는 것은 순수한 주관성이라는 궁극적 극단이다. 신의 영광의 무한한 빛Infinite Light 속에선 어떠한 개념도 가능하지 않다. 그곳에는 심원한 평화, 안전, 그리고 고향에 돌아온 느낌이 있다. 완성은 마무리되었다. 남아 있는 물결은 없는데, 왜냐하면 그런 것은 현존Presence의 본질에 본유적인 무한한 부드러움 속에서 용해되었기 때문이다. 모든 창조Creation가 솟아나는 무한한 맥락에 대해 다수의 우주는 스쳐 가는 생각에 불과하고, 보일락 말락한 떠도는 먼지와 마찬가지로 너무도 미소하다. 완벽함Perfection과 아름다움Beauty으로서의 완성Completion이, 존재의 무한한 근원인 온전히 현존하는 신성Divinity으로부터 뿜어져 나온다.

역사와 시간은 에고의 산물이다. 절대Absolute의 영역에는 기록할 것이 없다.

| 토론 |

이 문답은 정말이지 너무도 심오합니다. 이 정보의 수준은 999.9로 측정되었습니다. 의문이 일어나는데, 만일 절대Absolute가 시간과 형상 너머에 있다면, 카르마는 어떻게 기록되어 조사 연구를 통해 추적할 수 있게 됩니까?

나타난 것Manifest의 최고 수준이 의식Consciousness인데, 그것은 형상이 없지만 형상을 등록할 수 있습니다. 의식Consciousness은 오직 실재하는 것, 존재를 갖는 것만 등록할 수 있는데 왜냐하면 거짓인 것은 실재하지 않고 따라서 존재를 갖지 않기 때문입니다. 그래서 거짓은 등록되지 않습니다. 근육 테스트는 오직 진실을 인지하고 진실에 반응할 수 있을 뿐입니다. 존재하지 않거나 일어나지 않은 일에 대해서는 반응하지 않습니다. 그래서 그것은 '미래'를 예측하는 데는 이용할 수 없지요. 근육 테스트에는 '예/아니오'가 아닌 '예' 반응 뿐인데, 왜냐하면 그것은 진실 아닌 것에 대해서는 반응하지 않기 때문입니다. 일상 언어로 우리는 반응의 결여를 '아니오'로 부르지만, 실제에서 그것은 '예'의 부재일 뿐입니다.

의식은 타고난 형상이 없는 에너지 장으로 존재하지만 형상을 포함합니다. 의식에서 에너지를 얻는 생명은 의식의 힘을 이용할 수 있습니다. 이용 가능한 힘의 양은 국소적 조건에 의존하는 빛의 강도에 따라서 다양하지요. 비유하자면, 태양에 가까울수록 빛과 복사 에너지는 더욱 강합니다.

영적 정화는 빛을 차단하는 장애물을 제거하는 과정이며 참나와의 일치가 드러나는 과정입니다. 빛과 어둠의 비유가 적절하지요. 인류는 그 의미를 직관적으로 이해합니다. 깨달음Enlightenment은 존재의 근원Source —다른 어딘가에 혹은 나중에 있을 거라고 여기고 찾아 헤맸던 빛Light— 이 지금 이 순간 빛나고 있음을 드러냅니다.

궁극적 실상Ultimate Reality(신)에 대한 묘사에 있어 세계의 종교들 간에, 그리고 종교와 위대한 신비가, 깨달은 스승, 화신들 간에는 약간의 편차가 있습니다. 이러한 편차를 어떻게 조정할 수 있을까요?

바르게 재맥락화한다면, 일체의 차이는 의식 수준에 대한 이해를 통해 해소됩니다. 역사상의 화신, 위대한 스승, 깨달은 현인sage들을 볼 때, 궁극적 실상Ultimate Reality(신)에 대한 그들의 묘사는 똑같습니다. 거기에는 절대적 일치가 있는데 신성Divinity은 무한히 연민에 넘치고, 사랑하고, 평화롭고, 침묵하고, 전지하고, 전능하고, 편재하며, 온건하지요. 신의 본질은 창조Creation로서 빛나며, 신의 본질이 전 존재의 무한한 전체성Infinite Totality이자 근원Source임은 누구에게나 자명합니다. 신성Divinity에는 부분이나 분열이 없습니다.

이러한 보편적 진실과 동떨어진 신에 대한 묘사는 낮은 의식 수준의 산물인 낮은 이해에서 비롯됩니다. 가장 흔한 것이 인간 에고의 측면들을 신에게 투사시키는 신인동형적 오류지요. 이러한 왜곡된 관점들은 쉽게 측정할 수 있고 그 역사적 기원을 추적할 수 있습니다. 신은 비선형적 실상Reality의 궁극적 맥락이기 때문에 분열이나 위치성이란 애당초 불가능합니다. 비이원성 내에서 위치성은 가능하지 않지요. 그래서 위치성에서 비롯되는 이원적 지각은 신에 대한 오해의 근원이며, 불행히도 인류는 그에 대해 값비싼 대가를 치렀습니다.

이상으로부터 신은 '행위'하거나 '목적'을 갖지 않으며 위치성과 프로그램에서 자유롭다는 것을 아주 분명하게 알 수 있습니다. 행위는 주어, 목적어, 동사 외에 동기, 수단, 목표를 필요로 하는 선형적 개념입니다. 신이 행위 너머에 있다면, 형상이 아니라 본질Essence인 신을 두려워하는 것에는 아무런 근거가 없습니다.

인류 의식의 진화가 점진적으로 이루어져 왔다는 사실을 기억해야 합니다. 초기의 많은 종교 교리에는 정확성이 부족했습니다. 그것은 마치 육분의나 나침반이 출현하기 전의 항해술 같았지요. 진짜 오류는 에고의 한계를 깨닫지 못한 것이었습니다. 교회의 교리 대부분이 위치성의 결과였기 때문에, 내재적 권위는 결여되었고 그 대신 권위주의가 들어섰지요. 논쟁의 여지가 있는 것은 허구입니다. 왜냐하면 진실Truth의 영역 안에서 논쟁은 가능하지 않기 때문입니다.

그러므로 모든 종교적 논쟁의 바탕에는 그릇된 해석과 지성의 한계에 대한 앎의 결핍이 있는 것입니까?

그렇습니다. 하지만 오늘날의 헌신적 제자들은 높은 수준의 진실을 쉽게 접할 수 있고, 근육 테스트의 검증을 통해 스스로 결론을 내릴 수 있습니다. 진실로 신에 속하는 모든 것은 평화, 조화, 사랑을 가져오며 온갖 형태의 부정성이 결여되어 있습니다. 영적으로 아는 사람은 자신은 메시지를 전할 수 있을 뿐임을 각성하지요. 왜냐하면 스승인 것은 내적 진실이기 때문입니다.

모든 종교 간에 일정한 합의가 있습니까?

모든 대종교는 일신교입니다. 또한 진실은 깨달음이라는 절대적, 주관적 실상을 통해 확증되지요.

모든 영적 진실은 하나의 드러남으로서 내면에서 비롯됩니다. 그것은 외부에서 선언되는 것이 아닙니다. 영적 진실의 특징은 심원한 인식에 있지요. 깨달은 존재의 무한한 앎Infinite Awareness은 그러한 존재 자체의 본질에서 일어나는 것이지, 다른 곳에서 혹은 '타자'에게서 나온 정보나 메시지로서 받은 것이 아닙니다. 모든 정보는 내재적인 신성한Divine 상태 그 자체(현인의 고전적 '푸루샤')에서 발산되며 이는 외부의 정보를 필요로 하지 않습니다.

세상은 종교나 영성에 대해 많이 교육받거나 깊은 이해를 갖고 있지 못합니다. 사실 세상은 종교와 영성을 구별조차 못합니다. 그것이 영적 진보와 인류 의식의 진화를 저해할까요?

그것은 역사적으로 사실이었지만, 요즘에는 긍정적인 방향으로 변하고 있습니다. 아주 최근까지 사회는 진정한 종교와 사교와 같은 거짓 종교를 구별할 능력이 없었습니다. 그 때문에 지금도 소수파들이 정치적 위치성을 갖고 사회를 위협할 때는 정치적 갈등이 일어납니다. 세계의 주요 국가들에서는 법정 대결이 초래되기까지 합니다.

최근에 프랑스에서는 "무지 상태나 약한 상황을 악용하는 것을 중지시키기 위한" 법이 통과되었습니다. 프랑스 법은 사회가 사리를 추구하는 사교 집단(사교는 200 이하로 측정된다.)의 범행(영적 강간)을 막을 책임이 있다고 보는 것입니다. 종교를 표방하지만 폭력적인 사교의 허위성은 모두에게 분명합니다.

참된 종교 내부에서 분열이 생기는 까닭은 무엇입니까?

각기 다른 해석들이 의식의 본성에 대한 앎의 결여에서 비롯되는 무지나 위치성으로부터, 혹은 이해가 일어나는 영체(즉, 상위의 멘탈체, 붓다체, 아트마체 등)로부터, 혹은 우세한 영체의 차크라(가슴, 목, 제3의 눈, 혹은 정수리 차크라)로부터 생겨납니다. 역사적인 사례는 삼위일체(성부, 성자, 성령)로서의 신 개념의 타당성에 관한 기독교의 대화와 논쟁(이것이 가톨릭 교회를 반으로 쪼개 놓았습니다.)이지요. 삼위일체 개념은 신, 성부/창조주가 초월적

실상임을 확인해 줍니다. 이 개념은 또한 궁극적 실상Ultimate Reality
은 육화될 수 있다는 것, 따라서 신은 신, 성자/그리스도 의식으로
서 인간 의식 속에 내재한다는 것을 인정합니다. 신은 초월적이고
내재적일 뿐 아니라 참나의 현존Presence 혹은 의식Consciousness (성
령Holy Spirit)으로서 인간 영혼에 이용될 수 있습니다.

지금까지의 토론에서, 신은 분열된 삼위가 아니라는 것과 삼위
일체 원리는 이해하기 어려운 것을 보다 이해할 만하게 만들어 준
다는 것이 분명합니다.

다른 종교들도 동일한 주제에 접근했는데, 예를 들면 브라만/비
쉬누/쉬바가 있고, 불교에는 관세음보살(연민을 품은 이), 아미타
불(구세주), 고타마 싯다르타(역사적 붓다)가 있습니다.

어떻게 오류를 예방하거나 교정할 수 있습니까?

첫째, 신성Divinity이 신성Divinity이기 위해서, 그리고 신이라는 무
한Infinity이기 위해서, 즉 형상을 넘어서고, 이원성을 넘어서고, 인
간적 속성을 넘어서 부분, 행위 혹은 동기가 없고, 완전하고 전체
적이며, 시간과 공간을 넘어서 시작이나 끝이 없이, 어떠한 결핍도
없는 것이기 위해 내재되어 있어야 하는 성질들에 대해 사람은 알
필요가 있습니다. 이 지고Supreme에서 무한한 연민, 멎어 있음, 침
묵, 평화가 솟아나지요.

둘째, 사람은 에고, 에고 메커니즘, 그리고 에고 구조에 대한 지
식을 갖춰야 하는데 이 모든 것은 형상과 이원성에 의존하고 있습
니다. 그런데 진실로 알려진 것으로부터 어떠한 변이든 일어난다

면, 위에서 설명한 것처럼, 오류의 기원은 측정 가능한 특정한 에고 기능으로 진단할 수 있습니다.

셋째, 모든 가르침의 진실성은 근육 테스트와 진실 수준 측정법으로 확증됩니다. 그래서 오류에 대해서는 그 기원을 추적할 수 있는데, 오류의 기원은 구체적으로 위치성이고 이것이 오류의 진정한 기초입니다.

넷째, 오해를 예방하기 위해서는 높은 진실에서 나온 가르침에 관한 충분한 설명이 아주 상세히 제시될 필요가 있습니다. 역사상의 오류는 설명의 폭과 깊이가 불충분한 탓이었고, 따라서 진실의 해설에 이해의 보호벽이 결여되었지요.

오류는 맥락에 대한 명료함 결여로 인해 개념에서 생겨납니다. 오류는 또한 이면의 동기와 타인에 대한 통제를 위해 고의로 유포되지요. 궁극적 진실은 순수하고, 철저한 주관성으로 각성됩니다. 그것은 저절로 드러나며 논쟁할 수 있는 것이 아닙니다.

마지막으로, 측정 연구법을 이용해 경전과 영적 가르침을 재평가하는 것이 큰 가치를 가질 것입니다. 편향들은 그 다음에 설명되고 해소될 수 있습니다.

진지하게 깨달음의 상태를 실현하려는 수행자에게 어떤 조언을 해 주시겠습니까?

영적 몰두란 단순히 자신의 삶의 목표와 의미를 재맥락화하는 것을 뜻합니다. 재맥락화는 모든 것을 다 포함하여 총체적으로 이루어질 필요가 있는데, 그래야 삶이 영적 수행 대 일상생활로 분리되지 않게 되지요. 이제 삶 전체가 영적 수행이 되는데, 그것은 맥락이 모든 행위, 생각, 혹은 순간을 둘러싸는 우선순위가 되기 때문입니다. 이 균형 잡힌 관점은 이미 어느 정도의 무집착을 낳습니다.

이러한 관점에서, 수행의 중점은 진화하는 삶의 모든 내용을 그 어떤 논평, 비판 혹은 판단 없이 관찰하는 것입니다. 유력한 태도는 "그것은 보이는 그대로이다."로 진술할 수 있습니다. 관찰자/목격자는 삶에 대한 논평에서 분리되고 그 다음에는 의견을 갖는 일, 좋아하는 것, 싫어하는 것, 혐오스러운 것, 매력적인 것, 논쟁, 혹은 반대를 초월할 수 있습니다.

삶은 저절로 펼쳐지고 논평을 필요로 하지 않습니다. 목격한 것에 대해 의견을 갖는 습관은 자진해서 신에게 내맡길 필요가 있습니다.

무집착이 하나의 관점으로 보일 수도 있지만, 무집착은 사실 위치성이 아니라 비위치성입니다. 우리는 앎의 층화된 수준들을 나타낸 도표로부터 관찰자/목격자는 이미 보통 에고의 속박을 한 발짝 넘어섰다는 사실을 압니다. 이 수행은 마음을 침묵시키고 또한 벌어지는 모든 일에 '나'를 투사시키는 에고의 습관을 점차로 철회시키는 결과를 낳지요. 이 수행이 이루어질 때, 삶은 개인적인 것이 아니라 비개인적인 것임이 드러납니다.

이 수행은 보통의 마음을 함정에 빠뜨리고 혼란을 야기하는, 삶의 세부에 대한 에고의 관여를 점진적으로 철회시키는 결과를 낳습니다. 알되 관여하지 않음에서 평화로움이 생겨나고, '나' 감각은 내용과의 동일시에서 경험자로, 그 다음에 관찰자/목격자로 이동합니다.

그러면 무관심에 이르게 되지 않을까요?

그러면 정말 '신성한Divine 무관심'이라는 것에 이릅니다. 평화로운 마음에는 아무런 생각이나 견해가 없지요. 인식이 사고를 대체하기 때문에, 삶의 요구를 성공적으로 충족시키는 데는 어떠한 논평도 요구되지 않고, 필요하다고 여겨졌던 것(생각)이 사실은 군더더기임이 밝혀질 것입니다. 일몰이나 아름다운 음악의 눈부신 아름다움은 정신화로 인해 감소됩니다.

내면의 침묵이 우세하다는 것은, 일체는 저절로 일어나고 어떤 것을 일으키는 원인은 없다는 각성이 코앞에 다가온 것입니다. 사람은 인과 관계와 같은 그러한 구조물이 정신적 오락일 뿐이라는 것을 알게 됩니다.

정신 작용이 중단되면, 길을 잃은 느낌이나 낯선 느낌이 들지 않을까요?

오히려 사람은 '찾아진' 것 같고 고향에 돌아온 느낌이 드는데 그것은 마음이 오직 삶의 표면에서 살고 있기 때문입니다. 마음이 지껄임을 멈추면, 사람은 자신이 곧 삶이라는 것을 압니다. 사람은 삶에 대해 지껄이면서 그것의 표면에 있는 것이 아니라 삶 속에 잠겨 있습니다. 역설적으로, 이것은 완전한 참여를 가능하게 해 주지요. 에고 중심성이 줄면서, 자유의 기쁨과 삶의 순전한 흐름이 사람을 완전한 내맡김으로 휩쓸어 갑니다. 그 다음에 사람은 삶에 반응하는 일을 중단하고, 그래서 삶을 평온하게 향유하는 것이 가능해집니다.

하지만 사람은 불의에 항의하는 것 등과 같이, 삶에서 위치성을 갖게 되어 있지 않습니까?

수행자의 마음은 유혹을 우회하고 거부해야 합니다. 유혹은 또 다른 환상일 뿐이기 때문에, 나중에 보면 아무것도 잃은 게 없다는 것을 알게 될 것입니다. 수행자는 의견을 갖는 허영과 세상을 구하는 의무를 포기합니다. 사람의 내적인 영적 진화는 어떠한 형태의 행위보다 사회에 더욱 큰 가치를 갖습니다. 연민의 수준은 빛을 퍼뜨리며 묵묵히 인류의 지혜에 기여합니다.

위치성을 갖지 않음으로써 자기감自己感은 내용의 '영화'에서 벗어나고 내용과의 동일시를 탈피합니다. 하지만 관찰자의 앎으로 인해 여전히 형상을 인지하지요. 그렇다면 관찰자와의 동일시는 어떻게 초월할까요?

자기감은 지각의 층을 통해 진행하여 의식 자체는 그 위에 일체가 반사되는 스크린이라는 각성에 대한 앎으로까지 상승합니다. 의식은 타고난 원초적 기층이며, 앎/목격/관찰 능력에 빛을 비춰주지요. 그것은 항상 현존하며 편집이나 의지에 따른 변경이 일어나지 않는 비개인적이고 자동적인 능력으로 보입니다. 의식은 홀로 '있을' 뿐인 형상 없는 능력입니다. 그것은 경험이나 개념에 의해 변경되지 않지요.

연못의 표면처럼, 의식은 반영하지만 반영되는 것에 영향 받지 않습니다. 연못의 표면은 선별하지 않습니다. 생각, 위치성, 의견이 끼어들어 연못 표면을 교란하지 않을 때, 의식은 공평하게 비춰 줍니다. 연못 표면은 행위하지도 목적이나 목표를 갖지도 않습니다. 그것은 편애나 반대를 드러내지 않습니다. 반사하는 표면은 편집하거나 왜곡하지 않고 늘 침묵하며 평화롭습니다. 그것은 손해를 입거나 이득을 볼 수 없습니다. 그것은 반영하는 참나의 빛 Light of the Self 이지요.

그 다음에 '나' 감각은 그 자체로 참나에 접수됩니다. 참나는 의지 작용 너머에 있으며 저절로 발산합니다. 현존Presence은 원초적 '나'로서의 참나 감각을 허락해 주는 그것의 드러남Revelation이며 모든 주관성의 기초입니다. 반영하는 표면에는 주체도 객체도 없습니다. 존재의 근원인 실상Reality은 존재를 갖지 않습니다. 실상Reality 자체의 기층은 나타나지 않은 것Unmanifest이며 그 속에서 존재와 생명이 솟아납니다. 실상Reality의 절대적 진실은 자명하지요. 그것은 '있음'과 존재 너머에 있습니다.

"찾고 있는 그것은 찾아지는 그것과 동일하다."라는 말이 있습니다.

사실 그것은 틀린 얘깁니다. 오직 자기self만이 찾을 수 있지요. 참나는 찾지 않습니다. 에고라는 장애가 해소될 때 참나가 드러납니다. 참나는 구하거나 찾아낼 수 있는 것이 아니지요. 하늘에서 구름이 흩어지면 태양이 빛나지만 구름은 태양과 결합하지 않습니다.

붓다가 신에 대해 설하지 않은 이유가 이제야 명확해졌습니다.

그렇습니다. 있는 것은 깨달음의 상태에서 저절로 드러나는 무한한 실상Infinite Reality뿐입니다. 그러므로 붓다는 엄밀히 그 상태 자체에 이르는 길을 가르친 것입니다. 전통적 종교들은 수많은 묘사, 속성, 성질을 신에게 돌렸고 그래서 궁극적 진실Ultimate Truth은 형용사 속에서 실종되었지요. 신에 대한 그러한 정의定義를 추구한다면 사람은 신학과 교리 속에서 길을 잃게 될 것입니다. 그 다음에는 긴 토론과 "신은 정의로운가"와 같은 정신 작용에 휩쓸리거나, 혹은 신의 특정한 이름에 대한 독점권 주장에 휩쓸리는데, 신을 독점하는 것은 실상의 진실Truth of Reality 안에서는 가능성조차 없는 일입니다.

온갖 종류의 위치성이 일어나 동어 반복에 이를 수 있는데, 그것은 절대적 진실Absolute Truth의 유일한 근원이 주관적 검증이기 때문입니다. 그래서 붓다는 철저한 현실주의자였지요. 예를 들면 달콤함에 대한 어떠한 묘사도 실제의 경험을 대신할 수는 없습니다.

깨달음에 이르는 엄격한 길을 따르는 것은 구체적 훈련이며 몰두입니다. 그것은 종교 생활을 하는 것과는 다르지요. 깨달음의 추구를 뒷받침하는 종교 교리도 많지만, 그렇지 않거나 사실상 장애가 되는 교리도 많습니다. 독실한 신앙을 갖는다는 것과 깨닫는 것은 전혀 다릅니다.

종교에는 대개 자유주의적인 부분은 물론 전통적인 부분이 있습니다. 보수적인 측은 대개 권위적이고 교조적이며 경직된 경향이 있고, 또한 공격적으로 분별할 수도 있습니다. '자유주의'적인 측은 보다 인도주의적이며 따라서 용어의 진정한 의미에서 엄밀하게 영적인 경향이 있습니다. 결과적으로 이는 깨달음의 실현에 보다 적합하지요.

전통적으로, 봉헌한 구도자들은 스스로 집단을 이루고 공부법과 명상법을 만들어 냈습니다. 이러한 일을 하는 것은 대개 내면의 길의 진실을 반영하는 특정 스승 혹은 비슷한 스승 집단의 추종자들입니다.

진정으로 영적인 집단은 대개 세계의 위대한 깨달은 현인들의 저작을 포함하는 이용 가능한 도서관을 가지고 있습니다. 현인들의 가르침은 표면적으로는 조금씩 달라도 사실은 모두가 동일하지요. 왜냐하면 오직 하나의 위대한 진실이 있을 뿐이며 같은 참나가 각각의 진정한 스승을 통해 빛을 발하기 때문입니다. 반드시 따라야 하거나 남에게 강요해야 할 교리는 없습니다.

아주 운이 좋을 때, 아마도 선업의 결과로서, 그러한 헌신적인 영적 단체에서 깨달은, 살아 있는 현인을 모실 수도 있지만, 그런 일은 지극히 드뭅니다. 진정으로 깨달은 현인은 드물고, 가까이할 수 있는 이는 더욱 드물지요.

그런 살아 있는 현인의 실제적 현존을 경험하는 것이 깨달음을 구하는 이에게 중요합니까?

사실 그러한 경험은 대단히 귀중합니다. 깨달은 현인의 참나는 현존Presence의 에너지 장을 내뿜습니다. 구도자의 영적 오라는 그 장의 힘을 자체 속에 받아들이지요. 역사적으로 그러한 사건은

'구루의 은총'으로 불렸습니다. 그것은 또한 보이지 않는 이로움이 있는 카르마적 참고 문헌입니다.

역사적으로 화가들은 깨달은 스승으로부터의 방사Radiation로서의 현존Presence을 스승의 정수리 차크라에서 퍼져 나오는 후광으로 표현했습니다. 연구해 보면, 후광의 에너지는 항상 1,000에 가깝게 측정된다는 것을 알게 되지요. 예를 들면 최후의 만찬에서 사도들에게 신성한 영Divine Spirit을 전한 것이 영시를 얻게 된 계기였다는 기록이 있습니다. 그 덕분에 사도들은 그리스도의 변용과 승천하는 그리스도의 영을 볼 수 있었지요.

그러므로 지금처럼 깨달은 스승의 에너지 장을 직접 경험하는 것에는 영적 이로움이 있습니다. 기회는 지극히 드물고 귀중하기 때문에 그것은 추구해야 할 경험입니다.

I: REALITY AND SUBJECTIVITY

18

'무심'

서론

육체와 부합하는 것은 에너지로만 구성된 에테르체다. 에테르체는 영spirit을 구성하며 주관적 경험의 자리이다. 그것은 두뇌에 정보를 전달하고 뇌신경 회로를 활성화시킨다. 유체 이탈 체험에서 에테르체는 육체에서 분리된다. 유체 이탈 상태에서도 사람은 여전히 움직이고, 듣고, 보고, 생각할 수 있지만 반면에 육체는 그때 완전히 휴면 상태에 들어가 기능하지 않는다.

인간에게서, 에테르체는 또한 상위 아스트럴체(지혜, 추상적 사고)와 하위 아스트럴체(구체적 사고)는 물론 감정체를 포함한다. (여기서 '체body'란 사실 육체가 아닌 에너지 장) 멘탈체 너머에는 영체들이 있는데, 이 영체들은 오랜 세월에 걸쳐 다양한 이름(원인체, 붓다체, 크리스트체, 아트마체 등)을 얻었다. 상위 영체의 출현은 의식 진화와 병행하며, 지상의 시간으로 장구한 세월에 걸쳐 이루어진다.

초기 인류는 사고 형태와 언어 생성을 동반하는 하위 멘탈체의 개발과 구체적 학습을 나타낸다. 호모 사피엔스는 상위 멘탈체가 진화했는데 이는 의미의 미묘한 차이들 및 종류 및 범주와의 상호 관련을 동반한 추상적 사고 능력을 나타냈다. 전체 인구에서 멘탈체가 개발된 정도는 지적 장애에서 천재에 이르기까지 편차가 크다.

또한 영적 에너지 체계의 개발 정도는 사람마다 격차가 크고 유전적/카르마적 소질을 반영한다. 많은 개인에게, 영적 능력은 미숙하고 잠복해 있거나 혹은 기능적으로 발생기에 있다. 이러한 영적 능력은 영적 관심을 통해, 그리고 영적으로 봉헌했거나 동기 부여가 되어 있는 사람들과의 교제를 통해 활성화된다. 그러므로 역사상 위대한 스승들은 수행자들에게 '성스러운 벗을 구하라', 그리고 '온전치 못한 이들을 피하라'고 충고했다.

영적 정보는 멘탈체에 저장되며 교육적이고 유용하지만, 그것은 앞선 영적 스승의 현존에서 발산되는 고주파에 의해 높은 영적 에너지 장이 활성화되기까지는 경험적인 것이 되지 않는다. 고주파 에너지 장의 전달은 말 없이 비언어적으로 이루어진다. (이는 고전적으로 '은총'으로 일컬어진다.) 이 사건은 카르마적으로 각인되며, 상위 영체에 에너지를 불어넣음으로써 내면의 주관적·경험적 인식으로부터 이해가 비롯되도록 빛을 비춰 준다.

붓다의 역사적인 말 없는 전달은 따라서 '무심 no-mind'의 전달이었다. (역설적으로 불교 문헌에서는 '마음'을 대문자 M을 넣어 '한 마음'Mind으로 쓴다.) 이는 『의식혁명』에서 묘사한 동승 현상을 실증한다. 동승 현상은 '익명의 알콜 중독자회AA'와 같은 12단계 회복 모임에서는 유명한데, 입회자는 "꾸준히 모임에 나가기만 하면 삼투가 일어나 저절로 알게 된다."는 조언을 받는다. 이 단체의 오라(540)에 노출되면 기적적인 회복이 이루어진다. 중독이라는 대단히 강력한 덫에서 빠져나오기 위해서는 아주 강한 에너지 장이 필요하다. 술을 마시지 않은 상태로 그 에너지 장의 보호 안에 머물면 금주 상태는 지속되지만, 자신의 의식 수준이 필요한 수준인 540까지 발전하지 못한 상태에서 이 장을 떠나면 알콜 중독이 재발한다.

의식 발전 및 영적 깨어남을 향한 문은 겸손함이다. 우리는 온전함Integrity 바로 아래의 의식 수준이 자부심Pride(고전적 의미의 '에고')이라는 것에 주목한다. 자부심은 장애이며 내맡김을 통해 제거된다.

참나 찾기

사건(생각을 포함하는)은 의도 및 우세한 조건의 귀결로서 나타남 속으로 들어온다. 꼬리에 꼬리를 무는 생각들을 일으키는 인과 관계와 같은 그런 과정이 없다는 사실에 대해, 정신 작용은 예외가 아니다. 이원적 지각은 프로그램된 시간 궤도를 포함하는데, 시간 궤도는 사고 과정 자체를 포함하는 보통의 경험함 위에 포개져 있다. 마음은 그 다음에 생각의 행렬이 다음과 같이 발전한다고 추정한다.

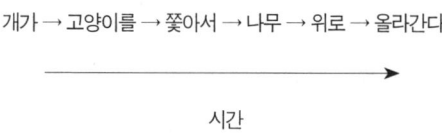

시간

사실, 실제로 벌어진 일은 다음과 같이 묘사하는 것이 가장 낫다.

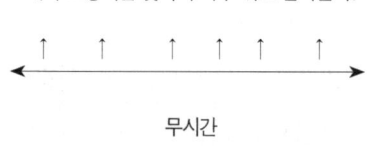

무시간

　모든 생각은 비언어적 침묵의 '공간'에서 일어나는데, 이 공간은 생각 형태가 출현하기 직전의, 식별 가능한 '찰라'이다. 이 관찰 결과는 생각 자체의 내용 대신에, 생각이 일어나는 에너지 장에 관심을 집중함으로써 포착할 수 있다. 관상이나 명상 중에 이러한 연습을 하면 내용 대신 불변의 맥락에 초점을 맞추게 된다. 이것은 목격자/관찰자로 불리는 의식 장이며, 이것이 없다면 사람은 생각나고 있는 것을 알거나 등록할 수 없을 것이다. 그 장은 자율적이고, 의지적인 것이 아니며, 의식의 한 성질이다.

　붓다는 불심('무심'을 의미하는)의 영원한 비언어적 공('비어 있음')을 '생각과 생각 사이의 틈새'에서 식별할 수 있다고 생각했다. 생각들 사이의 간격(만 분의 1초로 측정되는)을 식별하려는 시도는, 그 속에서 생각이 일어나는 침묵의 모체에 대해 선험적으로 존재하는 실상을 식별하는 것만큼이나 성공 가능성이 낮다. 붓다는 동일한 현상을 그저 다르게 언급했을 가능성이 높다. (근육 테스트는 이것이 진실임을 확인해 준다.)

비록 '지껄이는 마음'이 공존하고 있다고 하더라도, 보다 포괄적이고 초점이 맞춰져 있지 않으며 자동적으로 작동하는 침묵의 앎 또한 있음을 관찰하는 것은 간단하다. 내용보다는 맥락에 주의를 집중하는 관상이나 명상은 사람의 정체를 일시적이고 의지意志적인 것(그래서 개인적으로 되는)에서 앎이라는 불변의 성질 자체로 이동하는 일을 용이하게 해 준다. 이는 사람이 내용의 세부가 아닌 장field이라는 발견으로 이끌어 준다. 이러한 비약적 각성은 매우 갑작스러울 수 있는데, 이는 사토리의 수준이다.

의식적 앎의 장은 시간 궤도를 갖지 않으며, 침묵하고, 자율적이고, 수월하고, 평화롭고, 전부를 둘러싸며, 프로그램되어 있지 않다. 그것은 자유롭고, 속박되어 있지 않고, 자연 발생적이고, 고요하며, 태어나거나 죽지 않는다. 이 장을 발견하는 것은 간단하고, 쉽고, 편안하다. 각성은 '노력'이 아닌 '허락'의 귀결이다. 그것은 얻어냄이라기보다는 내맡김이다. 각성에 대한 욕망과 통제하려는 에고의 강박 관념을 포기할 때, 장은 저절로 인지된다.

전통적으로 에고 프로그램의 포기는 여러 생이 걸리는 힘겹고 험난한 것으로 묘사되었다. 하지만 사실은 일체를 신에게 깊이 내맡기는 깊은 겸손함과 자발성이 있다면 이행은 순식간에 일어날 수 있다. 그래서 깨달음에 이르는 길은 느린 과정으로도 혹은 갑작스러운 과정으로도 보일 수 있다.

각성을 통해 자신의 정체가 의식 자체임이 밝혀질 때, 이원적 지각의 지배는 사라지고 드러남Revelation에 이르는 최후의 문이 가까이 있다.

| 토론 |

마음 너머에는 무엇이 있습니까?

주관적 앎에는 생각, 감정, 혹은 이미지(침묵하는, 멎어 있는, 움직이지 않는, 온전히 현존하는All Present와 같은 내용이 결여되어 있습니다.

에고가 제거될 때 실상Reality은 저절로 드러납니다. 어떻게 그러한 상태를 이룰 수 있을까요?

몇 가지 간단한 방법이 있습니다. 첫째, 진짜 나는 마음도 아니고 마음이 믿는 바나 느끼는 바도 아니라는 사실을 받아들이세요. 그런 것은 진짜 내가 아니라 인상적인 메커니즘이라는 사실을 직시함으로써 벗어나세요. 마음을 '나' 대신 '그것'으로 부르세요. 진짜 '나'는 마음에 대해 선험적으로 존재합니다. 진짜 나는 맥락이지요.

개인용 컴퓨터와 마찬가지로, 기억은 많은 정보를 저장하고 있고 그로 인해 자기애적으로 과대평가됩니다. 하지만 기억은 사실 다량의 지각 프로그램을 저장하고 있을 뿐, 그중 어느 것도 실상Reality은 아닙니다. 기억은 환상의 창고지요. 기억에 대한 평가를 낮추고 거기서 에너지와 관심을 거두세요.

그러면 개인적 정체성이 없는 사람이 되지 않을까요?

그렇지요. 그렇게 되면 "나는 정말 누구인가, 혹은 무엇인가?"라는 의문이 생길 겁니다. "너 자신을 알라."는 오래된 금언은 사람을 오도하는데, 왜냐하면 대부분의 사람들에게, 그것은 그저 에고의 내용을 더욱 자세히 아는 것을 의미하기 때문이지요.

에고는 왜 그렇게 극복하기가 어려울까요?

사람은 에고에 중독되고 에고의 내용에 푹 빠지게 됩니다. 에고는 사람의 관심 전부를 끌어당기고 그래서 사람은 마음과 감정에 사로잡히게 되지요. 만일 사람이 마음과 마음의 내용을 진짜 '나'로 믿는다면, 그러한 집중은 확실히 이해할 만합니다. 기본적으로 이 오류는 순진함으로 인한 것입니다. 마음은 흥분과 스릴, 신기한 것들로 가득한 유원지입니다. 또한 감정의 드라마와 사회적 동일시가 펼쳐지는 부조리극 극장이기도 하지요. 마음은 그것이 개인적 성격화, 극화, 표현이라는 점에서 하나의 '연기'입니다.

'에고에서 벗어난다'고 했을 때, 사람들은 대개 부정성이나 자부심에서 벗어나는 것을 의미합니다.

흔히들 그렇습니다. 영적 추구를 시작할 때, 사람들은 부정적 기질과 반응을 발견하고 당황하는 일이 많습니다. 하지만 그러한 것은 동물 반응성이 인간적으로 정교하게 지속되는 것일 뿐임을 알고 초연하게 바라볼 필요가 있지요. 원숭이 섬에서 관찰되는 영토 전쟁은 전쟁하는 나라들 간의 영토 전쟁과 똑같습니다. 예외가 있다면 원숭이들이 더 똑똑해서 전쟁을 계속할 경우 자신이 패배할 거라는 사실이 분명할 때는 후퇴한다는 것입니다. 코끼리 무리는 190으로, 팬더는 185로, 기린은 180으로, 원숭이 집단은 125로 측정되지만 현재의 중동은 75(원숭이만큼도 똑똑하지 못한)라는 사실에 주목하세요.

에고를 해소하는 단순한 방법이 있습니까?

예. 내적 정직함에 전념함을 통해 에고 반응의 기초가 그러한 반응에서 얻어지는 쾌락임이 명확해질 것입니다. 자기 연민, 분노, 격노, 증오, 자부심, 죄책감, 두려움 등이 가져다주는 대가는 내적 만족감이지요. 병적인 얘기로 들릴지 모르겠지만, 내적 쾌락이 그 모든 감정에 에너지를 불어넣고 감정을 증식시킵니다. 감정의 영향력을 소멸시키기 위해서는 그 수상쩍은, 내면의 은밀한 쾌락을 기꺼이 포기하고 신에게 내맡기는 것과, 오직 신에게서 기쁨, 쾌락, 행복을 구하는 것이 필요할 뿐입니다.

마음은 처음에는 괴로움에서 은밀한 쾌락을 얻는다는 것을 부정할 것입니다. 하지만 엄격한 자기반성이 있을 때, 마음이 자신의 내용에 달라붙는 것은 자신이 위치성에서 짜내는 '단물' 때문임이 드러날 것입니다. 약간의 자기 정직성만 있어도, 이 사실을 발견하는 것은 상당히 쉽지요.

모든 사람이 분개에서, 순교자나 희생자가 되는 데서, 오해를 받았거나 감사받지 못했다는 느낌 등에서 은밀한 쾌락을 얻습니다. 사회와 법률은 법적·금전적 보상을 통해 그러한 이득을 강화시켜주기까지 해서 사람들은 '감정을 다친' 데 대해, 일터에서 '무시'당한 데 대해, '스트레스'를 견딘 데 대해, '불편감'을 느낀 것 등에 대해 보상받을 수 있습니다.

그러한 대가에 더 이상 가치가 부여되지 않을 때, 감정은 사라집니다. 감정은 목표에 기여하는 동안에만 지속되지요. 이 '에고의 단물'을 포기할 때, 그 자리에 내면의 평화가 들어섭니다.

사람은 또한 이러한 에고 게임과 관련된 은밀한 허영심이 있다는 것에 주목하게 될 것입니다. 에고는 자신이 얼마나 피로운지, 그리고 자신이 불의와 불공정의 얼마나 가엾은 피해자인지를 선언함으로써 강화되는 듯합니다. 사실상 에고는 이 은밀한 자기-극화와 개인적·사회적 대가를 통해 은밀히 진통을 찬양합니다. 에고는 스스로 자급자족하며 자신의 내적 대화에 스스로를 전파하게 되지요.

에고를 해소하려면 이 보상 게임과 함께 감정의 과시적 표출 및 자신의 위치를 정당화하기 위한 데이터와 이야기의 반복적 개작을 기꺼이 포기해야만 합니다. 사람은 에고는 모든 부당함에서 젖을 짠다는 것, 그리고 에고에게 '의분'에 탐닉하는 것보다 더한 쾌락은 없다는 것에 주목할 것입니다. 에고는 그토록 굉장한 대가를 지불하는 저 달콤한 위치성을 '사랑'할 뿐입니다.

에고가 상처받은 쪽의 위치에 서는 것의 두 번째 이득은, 이제 에고가 아무리 극단적인 행동을 하더라도 그것을 정당화시킬 수 있는 구실이 있다는 것입니다. 에고는 교활합니다. 에고는 고통과 괴로움과 온갖 부정적 감정 위에서 번창합니다. 하지만 에고가 이 모든 내적인, 온전치 못한 은밀한 이득을 얻는 데 대한 대가로 지불하는 한 가지 귀결이 있지요. 그것은 전반적 죄책감, 수치심, 낮은 자존감입니다. 사람들이 긍정적 행동을 취하기를 습관적으로 거부하는 그 완강함에 주목하세요. 사람들은 자신에게 도움이 될 모든 노력에 '고집스럽게' 저항합니다. 심지어 그러한 도움이 무료로 제공되고 그것에 쉽게 접근할 수 있다고 해도 말입니다. 가장 흔한 방어는 어설픈 구실을 대는 것이지요. 문제가 심각할 때, 그러한 저항은 가족이나 사회가 '거친 사랑'으로 개입하게 만듭니다.

에고의 중독과 생존은 부정성의 은밀한 쾌락을 바탕으로 하는데, 그것을 먼저 인정하고, 확인하고, 수치심이나 죄책감 없이 고백해야만 비로소 놓아 버릴 수 있습니다. 사람은 만인이 상속받은 에고가 어떻게 작용하는지를 보고 그것이 정말로 사적인 것이 아니라는 것을 인지해야만 합니다.

그러한 동기 부여가 그토록 끈질겨지는 것은 무엇 때문일까요?

왜냐하면 그것은 진짜 사랑에 대한 왜곡된 대용품이자 신의 대용품이기 때문입니다. 그것이 실제로 무엇인지를 본다면 이 자기 보상 체계는 사실상 자기애적이고 간접적인 자기 사랑입니다. 하지만 그것은 자신이 저자임을 인정하는 책임을 받아들이지 않기 때문에 온전하지 못하지요. 비록 에고가 '나'는 아니라고 하더라도, 그것은 자신에게 속해 있습니다.

사회에서 펼쳐지는 이 에고 게임은 모든 관계를 가해자와 피해자로 나누는 임의적이며 고정되어 있지 않은 경계선에 의지하고 있습니다. 사실상 이 게임은 유년기의 놀이터에서 시작되지만 유행 및 대중 매체의 증폭과 함께 재정적 이득에 대한 욕망에 의해 현재화되지요.

예를 들어 주시면 요점이 명확해지겠습니다.

종내는 자멸하는 메커니즘을 드러내기 위해 일부러 단순하게 묘사했습니다. 에고가 일시적으로 팽창한다고 하더라도, 그것은 온전성을 잃고 따라서 힘을 잃어버립니다. 그것은 지는 게임이지요. "네가 나한테 무슨 짓을 했는지 봐라."는 대결 게임은 자존감을 복구시켜 줄 것 같지만 그렇지 못한데, 왜냐하면 그것은 '복수'하려는 동기로 인해 타락하기 때문입니다. 높은 전망에서 볼 때, 게임 전체는 그저 "그래서 어쨌다고?So what?"입니다.

그런 자멸적인 행동이 그토록 끈질기게 지속되는 이유는 무엇입니까?

에고는 자급자족의 그 비밀의 근원이 노출되면 분노로 반응합니다. 에고는 자신의 지배를 위협하는 그 어떤 것에 대해서도 격하게 화를 내거나 살인을 부르는 흉포한 분노로 반응할 수조차 있습니다. 에고는 은밀한 신의 대용품 위에서 번영을 누렸고, 사랑을 차단함으로써 생존했습니다. 그러므로 쓸쓸하게 들릴지 모르겠지만 에고는 내밀히 스스로를 먹고 사는 일을 포기하지 않으려고 합니다. 에고는 겉으로는 괴로움에 이의를 제기해도, 속으로는 그것을 즐거이 맞아들입니다.

그것이 참나를 각성하기 위해 사람이 치러야 하는 희생입니까?

자기 보상 역동을 버리는 것은 에고에게 손해로 보이지요. 에고는 신을 신뢰하지 않으므로 지속, 생존, 쾌락을 위해 기댈 곳은 오직 자신뿐이라고 생각합니다. 에고는 자신의 메커니즘을 믿지 신을 믿지는 않습니다. 하지만 이러한 오류 때문에 에고를 비난해서는 안 되는데 왜냐하면 에고에게는 비교할 수 있는 경험적 기초가 없기 때문입니다. 에고의 유일한 출구는 더 나은 길이 있다는 믿음이지요. 마음이 자신의 오류 및 행복을 이루는 데서의 실패로 인해 환상에서 깨어나게 될 때, 에고는 영적 진실에 관해 듣고 그것을 추구하기 시작합니다. 에고는 자신이 고통에서 짜내는 끔찍한 만족감이 기쁨의 형편없는 대용품이라는 것을 마침내 각성합니다.

그렇다면 영적 관심의 무르익음이라고 할 만한 일이 생기는 것입니까?

인생 길에서 그것은 전환점이 됩니다. 수많은 생이 걸릴지라도, 그것은 절망과 패배의 '바닥'을 친 것이고 또한 사람을 희망없음에서 건져 내는 내면의 빛이지요. 일단 그 지점에 도달하면 에고의 시간은 얼마 남지 않았습니다.

어떤 희생이 요구됩니까?

주된 단계는 에고의 외부에, 에고 너머에 기쁨과 행복의 근원이 있다는 각성입니다. 그런 다음 어떻게 영적 목표에 도달할 것인지에 대한 호기심과 관심이 생겨납니다. 그리고 신념이 솟아나는데 이것은 그 다음에 믿음을 통해 그리고 결국에는 경험을 통해 강화됩니다. 그 다음에는 교육 및 정보의 획득과 또 배운 바의 실행이 따르지요. 초대에 따라 영적 에너지는 증가하고, 그 다음에는 봉헌과 모든 장애를 내맡기려는 자발성이 뒤따릅니다. 자신의 삶을 신에게 양도하겠다는 결정조차 기쁨을 가져오고 삶에 완전히 새로운 의미를 부여합니다. 그것은 사람을 고양시키고, 더욱 커진 맥락은 삶에 더한 의의와 보상을 가져다주지요. 사람은 결국 자기 안팎의 부정성을 옹호하는 것을 꺼리게 됩니다. 그것은 부정성이 나쁘기 때문이 아니라 그저 무익하기 때문이지요. 비록 신을 향한 여정이 실패와 의심으로 시작된다고 하더라도, 그것은 확실성 속으로 나아갑니다. 길은 정말이지 아주 단순합니다.

"신에게 내맡긴다."는 것의 진정한 의미는 무엇입니까?

그것은 통제를 내맡기고, 에고 위치성의 은밀한 만족감을 내맡긴다는 것을 의미합니다. 생명과 기쁨의 근원으로서의 사랑과 신을 향해 오로지 돌아서세요. 이 선택은 매 순간 가능합니다. 마침내 선택했을 때 보상은 크지요. 초대에 따라 영적 앎이 길을 비춰줍니다. 비결은 자발성입니다.

사람이 이미 길을 잘 가고 있지 않다면 어떻게 신을 알아볼 수 있습니까?

신의 현존의 일차적 증거는 영적 문제에 대한 깨어나는 호기심

혹은 관심입니다. 그것은 에고라는 둑의 갈라진 틈이지요. 사람이 영적 목표를 원하거나 실행하기 시작할 때, 혹은 영적 정보를 추구하기 시작할 때, 현존은 이미 그의 삶을 붙든 것입니다.

모든 장애를 신과 사랑에 내맡기려는 욕구가 올라온다면, 신은 이미 자발성의 형태로 현존하는 것입니다. 사람이 헌신에 이르면 거기에는 이미 에고를 녹이고 길을 비춰 주는 상당히 발전된 현존 Presence이 있는 것입니다. 영적 진보와 발견에 동반되는 것이 기쁨인데, 기쁨은 참나의 광휘이며 내맡겨진 에고 위치성을 재빨리 대체합니다. 길을 따라 한 걸음씩 나아갈 때마다 영적 영감의 강도는 증가하지요. 자기自己가 세상이나 에고를 바라보기를 그칠 때, 자기는 자신의 근원이 그동안 줄곧 참나였음을 발견합니다.

에고가 취하는 은밀한 대가 외에 또 어떤 것을 내맡겨야 할까요?

사람은 무엇이든 알고 있다는 마음의 환상을 꿰뚫어 보아야 합니다. 그것을 겸손함이라 하는데 겸손함은 각성, 드러냄, 직관적 인식으로 향한 문을 열어 주는 가치를 갖습니다.

마음은 의미를 추구하고, 따라서 의미에 대한 자신의 정의에만 도달할 수 있다는 점에서 마음은 우회적입니다. 실상Reality에서 의미를 가지고 있는 것은 없는데 왜냐하면 실상에는 식별할 만한 속성이 없기 때문이지요. 일체는 그저 창조된 대로—완전하고 완벽하게 존재할 뿐입니다. 일체는 그것이 그것인 것으로 존재하는 것만으로 자신의 목적을 실현합니다. 일체는 자신의 본질과 잠재성의 실현입니다. 존재하는 모든 것에 대한 유일한 '요구'는 그저

'있는' 것이지요. 그 어떤 순간의 조건하에서든 일체의 운명은 이미 완전히 실현되었습니다. 그러므로 그것이 그것인 것은 바로 그 순간에 이르기까지 과거 모든 가능성의 완성을 나타냅니다. 일체는 존재하게 되어 있는 대로 존재합니다. 본질이 자신의 잠재성을 실현하는 동안, 그것은 그와 상응하는 의식 수준에 의해 목격되지요. 나노 초의 그 어떤 관찰에서도, 실제로 변하는 것은 없습니다. 변하는 것은 목격자의 위치와 관찰점이지요. 변화는 연쇄적 지각의 한 과정에 지나지 않습니다.

삶은 정지 화면의 연속으로 상상할 수 있습니다. 삶은 수수께끼를 냅니다. 움직이는 것은 세계인가 혹은 마음인가?

그렇다면 완벽하지 않다는 건 불가능하군요.

일체는 그 절대적 자기 정체로 있을 뿐이지만, 이는 지각과 위치성을 갖는 에고의 성향으로 인해 포착하기 어려운 관찰 결과입니다. 그래서 깡통에 슨 녹은 산화 과정의 성공과 완성을 나타낼 수 있습니다. 철이 습기에 노출되면 산화철이 생성되는데, 그것은 철이 존재하는 방식이지요. 철은 그렇게 '하는' 것이 아니라, 그렇게 '있는' 것이고, 그리고 일시적인 것은 외관의 형상일 뿐입니다.

실상Reality은 항구적입니다. 그것은 '나'의 눈에는 자명한데 그러나 이 '나'는 사적인 에고의 '나'가 아닙니다. 관찰이 이루어지는 모든 순간에, 일체는 이미 완전하고 완벽하지요. 가치와 의미란 마음이 투사시킨 장식물이며 이는 선별된 일정한 속성이나 특징의 바람직성을 바탕으로 합니다. 야생적이고 자연스러워 보이는 크리스마스 트리를 원한다면, 구부러진 나무가 곧은 나무보다 훨씬 낫습니다.

사람은 환상을 초월할 수 있습니까?

마음의 실상은 허구입니다. 그러한 각성과 더불어, 마음은 실상의 권위자로서의 권세를 상실하지요. 에고의 눈으로 보면 삶은 매력과 혐오, 두려움과 일시적 쾌락이 변화무쌍한 만화경입니다. 에고는 과대평가된 위치성을 발판으로 삼고 있지만, 성숙해지면서 의지할 만한 영속적 성질을 찾아 점차 내면을 들여다보게 됩니다. 에고는 영적 지시나 정보가 없다면 어느 쪽을 보아야 할지 모르고 그저 실용적 가치를 갖는 기본적 생존 기술에 안주하고 말 수도 있습니다.

사람한테 마음이 없다면 어떻게 생존할 수 있습니까?

'생각하는 마음'과 '아는 마음'이 있습니다. 앎은 자동적이며 삶의 상황 전체를 포괄합니다. 앎은 생각하거나 계산하기보다는 인식에 의지합니다. 앎의 기능은 자연 발생적이며 따지기보다는 침묵합니다.

앎은 다른 작용 원리를 반영하며 그 반응이 보다 온건하고 포괄적인 경향이 있습니다. 앎은 그림 전체를 보고 그것에 맞게 반응하지요. 아는 마음은 진부한 위치성을 갖거나 분별하지 않는 경향이 있고 또 열광적인 노력에 빠지지도 않습니다. 아는 마음은 태평스럽고 부드러우며 세상의 드라마에 관여하기보다 관찰을 선호하는 경향이 있지요. 그것은 이득이나 손해에 대한 세속적 정의를 따르지 않습니다. 우리는 그런 식으로 세상과 관계하는 것을 두고 '느긋하다'거나 '철학적'이라고 합니다. 에고의 생각하는 마음이 "정말 끔찍하지 않아?"라고 말할 때, 앎은 그것이 인생의 부침에 지나지 않는다는 것과 결국에는 다 똑같다는 것을 압니다.

그건 수동적 태도로 보입니다.

에고에게 평화는 소극적이고 수동적으로 보이는데 왜냐하면 에고는 뭔가를 '하는' 측면에서, 예를 들면 통제나 이득, 혹은 회피를 구하는 측면에서 생각하기 때문입니다. 에고는 차량들 사이를 지그재그로 달리고, 속도 제한을 무시하며, 경찰차가 어디 있는지를 살핍니다. 에고는 교통 지체에 대해, 멍청한 운전자들에 대해 불같이 화를 내지요. 그리고 앞차에 바짝 따라붙은 채 속도가 느리다며 속으로 욕을 합니다. 에고는 경적을 울려 대고 커브 길에서 추월합니다. 에고는 박자를 맞추고 새치기를 하려는 바람에 쫓기지요. 에고는 앞줄로 끼어드는 운전자를 향해 주먹을 휘두르며 끔찍한 복수를 맹세합니다. 에고는 이 모든 일이 벌어지는 동안에도 동시에 사업 전략을 짜고, 휴대폰으로 통화하고, 라디오를 듣습니다.

이와 대조적으로, 아는 마음은 차량의 흐름을 따라가며 정중하게 행동하고 어떤 가엾은 친구를 앞에 끼워 주는 일을 즐깁니다. '한번 봐주는' 것은 앎의 편안한 전망에는 아무렇지도 않은 일이지요.

그렇게 느긋한 태도가 비효율적인 것은 아닙니까?

아는 마음은 행위가 아니라 전체적 시야에 의존합니다. 에고는 낮은 힘에 의존하지요. 하지만 영의 영향력은 힘에서 나옵니다. 앎은, 결국 중요한 것은 자신이 뭘 하는가가 아니라 자신이 어떤 사람이고 또 어떤 사람이 되었는가 라는 점이라는 걸 압니다. 어떤 이들은 상황을 자극하지만, 반면 어떤 이들은 상황을 진정시킵니다.

하지만 세상에서의 성공은 어떻게 하고요?

에고는 이득과 통제를 성공으로 봅니다. 아는 마음은 그 대신 실현, 완성, 평정을 지향하고 평화와 사랑임lovingness의 쾌락을 지향합니다. 에고에게 이득은 외부에 놓여 있습니다. 영에게 이득이란 내용이나 형상에서 독립한, 항시 현존하는 존재의 기쁨과 마찬가지로 내적인 것이지요. 영에게는 화창한 날이나 비오는 날이나 다 똑같습니다. 앎은 형상을 붙잡으려 하기보다는 성질을 즐기지요. 그리하여 앎은 소유하거나 통제하지 않고도 '더불어 있음'을 즐길 수 있습니다. 앎은 목표에 쫓기지 않으며, 그 대신 모든 상황에서 동등한 즐거움을 누릴 수 있는 능력을 소중히 여깁니다.

정신 작용이 없다면, 아는 마음은 어떻게 정보를 얻습니까?

아는 마음은 논리보다는 직관에 의지합니다. 하지만 아는 마음은 또한 위치를 갖지 않기 때문에 스스로 교정하는 경향이 있고, 그래서 위치를 바꾸거나 '물러서는' 일을 꺼리지 않습니다. 느긋한 태도는 변화를 허용하는데, 그것은 특정 관점에 대해 아무런 이해관계가 없기 때문입니다. "난 그 점에 대해 틀렸던 것 같다."
는 위치성을 갖지 않는 데서 나오는 편안한 진술입니다. 수많은
에고는 자신이 '틀렸다'는 것을 인정하느니 차라리 죽으려고 할
것입니다.

　아는 마음은 그림 전체를 보고 선택지들을 아는 일을 소중히 여
깁니다. 그러므로 아는 마음은 보다 유연하고 융통성이 있습니다.
에고는 세부에 집중하지만 앎은 일반성과 본질에 관심이 있지요.
에고는 독점하지만 영은 포괄합니다.

아는 모드의 인식의 근원은 무엇입니까?

　참나로서의 현존Presence이 실상의 전부임Allness of Reality을 비춰
줍니다. 일체는, 모든 존재와 창조가 그 속에서 솟아나는 무한한
지고Infinite Supreme로서의 자신의 존재의 신성으로 말미암아 동등
합니다. 거기에는 취사선택이나 분할이 없습니다. 전부가 동등한
가치와 중요성을 갖습니다.

　이와 대조적으로, 에고의 초점은 의도로 인해 협소하고 제한적
이며 따라서 선별적이지요. 에고는 끊임없이 '문제'를 찾습니다.
에고에게는 모든 게 다 '문제'로 보일 수 있습니다. 결과적으로 에
고의 상황 평가는 아주 심각한 오류를 저지르거나 계산 착오를 일
으키기 일쑤고, 이는 수많은 사람에게 심지어는 인구 전체에 중대
한 결과를 초래하지요. 오류를 저지르기 쉬운 이 성향은 에고/마
음에 내재된 결함입니다. 왜냐하면 에고/마음은 자신의 추측과 위
치성을 지지하는 데이터를 선별하고 반대의 결론을 암시할 데이

터는 무시하기 때문입니다. 에고는 경직되어 있는데 사회의 집단 에고는 그보다 한층 더합니다. 앎이란 왕이 벌거벗었다는 것을 순진하게 알아차린 어린아이의 무구함과 같은 것이지요.

에고의 경직성과 교정에 대한 저항은 자기애적인 자만심, 자부심, 허영심에 기초하고 있습니다. 모든 나라의 집단 에고는 몰락과 파멸을 불러옵니다. 민족주의적 허영심과 구호는, 수십 년 혹은 수백 년간 전 인구를 집어삼킨 정치열이나 정당한 종교열로 부풀어 오릅니다. 이렇게 격앙되고, 팽창되고, 자기애적인 에고 위치성은 수백만 명의 살육을 낳고, 선동적 지도자들과 심지어는 전 인구의 몰락으로 끝나지요.

국가적 사안에서 에고의 영향력은 파멸적인 경향이 있습니다.

세계사는 자만한 위치성들에 대해 치른 비용의 기록입니다. 어린아이의 눈에도 이미 졌다는 것이 분명해진 다음에도 전쟁은 한참 동안 계속되지요. 마침내 정직함이 대세를 이루어 무의미한 살육에 종지부를 찍기 전까지 수백만의 사람이 더 죽어 갑니다. 2차 대전의 마지막 나날들은 대부분의 사람이 잘 아는 고전적 사례임에 틀림없습니다. 심지어 자기 망상에 눈이 먼 한 나라를 깨우기 위해 두 번째 원자 폭탄이 필요하기조차 했습니다. 그 나라는 또 하나의 폭탄을 자초한 것입니다.

에고는 치명적 상황을 올바르게 평가할 수 없을 뿐 아니라 자신의 목적을 위해 기꺼이 생명을 희생시키기조차 합니다. 그러므로 에고에는 치명성이 내재되어 있고 에고는 자신이 틀렸다는 것을 인정하느니 차라리 '너 죽고 나 죽자'고 합니다. 에고는 엄청난 무지라는 말로 밖에 설명할 수 없는 일을 할 수 있지요. 불행히도 1980년대 후반까지, 그것은 인류의 행동을 지배한 우세한 에너지였습니다. 에고는 자신의 실수에서 배우지 못한다는 의미에서 완고합니다. 실패한 정책들이 엄청난 재앙에도 불구하고 끊임없이 되돌아옵니다. 그리고 그에 대한 정당화는 거의 항상 어떤 도덕주의적 구호에 의존하는데, 이는 순진한 대중의 잘 속는 성질을 악용하는 선전가들의 정치적 이득에 봉사합니다.

그렇게 자명한 증거가 있는 데도 불구하고 사회적 오류가 지속되는 이유는 무엇입니까?

에고는 정당해 보이는 것에 관심이 있고, 결과야 어떻든 간에 '뭔가를 하는 데' 초점을 맞춥니다. 에고는 해결책이 없는 사회적 상황이 있을지 모른다는 생각은 꿈에도 하지 못합니다. 하지만 해결책이 없는 상황은 그저 견디며 살 수밖에 없고 인간 조건의 일부로 받아들이는 수밖에 다른 도리가 없지요. 에고는 낮은 힘에 의존하지만, 반면에 어려운 문제들은 오직 '좋다'와 '나쁘다'의 위치성을 초월하는 힘, 그리고 이른바 문제라는 것을 투사된 것으로 보는 힘을 통해서만 해결할 수 있습니다.

아는 마음은 일차적으로 하나의 다른 전망입니까?

에고는 은폐하는 반면, 앎은 드러냅니다. 많은 결함 있는 에고 위치에 대한 대답은 일반적으로 간과되는 건전한 '상식'에 포함되어 있을 수 있습니다. 에고는 그 허세에도 불구하고 순진합니다. 에고는 거드름을 피우며 명백한 것에 대한 증거를 요구하고, 그렇게 하면서 교활하게 온전치 못하지요. 에고의 손쉬운 해결책과 자기 중요성*에 대해서는 건방지다는 표현이 가장 적합할 것입니다.

에고는 상식에서 위협을 느끼며 사회가 과거에 어떤 실수를 저질렀는지를 경건하게 읊조립니다. 하지만 에고는 그렇게 하면서 상식을 드러내는 사례는 전혀 언급하지 않고 그 대신 결함 있는 집단적 에고 위치의 역사적 사례를 인용합니다.

그렇다면 '무심'은 전부를 둘러싸는 전망입니까?

그래서 그것은 큰 가치를 갖습니다. 영적 제자는 에고를 변형시키고, 극복하고, 혹은 처단하려고 하는 경우가 많은데, 필요한 것은 오직 단순히 에고를 버리는 일입니다. 이것은 신이라는 실상 Reality에 대한 신뢰, 믿음, 확신의 발달을 요구하지요. 이득 추구를 포기할 때, 삶은 상대적으로 수월하고 평화로워집니다.

아는 마음의 직관을 따르는 것이 위험하지는 않습니까?

에고에게는 그렇게 보입니다. 하지만 우리에게는 지금 에고의 두려움과 의심을 누그러뜨릴 믿음직한 도구가 있습니다. 진실을 가리는 근육 테스트는 쉽게 이용할 수 있고 진실과 오류의 차이를 단 몇 초만에 드러냅니다. 근육 테스트는 정신 작용을 요구하지

---

* 자신이 남들보다 더 중요하다고 생각하는 것

않으며, 사실상 마음을 전적으로 우회하지요. 반응은 피험자의 마음에서 전적으로 독립해 있습니다. 사실 진술을 말로 할 필요조차 없지요. 진술이나 이미지를 마음속에 떠올리고만 있어도 됩니다. 본질적으로, 현상 전체는 오직 에너지 수준에서 일어납니다. 진술은 진실의 현존에 자동적으로 응답하는 의식 장에 대해 하나의 에너지 패턴으로 제시됩니다. 실험자와 피험자 모두가 자신의 개인적 신념에 완전히 반하는 답에 이르는 것은 대단히 흔한 경험입니다.

근육 테스트는 발전된 의식 수준에 접근할 수 있게 해 주는 진귀한 선물이며, 이것이 없다면 영적 식별력이 동일한 답을 드러내 줄 지점에 이르기 위해 개인적으로 긴 과정을 거쳐야만 할 것입니다.

근육 테스트는 실용적이고 귀중한데 왜냐하면 그것은 직관에 대한 교차 확인으로서 검증 가능하기 때문입니다. 그것은 학습 도구임은 물론 망설임과 의심의 시기에 결정적으로 중요한 도구지요. 하지만, 근육 테스트법의 한계에 대해서는 재차 말해둘 필요가 있습니다. 그것은 실험자와 피험자가 모두 200 수준 이상으로 측정되고 질문의 동기 또한 온전한 경우에만 신뢰할 수 있지요. 이는 자만심이나 이기심에서 근육 테스트법을 이용하는 일을 자동적으로 배제하여, 현재 세계 인구의 약 20퍼센트에게만 그 이용이 제한됩니다.

생각하는 마음과 아는 마음 사이에는 갈등이 있는 듯합니다.

이득이나 손해는 지각의 반영일 뿐 타고난 실상이 없습니다. 사람은 일반적으로 영에게 이득이 되는 것이, 적어도 처음에는 에고에게 손해로 비칠 수 있다고 가정할 수 있지요. 에고는 기꺼이 용서하고 잊으려는 자발성에 내맡기는 대신 증오와 앙갚음의 쾌락과 만족감을 붙듭니다. 사람들은 익숙한 것에 매달립니다. 설령 그것이 그들을 죽이더라도 말이지요. 말로는 아니라고 하지만, 보통 사람들은 개별적·집단적 에고에 사실상 자진해서 참여합니다. 사람들은 자신이 남보다 낫다거나, 더 중요하다거나, 혹은 더 우월하다고 으스대는 느낌이 가져다주는 대가를 거절하는 데 저항하지요. 앙심, 복수, 앙갚음, 혹은 '값을 치르게 만드는' 일의 만족감은 중독을 일으키고 자기 이익에 봉사하며, 그리하여 끝없는 갈등을 통해 세계의 전 국가와 지역을 지배합니다.

'성전'이라는 모든 독선적 악몽의 기초에 있는 것이 그것입니까?

성전이라는 에고 위치는 그러한 것의 중단 없는 보급과 지속을 보증하기 위해 제도화되었습니다. 대중의 강요된 무지에 영합하는 것은 위신과 타인을 지배하는 권력을 가져다주고 무기 상인들의 은행 계좌를 불려 주지요.

슬프고도 희극적인 사실은 이른바 '성지'라는 곳들이 지금은 지구상에서 가장 성스럽지 못한 곳이 되었다는 것입니다. 역설적으로, 오랫동안 수많은 사람의 생명을 앗아 간 그 전설적 땅들은 아주 낮게(150) 측정됩니다. 성인들의 발자취는 수 세기에 걸친 유혈과 증오, 잔인함, 괴로움으로 지워져 버렸습니다. 최소 425로 측정되는 뉴욕의 센트럴 파크나, 아니면 465로 측정되는 엠파이어

스테이트 빌딩의 전망대에서 기도하는 편이 훨씬 낫습니다.

말하자면 근육 테스트는 마음속 깊이 간직된 환상과 망상의 가면을 찢어 내는 능력이라는 측면에서 무자비합니다.

근육 테스트는 예고와 기만에게, 그리고 거짓의 조달 업자들에게 무자비합니다. 진실에 곧장 접근할 수 있는 이들을 통제하고 조종하기는 어렵지요. 정치인이라면 누구나 아는 사실이지만 인류는 쉽게 속아 넘어갑니다. 정치가statesmen는 진실의 힘에 의지하는 반면, 정치인politician은 이득을 위해 진실을 전복시킵니다. 정치적 이득을 위해 이렇듯 진실을 뒤집어 엎는 일은 나치의 제3제국에서 정점에 달했습니다. 괴벨스(측정 수준 30)는 가장 터무니없는 선전조차도 수백만의 사람에게 먹힐 수 있다는 사실을 간단히 보여 주었습니다. 선동가들은 통제하기 위해 왜곡하고 감정화합니다. 진정한 정치가는 510으로 측정된 처칠처럼 영감을 불러일으키고 사람들을 이끌기 위해 진실을 이용하지요.

대결confrontation의 가치는 무엇입니까?

사회는 대결을 통해, 희생자들이 스스로 타마스에서 빠져나와 정신 차리고 행동을 취하는 라자스로 들어가기를 희망합니다. 법이 범죄 행동과 대결하는 목적이 바로 그것입니다. 법은 변화하려는 동기를 제공하기를 희망합니다. 하지만 변화할 수 없는 사람들이 굉장히 많지요. 개중에는 자신의 의지를 바꾸지 못하는 이들이 있다는 사실을 깨달을 때, 우리는 그들이 병들었거나 혹은 필수적인 비판적 뇌 기능이 결여되었음을 알게 됩니다. 역사적으로 이러한 상태는 '도덕적 저능'으로 불렸습니다. 현재는 '사이코패스적 성격'으로 지칭되지요. 이러한 결함은 두세 살의 어린 나이에 나타나는데, 아이는 충동을 조절하지 못하거나 욕구충족이 지체되는 것을 참지 못합니다. 또한 경험에서 배우는 능력에 내재적 결함이 있고, 귀결을 두려워하는 능력이 선천적으로 결핍되어 있습니다.

솔직함은 종교의 스승이나 전통적인 영적 스승의 관습적 스타일이 아닙니다. 사람들은 그들이 경건하게 말하고 행동하기를 기대합니다.

실상Reality은 좋다고 묘사되는 위치성들에 영합하지 않는다는 점에서 근본적입니다. 진실의 선禪은 단도직입적이며 망상적 오류에 대해 정확히 대결적이지요.

구도자가 깨달음의 길에 헌신할 때는 알곡과 쭉정이를 분리해야 합니다. 그것은 자동적으로 되는데 왜냐하면 위치성은 신념에 기반하고 있기 때문입니다. 신념은 진실에 대한 인식 앞에서 사라집니다. 깨달음에 이르는 길은 푸념하는 양들을 위한 것이 아닙니다. 기분이 상한다는 것은 자신을 방어하고 있다는 것을 의미하고, 이는 그 자체로 진실하지 못한 것에 매달리고 있음을 의미하지요. 진실은 방어를 필요로 하지 않으며 따라서 방어적이지 않습니다. 진실에는 증명해야 할 것이 없으며, 답을 구하는 질문에 취약하지 않습니다.

그렇다면 증거를 요구한다는 것은 실상Reality을 부정하는 것입니까?

날카로운 관찰이군요. 모든 증거는 구조물에 지나지 않습니다. 신의 존재에 대한 전통적 증거에는 인식론적 결함이 있는데 그것은 논리 과정 자체에 뿌리내린 오류로 인한 것입니다. 예를 들면, 객관성 대 주관성이라는 표면적 대립쌍의 오류가 있습니다.

객관성이란 믿을 수 있는 진짜 '실상'을 창조하려는 시도에서 나온 인위적인 정신적 구조물입니다. 하지만 그렇게 하는 데 실패하는데, 그것은 표면적으로 논리적인 구조 전체가 전적으로 주관성과 신념을 기반으로 하고 있기 때문이지요. 어떠한 개념에도 그것에 딸린 주관적 가치 외에는 '진실'의 고유한 권위가 없습니다. 신뢰성은 주관적 결정이고 순수히 경험적이며 정의할 수 없습니다. 한 사람에게 설득력을 갖는 것이 다른 사람에게는 넌센스로 취급될 수도 있지요.

신에 대한 각성과 인식은 근본적으로 그리고 순수하게 주관적입니다. 이성이 진실Truth에 도달할 수 있는 가능성은 가정조차 할 수 없습니다. 진실Truth은 오직 그것으로 존재하는 동일성으로 말미암아 인식할 수 있습니다.

19

I: REALITY AND SUBJECTIVITY

가슴의 길

서문

　의식에 대한, 그리고 생각과 지각의 구조 및 기능에 대한 정보는 일차적으로 비이원성(아드바이타)*의 길을 택한 구도자들에게 가치를 갖는 것처럼 보일 수 있다. 그러나 그러한 주제는 헌신하는 가슴의 길을 택한 수행자에게도 똑같이 큰 가치를 갖는다. 실제의 수행에서는 대부분의 구도자들이 이 두 가지 길을 결합시키고, 그래서 그것은 일차적으로 강조나 수행 스타일의 문제이다.

　가슴의 길의 주된 목표는 무조건적 사랑Unconditional Love의 의식 수준에 도달하는 것이다. 영감과 헌신의 에너지는 위치성의 내맡

---

* 사전적으로는 불이(不二)를 의미한다.

김을 촉진하고 신의 은총에 대한 의존을 낳는다. 비록 이 과정이 개념적으로는 단순한 것 같아도, 모든 사람이 경험을 통해 발견한 것처럼 거기에는 예상 외로 어려운 일이 많다. 진지한 헌신자는 무조건적 사랑을 위한 노력이 자신이 헌신하는 목표와 대립되는 것을 불러일으키는 불쾌한 능력을 갖는다는 것을 발견한다. 이것은 "사랑은 정반대의 것을 끄집어낸다."는 간결한 영적 격언에서도 드러난다.

사랑과 평화는 무의식 속에 숨어 있는 뿌리 깊은 위치성에 의지하여 스스로를 방어하는 '에고'에게 최대의 위협임을 기억해야 한다. 사랑하지 않는 태도들은 여전히 현존하는, 생물학적이고 생존 지향적이며, 어린 시절에 표면화되는 동물 뇌로부터 솟아났는데, 이러한 태도는 어린 시절에 부모와 사회의 압력으로 인해 억압, 부정, 억제, 반동 형성, 투사, 합리화라는 유명한 심리적 에고 기제를 통해 지하로 숨어든다.

자기 이익에 봉사하는 이 기제들은 일차적인 자기 정체에는 물론 다양한 하위 성격들에 적용된다. 그 다음에 신념과 감정이 사회, 역사, 문화, 동료, 교회, 학교, 부모의 입력을 통해, 그리고 요즘 매우 중요한 것으로 대중 매체의 입력을 통해 프로그램되게 된다. 이상의 모든 것은 DNA, 유전인자, 모성 호르몬, 타고난 생물학적 운명에 강하게 영향 받으며 촉진되거나 저해된다. 선택 범위는 이른바 체형(내배엽형, 중배엽형, 외배엽형)이라는 체격과 일치하기조차 한다.

또한 성격과 에고의 내용에 영향을 미치는 더 많은 요소가 있음이 분명한데, 예를 들면 그것은 IQ 수준, 사회 경제적 지위, 계급, 건강, 지리, 환경, 아동기의 양육 등이다. 하지만 이러한 요소는 가시적이고, 그래서 그러한 것을 주제로 과학의 여러 분야에서 연구가 이루어진다.

전체적 효과에 보다 광범위한 영향을 미치는 것은 카르마적 '유산'이라는 보이지 않는 요소와 그것의 무수한, 생각지도 못한 영향력이다. 에고를 가진 인간으로 태어났다는 것 자체가 이미 의미심장한 '카르마적 사건'이다.

사람은 영적 에고를 자신의 카르마의 현재적 나타남으로 볼 수 있고, 그래서 '에고를 해소'시키는 것은 자신의 카르마를 해결하는 일과 같다. 왜냐하면 에고와 카르마는 작용상으로 하나이며 동일하기 때문이다. '카르마'라는 용어를 받아들이기 힘들다면 대신 '무의식'이라는 용어를 쓸 수도 있다.

극복해야 할 장애를 카르마의 관점에서 보든 무의식의 관점에서 보든 달라질 것은 없을 테지만, 하나의 큰 예외는, 자신의 카르마적 배경을 조사해 본 제자는 깊은 자기 연민과 분개로부터, 그리고 순진하게 삶의 '불공평함'으로 추정했던 것에 대한 분노로부터 자유로워진다는 것이다.

카르마 연구는 설명을 위해 특정한 답이 필요할 때 하는 것이 가장 좋다. 그런 발견은 대단히 큰 도움이 될 수 있고, 부질없는 영

---

* 미국의 심리학자 W.H. 셸던은 인간의 체형을 셋으로 분류하고 이를 인간의 기질적 특징과 결부시켰다.

적 작업에 수십 년 심지어 몇 생을 보내는 것을 막아 줄 수 있다. 카르마 연구의 기본 가치는 도출된 정보가 문제를 재맥락화하고, 문제를 그것이 발생한 환경 속에 놓아 주며, 그 다음 문제 해결을 촉진한다는 데 있다.

전생 연구는 되풀이되는 삶의 사건이나 주제들의 근원을 드러내 주는 일이 많다. 가장 흔히 발견되는 심리적 에고 기제는 다음과 같다.

1. 취소undoing ─ 사람은 이번에는 더 나은 선택을 할 기회를 갖기 위해 과거의 패턴을 되풀이한다.
2. 반동 형성reaction formation ─ 사람은 이번 생에서 극단적인 반대 관점이나 위치성을 갖는데 이는 그와 정반대되는 것을 억압하고, 의식하지 않기 위해서다.
3. 투사projection ─ 자신에 관해 인정하기가 고통스러운 것을 타인에게 투영하는 것이다.
4. 억압*된 것의 회귀return of the repressed ─ 자신이 남에게 한 일을 이번 생에서는 거꾸로 피해자로서 당하는 것이다.
5. 부정denial ─ 동기 부여와 생각들이 완전히 억압되어 '나 아님'으로 기각된다.

---

* 의식에서 고통스럽거나 불쾌하게 느껴지는 관념, 사고, 기억을 무의식 속에 가두어 넣으려고 하는 마음의 무의식적이고 자동적인 작용

이상은 기본적 심리학에 대한 단순한 고찰로 보일 수도 있지만, 이러한 기제는 영적 정화와 관련되기 때문에 위의 개념을 재빨리 기억해 내 이용할 필요가 있다. 토대를 찾아내지 못한다면, 영적 정화를 겪고 있는 헌신자가 죄책감, 수치심, 괴로움을 일으킬 수 있는 수많은 성격 특성을 극복하는 데 아주 오랜 세월이 걸릴 수 있다.

카르마/무의식의 연구는 또한 특정 기질이나 사건이 특정한 맥락, 시간, 장소에서 일어났음을 드러내 준다는 점에서 가치가 있는데, 새롭게 비춰질 때 그러한 것의 부정적 에너지는 사라진다. '전생'에 그것이 의식에 기록되었을 당시 에고는 어떤 위치성에 기초한 그릇된 판단으로 비약했는데, 그 다음에 자기 이해를 통해 치유되지 않는다면 그것은 지속된다.

과거에 관해 조사할 때는, 이전 세기에 인류 의식의 전체적 수준이 190 이하였다는 것과 이는 온전성Integrity 이하라는 것을 기억해야만 한다. 그러므로 삶은 보잘것없었고, 폭력과 야만이 정상이었으며 무지가 만연했다. 190의 의식 수준에서는 대량 학살이 혁명, 조국, 대의명분, 교회 등을 위한 것이라는 식으로 쉽게 합리화될 수 있었다. 그 어설픈 구실은 물론 그러한 행위는, 이제 의식 수준이 전체적으로 207로 상승했고 문명국가에서는 400대에 이르는 경향이 있는 오늘날의 세계에서는 별로 호의적으로 받아들여지지 않을 것이다.

의식 척도를 바라볼 때, 특정한 수준이 암시하는 바는 현재의 기능 수준 이하에 있는 것이 적어도 대부분은 초월되었다는 것과,

그 이상의 수준들은 이해되고 초월되어야 할 바를 제시한다는 것이다. 예를 들어 어떤 사람이 일반적으로 애정이 있고 진정한 사랑을 할 수 있다면(이는 인구의 5퍼센트에만 적용된다), 그의 측정 수준은 대략 500 수준으로 추정할 수 있다. 그 다음 단계는 사랑하는 능력을 무조건적 사랑Unconditional Love의 수준(540으로 측정되는)으로 변형시키는 일일 것이다.

이것은 사랑하는 데서의 예외를 보는 것을 의미할 터인데, 그 예외의 바탕에는 좋다/나쁘다, 유죄/무죄, 자격 있는/자격 없는에 대한 분별과 같은 위치성이 있고 분개의 일반적 추세가 있다. 이러한 것은 대립쌍을 드러낼 터인데, 그러한 것의 위치성은 쉽게 발견된다. 그 다음에 무조건적 사랑을 배우는 데서의 장애는 지각 기능 자체임이 밝혀질 것이다. 영감에 찬 구도자들이 사랑할 수 없는 사람을 억지로 사랑하려 하거나 죄인을 억지로 용서해 주려는 일이 자주 있다. 이것은 불가능한 일인데 왜냐하면 '나쁜' 사람들은 여전히 나쁘게 지각되기 때문이다. 그래서 성공*이란 이원적 위치성들을 통해 창조된 이원성을 초월하는 것을 의미한다. 대부분의 사람들은 무수한 프로그램과 신념 체계에 지배되고 있기 때문에 지금 모습일 수밖에 없다는 것을 상기하는 것이 도움이 된다.

마음이 부정적 경향을 인정하지 않으려는 이유는 죄책감과 수치심 때문이다. 어떤 경향이 이해되고 재맥락화된다면, 그것은 더

---

* 무조건적 사랑에서의 성공을 말한다.

이상 끔찍해 보이지 않고 따라서 더 이상 억압될 필요가 없다.

생물학적 유산을 기억하는 것, 그리고 전생이나 과거에 무슨 일이 있었든 그것은 일차적으로 프로이트가 '이드'로 명명한 원시적 욕구로 이루어져 있다고 추정하는 것은 흥미롭다. 그 다음에 사람은 숱한 부정성의 저변에 있는 모체가 자기애적이고, 동물적이며, 조악하고, 문명화되지 않은 원시적 충동 및 본능과 상관있다고 추정할 수 있다. 물론 내부의 원시적 동물은 전혀 훈련되어 있지 않고, 극단적으로 행동하며, 그 포식자의 욕망은 무자비하다. 내부의 원시적 동물은 죽임, 살해의 관점에서 생각하고, 원하는 것을 폭력과 강간, 성적 대상에 대한 폭력, 경쟁자 살해를 통해 손에 넣으며, 욕구 충족을 방해하면 누구든 가리지 않고 적이라는 이름을 붙여 증오한다. 그런 생각과 충동을 '나의 것'으로 지각할 때, 마음은 죄책감, 두려움, 부정, 투사로 반응한다.

영적 작업은 신에 대해 아는 것뿐 아니라, 또한 '너 자신을 알라'를 포함한다. 충분한 이해가 있을 때, 가슴의 길과 마음의 길은 서로 뒤섞여 그런 용어 자체는 지각의 산물에 지나지 않게 된다. 실상Reality에서 가슴과 마음은 분리되어 있지 않다. 가슴에는 그 자체의 마음이 있고, 마음에는 그 자체의 가슴이 있다고 할 수 있다. 결국 그 둘은 참나의 전부임Allness 안에서 하나이며 같은 것이다. (이 단락은 975로 측정되었다.)

| 토론 |

측정치가 이전의 설명에 비해 25점이 적은 이유는 무엇입니까?

그것은 이 단락의 내용이 에고와 에고의 심리 기제가 환상이 아닌 실상이라는 관점을 취하고 있기 때문이지요. 위의 설명은 에고를 초월할 수 있기 전에 그것을 다루기 위해 먼저 에고가 실상인 것처럼 받아들여야 하는 대다수 구도자에게 도움을 주기 위한 것이었습니다. 더 높은 수준에서, 에고는 아무런 타고난 실상이 없는 환상이라는 것이 보입니다.

그러므로 에고에 대한 이해는 나중에는 폐기될 유용한 지식이지요. 하지만 영적 이해력을 통해 에고를 녹일 수 있기 전에 그것에 대한 이해를 버리려고 하는 것은 거짓된 태도로 이끌 것입니다. 왜냐하면 마음은 학습한 모든 재료를 쉽사리 통합시켜 새로운, 위장된 형태로 번영하기 위해 교묘한 시도를 하니까요.

예를 들면 순진한 제자는 에고가 환상이라는 얘기를 듣고, "난 에고를 믿지 않는다. 그건 환상일 뿐이다."라고 여길 수 있지요. 이 시점에서 그와 같은 진술을 하는 것은 사실상 제자의 에고입니다. 비록 궁극적 실상Reality에 에고와 같은 것은 없지만, 그러한 각성이 일어나기 전까지 에고는 자신의 목적을 위해서라면 순식간에 주인을 죽일 수 있을 만큼 여전히 강력합니다. 보다 현실적인 위치는 에고의 능력을 존중하고 연민으로 그것을 치유하는 것이지요. 일단 에고가 유순해지면, 그것은 훨씬 더 고분고분하게 햇볕 속으로 증발할 것입니다.

선생님께서 방금 하신 답변은, 25점의 한계를 수정하여 측정치가 현재 999.9에 이릅니다.

그 말을 듣고 보니 흥미로운 사항이 하나 떠오릅니다. 그것은 수많은 구도자, 심지어는 유명한 스승들에게도 아킬레스건인 이른바 '영적 에고'라는 것의 발달을 막는 데 유용한 것입니다. 배운 것에 대한 허영심을 상쇄하려면, 아직 배워야 할 것에 겸허하게 초점을 맞추세요.

에고는 교활합니다. 에고는 개인적 자부심을 영적 자부심으로 대체하지요. 에고는 대담하게 직진합니다. 에고는 이해 능력 자체가 신이 준 영적 선물임을 깨닫는 대신, 영적 이해를 개인적 공로로 받아들이지요. 우리는 루시퍼 이야기에서 그것이 방심한 이들 앞에 놓인 함정임을 압니다.

그렇다면 영적 지식의 획득 자체가 경계해야 할 위험 요소로군요.

영적 교육의 그늘은 '나는 안다'는 허영심의 축적과 '영적이지 않은' 사람들에 대한 평가 절하입니다. 그러므로 의식이 어떻게 에고와 에고 기제로 나타나는지를 배우는 것은 영적 훈련과 교육의 기초로서 중요합니다.

만약 사람이 정보를 얻고서 감사를 느낀다면 영적 자부심은 든든한 발판을 얻지 못합니다. 또한 한 사람이 다른 사람보다 '더 높다'고 말하는 것은 무의미하지요. 측정된 의식 수준이란 사실상 실상Reality이 아닌 환상이 우세한 정도를 측정하는 것임을 기억해 두는 것이 좋습니다. 그것은 진정한 '나'로서의 참나에 대한 앎의 정도를 측정하는 것입니다. 의식 수준들은 일차적으로 자신의 실제 현실에 대한 저항을 표시하지요.

영적 자부심은 두 방향으로 작용할 수 있는데, 한 방향은 허영심을 증대시키는 것이고, 다른 방향은 역설적으로 자신이 남보다 더 형편없다는 위치성을 붙드는 것입니다. "나는 아무것도 아니고 그분(신)이 전부다."라고 외우는 것은 그 반대쪽 극단만큼이나 진실과는 거리가 멉니다. "나는 쓸모없는 버러지일 뿐"이라는 위치는 의상이 아닌 누더기를 걸친 허영심일 뿐이지요.

속죄에 대해서는 어떻게 생각하십니까?

그것은 죄책감을 해소하고 또한 신에게 자비와 용서를 간청하려고 하는 유서 깊은 기제입니다. 그것은 자청한 드라마인데, 그 바탕에는 에고에 대한 이해 결핍이 깔려 있지요. 속죄는 위치성 간의 게임입니다. 사람은 오직 참나에게 회개와 고백을 '빚지고' 있습니다. 사람은 참나에게 '죄와 죄책감'의 해소를 '빚지고' 있습니다. 사람은 자신의 방식을 변화시킬 의무를 참나에게 '빚지고' 있습니다. 사람은 위치성의 포기를 참나에게 '빚지고' 있습니다. 괴로움은 오직 에고에게 봉사하지요. 필요한 것이 없고, 감정이 없으며, 인간의 고뇌로 결코 즐거워하지 않을 신에게 괴로움이 무슨 소용이겠습니까?

모든 괴로움은 성격의 여러 측면이 각기 검사, 변호사, 판사, 배심원 역할을 맡아서 연기하는 허영입니다. 사람들이 신성Divinity이 재판부가 아니라고 상상하기는 어렵습니다.

이집트 신화에서 영혼은 하데스로 가는데, 여기서 지하 세계의 왕(오시리스)은 판관의 자리에 앉아서 죄인의 심장을 저울로 달아서 그의 운명을 결정합니다. 이러한 묘사(이것은 인간 심령에 대단히 강력하게 작용하지요.)를 이해하기 위해, 우리는 맨 먼저 이 이야기가 '지하 세계'를 가리키고 있다는 점에 주목합니다. 지하 세계란 스스로를 심판하여 죄책감, 괴로움, 자기혐오를 선고하는 무의식 속의 판관이지요. 이 신화는 무의식의 어두운 면을 정확히 묘사하고 있습니다.

높은 의식 수준에서, 사람은 저울로 무게를 다는 심판의 순간에 다스리는 신격deity이, 영혼이 좀 더 낫게 행동함으로써 신에게 봉사하는 것을 배울 수 있도록 교육할 스승일 거라고 기대합니다. 높은 의식 수준에서, 정의의 저울로 무게를 다는 이 드라마는 또 다른 요소, 즉 신성Divinity의 대리인을 포함하는데 그는 중재자입니다. 중재자 혹은 구세주의 현존이라는 특권은 영적 공덕으로 따낸 것이며, 중재자는 신을 향해 완전히 돌아섬으로써 신의 은총과 자비를 받아들이는 선택지를 제시합니다. 중재자나 구세주가 현존하지 않는다면, 놀랍게도 영혼은 그러한 선택지가 항상 현존한다는 걸 기억하거나 각성하지도 못할 것입니다. 그리하여 구세주는 정말로 구원에 이르는 관문의 영적 실상이지요.

기독교에서 심판의 날의 중재자는 예수 그리스도입니다. 예수 그리스도는 어둠이 아닌 진실의 빛Light of Truth으로서의 신을 택하는 영혼의 결정에 대해 증인이 되어 줍니다. 근육 테스트에서 오시리스는 사람을 약하게 만드는 반면, 중재자/구세주/그리스도/

하늘나라의 스승은 사람을 강하게 만듭니다.

가슴과 마음이 상호 관련되어 있음이 결국 드러난다 해도, 어느 쪽에서 시작하느냐는 중요하지 않습니까?

가슴이 먼저 열린다면 마음이 뒤따릅니다. 마음이 먼저 열린다면, 그 다음에 가슴이 뒤따르지요. 어느 쪽을 택하느냐는 카르마적 소질 및 경향과 관련됩니다.

일차적으로 어느 길을 따르느냐에 따라, 주관적 상태들이 표면적으로 다른 순서로 열립니다. 영적 에너지체들의 '가슴'이 600의 의식 수준을 넘을 때, 심오한 지복이 뒤따르는데(전통적으로 산스크리트 어로 사트-치트-아난다로 지칭되는) 이러한 현상은 영적 에너지(쿤달리니)가 영체들의 정수리 차크라(신 앎)에 이를 때도 일어날 수 있습니다. 이같은 상태에서 헌신자는 몸을 움직이지 못하게 되거나 심지어는 보통의 세상을 영원히 떠날 수도 있습니다. (50퍼센트가 그렇게 합니다.) 그러한 조건에 적응하고 그 속에서 성숙해져서 세상으로 복귀하는 이들은 성인으로 비치는 일이 많습니다. (예) 마더 테레사) 이 수준에 도달할 때 영은 이번 생에서는 만족하는 듯하다고 할 수 있으며, 지상적 존재의 균형을 위해 의식 수준은 동일한 상태로 머무는 경향이 있지요. 이는 또한 현존 Presence의 무한한 사랑 Infinite Love은 부적절해 보일 의식 진화는 전

---

* 저자의 설명에 따르면 이 문장은, 예수가 영혼들의 변호인으로서 아버지/신(Father/God) 앞에서 영혼들의 편에 서서 말하고 증언한다는 의미다.

혀 고려하지 않기 때문입니다. 이 상태에 내재된 인식이 모든 사고를 대체하는데, 그것은 수년간 말하는 것이 불가능할 수도 있을 정도입니다. 예나 지금이나, 침묵 속에서도 방문객을 맞고 축복을 내릴 수 있는 그런 지복의 성인들이 있습니다.

의식/마음을 통한 길이 우세할 때, 앎Awareness이 열려 신성의 전부임Allness of Divinity이자, 무시간적 창조Creation로서의 전 존재Existence의 하나임Oneness으로서의 의식의 근원이 드러납니다. 이 드러남은 처음에 눈부시게 압도적이어서 사라져 가는 에고/경험자/목격자의 남은 부분은 그때 침묵에 빠집니다. 마음을 초월하는 이 순간은 찰나이며, 신성한 전지Divine Omniscience의 빛이 나타난 것Manifest을 존재 너머에 있는 나타나지 않은 것Unmanifest의 표현으로서, 하지만 그것의 근원으로서 드러냅니다.

궁극적 실상Ultimate Reality의 절대적 참나 정체Absolute Self-identity는 근원Source으로서의 신을 드러내고 아드바이타(비이원성)의 길을 확증해 줍니다. 그것은 마치 사트-치트-아난다의 지복이 신은 무한Infinite이고, 절대적 전체Absolute Totality이며, 영원한 사랑Eternal Love임을 확증해 주는 것과 같지요.

깨달음이 일어날 때, 뒤따르는 상태 또한 세계의 외관을 완전히 재구성합니다. 일체가 저절로 일어나는 듯 보입니다. 사적인 '나'는 더 이상 없지요. 세상에 대한 지남력이 완전히 바뀌고, 기능이 불가능하거나 극히 어려울 수 있습니다. 통계적 연구에 따르면 세상으로 돌아올 수 있는 사람은 극소수에 불과합니다.

깨달은 상태의 출현이 성격을 우회하는 동안, 깨달은 현인의 상태는 '성인'처럼 보일 수도 혹은 그렇지 않을 수도 있습니다. 다시 기능하기 위해서는, 일시적으로 잔존한 성격이 부분적, 자발적으로 재활성화되어야 합니다. 성인과 현인 간의 대비는 아시시의 성 프란체스코와 선사禪師를 비교하는 일과 같을 것입니다.

지복의 사트Sat가 이해 가능한 묘사와 말로 표현될 수 있는 반면, 현인이 실상Reality의 궁극적 맥락과 하나로 있는 상태는 보통의 이해력을 훨씬 넘어섭니다. 결과적으로, 그 경험을 조리 있게 묘사할 수 있기 위해 그것을 언어화라도 하는 능력을 갖는 데 30년 혹은 그 이상이 걸릴 수 있습니다.

사회는 알아볼 수 없는 현인의 상태보다는 지복 상태의 성인에게 달리 반응합니다. 사람들은 지복 상태를 인지할 수 있고 그에 대해 외경이나 경의로 반응할 수 있습니다. 하지만 현인의 상태는 알아볼 수 없지요. 그리고 현인은 세상과 상호 작용할 수 있기 위해 역설과 모호함을 활용하는 불가해한 유머 감각에 기초한 의사소통 방식에 의존할 수도 있습니다. 그것은 지각을 재맥락화하고 선택지들을 해방시키는 방식으로 이루어집니다. 그래서 방문자는 현인이 삶이나 죽음, 승리나 패배에 대한 선호가 전혀 없는 걸 보고 깜짝 놀랄 수 있습니다. 현인에게는 매력적인 것도 혐오스러운 것도 없습니다.

성인과 현인은 모두 생존에는 관심이 없는데, 그것은 참나는 영원하고 모든 형상 너머에 있기 때문입니다. 이 '신성한 무관심'은 당황스럽게 보일 수도 있지요. 또한 이런 상태에는 놀람 반사의 상실이나 EEG상의 뇌파가 빠른 베타파에서 느린 세타파로 바뀌는 것과 같은 생리적 변화가 동반됩니다.

성인이나 현인의 의식 수준은 지상에서의 남은 생애 동안 동일한 상태로 머물러 있는 것이 일반적입니다. 극소수에서 의식 진화의 진행이 재개될 수 있지만, 여기에는 세상에서 물러나는 것이 다시 필요할 수도 있는 독특한 어려움이 따릅니다.

사회는 현인보다는 성인이 좀 더 익숙하지요?

성인은 이해하고 동일시하기가 좀 더 쉬운데, 그것은 무조건적 사랑Unconditional Love이 이상적 상태이기 때문입니다. 붓다의 사례를 제외하면 일반적으로 깨달음은 서구 세계에는 익숙하지 않습니다.

종교적 혹은 영적 소속을 나타내는 복장이나 외양은 어떻습니까? 그러한 것은 적절하거나 도움이 됩니까?

그것의 그늘은 에고가 특별함을 드러내기 위해 그런 것을 이용할 수 있다는 것입니다. 이 점을 조심한다면, 그러한 복장은 사실상 적절하고 유용할 수 있지요. 그것은 헌신자를 보다 이해할 만하게 만들어 주니까요. 사회는 종교나 영성 단체에서 인정하는 회원에 대해서는 일정한 고려를 하고 기대치를 변화시킵니다. 이와 같이 복장은 보호 기능을 가지며 영적 몰두를 명확히 드러내 줍니다. 헌신자는 생활 방식이 크게 다를 뿐 아니라, 일반적으로 이해하기 힘든 단계와 변화들을 겪을 수 있습니다.

어떤 단계들이 있습니까?

어느 쪽 길에 있든, 봉헌과 헌신은 온전히 마음을 빼앗고 그래서 세상이 중요시하는 것들을 등한시하기에 이를 수 있습니다. 음식 섭취에 대한 관심 부족, 수면욕의 저하, 홀로 있을 필요성의 증대, 그리고 일상사와 대화나 사교에 대한 흥미 상실이 있을 수 있지요. 가족과 친구들에 대한 관심의 철회 및 직업적 이익과 경제 활동의 포기가 있을 수 있습니다. 그래서 제대로 인식되지 못하면 헌신자는 '낙오자' 혹은 '한도를 넘은 정신 나간 사람'으로 오해받을 수도 있습니다.

가슴의 길은 500대의 의식 수준을 통과하게 해 줍니다. 위치성이 확인되고 초월되면서 의식은 진보하지요. 무조건적 사랑(540)의 수준에서, 에너지는 아주 강렬하고 압도적이 됩니다. 그때 사람은 도처에서 오직 사랑을 볼 뿐이고, 일정한 단계에서는 존재하는 모든 것과 '사랑에 빠지게' 됩니다. 이 상태는 결국 압도적 기쁨에 이르며 자주 눈물이 나오지요. 신성Divinity의 표현으로서의 모든 생명의 완벽함과 더할 나위 없는 아름다움은 압도적이며 결국은 황홀경에 이르게 됩니다.

위치성을 내맡긴 귀결로서 지각의 이원성이 그침에 따라 사랑Love으로서의 신의 현존Presence이 드러납니다. 그러므로 사랑은 선형적 영역과 비선형적 영역 사이에 난 문이지요. 사랑은 신의 발견에 이르는 탄탄대로입니다.

신성한 현존Divine Presence의 무한한 사랑Infinite Love을 통한 에고의 해소는 그토록 압도적일 수 있어서 보통의 조건에서 세상에서 기능하는 능력은 상실될 수도 있습니다. 모든 외관을 변형시킨 영시라는 선물에 대한 감사에서 오랫동안 기쁨의 눈물이 솟구칠 수도 있지요. 모든 대상에서 아름다움이 눈부신 빛을 발합니다. 모든 '것'의 가치는 그것의 존재로서의 창조Creation가 갖는 내재적 신성Divinity으로 말미암아 동등합니다.

그런 상태에서 문둥병 환자는 더 이상 혐오스럽지 않고, 캘커타의 거리에서 죽어 가는 가난뱅이는 아름답고 사랑스럽습니다. 무조건적 사랑Unconditional Love이 분출되어 사람들의 분리감을 치유하지요. 그런 것이 기적입니다. 헌신자의 참나는 죽어 가는 부랑자의 참나를 알아보고, 바로 그 순간, 두 사람은 기쁨에 찬 지복으로 들어갑니다. 신의 사랑으로서의 생명의 실상Reality이 빛을 발하는 곳에서 죽음에 대한 공포는 완전히 사라집니다.

앎이 생각을 대체하고, 현존Presence은 모든 분리의 환상을 지웁니다. 신의 사랑은 존재의 무한한 '나임'Infinite I-ness인 참나이지요. 현존Presence에는 오직 멎어 있음, 평화, 완벽함, 아름다움이 있을 뿐입니다. 가슴에는 감사가 넘치고 보이지 않는 필요에 응답하여 에너지가 세상 속으로 흘러 나갑니다. 기적적인 일이 예기치 않게 나타나는데, 성령Holy Spirit이 표면적으로 불가능한 것을 변형시킬 때 사람은 기적의 펼쳐짐을 목격합니다.

본질Essence은, 그 어떤 것도 다른 어떤 것을 '유발'하지 않는다는 것을 드러내 줍니다. 전체Totality는 자신의 본질Essence을 드러내고 변형이 기적으로서 목격되는데, 이제 기적은 사건들의 정상적이고 자연스러운 상태로 보입니다. 전 존재가 기적이라는 것, 그리고 창조는 나타나지 않은 것이 나타난 것의 경험으로서 펼쳐지는 것으로, 지속적이라는 것이 명백해 지지요. 지각은 영시가 드러내 준 것과는 다른 삶이라는 영화映畵를 봅니다. 영시는 설명할 수 있는 것이 아닙니다.

그런 상태에서, 사람은 어떻게 세상에서 기능할 수 있습니까?

사람은 여러 해 동안 보통의 삶에서 물러나 있어야 합니다. 극히 높은 500대에서 사람은 황홀경으로 고조될 수 있는 기쁨에 압도되지만, 황홀경이 초월될 때 심원한 평화가 우세해지고 그 평화 속에서 기능으로의 느린 복귀가 일어날 수 있습니다.

현존Presence의 침묵은 절대적입니다. 활동은 크게 감소되지요. 모든 필요는 사라졌습니다. 사람은 육체가 애완동물이나 되는 것처럼, 그것이 음식물을 섭취하고 보살핌을 받도록 유의해야 합니다. 육체는 방안의 가구와 다르지 않게, 아무래도 상관없는 것으로 보일 수도 있습니다.

만일 드러남의 상태가 진화를 계속할 운명이라면, 그때의 단계는 마음의 길을 따를 때 일어나는 단계와 좀 더 비슷해지게 됩니다. 가슴의 길은 긍정의 길이지요. 이와 대조적으로, 마음의 길은 보다 금욕적으로 보일 수도 있고 혹은 '피골이 상접한' 엄격함으로 보일 수도 있습니다. 금욕적 상태는 더 이상 외적인 것을 필요로 하지 않고 외적인 것 없이 살아가는데, 왜냐하면 점진적 드러남이 마음을 빼앗아 그 밖의 어떤 것도 중요하지 않기 때문입니다.

세상은 영성에 몰두하는 사람의 삶은 성스럽고 평온할 거라는 기대를 가질 수도 있지만, 왕왕 그 반대의 일들이 일어날 수 있습니다. 카르마가 활성화되어 앎 속으로 들어옵니다. 수행자의 삶과 인간관계에서 큰 변화가 일어날 수 있지요. 수년간 심원한 내적 변화가 일어나면서 삶이 격동적으로 보일 수도 있습니다. 이러한 변화에는 생활 양식, 직업, 인간관계, 소유물이 포함될 수 있는데, 그 모든 것이 빠른 속도로 왔다가 갈 수 있지요. 지리적 소재의 변화는 일반적입니다. 세상의 친구와 가족들은 헌신자를 보고 '미쳤다', '현실을 떠났다', 혹은 '극단적이다'라고 생각할 수 있습니다.

수행자가 조심할 필요가 있는 다른 문제들이 생길 수 있습니까?

구도자는 발달 단계를 거칩니다. 속기 쉽고, 의심할 줄 모르고, 영적 정치인들 및 힘을 추구하는 이들의 설득과 전도에 쉽게 넘어가는 순진한 입문자들이 있습니다. 이 단계에서는 온전치 못한 것을 알아채지 못하고, 만인이 다 믿음직스럽고 사랑스럽게 보입니다. 이 단계에서는, 사람은 무조건적 사랑으로 인해 온전치 못한 것이나 심지어 파괴적인 것조차 알아보지 못할 수 있음을 일깨워 줄 필요가 있지요. "사랑은 맹목이다."라는 말이 있는데, 극단적인 경우에 그것은 어리석음과 심각한 실수로 이어질 수 있습니다.

영적 진보가 계속될 때, 수행자의 순진함은 보다 큰 지혜와 식별력으로 대체됩니다. 모든 무지에 대한 연민이 있지만, 온전치 못한 것은 온전치 못한 것으로 인지되지요. 예수는 순진한 상태(예를 들면, 돼지에게 진주를 던져 주는 일, 혹은 양의 탈을 쓴 늑대)에 대해 경고했습니다. 균형을 유지하기 위해서는 영적 에너지가 가슴 차크라는 물론 제3의 눈(영적 시각과 앎)으로 흐를 필요가 있지요. 드러남이 펼쳐짐에 따라 영적 에너지는 그 다음에 정수리 차크라로 흐릅니다.

영적 에고의 발달을 어떻게 방지할 수 있을까요? 모든 성공이 영적 에고를 부추길 것 같습니다.

행동이나 행위를 하는 자와 같은 그런 실체는 없다는 걸 각성하세요. 비난을 뒤집어쓰거나 명예를 얻는 하는 자/자기는 없습니다. 진보는 영적 의지의 동의에 따라 의식의 어떤 성질이 활성화된 결과이지요. 영적 영감은 작용하는 에너지가 됩니다. 그것은 에고/자기로부터는 발산되지 않습니다.

신의 신성과 마찬가지로 참나는 어떠한 일도 '하지' 않고, '행위'도, '실행'도, '의도'도, 혹은 '선택'도 하지 않는데, 그것은 참나는 모든 의지 작용 너머에 있기 때문입니다. 존재Existence로서의 신의 나타남에는 조건이나 위치성이 없습니다. 신성Divinity의 순수성은 에고가 이해할 수 있는 것이 아니지요. 왜냐하면 에고는 형상으로 인해 한계 지어지고 항상 주체와 객체의 이원성을 가정하기 때문입니다.

궁극적Ultimate인 비선형적 실상Reality은 나뉠 수 없으며, 위치성에 기초한 에고의 개념인 주체/객체 이원성 너머에 있습니다. 모든 영적 진보는 선물이며, 겸손한 감사는 자부심을 배제합니다.

/ 5부 / 재맥락화

20

I: REALITY AND SUBJECTIVITY

전망

　표현의 명료함을 목적으로 의식 진화는 점진적 도표 방식으로, 측정 가능하고 확인 가능한 수준들로 제시되었는데, 이것은 전통적으로 학습된 정보 분류를 가지고 인간 정신에 익숙한 방법으로 이해를 촉진하기 위한 것이다. 이러한 설명 방식이 익숙하고 실용적이긴 하지만, 점진적 도표는 추상일 뿐 그것이 가리키는 실상과 동일한 것이 아니다. 도표는 또한 한 덩어리이자 연속체인 것을 알아볼 수 있는 특성에 기초하여 표면적으로 구별되는 칸막이로 인위적으로 분리해 놓은 것처럼 보인다.

　측정된 수준들은 하나의 전망, 임의적 관찰점을 나타내는데, 이것은 오직 전체와의 관련 속에서만 의미가 있다. 선택한 각각의 수준은 따라서 임의적 전망으로부터의 관점이다. 그것은 다른 실상을 가리키는 것이 아니라 그러한 실상이 어떻게 경험되거나 지각되는지를 보여 준다. 그리하여 하나의 실상은 그런 식으로 '있다' 가 아니라, 그런 식으로 '느껴진다'거나 '보인다'이다.

물고기에게 물은 삶의 조건 전체에 본유적이라는 점에서 '실상'이다. '물'을 관찰하고 알기 위해서 물고기는 '물 아닌 것' 혹은 공기를 경험해야만 할 것이다. 물고기에게 물은 친근하며 실상을 대표한다. 똑같은 물이 인간에게는 치명적이고, 빠져 죽게 할 수도 있다. 공기는 물고기에게는 치명적이어도, 인간의 삶에는 필수적이다. 이것이 두 가지 다른 전망이다. 물고기에게조차 물은 일정한 온도 범위에 있는 동안에만 이롭다. 물이 얼음이나 수증기로 변한다면 이전에 생명을 부양했던 물은 이제 생명을 위협하는데, 왜냐하면 그것은 형태가 변하여 새로운 성질을 띠고 있기 때문이다. 이와 비슷하게, 의식 에너지는 생명을 부양하며 생명의 에너지원으로 기여한다. 물이 물고기에게 그런 것처럼, 의식 에너지는 생명을 지지한다.

의식은 그것의 가장 높은 주파수에서는 앎이 선형적 물질을 넘어 물질의 본질을 저절로 드러내도록 해 주지만, 가장 낮은 주파수에서 앎은 물질적 생명을 부양하기에도 모자라 생명은 병들고 고갈과 무감정 상태에서 죽는다. 더 낮은 에너지 수준에서, 생명은 너무 약해서 스스로 양분을 섭취하고 빛에 반응할 수조차 없다. 우리가 이원성을 완전히 초월한다면, '파괴적'인 것도 '건설적'인 것도 없다. 대신, 생명이 최대로 진화하도록 부양하는 것과 그렇지 않은 것이 있을 뿐이다. 그러므로 '좋은' 것도 '나쁜' 것도 없는데 좋다, 나쁘다는 주로 바람직성의 정도를 묘사하는 용어일 뿐이다.

원하는 목표를 하나의 위치성으로 내맡긴다면, '건설적 대 파괴적'은 또 다시 관점들 및 대립쌍의 양극성을 나타낼 뿐이다. 원하는 목표나 목적이 없다면, 삶은 그저 '그것인 것으로 존재함'으로 비칠 것이다. 철학적으로 이것은 허무주의적 위치로 보일 수 있는데 즉, '삶은 부조리하다, 혹은 삶은 아무것도 아니다'라는 것이다. 하지만 어떠한 판단 기준(예컨대, '의미' 혹은 '의의')도 없을 때, 실상은 그 자체가 전부임Allness이라는 것을 드러내고 그 속에서 모든 잠재성은 자신의 본질의 진화로서 실현되게 된다. '모든 곳임everywhereness'과 무시간성의 관점에서, 전지全知는 그 어떤 것도 '사건'으로 목격하지 않는다. 그러므로 칭찬하거나 비난할 것이 없다. 그러한 전망에서는, 궁극적 평화Peace만이 있을 뿐이다.

| 토론 |

지각perception과 전망perspective은 영적으로 어떤 차이가 있습니까?

사실은 둘 다 하나의 관점을 나타냅니다. 전망은 보다 일반적인 목격함을 암시하는데, 이는 넓은 스펙트럼 안에서 선별하지 않는다는 걸 뜻하지요. 엠파이어 스테이트 빌딩 꼭대기에서 본 뉴욕의 전망은 밑에서 본 것과는 아주 다릅니다.

각각의 의식 수준은 주어진 수준의 성질들에서 기인하는 암시된 가능한 관점들의 범위는 물론, 측정된 힘의 수준을 가리키지요. 엠파이어 스테이트 빌딩 꼭대기에서의 관찰 범위는 또한 날씨와 시간에 따라 다릅니다. 조건이 시야를 차단하기도 하고 틔워 주기도 하지요.

'나'는 궁극적 전망입니다. 왜냐하면 그것은 '지금'이나 '그때' 혹은 '여기'나 '저기' 너머에 있는 전부임Allness의 비국소적 실상이기 때문이지요. 위치성을 갖지 않고 볼 때, 언어적 대립쌍으로 나타나는 것은 상대적 성질들임이 판명됩니다.

모든 단어와 언어는 진술되지 않은 위치성과 암시적 맥락을 포함하고 있습니다. 실상Reality에서 전부는 근본적으로 있는 그대로일 뿐이며 그에 대해 말할 수 있는 것도 더하거나 뺄 수 있는 것도 없습니다. '그것이 있다that is'는 진술조차 그릇된 묘사입니다. '있음' 혹은 '존재'는 추론이자 지적 결론이고, '전부가 있다all is'는 진술조차 또다시 추상적 진술이지요.

언어적 표현의 목적을 제외하면 자동사는 필요하지 않습니다. 신비가가 묘사할 수 없는 '실상Reality'의 철저한 주관성에 관해 수십 년간 한 마디도 하지 않을 수 있는 것은 바로 이 때문이지요. 깨달음의 상태에 대한 언어적 표현은 사실상 가능하지 않기 때문에, 선사는 그저 갑자기 '할!' 하고 고함을 지르고 막대기로 때리기도 하는 것입니다. 사람들이 희망하는 것은 설명할 수 없는 실상Reality이 갑자기 번쩍하고 드러나는 것입니다.

수 세기 동안, 빈틈없는 생각의 흐름을 물리치기 위해 다양한 '기법'이 개발되었습니다. 종, 요령, 향, 영창, 진언 외우기, 무술, 심지어 닭장에서 닭을 잡는 선까지 말입니다. 저 찰나의 순간에 영원의 '무심'이 얼핏 보이고 그것은 '초월'과 '내재' 너머에 있는 참나로 인지됩니다. 초월과 내재란 분류할 수 없는 것을 분류하려는 시도에서 나온 개념들입니다.

선생님께서는 깨달음의 주관적 실상에 대해 묘사하기 위해 '상태' 혹은 '조건'이라는 용어를 자주 쓰십니다.

그것은 말이 사용되고 있기 때문입니다. 말의 배후에 있는 에너지는 언어와는 독립적으로 존재하며 오직 앎Awareness으로서 드러납니다. 깨달은 '조건'에서는 주체도 없고 객체도 없지요. 궁극적인 것Ultimate은 아무런 외적 관련이 없는 그 자체일 뿐입니다. 인간적 관점에서 그것은 '무심'의 조건 혹은 상태지요. 공간이나 시간 속에서 어떠한 위치도 점하고 있지 않다는 것은 모든 곳에 지속적으로 평등하게 현존한다는 것을 의미하는데, 이것은 현존이나 '현존하지 않는'을 넘어서 있습니다. 깨달을 수 있는 '사람'은 없습니다. 왜냐하면 깨달은 상태는 바로 '사람'이라는 용어가 암시하는 모든 것을 다 배제하기 때문입니다.

깨달음은 이전의 개인적 정체와 그것에 대한 일체의 신념이 이미 다 지워지고, 제거되고, 초월되고, 녹아 버리고, 대체되었음을 의미합니다. 특수는 보편으로 대체되었고, 성질은 본질로 대체되었고, 선형은 비선형으로 대체되었으며, 개별은 무제한으로 대체되었지요. 시간이나 공간 속의 위치는 전부임Allness과 영원함Foreverness이 되었습니다. 의도는 자연 발생으로 대체되었고, 이원성의 제한적 지각은 하나임Oneness의 광휘Radiance가 실상Reality과 비이원성의 진실Truth을 비추면서 제거되었습니다. 신성Divinity이라는 본질은 그것의 참나-드러남에서 두드러집니다. 정신 작용은 그쳤고, 침묵Silence 속에서 전지에의 인식Knowingness of Omniscience이 청하지 않아도 빛을 발하지요. 감정은 평화Peace로 대체되었습니다. 무한한 힘Infinite Power의 절묘한 부드러움은 대단히 온화하며 보이지 않는데, 왜냐하면 그것은 존재하는 것처럼 보이는 모든 것의 근원Source이자 기층이기 때문입니다. 비유해서 말하자면, 깨달음은 햇살이 그림자를 대체하는 일과 같습니다. 그림자가 햇살이 되진 않습니다.

표면적 '원인'이나 '변화'는 창조Creation의 펼쳐짐으로 대체됩니다. 전부는 본질의 잠재성potentiality의 완벽한 표현이지요. 그 무엇도 다른 어떤 것에 작용하지 않습니다. 미적 조화와 일치는 존재에 내재된 완벽한 안전함에 본유적인 것입니다. 형상의 정지 화면은 보편적 본질의 지속성으로 대체됩니다. 불완전한 것, 마무리되지 않은 것, 미완성인 것은 전혀 없지요. 전부가 완전한 자기 정체로서 계속해서 완전합니다. 존재하는 것처럼 보이는 모든 것의 본질은 신성Divinity입니다. 전부가 창조Creation의 잠재성의 실현 속에 있는 신입니다.

우주는 자연 발생적으로 자가 창조합니다. 우주가 스스로를 표현하도록 유발시키는 것은 없습니다. 신격Godhead이라는 나타나지 않은 것Unmanifest은 무한Infinite한 맥락이자 일체의 가능성인 무한한Infinite 잠재성입니다. 우주는 자연 발생적으로 자율적입니다. '존재'라는 생각조차 관념에 불과합니다. '형언할 수 없음'이라는 용

---

* self-revelation; 이것의 다른 의미는 자기 현시, 즉 스스로를 드러낸다는 뜻이다.

어는 적절한 근사치입니다. 그것은 근본적 참나 정체**의 내재적 본성을 언어화하려는 시도지요. 신은 나타남의 보편적 '나임$_{\text{I-ness}}$'입니다. 신이라는 보편적 '나임$_{\text{I-ness}}$'조차도, 그 배후에는 이름 지을 수 없는 나타나지 않은 것$_{\text{Unmanifest}}$으로서의 지고$_{\text{Supreme}}$가 있습니다.

모두가 이미 '깨달았다'는 말이 있습니다. 그것을 어떻게 이해해야 할까요?

그것은 참나는 현존한다는 것, 그리고 참나는 사람의 존재의 기초이자 본질로서 발견될 수 있는 잠재성을 갖는다는 것을 의미합니다. 하지만 모두가 이미 깨달았다는 진술은 사실상 불가능한데 왜냐하면 그것은 깨달음에 대한 부정확한 이해를, 그리고 또한 가설의 오류를 드러내기 때문입니다. 깨닫는다는 것은 진실$_{\text{Truth}}$을 안다는 것입니다. 그 결과 진실$_{\text{Truth}}$에 대한 인식이 있다고 진술하는 것은, 그러한 인식이 진실$_{\text{Truth}}$을 알지 못한다는 점에서 부정확한 진술이지요. 모두가 이미 깨달았다는 진술에 대해 현실적으로 할 수 있는 말은, 궁극적 진실$_{\text{Truth}}$은 내면에서 발견되기를 기다리고 있다는 것입니다.

그것이 실제로 무엇인가를 본다면, 모든 말은 말해진 바와 같은 것이 사실상 있을 수 없기 때문에 모순입니다. 드러남이란 드러난 인식이지요. 드러남은 말이나 개념, 예컨대 추상에 불과한 '의미'나 '의의' 같은 것 없이 이해됩니다.

우주도 우주 속의 그 어떤 것도 아무런 '의미'가 없습니다. 그것

** self-identity; 이것은 자기 정체라는 의미를 함께 갖는다.

의 존재가 바로 그것의 의미입니다. 마음은 의미나 정보를 획득하고, 얻고, 이끌어 내고, 혹은 발견하는 데 익숙하지요. 깨달은 상태에서는, 전부가 자신의 본질을 자신의 존재로서 스스로 드러내고 있습니다. 일체가 이미 그것이 '의미'하는 바입니다.

진실은 인식론에 대한 근본적 해결책입니다. 궁극적으로 일체가 '그것으로 있음'의 동일성에 의해서만 인식될 수 있습니다. 인식론의 난제들은 오직 생각을 제거함으로써만 해결할 수 있는데, 그것은 모든 언어적 표현이 모순이기 때문이지요. 어떤 단어든 취해서 그 뿌리까지 추적할 수 있습니다. 그 단어는 어떻게 시작되었습니까? 어디서 시작되었습니까? 그 단어는 그것의 의미와 동일한 것입니까? 이 같은 질문을 던짐으로써, 사람은 결국 이원성이라는 궁극적 모순에 맞닥뜨립니다. 근본적 실상Reality은, 뭔가의 본질을 이해하는 것은 신을 안다는 것입니다. 모든 말이 다 신의 대용품이라고 해도 좋습니다.

그렇다면 지식과 배움은 무슨 소용이 있습니까? 그것은 깨달음에 대한 장애일 뿐입니까?

에고(환상적 자기로서의)는 계속해서 '나'로 있을 수 있기 위해 스스로를 증식시킵니다. 에고의 수법 중 하나가 무엇에 대해 '배우려'하거나 '이해'하려고 하는 것이지요. 자신이 어떤 것이라면, 그것에 대해 이해할 것은 없다는 것을 각성하세요. 실상은 단순성 속의 궁극입니다.

사람은 생각하지만 생각은 양날의 칼이지요. 새는 자신의 삶을 즐기면서 날아다니지만 조류학에 대해 공부할 필요는 없고 자신이 새라는 것을 알 필요도 없습니다. 새는 어떤 것에 대해서도 이해하거나 알 필요가 없는데 그것은 자신이 새이기 때문입니다. 태양은 자신이 태양이라는 것을 알 필요가 없습니다. 태양은 그냥 있을 뿐입니다. 풀은 엽록소에 대해 들어본 적조차 없이 그저 계속 푸를 뿐입니다. 진실은 신의 근본적 단순성이자 자명함이지요. 그것은 단일성입니다. '단일성'이라는 말은 존재의 참나 정체의 완전함을 가리킵니다. 전부가 자신으로 있음으로 말미암아 완전합니다. 묘사나 명목상의 지시는 요구되지 않지요. 그런 것은 모두 주의를 분산시킬 뿐입니다. 단순히 목격하는 것조차도 생각을 요구하지 않습니다. 실상Reality을 정신화할 필요는 없지요. 정신화는 있는 것을 고양시키는 것이 아니라 거기서 주의를 분산시킵니다.

 모든 존재는 내재적인 미적 성질을 갖습니다. 아름다움을 감상하는 데는 정신 작용이 필요없습니다. 아름다움을 분석하는 것은 경험의 자연 발생성을 건너뛰어 그것을 정신주의로 흐리게 하려는 시도지요. 완벽함과 아름다움은 존재하는 전부에 본유적인 것입니다. 앎의 무구함에는 전부가 평등하게 아름답습니다. 모든 형상은 미적 경험이며, 모든 형상의 아름다움은 모든 성질, 의도, 혹은 욕망이 포기될 때 자명해지지요. 깨달음이 궁극의 미적 앎인 것은, 깨달음은 창조의 아름다움이 눈부시도록 명료히 빛나게 해 주기 때문입니다.

붓다는 감각 경험과 그 결과 일어나는 집착에 이르기까지 에고를 추적했습니다. 그러한 가르침에 대해 한 말씀 해 주시겠습니까?

에고를 해결하기 위한 출발점은 고타마 붓다의 경험에서 묘사된 그대로였습니다. 하지만 시작은 어디서든 할 수 있지요. 예를 들면, 우리는 인식론의 뿌리와 인식 현상에 대한 상세한 연구 및 고찰이 그런 큰 길의 하나라는 것을 이미 언급했습니다. 미학은 또 다른 길입니다. 정신 작용의 근원은 또 다른 길이지요. 그 어떤 인간 경험이든 궁극의 근원까지 추적하면 항상 같은 뿌리에 이르게 될 것입니다. 사람의 근원Source을 드러내 주는 다른 가지들이 있을 뿐이지요. 그러므로 우리는 아주 쉽게 감각을 선택할 수 있습니다. 그렇게 하는 데서의 한계는 그것이 유일한 방법이라는 신념 체계의 창조입니다. 감각은 우연히 붓다의 의도를 끌어당겼던 한 가지 방법이었을 뿐입니다. 감각에서 출발할 필요는 없지요. 비록 결국에는 에고의 형성에서 감각의 역할이 명확해지게 되지만 말입니다. 가지 하나를 이해한다는 것은 전체를 다 이해한다는 것입니다. 감각만 해도, 감각을 이해한다는 것은 그것 자체가 아니라 그에 대한 집착이나 혐오, 혹은 뒤따르는 쾌락이나 혐오를 이해한다는 것입니다.

어떠한 접근법을 통해서든, 집착이 포기를 통해 극복해야 할 핵심적 문제임이 드러날 것입니다. 문제는 돈이나 섹스, 혹은 쾌락이 아니라 그러한 것에 대한 집착이고, 또한 상실에 대한 두려움을 불러일으키는, 행복의 근원이 외부에 있다는 환상입니다. 금욕주의는 감각 경험에 대한 집착을 녹이는 수행이고 그래서 영적 탐구 과정의 어떤 시기에 배울 만한 가치가 대단히 클 수 있습니다. 하지만 금욕 자체가 집착이 되어 깨달음보다는 과도함에 이를 수 있지요.

감각적 초연함 또한 필요조건이 아니라 깨달음의 귀결로 보일 수 있습니다. 진짜 집착은 대립쌍의 양극을 창조해 내는 위치성들과 그 결과 일어나는 이원성에 대한 것입니다. 감각 경험을 살펴본다면, 누가 혹은 무엇이 감각을 경험하고 있는가에 대한 의문이 솟아납니다. 처음에는 육체가 경험자인 것처럼 보이지만, 그 다음에는 누가 혹은 무엇이 육체를 경험하고 있는지를 묻게 되지요. 이는 경험함 그 자체에 대한 관찰로 이어집니다. 그 다음에는, 경험은 저절로 진행되며 가공적 '경험자'의 현존을 요구하지 않는 의식의 한 성질이라는 앎이 솟아납니다.

어디에서 시작하든, 사람은 참나가 원초적이고 환원 불가능한 실상Reality임을 각성할 수 있습니다. 중요한 것은 출발 지점이 아니라 가차 없이 그 뿌리를 향해 파고드는 봉헌이지요. 경험함의 본성을 해결하면 자신의 근원Source에 이르게 됩니다. 코끼리의 어느 다리에서 시작하든 코끼리에 이릅니다.

사람이 어느 지점에서 자기 탐구를 시작하든, 장애가 되는 것은 어디에나 스며드는 집착의 침투성입니까?

모든 진지한 탐구는 결국 참나 각성을 막는 장애를 노출시킵니다. 집착이나 집착의 필연적 귀결인 혐오를 살펴보는 것은 시간을 절약해 주지요. 집착은 도처에 존재하고, 온갖 곳에 스며 있으며,

모든 장애의 핵심 요소입니다. 우리는 집착을 볼 수 있고 그것의 의도가 무엇인지 물을 수 있지요. 안전, 생존, 성공, 쾌락을 비롯한 그 모든 것과 관련된 환상이나 공상이 있습니다. 집착의 확산되는 성질에는 밝혀낼 수 있는 기원이나 뿌리가 있지요. 마음은 자신의 희망, 꿈, 환상을 포함하여 스스로가 가치를 부여하는 것에 집착하거나 그것과 동일시합니다.

집착은 대단히 독특한 에고의 성질입니다. 집착에 대한 믿음이나 하나의 실상으로서의 집착의 가치에 대한 신념을 단순히 놓는 것만으로 어디에나 스며 있는 여러 형태의 매달림에서 완전히 풀려날 수 있습니다. 이 거대한 한 발짝은 자신의 집착에 대한 무지와 대면하는 것입니다. '자기' 혹은 '나'에 대한 집착은 기본적 덫이지요. 사람은 자신의 공상적 가치를 추구할 수 있으며, 자기는 스스로가 가치를 부여하는 것에 달라붙게 됩니다. 우리는 집착이 에너지와 의도를 요구하고 또한 그러한 것으로 유지된다는 것에 주목합니다. 마음은 생존 도구로서의 집착 과정 자체에 매달립니다. 에고를 놓는 것은 신의 대용품이자 또 하나의 환상일 뿐인 것으로서의 그것*에 대한 집착을 기꺼이 내맡기려는 자발성을 기초로 합니다.

집착으로 이어지는 길은 매달림입니다. 아기는 안락함과 생존의 근원에 매달리는데, 아기는 그 근원을 '저 바깥'에 있는 것으로 경험하지요. 그 다음 아기는 생존과 행복의 근원으로서의 외적

....
* 에고를 말한다.

인 것뿐 아니라 매달림이라는 행위 자체에 집착하게 됩니다. 이것은 새끼 원숭이를 대상으로 한 실험에서도 볼 수 있는데, 버림받는 것에 대한 새끼 원숭이들의 극도의 공포심은 인형 대리모에 의해 크게 감소됩니다.

　에고는 알려진 것(기지旣知)으로서의 익숙한 것에 매달립니다. 그러므로 놓는다는 것은 두려움을 불러일으키는 미지의 불확실성과 대면하는 것이지요. 그리하여 매달린다는 것은 두려움을 피한다는 것입니다. 아기는 엄마의 행위보다는 엄마의 사랑으로 예시되는 의도와 양육으로 커 나갑니다. 아기는 선형을 향해 손을 내밀지만, 아기의 생존은 비선형에서 비롯되지요. 이 지점에서, 아기는 이 기본적 교훈을 배울 수도 있고 배우지 못할 수도 있습니다. 사랑과 생존의 근원은 한 사람과 관련을 갖게 되고 따라서 집착은 생존과 행복의 근원으로 지각된 것을 소유하고 통제하려는 시도입니다. 그때 에고는 소유욕이라는 선형적 물질성과 신뢰와 사랑이라는 비선형적 실상 사이에서 선택합니다.

　2차 대전 당시 런던 공습 기간에, 아기들은 안전한 교외의 시설로 인도되었습니다. 아기들의 신체적 욕구는 과학적 기준에서는 나무랄 데 없이 충족되었지만, 아기들은 제대로 자라지 못했지요. 아기들은 활기가 없어지고 사랑할 줄 몰랐으며, 허약해졌고, 체중이 줄었습니다. 사망율은 높았지요. 과학적 조사가 이루어졌으나 아기들이 빈사 상태에 처하게 된 어떤 의학적, 영양학적 이유나 전염병 같은 것을 찾아내지는 못했습니다. 그 다음에 전문 보모들이 불려 왔는데, 보모들은 아기를 어르고 안아 주었으며, 사랑과 관심으로 돌봐 주었습니다. 그러자 아기들은 기적적으로 감정을 드러내기 시작했고 체중이 늘며 사망율은 떨어졌습니다.

이 사례는 바로 생명의 본질을 배제하는 과학적 모델의 한계를 보여 주기 때문에 흥미롭습니다. 사랑은 정의할 수도 측정할 수도 없습니다. 사랑은 무게를 달 수도 시간이나 공간 속에 자리매김할 수도 없지요. 하지만 인간의 아기에게 그것은 결정적입니다.

유아의 정상적 발달 과정에서, 사랑해 주는 엄마는 발달 중인 심령 속으로 내면화되거나 통합됩니다. 그 결과 사랑을 소중히 여기고 그것을 되돌려 줄 줄 아는 능력은 물론, 나중의 삶에서 건강한 자존감을 가질 수 있는 능력 및 자신을 돌보고 자신을 사랑하는 능력이 생겨납니다. 그래서 사랑받지 못한 아이는 긍정적 감정이 균형을 잡아 주지 못하는 상태에서 부정적 감정에 지배되지요. 충분히 사랑받은 아이는 자율성을 가질 수 있습니다. 하지만 사랑에 주린 아이는 '굶주렸다'고 묘사되며 집착과 분노를 일으키는 경향이 있지요. 정신 의학에서는 유아기에 사랑에 대한 욕구를 충족받지 못하면 나중에 이른바 '집착 장애'와 의존성에 이르게 된다고 봅니다.

깨달음에 이르는 길은 주로 끊임없는 집착의 포기로 이루어집니까?

집착은 의도하거나 희망하는 결과에 대한 것임은 물론, 내용이나 맥락에 대한 것일 수 있습니다. 어떤 까다로운 위치성을 해소하려면, 그것을 해체한 다음 그 요소들을 내맡기는 것이 필요할 수도 있지요. 집착을 붙들고 있는 대가는 거기서 생겨나는 안전한 느낌이나 쾌락, '옳다'는 자부심, 편안함이나 만족감, 어떤 집단이나 가족 혹은 전통에 대한 충실함, 미지에 대한 두려움의 회피 등일 수 있습니다.

신념 체계를 살펴보면, 그것은 옳다 대 그르다 혹은 좋다 대 나쁘다처럼 사회에 만연한 추정에 기초하고 있음이 판명됩니다. 예를 들어 "나는 초콜릿 아이스크림을 먹어야 한다."(내용), "그러면 나는 행복해질 것이다."(맥락)는 행복의 근원은 외부에 있고 그것은 '얻어 내야' 하는 것(전반적 맥락에서)이라는 또 다른 위치성에 기초하고 있습니다. 이 모든 명제는 일련의 의존(예 붓다의 연기법)을 가리키는데, 그러한 의존이 내맡겨질 때 행복의 근원은 존재 자체의 기쁨 속에, 바로 이 순간에, 그리고 그것을 넘어, 자신의 존재의 근원 속에 ─ 신에게 있다는 것이 밝혀집니다.

집착이란 환상에 대한 집착입니다. 집착은 신을 향한 사랑에서 내맡겨질 수 있는데, 신을 향한 사랑은 편안하고 익숙한 것을 기꺼이 놓으려는 자발성을 고취시킵니다.

죄책감, 두려움, 혹은 분노와 같은 그런 감정을 부르는 불쾌한 집착에 대해서는 어떻게 보십니까?

그러한 감정 또한 어떤 관점에 대한 매달림에서 생겨납니다. 흥미로운 것은 감정 자체가 대가인 경우가 많다는 것이지요. 무의식적으로 그러한 감정을 추구하고 있다거나 혹은 그것에 가치를 부여하고 있다는 걸 인정하는 것은 쉬운 일이 아닙니다. 사람이 그런 식으로 '느껴야 마땅하고', 그렇게 느낄 '자격이 있다'는 마음의 신념이 있습니다. 그중 일부는 조건화된 반응이지요. 조건화된 반응에서 벗어나기 위해, 다른 사람들은 다른 식으로 반응할 수 있다는 걸 살펴볼 수 있는데 그러면 선택지가 있다는 게 눈에 들어옵니다.

마음은 욕망과 혐오 사이에 끼는데, 둘 다가 속박입니다. 혐오 또한 본래 어떤 조건적 지각에 대한 집착이며 수용을 통해 해체되지요.

때로는 정신적 기제를 자동적인 학습된 게임으로, 그리고 마음을 게임판으로 보는 것이 도움이 됩니다. 마음은 얻다/잃다, 기분 좋다/기분 나쁘다, 옳다/그르다를 갖고 놀지요. 사람은 상실을 해방으로, 획득을 훼방으로 볼 수 있습니다. 감정적 귀결은 어쩔 수 없는 것이 아니라 선택지일 뿐이라는 데 주목하는 것이 중요합니다. 일정한 감정 반응 및 신념 체계들의 바탕에는 '그런 식으로 느끼는 것이 당연하다'는 토대가 잔뜩 숨어 있지요. 해체를 통해 신념 체계의 전 세트가 한꺼번에 내맡겨질 수 있는데 왜냐하면 그러한 것은 공통의 기초를 갖기 때문입니다. 그렇게 할 수 있는 능력은 연습을 통해 계발되지요. 결국 사람은 장치 전체를 한번 깊이 내맡기면서 생각하려는 충동 전부를 놓아 버립니다. 그 다음에는 그저 관찰하면서 있는 대로의 일체와 '더불어' 있을 수 있지요. 신은 삶의 후원자가 되게 놔두고 말입니다. 세부에 대한 몰두에서 벗어나 삶의 특정한 표현들 대신 삶과의 전체적 관계를 택하는 것이 도움이 됩니다.

그것은 철학적인 얘기 같습니다.

바로 그것입니다. 철학적 위치는 의미의 확장된 맥락에서 생겨납니다. 그것은 수많은 작은 맥락을 해소시키고, 사람이 그 철학적 추상의 맥락을 점차로 내맡길 수 있게 해 주는 위치입니다. 그것은 이전에 관찰한 적 없는 위치성을 정확히 집어내는 데 도움이 되지요. 이른바 철학적 위치가 갖는 다른 가치는, 그것은 반성하기가 보다 쉽다는 것과 훨씬 덜 개인화되어 있으므로 놓기가 더욱 쉽다는 것입니다.

예를 들어 주실 수 있습니까?

"그것은 논쟁할 만한 가치가 없다."는 것은 흔한 예입니다. 그것은 사람이 갈등보다, 그리고 승부를 가르는 게임에서 이길 가능성보다는 평화의 가치를 선택했다는 것을 나타냅니다. 게임이나 멜로드라마 전체를 놓는 것은 항상 하나의 선택지이지만 그것은 흔히 간과되는 선택지이지요. "나는 오늘 밤 자살을 할 건지 아니면 영화관에 갈 건지 갈피를 못 잡고 있다."는 불성실한 재담의 요점이 바로 그것입니다.

유머는 거리 두기의 수단이거나 혹은 인생사를 재맥락화하는 수단입니다. 그것은 태평스럽게 존재하는 방식이자, '세상을 헐렁한 의상처럼 걸치는' 방식입니다. 유머는 인간 삶 전체에 대한 연민으로 인도할 뿐 아니라, 생사를 건 소모적 싸움을 하듯이 휩쓸리지 않고 삶을 놀이처럼 살 수 있는 선택지를 드러냅니다.

하지만 그렇게 되면 무관심에 이를 수 있지 않습니까?

유머는 삶을 끌어안으며, 연민의 수준입니다. 이와 대조적으로 무관심은 삶을 배척하지요. 유머는 참여를 고려하지만, 무관심은 참여하지 않음으로 이끕니다. 무관심은 단조로움과 지루함을 낳는 반면 유머는 즐깁니다.

신념 체계가 아니라, 신을 향해 열정을 품으세요. 그것이 반드시 내려져야 하는, 그리고 온갖 상황에 적용될 수 있는 유일하게 현실적인 결정입니다. 문제는 항상 세상의 영향력에 좌우될 것인가 혹은 신의 진실Truth에 정렬될 것인가 입니다. 깨달음을 추구하는 것은 세속적 성공을 구하는 것과는 다르지요.

선생님께선 다양한 성질이 개인적 속성이라기보다는 추상인 것처럼 말씀하시는 경우가 많습니다.

삶을 성질들의 상호 작용으로 보는 것은 자유롭게 해 줍니다. 인칭 대명사의 필요성은 없지요. 위치성은 프로그램이지 진짜 참나가 아닙니다. 세상은 임의적 추정이자 완전히 그릇된, 위치들의 끝없는 행렬을 품고 있습니다. 사람은 위치를 관찰할 수 있고, 그것에 개인적으로 동조하지 않으면서도 타인이 그 위치를 바라보고 평가하는 방식을 존중할 수 있지요. 그리고 세상이 바라보는 방식을 알면서도 그것에 사로잡히지 않을 수 있습니다.

사람은 어떤 성질이나 위치에 자유롭게 동조할 수 있습니다. 그렇게 할 자유가 있음을 아는 것이 중요하지요. 모든 위치성은 자발적인 것입니다. 영적 탐구가 진행되는 동안, 사람은 항상 일차적이며 표면적으로 공리적인 위치들과 맞닥뜨립니다. 결국 신념 체계 및 추정들의 핵심이 나타나기 시작하고 마침내, 독립적이고 자율적인 실상으로서의 자기라는 실상조차 검토 대상이 되지요. 모든 신념 체계의 해체는 결국 그러한 위치를 붙들고 있는 '것'에 대한 의문으로 인도할 것입니다. 즉 그 위치를 믿고 있는 것이 무엇이며, 그것을 선택한 다음 그것에 지배당하는 것이 무엇인가라는 것이지요. 진보와 함께 이전의 자기감自己感은 정신화의 운영 본부와의 동일시임이 판명됩니다.

상상하는 '누구'는 사실상 '무엇'입니다. 그것은 하나의 기능일 뿐 뚜렷한 경계를 가진 독립적 실체는 아니라는 것이 밝혀질 것입니다. 그것은 신념 체계이며, 사실상 모든 성질은 자율적으로 작동하고 있습니다. 생각과 느낌은 저절로 일어나지요. 청하지 않아도 다양한 양식의 정신 작용이 일어납니다. '나'라고 하는 독립적이고 자율적인 실체는 추정입니다. 인간 기능과 협응하는 중앙의 운영 본부를 포함하여, 전부가 저절로 일어나고 있습니다. 이 운영 본부는 자동적으로 동일시하고, 분류하고, 추리고, 기억하고, 비교하고, 평가하고, 철하여 보관하고, 관찰하고, 또한 트랜지스터 처리 장치처럼 기록합니다. 이 중앙처리 장치가 진짜 '나'로 인정되고 동일시됩니다. 그 다음에 그것은 생존에 대해 근심하고 염려하는 것은 물론 명예를 얻고, 비난받고, 두려워하지요. 좋건 궂건 간에 그것은 감정과 관련을 갖게 됩니다. 선택지들은 귀결과, 그리고 쾌락이나 고통의 잠재성들과 관련을 갖게 되는데 이러한 것은 자동적으로 선택에 영향을 미칩니다.

결국 이 모든 것을 다 이해한다고 해도, 기지既知의 핵심을 미지에 내맡기기 위해서는 큰 믿음, 불요불굴, 신에 대한 신뢰가 필요합니다. 최후의 순간에, 마지막 남은 의심의 잔재와 실존적 두려움이 밑바닥에서 올라올 수도 있지요. 그 순간, "무슨 일이 있더라도 곧장 앞으로 나아가"도록 우릴 안내하는 스승들의 가르침에 대한 믿음이 솟구쳐 오르고 그 가르침은 옳다는 것이 증명되는데, 왜냐하면 신의 영광이 마지막 큰 장벽 너머에서 기다리고 있기 때문입니다.

그런 최후의 순간을 어떻게 준비할 수 있을까요?

이 얘기를 들었으니, 여러분은 이미 준비가 되었습니다. 사람은 자기自己의 죽음이 존재의 소멸로 끝나리라는 환상에서 기꺼이 벗어나야만 합니다. 만약 "죽음이란 환상이며 나는 그것을 믿지 않는다."는 신념을 품고 있다면, 최후의 순간에 그렇게 생각하는 누군가와 대면하게 될 것입니다. 그때 사람은 그렇게 생각하는 '나'는 사실상 없다는 것을 발견하는데, 그러면 그러한 환상이 녹아 버리거나 죽음에 대한 두려움이 솟아오릅니다. 오직 영만이 최후의 문을 통과할 수 있지요. 에고는 뒤에 남으며 문을 지날 수 없습니다.

그때에, 육체에 대한 두려움이 있습니까?

이 경우에, 그것은 전혀 문제가 아니었습니다. 압도적으로 위협받았던 것은 '나'라는 핵심 감각이었지요. 존재의 기초 자체가 위기에 처한 듯했고, 에고는 자신의 소멸을 대체할 유일하게 가능한 대안으로 비존재를 두려워했습니다.

연민과 더불어, 사람은 에고 구조는 저 너머에 있는 것을 알 수 없는 그런 것임을 각성합니다. 기껏해야 에고는 익숙한 '나'는 여전히 살아남은 채 그저 다소간 '깨닫게' 되기를 희망하지요. 에고는 자신이 소멸한 뒤에야 무한한Infinite '내'가 즉각 그 자리에서 빛난다는 것을 알지 못하고 알 수도 없습니다. 이 경우[**]에, 최후의 비언어적 인식은 옛 현인의 가르침, "무슨 일이 있더라도 곧장 앞으로 나아가라."는 것이었습니다. 그런데 그때 익숙한 자기 정체가 녹으면서 자기의 기억 능력 또한 녹아 버렸고, 오직 의식만이 모든 버팀목을 상실한 채 궁극적 실상Ultimate Reality으로 남았습니다.

그렇다면 무엇이 남아서 그 사건에 대해 이야기하는 것입니까?

의식은 여러 능력을 가지고 있습니다. 의식은 다시 말하는 것을 선택할 수도 그렇지 않을 수도 있지만, 많은 경우에는 말하지 않습니다. 그러한 경우에는 말은 없더라도 의식 장에 자취가 남아서, 어느 날, 또 다른 앞선 영혼이 문 앞에 다시 나타날 때 그 영혼은 알 필요가 있는 것을 불현듯 그냥 '알게' 됩니다. 모든 것이 다 설명될 수는 없지만 암시되거나 시사될 수는 있지요. 짐은 모두 문앞에 부려 놓아야 합니다.

---

[*] 저자를 말함.

[**] 저자를 가리킴.

그래서 최후에 내맡겨야 할 것은 에고의 핵으로서의 자기가 아니라, 자기에 대한 집착입니까?

그것은 유용한 표현 방식입니다. 최후에 내맡겨야 할 것은 사적인 '내'가 자신의 존재의 핵심이고, 삶과 '나' 감각의 근원이라는 신념에 대한 집착입니다. 모든 장애에도 불구하고 그러한 환상이 내맡겨질 때, '나임$_{I-ness}$'의 감각은 보편적이고 비개인적인 '나'에서 시작되었음을 알게 되지요. 그것은 빛이 자신에게서 시작된다고 생각하다가 그 빛 비춤의 근원이 실제로는 그동안 줄곧 태양이었음을 발견한 햇살과도 같습니다. 이를 알게 될 때, 깊은 안도가 느껴집니다.

그러한 설명은 고무적이고 도움이 됩니다.

어떻게 보면, 깨달음의 스승들은 사실상 에고의 죽음을 이겨 낸 생존자들입니다. 그들의 말은 영적 제자의 망설임에 대해 길잡이이자 영감으로 기여하지요. 진실$_{Truth}$을 말하는 데서 얻어지는 이득은 없고, 또한 그러한 이득을 취할 사람도 없습니다. 말은 참나의 은총으로 일어납니다.

에고의 '나' 핵에 대한 집착은 그것이 자신의 생명의 근원이라는 신념이므로, 사람은 마치 생명 자체를 신에게 내맡기려고 하는 것 같습니다. 그렇게 해도 안전하다는 걸 뒷받침하는 것은 믿음과 확신, 그리고 그렇게 했던 사람들이 남긴 말이지요. 그러므로 자신의 삶과 영적 믿음을 의탁하고 있는 그 모든 가르침의 측정 수준을 스스로 검증하는 것이 필수적입니다.

두 부류의 스승이 있습니다. 이미 진실을 배웠으며, 그것을 정확하게 보고하긴 하지만 아직 완전히 경험하지는 못한 온전하고, 지적인 스승들이 있습니다. 그러한 스승은 200대 후반에서 500대 사이에 분포해 있는 일이 많습니다. 이 경우에, 펼쳐지는 가르침의 진실 수준은 스승의 측정 수준에 따라 수치가 다를 것입니다. 하지만 이런 스승들은 가르침에 능하고 일정한 영적 수행을 가르치는데 있어 박식하기 때문에 큰 도움이 되지요. 이와 비슷하게, 모든 어려운 코스를 다 활주하지는 못하지만 뛰어난 스키 강사들이 있습니다. 반면에 가르치는 일은 형편없는 스키의 고수들이 있지요. 베토벤은 훌륭한 작곡가였지만 훌륭한 피아노 교사였던 것 같지는 않습니다. 이렇듯 교육 기술에는 소질이 없는 깨달은 현인들도 있습니다. 그들의 짤막한 가르침은 수수께끼 같고, 말은 유창하지 못하여 쉽사리 이해되지 않을 수도 있지요.

두 번째 부류의 스승은 누구나 만족시킬 수 있을 정도로 깨달음을 인증받을 수 있는 스승입니다. 그중 어떤 이들은 말은 유창하지 못해도 스승의 말을 설명할 수 있는 조수들을 통해 말합니다.

에고의 죽음을 겪고 살아남은 스승들은 여러 해 동안 무한한 실상Infinite Reality에 대해 말하지 못할 수도 있습니다. 몇몇은 세상으로 복귀할 수 있지만, 대부분은 그렇게 하지 못합니다.

깨달음의 상태와 깨달음이 일어난 '개인', 혹은 깨닫게 된 그것이 누구인가에 대한 혼동이 있습니다. 진정으로 깨달은 존재는 깨달았다고 '주장'하지 않고, 그래서 그런 말을 하는 사람은 누구든 간에 오류에 빠져 있는 것이 분명하다는 얘기가 많이 있습니다.

에고의 경험적 실상 내에 없는 조건에 관해 묘사하는 것은 매우 어려운데, 특히 질문자의 실상이 갖는 이원적 패러다임에서 비롯된 질문에 답하는 것이 그렇습니다. 깨달은 존재enlightened being는 그들의 조건입니다. 그래서 어떤 '주장'을 할 까닭이 없지요. 그렇게 보는 것은 에고의 시각입니다. 이제는 근육 테스트로, 어떠한 진술이든 확증할 수 있습니다.

사적인 자기는 깨닫거나 변형되는 것이 아니라, 흡수되고, 침묵당하고, 다른 조건으로 완전히 대체되는 것입니다. 비유해서 말하자면, 영사기의 렌즈를 이쪽에서 들여다보면, 영화가 스크린 위에 나타난 것처럼 볼 수 있지요. 하지만, 저쪽에서 렌즈를 거꾸로 들여다본다면, 오직 환한 빛을 보게 될 뿐입니다. 그러니, 그 렌즈 기능의 실상은 무엇입니까?

또 다른 단순한 비유를 들자면, 그림자는 햇볕이 되지 않고 햇볕으로 대체된다는 것입니다. 에고는 그림자입니다. 깨달음은 에고를 대체하는 참나의 빛의 귀결이지요.

질문자가 인용한 얘기 속에는, 깨달은 상태를 부인하는 것이 일종의 겸양이라는 신념이 함축되어 있습니다. 그것은 애초에 그런 말을 한 사람의 영적 에고가 투사된 것인데, 왜냐하면 깨달은 조건에는 어떠한 자만심도 남아 있지 않기 때문입니다. 깨달은 상태는 단순한 사실일 뿐이지요. 그것은 성취가 아닙니다. 깨달음에는 어떠한 공덕도 없고, 그것은 거짓된 겸손한 태도를 요구하는 그 어떤 영예도 아닙니다. 순진한 영성 공동체에는 엄청난 아첨, 카리스마 넘치는 매력, 그리고 '깨달은 마스터'에게 부여된 중요성 등과 같은 것이 있습니다. 그러한 것은 투사입니다. 깨달은 존재에게, 그 상태는 있는 바의 자연적 조건에 지나지 않습니다.

깨달음이 출현할 때, 그 상태는 급속히 사라져 가는 에고의 잔재에게는 눈부시게, 혹은 극적으로 보일 수 있습니다. 그 다음에 평화가 찾아오고, 말할 것은 사실상 전혀 없는데, 왜냐하면 그 상태는 일체의 언어 너머에 존재하기 때문이지요. 남들에게 어떠한 의미를 가질 만한 방식으로 그것에 대해 언급하는 것은 가능하지 않을 것입니다.

이 경우*에는, 30년 이상 그에 대해 아무 말도 하지 않았습니다. 그 사이에 정상성을 가장할 수 있는 능력과 세상에서 기능할 수 있는 능력이 점차로 생겨났지요. 그런 조건은 누구에게도 이해 가능한 것이 아니었습니다. 단 두 차례 그러한 조건을 이해하고 있던 알려진 현인들과의 만남이 있었지요. 처음 만난 이는 묵타난다였고, 나중에 라메쉬 발세카를 만났습니다. 뉴욕의 거리에서 그러한 만남이 또 한 번 있었는데, 서로가 상대에 대해 전혀 몰랐지만 그 만남은 전체적이고 완전했습니다.

수년에 걸쳐 아주 서서히, 의식의 상태들을 이해 가능한 것으

---

* 저자를 가리킴.

로 만드는 방법이 떠올랐습니다. 근육 테스트 현상이 에고와 형상이라는 선형적 세계로부터 그 너머에 있는 비선형적인 영적 실상 Reality으로 건너가는 도구처럼 보였지요.

역사적으로 모든 깨달은 존재는 자신의 상태에 관해 묘사했고, 그렇게 함으로써 그것을 주장했다기보다는 선언했습니다. 아무도 깨달은 상태를 부정하거나 혹은 그것이 존재하지 않는 척하지 않았지요. 붓다는 결국 '성불'로 알려지게 된 깨달은 상태의 장려함을 선언했습니다. 예수는 자신의 조건을 '하늘나라에 계신 아버지의 그리스도, 전능하신 하느님'으로 묘사했습니다. 크리슈나는 참나를 '지고'로 묘사했지요. 신의 현존Presence을 인정하지 않는다는 것은 신의 전부임Allness과 신성Divinity을 부정하는 일일 것입니다. 그것은 깨달은 존재에게 가능한 일이 아닙니다.

유추해 보면, 앞서 질문자가 인용한 얘기에는 깨달음은 대단히 드물어서 그것을 '주장'하는 것은 망상일 거라는 암시가 있습니다. 역사적으로 넘쳐 났던 숱한 거짓 스승들로 인해, 그것은 정말 가능한 얘깁니다. 하지만 지금 우리에게는 객관적이고 상호 검증할 수 있는 의식 수준 테스트가 있고, 그것으로 깨달은 상태 및 가르침의 신빙성을 검증할 수 있습니다.

거짓 스승은 명성, 아첨, 혹은 추종자와 같은 모종의 이득을 얻기 위해 어떤 주장을 펴는 사람입니다. 그와 같은 실체들이 있고 그들은 열광적인 추종자를 거느리는 일도 많습니다. 우리는 그 문제에 대해 이미 토론했습니다.

마지막으로, 순진한 구도자들은 그들이 품고 있는 기대로 인해 깨달은 존재는 신비스럽고 마술적인, 혹은 신화적인 표식과 행동을 드러낼 거라고 믿는데, 이들의 믿음은 깨달은 존재는 머리나 이마가 돌출해 있다는 데까지 이릅니다. 순진한 구도자는 외모와 행동거지가 '특별'한 사람을 만나게 되리라고 기대하지요. 이들은 진짜 현인은 본질적으로 대단히 평범하며 연극적인 장식이 없다는 것을 알고 실망합니다. 수 세기에 걸친 종교화와 성상들로 인해, 순진한 구도자는 길게 늘어뜨린 의상 등을 보게 되기를 기대합니다. 실제에서, 진정한 현인의 유일한 본질적인 진짜 차이점은 가르침의 성질이며 동반하는 의식의 에너지 장이 갖는 힘이지요. 하지만 의식 발전을 지지하는 에너지 장인 보이지 않는 오라가 있고 방문자의 오라와 스승의 오라는 연결되는데, 연결을 촉진하는 것은 구도자의 의도입니다.

'기적적인 일'에 대해서는 어떻게 보십니까?

만일 방문자의 카르마가 '무르익어'서, 나타나기 위해 필요한 것이 높은 에너지의 촉매일 뿐이라면 그와 같은 잠재성이 실현될 수도 있습니다. 그런 일은 현인의 의도나 의지에 따른 것이 아니라 자연 발생적으로 일어나지요. 목격자가 나중에 그에 대해 전하기까지 현인은 그런 일이 있었음을 깨닫지 못하는 경우도 많습니다. 그것은 사과가 나무에서 떨어지는 것처럼 하등 특별할 것이 없는 일로 보입니다. 그것은 나타난 세계에서 사건들이 펼쳐지는 자연스러운 경로로 보이지요.

치유는 저절로 일어납니다. 그리고 진정한 치유는 고난이 사라지든 그렇지 않든 상대적으로 비물질적인데, 왜냐하면 실제의 치유는 내부에서 일어나기 때문입니다. 의식은 육체적인 것을 초월한 인식 상태입니다. 구제되는 것이 반드시 육체적이거나 정신적인 고난은 아니며, 그것에 수반되었던 괴로움인 경우가 많지요. 기적은 맥락의 변형으로서 일어납니다. 실제의 '사건'은 의식 자체 내에 있고, 그래서 고난을 겪는 이의 의식 변형은 자가 치유를 불러일으키는데, 이러한 치유는 외부로 드러날 수도 있고 드러나지 않을 수도 있습니다.

"나는 깨달았다.I am enlightened."는 진술이 진정한 현인에게 가능한 것입니까?

그 질문은 상당히 발전된 이해를 드러내고 있습니다. 답은 그렇지 않다입니다. 그런 진술에 포함되는 오류는 몇 가지가 있습니다. '~이다am'라고 말하는 것은 이미 절대적 진실Absolute Truth로부터의 이탈입니다. 그것은 자동사('있음'과 같은)이지요. 그런 의미에서 '깨달았다'는 말은 부가적 속성이나 성질을 암시하는 묘사적 용어 형태일 것입니다. 절대적 실상Absolute Reality인 '나'는 참나 정체Self-identity이며, 완전무결한 진술입니다. "나는 그것이다.I am that."라는 진술에서, '이다am'와 '그것that'은 불필요하며 오도하지요. 현실에서 깨달음은 상태도 관점도 아니지만 둘 다이고, 그리고 그것에 관해 완전히 정확한 진술은 없습니다.

고양이는 백 퍼센트 고양이일 뿐입니다. 고양이에게는 '고양이'라는 말이 필요하지 않고, 자신이 '있다'는 것을 알 필요조차 없지요. '고양이'라는 말은 언어적 창안이고 실용적으로 편리하며 가치가 큽니다. 자기 존재, 자기 완성, 자기 정체의 실상은 고양이의 고양이임(즉, 존재)에서 이미 완전합니다.

깨닫는다는 것은 그저 고양이처럼 존재한다는 것입니다. 깨달음의 실상은 완전무결하며 어떤 부가적 조건이 아닙니다. 깨달음은 인정이나 비준을 구하지 않는데 왜냐하면 그러한 것은 아무래도 상관없기 때문입니다.

'깨달음'이라는 용어는 의미론적으로 정확합니다. 그것은 사람의 실상이 참나의 빛이라는 것, 그리고 그것은 하나의 앎이자 심원하고 자명한 실상Reality으로서 내부에서 비롯된다는 것에 대한 인지이자 각성입니다.

하나의 가능성으로 깨달음의 진위에 관해 질문하는 것은 의심 때문입니까?

그것은 중요한 관찰입니다. 그저 확증을 구할 뿐이고, 따라서 합리적이며 지혜의 일부인, 일종의 현실적 의심이 있습니다.

이것은 병적 의심의 형태라 할 만한 것과 대비되는데, 병적 의심은 질문자의 자기애적 에고의 과대성의 표현이지요. 에고는 자신의 가공적 전능함이 실재Real의 가능성에 의해 부인되고 도전받는다고 봅니다. 때로 이것은 심한 정신 병리 및 악의와 증오심의 과대망상이라는 형태를 취합니다.

우리는 역사적으로 예수 그리스도, 마하트마 간디, 에이브러햄 링컨, 안와르 사다트, 마틴 루서 킹, 존 F. 케네디를 비롯한 진실, 평등, 평화, 영적 실상의 많은 위대한 지도자가 암살당한 것에 주목합니다. 여러 대통령과 다른 저명한 지도자들의 암살 외에도, 거사 직전에 발각된 많은 암살 시도(현재의 교황에 대한 것처럼)가 있었습니다. 정신병적 망상을 품고 있는 그러한 실체들은 무의식적으로 신을 살해하려고 합니다. 다시 말하면, 자신의 과대하고 자기애적인 에고가 신보다 더 위대하다는 것을 증명하려는 것이지요. 우리는 또한 역사적으로, 피에타와 같은 위대한 예술 작품이 정신병자에게 공격당했던 것에 주목합니다. 어느 지역의 모래 조각가는 자신의 작품 '최후의 만찬'이 밤중에 자꾸만 파괴된 까닭에 예수와 사도들의 머리를 계속 복원해야만 했습니다. 그러다가 그는 결국 작품 복원을 포기했고, 작품을 철거하고야 말았지요.

아름다움을 훼손하려는 욕망은 낙서에서 드러납니다. 세상에는 아름다움을 증오하고, 어떤 의미에서 어린아이들을 모욕하고 심지어 살해하는 데서 기쁨을 느끼는 사람들이 많습니다. 연쇄 살인자는 여성적 아름다움을 증오하여 신체 절단으로 그것을 훼손하려고 합니다. 동기 없는 살인자를 비롯한 모든 살인자는 신의 권위에 도전합니다. 과대한 정신병자는 대통령들에 대해, 그리고 광신자의 에고를 위협하는 다른 사람들에 대해 최대의 위협입니다.

유명한 영적 지도자들 또한 그들이 '정말 죽는지 보려고' 했던 이들에게 독살당했습니다. 때로 그러한 정신병적 행위는 오클라호마 연방 건물과 뉴욕의 세계 무역 센터에 대한 폭탄 공격처럼 정치성을 띠었지요. 무대가 웅장할수록 대중의 이목을 끌려고 하는 공격자의 쾌락은 커집니다. 질투심에 불타는 과대망상가는 (에고의 핵에서) 자신이 신보다 더 위대하다는 것을 증명하려고 하지요. 낮은 아스트럴계에는 그런 실체들이 수없이 거주하고 있습니다. 그들은 신의 통치권을 미워하는데, 왜냐하면 신의 통치권은 그들 자신의 팽창된 에고의 통치권을 위협하고 또 그들의 진위 여부에 의문을 제기하기 때문입니다.

악은 신의 대립물이 아니라 단순히 신에 대한 부정일뿐입니다. 그것은 거짓이 진실의 대립물이 아니라 진실에 대한 거부인 것과 같지요. 자기의 신격화는 신-임 God-ness 으로 인도하는 것이 아니라 자기 우월증 및 종교적 정신병의 과대망상으로 이끕니다.

I: REALITY AND SUBJECTIVITY

21

영적 연구

| 토론 |

역사적으로, 대부분의 영적 스승들은 하나의 계보, 영적 전통, 혹은 가르침의 유파의 개화開花를 나타냈습니다. 선생님은 자신의 영적 뿌리나 영적 기초에 대해 어떻게 설명하시겠습니까?

참나의 현존Presence이 내적 스승입니다. 이번 생에서 어렸을 적에 전통적 기독교에 접했습니다. 하지만 그것은 청소년기에 장기간의 불가지론으로 바뀌었고 그 상태는 20년간 지속되었지요. 그 다음에는 불교와 선禪을 더듬는 진실의 추구가 이어졌지만, 그 모든 추구는 무익한 것으로 포기되었습니다. 결국에는 진실에의 추구를 버리고 단념했지요.

비록 어린 시절과 청소년기에 강렬한 내적인 영적 체험이 있었고, 그 밖에 임사 체험을 했지만, 그러한 것의 의의는 이해되지 못했습니다. 청년기에 4년 동안 고전적 정신 분석 과정을 밟았으며 그 목표를 대단히 성공적으로 달성했지요. 심리적 성공과 세속적 견지에서의 그 모든 이득에도 불구하고, 의식 내에는 필사적으로 보다 큰 진실에 이르고자 하는 내면의 핵이 있었습니다.

참된 영적 앎을 발전시키려는 시도들은 실망스러운 것으로 판명되었습니다. 사실 갈수록 강도를 더해 가며, 영적 노력은 더욱 더 캄캄한 절망으로 인도할 뿐이었고, 마침내는 모든 구출의 희망이 지워진 지옥의 밑바닥으로 추락한 고비에 이르렀습니다. 새까만 영적 어둠, 그리고 실존적 공포와 혼자임의 격렬한 고통이 찾아왔지요. 시간 없는 지옥의 심연에 빠져 있을 때, 내면에서 어떤 목소리가 솟아났습니다. "만약 신이 계시다면, 그분Him께 도움을 청합니다."

그런 요청 뒤에, 알지 못하는 시간 동안 망각이 일어났습니다. 갑자기 망각이 사라지고 그 자리에 신성의 빛Light of Divinity의 휘황한 장려함이 들어서서 전부임Allness의 광휘와 본질로 빛났던 것은 아마 하루가 지난 뒤였을 것입니다. 무한Infinite이 전부를 감싸는 실상Reality으로서 우뚝 섰습니다. 주체도 객체도 없으므로 참나는 순수한 앎의 본질로서 빛을 발했지요. 참나의 상태는 현존Presence이라는 철저한 주관성이었고, 그것이며, 지고Supreme와 다르지 않습니다. 참나의 상태는 모든 범주 너머에 있습니다. 비유해서 말하자면 성층권을 비추는 햇볕이 지구를 비추는 햇볕과 다르지 않은 것과 같습니다. 하나는 '초월적'이고 다른 하나는 '내재적'인 것이 아니지요. 그것은 위치성에서 비롯된 관점들에 불과합니다. 전부임Allness의 완전무결함 속에서는 어떠한 위치성도 가능하지 않습니다. 무한Infinite은 우주 전체만이 아니라 한 알의 모래에도 똑같이 현존하며 그 어느 것에서도 완전하게 표현됩니다.

'참나'라는 용어는 전통적 서양 종교에서는 친숙한 용어가 아닙니다.

그것은 대략 740의 의식 수준에서 출현하는 깨달음의 상태에서 비롯되는 용어입니다. 깨달음의 상태에 대해서는 많은 오해가 있고 신빙성 있는 정보가 부족합니다.

우선, '깨달은'이나 '깨닫지 못한'과 같은 두 가지 대조적 상태만이 있는 게 아닙니다. 깨달음의 실현은 공식적으로 그리고 고전적으로 600으로 측정되는 의식 수준에서 시작되는데, 그것은 500대 후반에서 경험되는 지복bliss 상태 너머에 있으며 기능을 불가능하게 만듭니다. 지복 상태를 신에게 내맡기면 의식 수준 600을 표시하는 드러남이 열리지요. 그 수준에서 기능을 불가능하게 만드는 지복은 무한한 평화, 멎어 있음, 침묵으로 대체됩니다.

깨달은 대 깨닫지 못한 같은 두 가지 대조적인 상태만이 있는 게 아니라면, '깨달은'이라는 용어는 어떻게 이해하는 것이 바릅니까?

점진적인 깨달음의 단계나 수준들이 있습니다. 우리는 오랜 세월 동안 쓰여 온 갖가지 용어를 측정할 수 있도록 그러한 깨달음의 수준을 측정할 수 있습니다. 깨달음의 수준들은 실상Reality의 수준이 아니라 실상Reality에 대한 앎의 정도를 나타내는 수준입니다.

수준이란 낮은 수준들에 비해 '더 낫다'가 아닌 전망의 위치를 가리킬 뿐입니다. 그것은 성층권의 여러 수준에서 세계의 외관을 묘사하거나, 혹은 해수면 아래의 여러 깊이에서 대양의 특성을 묘사하는 것과 같습니다.

다음은 어느 워크숍에서 측정한 수치들입니다.

성인聖人	깨달음에 아주 가까운	575
지복	'사트-치트-아난다'	575+
깨달음	지복이 평화, 멎어 있음, 침묵으로 대체됨.	600
"나는 있다I Am"	존재 혹은 있음으로서의 '나'에 대한 앎	650
참나	존재Existence로서	680
현인		700
현인	나타난 신God Manifest으로서의 참나	740
"나" (완전한 진술로서의)	궁극적 실상Ultimate Reality ; 지고Supreme로서	740
참나	존재Existence 혹은 비존재Nonexistence를 넘어선 것으로서	840
화신		985
성불	나타난 그리고 나타나지 않은 신 God Manifest and Unmanifest과의 합일	1,000
크리슈나/그리스도 의식	나타난 그리고 나타나지 않은 신 God Manifest and Unmanifest과의 합일	1,000
"나"	차원들을 초월하는, 이 차원 너머의	1,100

"나"	궁극적 실상Ultimate Reality으로서	
	창조의 본질Essence of Creation로서	1,200
대천사		50,000+
신성	무한Infinite	

측정된 의식 수준은 하나의 기준점으로 봉사하는 것이지 사실 그와 같은 실상Reality의 뚜렷이 구분되는 수준은 아니지 않습니까?

측정치는 맥락과 내용 양자를 명시적으로 드러내는 하나의 의식 수준을 표시하는 속기법에 불과합니다. 매 수준마다 현실적이고 의미 있는 것에 대한 자체의 관점이 있습니다. 이 관점은 동기 부여, 가치, 생활 양식, 혹은 영적 위치성에서의 차이를 낳지요. 각각의 수준은 그 뒤에 있는 것을 초월했음을 가리키고 또한 그 앞에 놓여 있는 과제들을 가리킵니다. 이를 단순화시켜서 학교의 학년 수준들과 비교할 수도 있지요. 8학년 교재는 7학년 교재를 넘어섰지만 아직 9학년 교재는 아닙니다. 영적 진보는 의식의 높은 수준을 대학교, 대학원, 박사 과정, 박사 후 연구 및 발견 과정에 비할 수 있다는 점에서 그와 비슷합니다.

영적 작업과 학문적 연구의 차이는 영적 연구의 주제는 제자의 자기라는 점, 그리고 제자는 바라던 진실들이 발견됨에 따라 자기가 사라지고 참나가 그것을 대체할 때까지 변형되고 진화한다는 점입니다. 참나의 앎Awareness은 영적 영감을 통해, 항상 확장되는 어느 맥락에 이르기까지 진화를 계속할 수 있는데, 이 맥락은 결국은 신의 실상Reality의 표현으로서의 차원들을 초월합니다. 에고의 표면적 실상은 의식 수준 600에서 초월되는데, 이것은 실상에 대한 뉴턴적이고 선형적인 패러다임으로부터 영적 진실의 비선형적 영역으로의 이행을 가리킵니다.

높은 의식 수준이 그 밑에 있는 의식 수준보다 낫다는 생각은 그러므로 자만심의 투사일 뿐입니까?

옳습니다. 어떤 측정 수준도 다른 것보다 나은 것은 없으며, 다른 주제를 가리킬 뿐입니다. 비록 전 역사를 통틀어, 인류는 깨달음의 상태에 큰 인상을 받긴 했지만, 신의 궁극적 가능성의 관점에서 볼 때 그것은 시작에 불과합니다. 비유해서 말하자면 고등학생에게 대학 학위는 대단히 앞선 것으로 보이지만, 박사후 과정에 있는 연구원에게 그것은 최소한의 요건에 불과하지요.

600의 의식 수준은 드물고 1,000은 더욱 드물지만, 대천사들은 50,000이나 그 이상으로 측정됩니다. 비록 우리의 차원에서는 식별할 수 없지만, 그렇게 엄청나게 높은 에너지들은 온갖 표현을 갖는 모든 생명에게 영향을 미칩니다. 인간의 차원 안에서 영적 마스터로 여겨지는 것이, 훨씬 높은 차원들에서는 진화하고 있는 제자라고 할 수도 있습니다. 그러므로 모든 영적 제자는 뒤에 있는 이들에게는 스승이고 앞선 이들에게는 제자입니다.

효과적이려면, 스승은 그가 말하는 청중에게 적합해야 합니다. 화신은 종교의 창시자이고, 그러므로 장구한 세월 동안 수많은 사람에게 의미 있을 가르침을 펼 능력을 갖춘 사람입니다. 지구상에는 말로 가르치는 재능이나 운명을 타고나지 않았기 때문에 그렇게 하지 않았던 대단히 진보한 존재들이 있었지요. 인류의 의식 수준에 영향을 미치기 위해 자신의 각성을 실제로 언어화할 필요가 있는 것은 아닙니다.

그러므로 깨달음은 점진적 실현이지 완성된 산물이나 최종적 목표, 혹은 영적 가능성의 진화가 완성되었음을 나타내는 것은 아닙니다. 과거의 위대한 영적 스승들은 겨우 100이나 그 이하로 측정된 인구를 상대로 이야기했습니다. 인류의 의식 수준은 이제 207로 결정적으로, 엄청나게 도약했는데, 이는 지금 크게 다른 의식 장이 지배하고 있음을 의미합니다.

무한한 수의 차원들이 있고, 그 차원들 속에는, 무한한 가능성 안으로 출현하는 무한히 팽창하는 무한한 수의 우주가 있습니다. 각각의 잠재성의 실현은 자동적으로 무한한 수의 잠재성의 진화를 창조하는 데 에너지를 불어넣는데 이러한 창조는 그 다음에 무한한 진행, 즉 양자 이론이 암시하는 무한한 잠재성의 후속 시리즈의 핵이 됩니다. 언어화로 인해 이러한 묘사에는 완벽성이 부족하지만, 그러나 이것은 어떤 정보 감각을 전하려 하고 있습니다. 신의 본질이 창조Creation의 촉매이므로, 창조되는 모든 것은 동일한 성질을 담고 있지요. 그러므로 신이라는 궁극적 맥락은 무한한 잠재성과 가능성들의 무한한 진행이고, 그 다음에 그러한 것 하나하나가 무한한 진행들의 더욱 무한한 진행을 창조합니다. 비록 정말로 만족스럽지는 않지만, 이 설명은 창조주Creator와의 합일로서의 참나의 전망에서 나온 관점입니다.

측정 수준 600과 그 이상, 특히 1,000을 넘어서 볼 수 있다면 에고에 대한 관심은 더 이상 없는데, 최종적으로 에고는 인류가 동물에서 유래하는 성질을 초월하려고 노력하는 가운데 잔존한 문제로 보입니다. 인류는 나타난 것이 되고 있는 나타나지 않은 것 Unmanifest의 한 잠재성일 뿐이지요. 그러므로 에고의 초월은 의식 수준 1,000과 그 이상에서는 유치원 수준과 같을 것입니다.

 인류는 과학, 기술, 산업, 물리학, 의학의 모든 분야에서 점진적으로 발전하고 있고, 그래서 영적 앎 또한 보조를 같이 하는 것이 놀라운 일 아닙니다. 사실 영적 앎은 인류가 모든 분야에서 한층 더 진화하는 데 촉매가 될 수도 있지요. 진화에서, 각각의 종은 자신에게 있는 궁극적 잠재력에 도달하면 거기서 멈추었습니다. 진화의 나무의 줄기에서는 보다 고도로 진화된 다음번 종이 새롭게 발생했습니다. 영장류의 진화에서도 이것은 사실이었지요. 호모 에렉투스와 호모 사피엔스는 서로 다른 가지이지 단지 크로마뇽인이나 네안데르탈인이 한층 더 진화한 것은 아니었습니다. 진실과 우주의 본성은 변치 않지만, 그에 대한 인간의 이해력은 모든 분야에서 점진적으로 나아갑니다.

그것은 확실합니까?

 진실 아닌 것(거짓)에서 진실을 찾아내는 수단의 출현은 새로운 잠재성의 시작을 알리는 신호탄이었습니다. 진실과 거짓을 구별하지 못하는 것은 그토록 엄청난 한계여서 의식이 더 이상 발전하는 것을 가로막았고, 인류는 무지로 인해 수천 년간 어둠에 갇혀 있었지요. 길 안내나 방향 설정에 대한 믿을 만한 검증 수단 없이, 인간은 오직 자신의 방향 없는, 기본적으로 동물적인 호기심을 통해서만 전진할 수 있었습니다. 동물의 호기심과 마찬가지로, 인류의 지성은 여기저기를 냄새 맡고, 이것저것 찔러 보고, 그러다가 무수한 발견을 하게 되었지요. 그 다음에는 그러한 발견이 무엇을 의미하는지에 대한 호기심이 일었습니다. 이런 발견은 무엇을 가리키는가? 종교는 어떤 이정표를 제시하려고 노력했지만 그것은 전혀 맞지 않거나, 오해받거나, 혹은 대중에 의해 간단히 무시되는 일이 많았지요. 영적 가치가 부인될 때, 인간의 대량 말살이 뒤따랐고 수백만이 영적 무지의 귀결로 횡사했습니다. 이 세계의 많은 지역이 여전히 암흑기에 있습니다.

지난 10년이 새 시대의 시작입니까?

잠재성은 발전했으며 190에서 207로의 집단 의식의 상승으로 이미 나타났습니다. 이 도약에서 중요한 것은 17점이라는 수치만이 아니지요. 비록 그것은 그 자체만으로도 상당히 크긴 하지만, 중요한 것은 의식 수준이 200의 임계선을 넘으면서 성격이 완전히 바뀌었다는 것입니다. 207의 의식 수준은 190과는 완전히 다른 성질을 갖습니다. 그것은 물에 비유할 수 있는데, 물은 100℃에서 끓는점에 도달하면 갑자기 증기로 변합니다. 100℃에서 물은 더 이상 액체가 아니라 기체이고 우주에서 완전히 다른 효과를 낼 수 있습니다.

앞선 의식 수준의 전망에서는 다수의 차원들에 대한 앎이 있습니다. 그러한 앎과 인간 과학에 이미 알려져 있는 것을 이어주는 가교가 있습니까?

그러한 가교의 잠재성은 고등 이론 물리학에서 이른바 '끈 이론'을 통해 하나의 가능성으로 제시되었지요. 그러한 가능성은 이른바 '알파 상수'*가 장구한 세월에 걸쳐 극히 미세한 편차라도 드러낸다는 것이 밝혀질 때 다시 제기될 것입니다. 그와 같은 광대함을 이해하기 위해서는 지능의 한계를 극단까지 몰아붙일 범주의 확장이 필요합니다.

무한한 수의 차원이라는 개념조차 위치성 아닌가요?

옳습니다. 그것은 질문자가 이 담화를 잘 이해하고 있다는 사실을 말해 주는 예리한 관찰입니다. 궁극적 실상Ultimate Reality은 차원, 수준, 혹은 영역들에 종속되거나 제한되지 않으며 대신 초월하지만, 궁극적 실상은 전부임Allness으로서 그것들 전부입니다.

인류는 그러한 잠재성의 한 표현일 뿐이지요. 인류는 자신을 지성으로 보는데, 지성이란 이해하고 정립할 수 있는 능력입니다. 지성 너머에는 정립이나 정의를 넘어서는 보다 높은 수준의 실상이 있지요. 그 실상은 목격, 관찰 혹은 경험 또한 넘어섭니다. 그것은 있음이나 존재를 넘어섭니다. 그것은 나타난 것도 나타나지 않은 것도 아닙니다. 무한Infinite 자체의 근원Source은 무한입니다.

....
* 미세 구조 상수

다른 차원들에서 참나의 표현은 무엇입니까?

참나Self에는, 의식의 다양한 수준에 있는 표면적으로 다른 우세한 성질로 묘사하는 것이 가장 나을 만한 것이 있습니다. 600 이하에서 자기self는 에고로 경험됩니다. 600 너머에서 자기는 신의 사랑Love인 참나가 되지요. 그 수준에서 현존Presence의 발광發光은 절묘한 지복이고 이것은 그 다음에 원초적 평화와 멎어 있음 속으로 점차 녹아드는데, 이 평화와 멎어 있음은 전 존재Existence의 신성한 본질Divine Essence을 감싸고 있으며 또한 바로 그것이기도 합니다. 그 너머에서 현존Presence의 지배적 성질은 전부임Allness이라는 존재로서의 현존의 광휘Radiance이지요. 더 나아가, 실상Reality은 존재 혹은 나타남 너머에 있고, 그리고 그 너머에서, 참나의 원기*는 나타나지 않은 것Unmanifest의 궁극적 전능함으로 드러나는데, 나타나지 않은 것Unmanifest은 의식 자체보다 앞서지만 자신의 본질로 있음으로 말미암아 의식을 포함합니다.

온 우주 혹은 온 차원이 단 한 생각에서 일어날 수 있습니다. 따라서 무한한 수의 우주와, 차원과, 차원 내의 평면들이 있지요. 왜냐하면 모든 잠재성은 무한한 수의 잠재성을 창조하고, 이 모든 것은 차례로 무한한 연쇄의 잠재성을 창조하고, 이렇게 계속 이어지기 때문입니다.

---

* anlage, 기관이 될 세포

그 말씀은 이해할 수 있는 것이 아닙니다.

이 얘기는 창조Creation의 본질로서의 참나-인식의 인식입니다. 전부는 자연 발생적이며 스스로 창조합니다. 신성Divinity의 본질은 창조Creation 자체로서 모든 창조Creation 속에 현존하지요. 전부임Allness의 무한한 다양성의 무한한 무한함은 스스로 창조합니다.

우주들은 외부의 어떤 것이 아니라 자체의 본질 속에 선천적으로 들어 있는 그것에 의해 창조됩니다. 우주들, 영역들, 차원들은 신성Divinity의 전능함으로 인해 스스로 창조하며 스스로 진화합니다.

지고Supreme는 잠재성과 존재를 갖는 내재적 성질이나 능력으로 비유할 수 있지요. 그러므로 궁극Ultimate은 형상이나 존재나 나타남 너머에 있는 것, 있음이나 존재 너머에 있는 것, 의식이나 앎 너머에 있는 것, 전부임Allness이나 공Void 너머에 있는 것, 그리고 일체의 성질, 묘사, 혹은 정의 너머에 있는 것으로 묘사됩니다. 언어는 언어화할 수 없고 오직 그것으로 존재함으로써만 알 수 있는 것을 가리키려는 시도입니다.

그러한 진실은 본래 발견 가능한 것입니까?

그렇습니다. 제자들은 '현재'에 머무르기 위해 애쓴다고 합니다. 그에 대한 대답은, 사람은 이미 현존하는 것, 그리고 가능한 유일한 실상인 것을 찾으려고 할 필요는 없다는 것이지요. 사람들은 "내 마음은 항상 과거에 있거나 혹은 미래를 예상하고 있어."라고 불평합니다. 사람들은 마음의 내용에 대해 말하고 있는 것입니다. 설령 마음이 과거나 미래를 바라보고 있다고 해도, 마음은 오직 현재의 순간에만 그렇게 할 수 있지요. 사람이 과거를 돌아보거나 미래를 예상하는 것을 택할 수 있는 것은 오직 의식이 쉼 없이 현존하기 때문입니다.

시간은 위치성일 뿐 실상Reality이 아닙니다. 이러한 앎은 스스로를 시간과 동일시하는 것과 동일시하고, 그것(시간)이 지각에 불과할 뿐이며 의식의 성질은 무시간적이고 비개인적이라는 걸 발견하는 데서 나옵니다. 우리가 중국에 대해 생각한다고 해서 우리가 중국에 있는 건 아닙니다. 왜냐하면 참나는 항상 '여기' 있기 때문이지요. '여기'와 '지금'이라는 위치성들이 우세해지는 경향이 있습니다. '여기'와 '지금'은 내용에서 독립해 있지요. 사람이 '이 우주 속에' 있다거나 심지어 '우주에 속한다'고 믿는 것조차 위치성입니다. 시간, 공간, 혹은 차원과 동일시하는 것은 실수인데, 그것은 제한이기 때문이지요. 참나는 '지금'을 경험하는 대신 자신의 영원성, 그 '항상-임'을 각성합니다.

'나'도 없고, '여기'나 '지금 여기'도 없고, '이 차원' 속에 있는 것도 아닙니다. 궁극적 실상Ultimate Reality은 존재조차, 혹은 '의식'이나 '앎'과 같은 묘사적 용어조차 대체하지요. 참나는 현존하는 것도 현존하지 않는 것도 아닙니다. 깨달음은 상태도 조건도 아니고, 의식 수준도 각성도 아니지만, 그 모든 것입니다.

현재까지 인간의 신경계는 의식 수준 1,000의 에너지를 감당할 수 있었습니다.

인간의 신체는 상당한 불편을 겪지 않고서는 아직 그 과정을 감당할 준비가 생물학적으로 안 되어 있습니다. 2,500년 전에도, 붓다는 뼈가 부서지는 것 같은 고통을 겪은 동일한 과정을 거친 일에 대해 묘사했습니다. 그리스도는 피땀을 흘렸고 육체적 고통과 극심한 괴로움을 겪었지요. 그것은 800대와 900대를 통과하는 의식 진화의 부산물인 듯합니다.

무엇이 그러한 의식 진화를 가능하게 해 줍니까?

카르마, 몰두, 봉헌, 헌신, 신과 인류에게 봉사하겠다는 자발성을 들 수 있습니다. 또한 '높은 곳'(대천사들로부터)에서 도움을 받기도 하지요. 의식은 그 자체의 본성상 교정되어야 할 오류를 만날 때까지 계속 발전합니다. 인내는 위치성을 하나의 인식으로 환원시키지요.

그러한 일은 흔치 않습니다. 그보다 흔한 일은, 의식이 600 수준에 도달할 때 거기서 멈춘 채 남은 평생을 그 상태로 머무는 것이지요. 이런 일이 생기는 것은, 드러남의 매 수준은 그토록 완전하고 자기 충족적이어서 그 완전함의 느낌이 개인 속의 의식 진화를 중단시키기 때문입니다. 대부분의 깨달은 존재가 일단 600의 선을 넘으면 멈추는 이유가 바로 그것이지요. 지복은 완전해서 그 '이상'의 어떤 것도 가능할 것 같지 않습니다. 그 이상의 것이 있을 수 있을 것 같지도 않고, 그리고 어떤 관점에서는 그러한 결론이 옳습니다. 매 수준은 흠잡을 데가 없으며 그 자체로 완전하지요. 그러한 완성, 최종성, 전체성의 감각은 500대 후반을 넘어선 모든 수준의 특징입니다. 그러므로 거기에는 호기심도 없고, 그 어떤 불완전한 느낌도 없으며, 더 이상 탐구하려는 성향조차 없습니다.

그러나 이 의식*의 진화의 특징은, 매 수준에서 어떤 열린 상태가 여전히 지속되었다는 것입니다. 그 수준은 완성된 것이 아니라 진행중인 과정이라는 앎이 있었지요. 거기에는 또한 어떤 자발성이 있었을 텐데, 참나는 그 자체의 본질과 잠재성의 표현을 한층 더 진화시키기 위해 그것을 이용했습니다. 본질적인 요소는 저절로 일어나고 있는 그 과정에 기꺼이 내맡기려는 자발성이었지요. 창조는 조건이 유리할 때 자체의 잠재력을 표현합니다.

"나는 칼을 가지고 왔다."는 예수 그리스도의 말을 어떻게 이해해야 합니까?

진실은 무지 및 에고의 장벽들과 함께 속이고 부정하는 에고의 성향을 베어 내는 칼입니다. 하지만 예수의 그 말은 낮은 힘의 사용과 물리적 전쟁을 정당화하기 위해 왜곡되었습니다.

일정한 관점에서 보면 역사상의 모든 영적 스승은 각기 특정한 효과를 발휘해 왔고, 일반적 관점에서는 어떤 목적을 가지고 있었지요. 그분들의 가르침에 알아볼 수 있는 어떤 의도가 있습니까?

영적 스승의 목적은 이해를 재맥락화하고 도모하기 위한 해설과 설명입니다. 종교의 역사에서 숱한 모순과 그릇된 해석이 발생했고 그것은 인류를 의심과 오해로 몰아넣었습니다. 그릇된 해석과 혼동으로 인해 수많은 사람이 결국 종교를 버렸는데, 그것은

----

* 저자를 가리킴.

종교의 모호함, 명료성 결여, 자체의 가르침에 대한 충실성 결여 때문이었지요. 현재 이용 가능한 영적 연구 도구를 가지고, 모두가 그저 묻기만 해도 명확히 밝혀내는 것이 가능합니다. 측정된 의식 수준과 근육 테스트의 목적은 진실을 이해하고 또한 상호 확인할 수 있는 조건으로 진실을 검증하고 입증하는 수단을 제공하는 것입니다.

나침반과 육분의가 출현하기 전에는 정확한 항해술이나 세계지도가 있을 수 없었습니다. 망원경이 없었다면 우주에 관한 실제적인 지식을 얻을 수 없었을 테지요. 현미경이 발명되지 않았다면 박테리아나 질병에 대한 지식 또한 없었을 것입니다. 전기의 발견과 이용은 세상과 인간의 삶을 바꾸어 놓았지요. 모든 발견이 인간의 지식을 확장시킵니다. 그리고 그와 비슷하게, 영적 연구와 발견은 지금 모두에게 가능하고 모두에게 열려 있습니다.

역사적 관점에서 볼 때 지극히 높은 의식 수준은 대단한 것으로 보입니다. 하지만 그런 현상을 미래의 가능성 안에서 재맥락화한다면, 미래의 어느 시점에서 돌아볼 때 그것은 지금 우리가 최초의 비행기를 골동품으로 보는 것처럼 대단히 초보적인 것으로 보일 것입니다.

근육 테스트는 200 이상으로 측정되고 온전한 동기를 가진 이들만이 이용할 수 있습니다.

그것은 명백히 근육 테스트에 내장된 안전장치입니다. 오직 온전성만이 진실에 접근할 수 있습니다.

그건 '공정'하지 못한 것 같습니다. 진실에 관한 테스트가 그것을 가장 필요로 하는 이들에게 거부되다니요!

하지만 우주에게는 그것이 '공정'한 것입니다! 사람은 '권리'와 '특권'의 차이를 구별해야만 합니다. 이른바 권리라는 것은 전부 사회적 합의에 따라 허용된 특권에 지나지 않습니다. 이러한 개념을 이해하는 것이 감사와 오만의 차이를 가르지요. '권리'라는 환상은 에고 팽창입니다. 그것은 '자격 있음'이라는 자기애적 위치성으로 인도할 수 있는데, 여기에 동반되는 것이 적대적이고, 요구가 많고, 감사할 줄 모르는 피해망상적 태도입니다. 사람은 혼자서는 권리를 획득할 수 없습니다. 권리란 자유로운 사회로부터 받은 선물이지요. 또한 모든 권리는 전시의 시민권이라든지 건조한 시기에 숲을 거닐 권리와 마찬가지로 맥락의 제한을 받게 되어 있습니다.

군주들은 대중을 짓밟고 책임을 회피하는 일을 정당화하기 위해 '신성한 왕권'을 주장하곤 했습니다. 이른바 권리라는 것이 펜대를 한 번 놀려서 말소시킬 수 있는 것이라는 점에 주목하세요. 미국 헌법(700 이상으로 측정되는)은 모든 시민의 평등함이 창조주Creator의 신성에서 비롯된다고 말합니다. 신에 의해 창조된다는 것은 권리가 아니라 선물이지요. 정부와 시민들은 그 다음에 그러한 영적 실상에 부합하는 방식으로 행동할 것을 요구받습니다.

생명, 자유, 행복에 대한 헌법상의 권리조차도 범죄를 저지른 결과로 상실될 수 있습니다. 또한 피고의 권리는 해석과 법리法理에 종속되지요. 미국인들은 다른 여러 나라에서는 피고인에게 아무런 권리가 없다는 얘기를 듣고 충격을 받습니다. 미국에서도, 공정한 재판을 받을 권리는 현실이 아니라 이상일 뿐이지요. DNA 테스트를 통해 죄 없이 사형당한 이들이 많다는 것이 드러났습니다. 검사와 증인들은 고의로 허위 증언을 하고, 수많은 배심이 제시된 사실을 이해라도 할 수 있는 지적 능력을 갖추지 못한 이들로 구성됩니다. 권리 개념이 240으로 측정되는 반면, 특권 개념은 520으로 측정되는 것은 대단히 흥미로운 사실입니다. 둘 사이에는 매우 큰 차이가 있습니다.

측정 수준은 진실이나 실상의 수준을 가리킵니까?

아닙니다. 측정치는 오직 앎이나 이해 정도를 나타낼 뿐입니다. 진실처럼 보이는 것은 수준에 따라 다양한데, 이해 능력 또한 다양하고, 자신의 삶과 부합하는 선택들을 정렬시키는 데 충실할 수 있는 능력 역시 마찬가지입니다. 예를 들면 진실에 대해 듣기는 하지만 그것을 실천하지 않는 사람이 있습니다.

영적 연구 단체에서 행한 평범한 영적 연구에 대해 예를 하나 들어 주실 수 있습니까?

매우 결정적이고 중대한 정보를 발견할 수 있는데, 그것은 다른 방식으로라면 모호했을 관찰 결과를 설명해 줍니다. 예를 들면 '옴$_{Om}$'이라는 만트라는 740으로 측정됩니다. 다른 한편, '아움$_{A-u-m}$'이라는 만트라는 210으로 측정되지요. 세계 곳곳에는 아마 "아움" 만트라를 외우면서 자신들이 왜 깨닫지 못하는지를 궁금해하는 개인과 단체들이 많을 것입니다.

효과가 없을 뿐 아니라 사실상 해롭고, 원하는 것과는 정반대의 효과를 내는 온갖 종류의 종교적 수행법과 신념들이 있습니다. 아스트럴계에서 비롯된, 영적으로 들리는 쉽볼렛'들이 있는데 그것은 채널링을 통해 영매들에게 전해진 것입니다. 이러한 말들은 마치 높은 스승의 비밀스러운 가르침의 오라를 주기라도 하는 것처럼 의미심장한 눈짓과 함께 널리 회자됩니다. 그렇게 나도는 말은 대부분 황당무계한 것들이지만, 순진한 추종자들은 쉽게 유혹당하고 깊은 인상을 받습니다. 수행법, 방법, 기법, 호흡법, 영창, 혹은 영적 진실이나 영적 수행으로 여겨지는 그 밖의 모든 것은 물론이고, 이른바 마스터나 스승들 전부를 조사하고 측정해 봐야 합니다. 인간의 많은 노력이 그런 것처럼, 진짜인 것이 갖는 높은 가치는 부정한 모방에 의한 침해를 끌어당기지요. 영성 분야에서는 특히 그렇습니다.

선생님께서는 일부 사람들에게 영적 '응급 처치'를 가르치셨습니다. 그것은 어떻게 하는 것입니까?

혼란을 끝내려면, 다음과 같이 하세요.

1. "흉선 치기". 흉선은 흉골 상부의 뒤쪽에 위치합니다. 그 부

---

* 구약 성경의 사사기 12장에 '쉽볼렛'이라는 말의 유래가 나오는데, 이스라엘 역사에는 그 말을 제대로 발음하지 못하는 외지인들을 가려내 수만 명을 죽인 사건이 있었다고 한다.

분을 주먹으로 치면서, 동시에, "하-하-하"라고 박자에 맞춰 세 번 말하고, 그 다음에 잠시 쉬었다가 세 번 더 그렇게 합니다. 그렇게 하는 동안 미소를 지으면서 사랑하는 사람이나 대상을 그려 보세요. 성스러운 인물도 좋고 하다못해 애완견이라도 좋습니다. (흉선은 경락을 통제하며 전반적인 면역력과 관련되는데, 면역력은 스트레스로 인해 저하되기 쉽습니다.) 이 방법은 원래 존 다이아몬드 박사가 가르친 것입니다. ('참고 문헌'을 볼 것)

2. 그 다음에 호흡을 통해 영적 에너지를 척추 맨 밑에서 정수리 차크라로 올려 보냅니다. 숨을 들이쉴 때마다 그것을 빛Light으로 상상하세요. 빛은 척추 맨 밑에서 정수리를 향해 올라갑니다. 이런 식으로 몇 번만 호흡해도 눈에 띄는 효과가 날 것입니다.

3. 호흡하는 동안, 위와 같이 하면서 "옴Om"이라는 음절을 생각하거나 소리내세요. ("오"는 "O"자와 같이 발음됩니다.)

4. 사랑하는 사람을 상상합니다.

5. 이 과정에 있는 동안 일체를 다 신에게 내맡기고, 무엇보다 다시 헌신하려는 자발성을 자신의 내면에서, 가슴속에서 찾아내세요.

위에서 지시한 대로 하면 갈등과 고민의 영역에서 빠르고 쉽게 벗어나게 될 것입니다. 이것은 연습이 필요하지 않고, 첫 시도에도 결과는 명백합니다. 그 다음에 기도와 명상을 할 수도 있는데, 이

때 세부에 달라붙거나 휩쓸리는 대신 지금 목격하고 있는 것 전체(주변 시야)에 주의를 집중하세요. 어느 한 부분이 아닌 전체 상황과 관계할 때 마음의 평정이 찾아옵니다. 이렇게 할 때 사람은 결과에 집착하면서 세부에 영향 받기보다는 목격자 수준에 머무르는 경향이 있습니다.

자신을 성찰하는 영적 작업에서 이따금씩 올라오는 혼란을 어떻게 해야 줄일 수 있을까요?

우리는 고전적 정신 분석의 경험으로부터 배울 수 있는데, 거기에는 다음과 같은 규칙이 있습니다. "환자의 무의식 속에 숨어 있는 것을 드러내는 과정을 시작하기 전에, 항상 먼저 수퍼에고(양심)의 편에서 환자 문제에 접근하라." 이 말은 먼저 양심을 순화시켜 그것을 보다 이성적으로 만들고, 그리하여 흑백 논리 및 시비를 따지는 태도와 판단으로 경직되게 분별하는 능력을 줄이라는 의미입니다. 길들여 놓지 않는다면, 약화되지 않은 수퍼에고나 양심은 극단적으로 잔인하고 야만적일 수 있지요. 죄책감으로 인해 자기혐오와 자살까지 일으킬 수 있는 에고 영역이 바로 이곳입니다.

흑백 논리로 심판하는 경향이 있는 경직된 사람은, 일들을 맥락 속에서 인간으로 존재하는 것의 일부로 보도록 교육받아야 합니다. 그리고 보다 온건한, 용서하는, 연민을 갖는 태도를 길러야 하지요. 이성적 에고는 보다 느긋하고 수용할 줄 알아야 하는데, 왜냐하면 무의식의 맨 밑바닥에는 동물 마음에서 유래된 금지된 충동이 있기 때문입니다. 무의식의 깊은 층 '이드'는 극단적으로 생각하고 극단적인 상징체계를 이용합니다. 이드는 적을 증오할 뿐 아니라, 솔직히 죽이고 싶어하지요.

영적 작업에서도 이와 비슷하게, 에고의 내재적 본성 및 에고의 진화와 구조에 대한 공부를 통해 사람은 에고를 순화되어야 하는 상속받은 비개인적 메커니즘으로 볼 수 있게 됩니다. 인간 정신에 진실과 거짓을 구별할 능력이 없음을 각성하는 것은 구도자에게 있어 중요합니다. 심연의 깊이를 재기 전에, 기꺼이 용서하고 사랑하고 연민을 품는 능력을 기를 필요가 있지요.

무지는 인간이 태어나면서 물려받은 유산입니다. 게다가 인류 대다수는 극단적으로 순진합니다. 예를 들면 서구 사회에서, 사람들은 자신의 카르마적 유산이나 그것의 심원한 영향력에 대해 알지 못합니다. 사람들은 선택이나 결정을 하는 이번 생의 사적인 '내'가 있을 뿐이라고 생각하지요. 이와 비슷하게, 종교와 영성의 차이에 대한 무지가 만연해 있습니다.

마음이 위치성으로 작동된다는 것을 이해하게 되면 죄책감과 자기 공격이 미연에 방지되는 경향이 있습니다. 수행자는 또한 인간 의식은 집단 의식과 에너지 장들에 지배되는 경향이 있음을 각성함으로써 자기 비난을 약화시킬 필요가 있지요.

신에 이르는 길은 그 본성상, 쉽지가 않습니다. 그 길은 상당한 용기, 불요불굴, 자발성, 인내를 요구합니다. 그 길은 겸손함과 온건한 양심으로 탄탄해집니다.

진지한 자기반성을 시작하기 전에, 자신의 양심(수퍼에고)이 잠재적으로 얼마나 '위험'한지를 미리 알 수 있습니까?

그렇습니다. 그것은 간단하게 측정해 볼 수 있지요. 만일 측정이 가능하지 않다거나 그것을 수용하기 어렵다면, 자신이 나쁜 짓을 한 개인이나 사회가 어떤 벌을 받아야 한다고 생각하고 있는지를 봄으로써 지금 있는 것을 상당히 잘 평가할 수 있습니다. 왜냐하면 양심은 자신에 대해서도 같은 운명을 예비하고 있기 때문이지요. 나쁜 짓을 한 사람이 죽어 마땅하다고 생각한다면, 자신에 대해 이미 같은 선고를 내린 것입니다.

인간 역사의 '어두운 면'은 아직 살아 있습니다. 무의식 속에 은폐되어 있을 뿐이지요. 사람은 자기 발견 과정의 초기에 당황스러울 수도 있는 부정성을 발견하게 되리라는 걸 각성해야만 합니다. 반응을 순화시키기 위해서는, 이 인물은 진짜 내가 아니지만 소멸되기 위해 대낮의 빛을 필요로 한다는 걸 각성할 필요가 있지요. 에고는 그 뿌리에서 극단적으로 이기적이며 모든 도덕적 원리가 완전히 결여되어 있습니다.

선의 유명한 십우도가 상기시켜 주는 것처럼, 사나운 황소를 안전하게 타려면 길들일 필요가 있습니다. 항시, 진짜 나는 에고가 아니라는 걸 명심하세요. 에고와의 동일시를 거부하세요. 텔레비전을 보거나 신문을 읽거나 혹은 영화를 볼 때 이 앎을 연습할 수 있습니다. 사회는 만인이 볼 수 있도록 에고가 전시되는 무대일 뿐이라는 걸 관찰하세요. 이러한 교육적 관찰은 무집착으로 이끌어 줍니다. 사실은 에고를 약화시킬 필요가 있는 것이 아니라 에고와의 동일시를 중단할 필요가 있을 뿐입니다. 비록 에고의 심연에는 적을 죽이고 싶은 욕망이 있지만, 그러한 욕망은 진짜 내가 아니라 인간 두뇌와 집단 의식 속에 존재하는 동물 유산일 뿐입니다.

근육 테스트법을 사용할 수 없다면 어떻게 합니까?

많은 사람이 근육 테스트의 사용법을 알고 있습니다. 의식 수준 도표가 있고, 많은 웹 사이트가 있고, 근육 테스트를 이용하는 한편 그것에 대해 기꺼이 가르쳐 주려고 하는 많은 전인적 치료사가 있습니다. 피험자를 순진한 아이로 해도 단순한 "예-아니오" 반응을 이끌어 낼 수 있지요. 또한 테스트 기법을 시연하는 교실, 워크숍, 비디오들이 있습니다. 존 다이아몬드 박사의 저서에는 그에 대한 상세한 설명이 나와 있습니다. 가장 쉬운 방법은 이미 측정되고 인증된 가르침을 따르는 것입니다.

기괴하고 비밀스러운 것, 금전적 대가를 요구하는 진실에 인상받거나 미혹되는 것을 거절하세요. 신기한 것 주변에 모여드는 군중을 피하세요. 낮은 아스트럴계는 영적 사기꾼들의 원천이자 신을 거부한 이들의 영역이며, 그들의 목적은 매복하고 있다가 순진하고 약한 이들을 함정에 빠뜨리는 것입니다. 그들이 애용하는 수법은 경건한 얘기를 하고 진짜 같은 분위기를 풍기기 위해 고대의 종교적 인물을 인용하는 것이지요. 진정으로 각성한 개인은 자신의 앎이 외부의 근원이나 실체, '고대의 마스터'나 사람들한테서 나온다고 말하지 않는다는 점에 유의하세요. 신의 현존Presence of God 은 오직 그 자체의 권위이며 어떠한 확증도 요구하지 않습니다.

1: REALITY AND SUBJECTIVITY 22

적용

　진실은 철저한 실용주의다. 의식의 본성과 메커니즘 및 의식의 내적 '법칙'들에 대한 이해가 궁극적 실용성의 본질이다. 진실은 감정성의 에고 중심성과 자기애는 물론이고 주지주의의 신랄하고 우회하는 궤변을 돌아간다.
　어떤 상황에서든 의식 장의 요소들을 기술하는 것은, 엑스레이나 시티 촬영처럼 작용하는 핵심 요소들을 낱낱이 드러낸다. 그것은 감상주의나 에고의 왜곡으로 치장되거나 은폐되지 않는 엄격한 훈련이다.
　종교적·정치적 오류는 말할 것도 없고 감정적·지적 오류가 내용이나 맥락, 혹은 둘 다의 왜곡을 통해서 반복된다. 감상주의와 감정주의를 앞세워 논리의 기본 법칙조차 위반하는 일이 정당화된다. 이러한 온전성의 타락이 사회에 안겨 주는 피해는 막대하다. 이것은 삶의 주요 영역에서 진보를 가로막고 저해한다. 큰 사회적 재난이 몇 세기 동안 계속된 뒤에야 그 기초에 있는 오류가 드러난다. 진지하게 영적 진실을 구하는 이는 그런 기만에 넘어갈 여유가 없다. 진실Truth에 이르는 길은 철저한 정직성을 거친다.

진정한 금욕주의란 진실에 대한 엄격한 충실성을 의미하는데, 이는 육체가 아닌 영에 대한 것이다. 경건하고, 누더기를 걸치고, 굶주리다시피 해서 피골이 상접한 이는 방종한 것이지 실상Reality 과는 아무런 관련이 없다. '육체의 정화'에 집중하는 것이나, '독소'와 '독'을 제거하기 위해 온갖 '청소'를 다 하는 것은 곁길로 새는 것이다.

정화란 마음에서 그 환상과 집착을 씻어 내고, 영적 상투어를 앵무새처럼 따라하는 일을 씻어 낸다는 의미다. 하늘나라는 채식주의자에게만 허락된 것이 아니다. '영적이지 못하다'며 경건하게 고기를 피하는 대신, 고기를 먹고 깨달음을 얻는 편이 낫다. 인간의 육체가 바로 고기다. 사자는 그것을 알고 있다.

'고기를 먹을 것인가', 혹은 '섹스를 할 것인가', 혹은 '돈을 벌기 위해 일할 것인가' 여부는 모두가 영적 초보자에게 제시되는 고전적 삶의 '공안'(수수께끼, 역설)이다. 이런 공안이 귀중한 것은 숱한 신념 체계를 드러내 살펴볼 수 있게 해 주기 때문이다. 이는 의미, 의의, 가치, 명제, 집착을 바라보는 것을 포함한다. '영적이다', '성스럽다', 혹은 '특별하다' 는 것의 매혹에 대한 집착을 포기하는 데는 보상이 따른다. 진실에는 아무런 장식이 없다. 많은 가짜 스승이 연극적인 자기 연출에 탐닉하는데 그것은 덫이고 '특별'하다는 것의 자기만족일 뿐이다.

깨달음Enlightenment이라는 절대적 실상Absolute Reality은 완전무결하다. 거기에는 해내야 할 역할이나 기능이 없고, 이루어야 할 목적도 없으며, 치러야 할 의식도 없다. 그러한 조건은 익명이고 이름이나 호칭이 없다. 혹시 질문을 받는다면, 깨달은 이는 그러한 조건이 언어화될 수 있는 정도까지, 그것이 무엇인가에 관한 진실을 말한다. 깨달은 상태는 눈에 보이지 않고, 진정으로 깨달은 이는 평범하게 살며 눈에 띄지 않는다. 또한 거기에는 겸손해하거나 자랑스러워 할 것이 아무것도 없다. 깨달은 상태의 의식 장은 그 상태의 본질이 뿜어내는 비개인적 발산이고, 세상이 주목할 만하다고 여기는 것이 참나에는 평범할 뿐이다.

에고, 혹은 보다 정확히 말해서 사람이 에고라는 신념은, 있는 전부의 하나임Oneness of All That Is으로서의 참나라는 실상Reality에 대한 각성을 가린다. 에고 해소는 괴로움을 낳는 환상의 속박으로부터의 해방으로 귀착된다. 환상은 저변의 오류를 드러내는 두려움 없는 정밀 조사에 취약하다. 유일하게 필요한 도구는 모든 신념, 의견, 태도를 유보 없이 신에게 내맡기려는 자발성이다.

자신이 무엇이라는 생각을 신에게 내맡긴다고 해서 자신이 '무'가 되지는 않는다. 오히려 그 반대이다. 그것은 자신이 전부라는 발견으로 이끌어 준다. 모든 동일시는 제한이다. 잘 살펴보면, 모든 '~이다'는 하나의 '행'일 뿐임이 판명된다. 자신의 진짜 자기自己가 '있다'라거나 '있음'이라는 신념조차 환상이다.

모든 행위는 저절로 일어나는 것이지 내적 행위자에 의한 것이 아니라고 할 때, 에고의 출현은 자연 발생적이고 비개인적인 현상이다. 생명의 다른 어떤 표현과도 마찬가지로, 독립적이고, 자립적이며, 자율적인 '나'에 대한 신념은 저절로 일어났다. 그것은 요청이나 의지, 선택, 명령에 따른 것이 아니며 비개인적이다.

자신의 이름조차 상황에 따라 선택되었다. 이름은 차량 번호판과 마찬가지로 식별을 목적으로 하는 임의적 명명이다. 이름과 동일시하지 않는 것이 좋다. 새로운 영적 이름을 갖는 것은 환상을 지속시키고 그 환상에 보다 성스러운 암시를 더해 줄 뿐이다. (탐이나 베티 같은 이름에 만족하는 것보다는 영적 이름을 갖는 쪽이 더욱 에고의 덫에 가까울 것이다.) 개인의 이름과 동일시하는 것은 한계다. 성姓 또한 미묘한 동일시에 대한 집착을 나타낸다. 실상Reality에는 이름이 없다. 이름은 의사소통을 목적으로 하는, '신'이라는 용어와 비슷한 언어적 지시일 뿐이다.

자신에 대한 어떠한 호칭이나 묘사도 환상이다. '깨달아 있음'이라는 진술조차도 오도하며 실상이 아니다. 깨달은 상태는 어떤 것으로 '있음' 너머에 있고, 또한 그러한 조건으로 '있을' 사람이 없다. '상태'나 '조건'이라는 말은 형용할 수 있는 진실에 가장 근접한 것으로 선택되었지만, 이것 또한 말로 정확하게 포착할 수 없는 것을 암시할 뿐이다.

| 토론 |

에고가 저절로 생겨났다면, 그것은 언제 생긴 것입니까? 사람이 자신의 에고의 저자가 아니라면, 에고의 기원은 무엇입니까?

사람은 먼저 에고의 기원은 회상할 수 있는 범위 너머에 있음을 알게 될 것입니다. 중대한 결정을 하거나 의식적인 선택을 한 일은 찾아낼 수 없습니다. 밤새 돋아난 버섯이 어디서 생겼는지 알 수 없는 것처럼 보이듯, 에고 또한 카르마라는 숨은 포자에서 돋아났지요. 카르마란 본질적으로, 그것 자체의 계속으로서 다시 한 번 펼쳐지고 솟아나는 의식의 카르마입니다. '나는 있다 I am'는 감각과 신념이 바로 그 포자입니다. 정교화와 동일시는 나중에 더해질 뿐이지요.

매일 아침 잠에서 깨어날 때, 에고/자기/나는 다시금 재탄생합니다. 사람은 관찰을 통해 앎이 처음에는 의식적 앎의 복귀일 뿐인 것으로 돌아오는 것을 알 수 있습니다. 동일시가 서서히 다시 나타나면서 사람은 소재所在에 대해 알게 되지만, 깨어나는 마음은 오늘이 무슨 요일인지도 모릅니다. 그 다음에 마음은 서서히 세상, 장소, 시간, 이름과 다시 동일시하고, 과거의 온갖 동일시가 기억으로부터 돌아옵니다.

기억이 없다면, 자신이 누구인지 혹은 무엇인지 어떻게 알까요?

기억이 전혀 없는 척하는 것이 유익합니다.

그렇다면, 사람은 누구입니까?

환상의 거대한 창고인 기억을 거부하는 것은 명료한 자기 탐구법으로 이끌어 줍니다. 그것은 실제의 '누구'는 없다는 발견으로 인도해 주지요. 있는 것은 오직 앎입니다.

기억하는 그것은 무엇입니까? 사람이 기억과의 동일시를 완전히 거부하면 어떻게 됩니까?

놀랍게도 참나에는 기억이 없습니다. 궁극적 실상 Ultimate Reality 으로서의 참나의 출현에서 과거의 모든 동일시는 잘려 나갔습니다. 참나는 경이에 차서 주위를 두리번거리는 갓난아이와 같지요. 참나는 완전무결하고, 전부를 아는 채로 태어나며, 그래서 기억이 필요없습니다. 참나는 자신의 본질로 말미암아, 시간 너머에 존재하고 그러므로 기억 너머에 있는 전부를 압니다. 나중에 참나는 이전의 기억을 이용하지만 그것을 자기로 잘못 동일시하지는 않는데, 기억은 한때 믿었던 것들에 대한 기록일 뿐입니다. 참나는 데이터를 이용하지만 데이터와 동일시하지는 않습니다. 만일 회상이 필요하다면 그것은 고의적인 것이고, 사람은 더 이상 기억에 영향 받지 않지요. 기억은 환상의 계속으로, 그리고 '나'라는 거짓 감각이 어떻게 일어났는지에 대한 기록으로 이끌어 갑니다.

아침에 잠에서 깨어날 때 최초의 각성은 의식 자체에 대한 비언어적 인식입니다. 그 다음에는 자신이 존재한다는 것, 그리고 그것이 전부지요. 잠에서 깨어나는 육체는 활동을 재개하고 미리 프로그램되어 있는 일을 합니다. 우리는 동물의 그런 성향을 '본능'이라고 부르지요. 감각은 육체의 움직임을 안내합니다. 마음이 잠에서 깨어나면서 선별이 시작되고 그것은 생각과 계획으로 인도합니다. 마음의 활동이 점차로 깨어나 우위를 차지합니다.

생각이라는 경험은 어떻게 일어납니까?

모든 현상을 완전히 이해하기 위해서는, 일반적으로 이해되는 바와 같은 '원인'에 대한 신념을 포기할 필요가 있습니다. 그와 대비되는 가장 좋은 용어는 '동시성'입니다. 융의 용어로는 '공시성共時性'이라고 하지요. 창조는 의식의 법칙에 따라 펼쳐집니다. 비선형 안에 위치한 보이지 않는 어떤 영향력이 귀결을 낳습니다. 영향력은 귀결의 펼쳐짐으로서 형상의 세계에서 가시화되는데, 이러한 귀결은 가시적 세계에서 연쇄로 보이지요. 에고의 이원적 지각에 대해, 연쇄는 인과 관계를 나타내는 것처럼 보입니다.

인간사를 이해하기 위해서는, 앎이 의식의 한 성질임을 각성할 필요가 있습니다. 뇌 기능은 뉴런 활동의 생물학적 귀결로 일어나지만, 앎은 일반적으로 신체 기관과 일치하는 에테르체(이성질체) 내에서 일어나지요. 이 사실은 의식의 높은 수준에 도달한 이들에게, 그리고 또한 전생 회상, 유체 이탈, 혹은 임사 체험을 한 이들에게도 분명합니다.

이렇듯 전통 과학의 영역 내에 있지 않은, 신체와 결부된 일련의 영적 에너지체들이 있습니다. 또 비선형적 실상의 그 어떤 가능성에 대해서도 상당히 적대적이기조차 한 과학계의 분파들이 있는데, 이들은 비선형적 실상의 신용을 떨어뜨리려고 노력합니다. 그러한 목적에 사용되는 방법을 '모방의 오류'라고 할 수 있지요. 과학적 근본주의자들의 지향은 생물학적인 물질적 환원주의* 입니다. 예를 들어 뇌 일부를 자극할 때 영적 상태와 유사한 경험이 빚어지는 경우, 그렇다면 영적 체험은 실재하지 않으며 그것은 산소 결핍이나 다른 어떤 자극에 대한 뇌 반응에 불과한 것으로 추론할 수 있다는 것이지요.

이 그릇된 가설의 오류를 증명하기 위해, 사람은 이제 관련되어 있는 에너지 장을 측정하여 실재와 모방을 구분할 수 있습니다. 뇌를 자극할 때 의식 수준은 변치 않지만, 임사 체험에서 의식 수준은 의미심장하게 상승하며 당사자는 영구적으로 변형되지요.

이와 비슷하게 아무 상관없는 것들이 영적 현상을 모방하는 데 이용되고 있습니다. 마치 실재$_{Real}$가 모방될 수 있다는 사실이 실재를 반증하기라도 하는 것처럼 말입니다. (이것은 논 세퀴터$_{non\ sequitur}$ — 즉, 그릇된 결론입니다.) 유효한 영적 체험의 신용을 떨어뜨리려는 그러한 시도의 기본적 오류는, 인용되는 증거가 다른 영역에서 온 것이거나 적용할 수조차 없는 것(가이거 계수기로 영을 찾아내려 하는 것과 같은)이라는 데 있습니다. 컴퓨터상에 만들어진 모델이 실제의 인간 삶을 비슷하게 모방할 수 있다는 사실이 인간 삶이 허위임을 증명하지는 않습니다.

---

* 생명 현상이 물리학과 화학의 이론 및 법칙으로 해명 가능하다는 입장

'선형적 인과율'보다는 '공시성'이나 '동시성'이란 용어가 삶의 많은 현상을 훨씬 잘 설명해 주는 것 같습니다.

그쪽이 보다 포괄적이고 전체적입니다. 우주 한쪽에서의 전자의 스핀이 우주 반대쪽에서의 전자의 스핀을 '유발'하는 것은 아닙니다. 사실은 둘 다 지각의 장 밖에 있는 어떤 비가시적 물리력 force에 반응하는 것이지요.

『의식혁명』에서는, 사건들의 표면적 쌍에 대한 관찰 장 밖에 있는 이 세 번째 요소가 실제 이유입니다. 의식 속에 들어 있는 'ABC'는 관찰하고 지각할 수 있는 형상의 세계에서 A―B―C로 펼쳐지지요. 그러면 마음은 인과 관계를 제기하며, 지금 일어나고 있는 일이 A→B→C라고 추측합니다. 그것이 형상이라는 지각의 세계가 갖는 기본적 환상이지요. 개인적 삶에서 에고는 같은 실수를 저지르며, '사건'을 일으키는 중심적이고 독립적인 '내'가 있음에 틀림없다고 생각합니다. 이것이 바로 "이것과 함께 그러므로 이것 때문에(ad hoc ergo propter hoc)*"의 고전적인, 논리적 오류입니다.

그렇다면 문제는 창조Creation를 인과 관계로 잘못 동일시하는 데 있는 것입니까?

사실 문제는 그보다 한층 더 미묘하고 또 중요합니다. 왜냐하면 이 기본적 오류는 있는 전부All That Is의 항상 현존하는 근원으로서

---

* 영어로는, with this therefore because of this. 이것은 동시에 일어나는 두 가지를 원인―결과의 쌍으로 혼동하는 오류를 가리킨다.

의 신의 계속되는 현존에 대한, 그리고 중단 없는 창조주Creator로서의 그 계속적이며 항상 현존하는 본질Essence에 대한 이해를 배제하기 때문입니다. 세상은 사건들의 연쇄가 관찰될 때, 그 연쇄에서 각각의 요소는 이제 다음 사건의 근원이나 원인이 된다고 생각합니다. 세상은 A→B→C 의 인과적 연쇄를 제기하지요. 외견상의 연쇄는 사실상 의식 속의 비가시적 사고 형태 ABC에 기인하는데, 이는 가시적 영역에서 다음과 같이 펼쳐집니다.

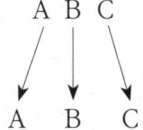

명확히 이해해야 할 중요한 핵심 요점은, 만약 사고 형태 ABC가 A→B→C로 지각에 출현하던 도중에 갑자기 사라진다면, 연쇄는 'B'에서 멈추고 'C'는 결코 완성되지 못하리라는 것입니다. 그러므로 세계에 출현하는 'A들'의 원인은 사고형태 'ABC'입니다. 세계에 출현하는 'B들'의 원인도 여전히 'ABC'이고, 세계에 출현하는 'C들'의 원인 또한 'ABC'입니다.

이 지각의 환상은 햇빛을 색채 스펙트럼으로 쪼개는 프리즘과 같은데, 하지만 이것은 그 다음에 에고가 스펙트럼 색깔이 다음 색깔의 원인이라고 추정하는 것과 같습니다. 출현은 인과 관계가 아니지요. 그렇게 보는 것은 오류입니다.

이러한 이해가 학문적으로 느껴질 수도 있겠지만, 이는 사실상 창조Creation의 매 순간의 다함없는 근원인 신의 계속적 현존과 절대적 연속성을 이해하는 데 있어 결정적입니다.

마음은 신을 '제일 원인'으로 보는데, 이는 아리스토텔레스와 성 토마스 아퀴나스 등과 같은 신학에서 신의 존재 증명을 위한 논거로 등장합니다. 이 개념은 신을 위대한 '주사위를 던진 자'로 보는 한계를 빚어내는데, 최초의 주사위가 던져진 뒤의 모든 것은 무한한 수의 당구공과 같은 연쇄적 원인의 선형적 연속이었습니다. 그리하여 신은 아주 먼 과거로 밀려나지요. 이 한계에서 신은 절대적 실상Ultimate Reality이자 존재Existence의 매 순간의 근원Source으로서의 자리를 잃어버립니다. 존재의 근원Source of Existence이 신에게서 오직 A한테만 이전되는 게 아니란 것은 명백한데, 그 다음에 A는 B의 원인이 되는 신과 같은 능력을 떠맡고, 그 다음에 B는 다시 C의 원인이 되는 신과 같은 힘을 전달받는 등으로 계속 이어집니다.

제일 원인으로서의 신의 존재에 대한 지적 증명의 한계가 바로 이것입니다. 신의 존재 증명은 연속적 원인 가운데 더 이상 환원할 수 없는 제일 원인 혹은 최초의 원인으로 이른바 신이 있어야 한다는 가정에서 출발합니다. 신은 이렇듯 필요한 '제일 원인'이라는 의미를 함축하고 있지요. 하지만 이것은 한 종류에 대해 설명해 주는 이유가 그 종류의 바깥에서 기원하는 것을 통찰하지 못합니다.

연쇄적 원인 중의 첫 번째는 따라서 원인이 아닙니다. 그것은 근원Source이나 창조주Creator로 종류를 바꾸지요. 형상의 패러다임에서 '원인'을 보는 것은 인식론적 오류입니다. 자립적이고 검증 가능한 하나의 실상, '제일 원인'인 신은 결과이지 근원이 아닐 것입니다. (일례로, 존재하는 모든 물질을 역추적해서 우주의 나머지 모든 물질의 '원인'인 '제일 물질'에 이를 수는 없습니다.) 난제를 해결해 주는 것은 선형의 근원은 비선형, 즉 별개의 본질적 성질이라는 각성이지요. 환원주의*적 설명은 그릇된 인식론적 위치성으로 인도합니다.

진실은 전 우주로서의 신의 표현 전체가 'A'를 창조한다는 것입니다. 전 우주로서의 나타난 신God Manifest은 그 다음에 'B'를 창조하고, 그리고 다시 'C'의 출현을 설명하는 것은 신인 실상의 현존Presence of the Reality of God이지요. 즉, 우주의 모든 표면적 사건은 정확히 동일한 궁극적 근원Ultimate Source을 갖습니다.

이렇듯 스펙트럼 내에서 각 색깔이 출현한 배후에는 동일한 햇빛이 있습니다. 온갖 표현을 갖는 생명의 끊임없는 현존의 근원Source은 신의 끊임없는 현존입니다. 이것을 다른 말로 하면, 창조Creation는 펼쳐지는 실상Reality이 무시간성 속의 나타남으로 끊임없이 계속적으로 표현된다는 것입니다. 무시간성은 에고에게 '이 순간'으로 지각될 뿐이지요.

신의 존재에 대한 일반적 오해는 다음과 같습니다. (1) 신은 아주 먼 옛날에 어디선가 주사위를 던진 신비스러운 창조주로 잠시 출현한다. (2) 그 다음에 신은 사라지고 세계는 생물학적 환원주

---

* 복잡한 것들이 그보다 더 단순하고 기본적인 것들의 집합으로 환원될 수 있다는 이론

의에 따라, 좋건 궂건 간에 저절로 펼쳐진다. (3) 이 모든 일이 일어나는 동안, 신은 어디선가 기다리고 있다가(인간의 마음속에서 하늘나라는 '저 위에' 있다.) 아주 먼 미래에, 비통한 심판의 날에 무서운 대판관으로 재출현한다.

아주 먼 옛날 창조주Creator로서의 짧은 출현과 심판의 날의 재출현 사이에 일어난 모든 것은, 우주의 모든 현상을 설명하는 상호 의존하는 원인들의 연쇄로 추정됩니다. 뒤이은 영겁의 세월 동안, 신은 보이지 않는 '다른 어딘가'(저 위에 있는 하늘나라)로 사라졌다고 추정되지요. 신은 그곳에서 옥좌에 앉아, 영혼들이 자신의 사악함과 죄로 인해 두려움에 떨며 도착하기를 기다리고 있다는 것입니다. 그런데 인간의 죄는 아주 오래전, 에덴동산에서 인간의 타락으로 인한 것이지요. 그렇다면 인간의 운명은 시작부터 망친 것으로 보이는데, 게다가 그 사건은 추정 원인의 끝없는 연쇄를 통해 현재까지 내려오고 있습니다.

죄의 기초는 이렇듯 진실과 거짓을 식별하지 못하는 인간 정신의 무능력 탓으로 보입니다. 인간은 무지로 인해 앞을 보지 못하여, 호기심의 유혹에 넘어갔습니다. 그래서 이원적 지각(선악이라는 대립쌍의 양극)이라는 사과를 베어 물었지요. 인간은 비이원성의 하나임Oneness의 무구함을 잃어버렸기 때문에 결함 있는 에고/마음을 부여받았는데, 에고/마음은 진실Truth의 현존 여부를 인지하지 못하는 무능함으로 인해 오류에서 보호받지 못했습니다. 이원적 지각이라는 마음의 한계는 은총Grace에서 추락한 상태를 표시했지요.

에고는 탄생하자마자 죄라는 이름표를 달았습니다. 죄란 에덴동산의 무구함으로 대표되는 비이원적 통찰의 무구함을 상실했음을 표시했지요. 인간고의 기초에는 위치성이라는 장애와 더불어 작용하는 이원적 지각의 개시를 통한 에고의 탄생이 있는 것으로 보입니다. 이원적 지각의 개시는 괴로움, 병, 죽음에서 절정에 이르는, 대립쌍의 환상을 낳습니다.

선과 악이라는 표면적 대립쌍의 실상은 무엇입니까?

선악은 대립쌍이 아닌 대안들일 뿐이며, 공통적 선택 범위에서의 점진적 변화일 뿐입니다. 온도처럼 등급이 있을 뿐이지요. 추위와 대립되는 더위와 같은 것은 없습니다. 대립물이 아니라 점진적 변화가 있을 뿐이지요. 인간은 안락함을 선호하는 까닭에 원하는 조건이 무엇이냐에 따라, 온도계의 어떤 지점에서 임의로 용어를 사용합니다. 예를 들면 12℃는 서늘하고, 차갑다고도 할 수 있습니다. 하지만 냉장고 온도가 12℃라면, 그것은 음식을 안전하게 저장하기에는 너무 따뜻한 온도로 여겨집니다.

악은 사랑Love의 대립물이 아니라 사랑의 부재를 드러냅니다. '의식 척도'는 사랑이 현존하는 정도를 가리키지요.

의식의 본성을 분석해 보면, 구원이란 의식이 본래의 오염되지 않은 비이원성의 상태를 회복한 결과로 일어난다는 것이 드러납니다. 구원은 에고의 의지와 고집이라는 이원성을 신의 진실Truth의 비이원성에 내맡기는 '순종'을 통해서만 가능합니다. 에고의 이원성에서 영의 비이원성으로 복귀하는 것은 무척이나 어렵고

가망 없는 일인데, 그것을 그나마 가능하게 해 주는 것은 오직 신성한 은총Divine Grace입니다. 그리하여 인간은 자신의 옹호자이자 영감이 되어 줄, 그리고 에고의 고통과 괴로움으로부터의 구원의 받침대가 되어 줄 구세주를 필요로 하지요.

그리하여 '유혹자'는 인간의 호기심인데, 그것은 기본적 약점입니다. 호기심이 무지(진실과 거짓을 식별하지 못하는 무능함.)라는 고유한 결함과 결합될 때, 의식의 낮은 수준에 사로잡히는 일이 일어나지요. 호기심이 인간의 무구한 의식을 이원성의 세계로 인도할 때, 인간은 텔레비전 드라마 중독자처럼 동승되고 함정에 빠지고 사로잡힙니다. 환상인 멜로드라마에 넋을 잃은 에고는 드라마와 동화되고 동일시합니다. 그리하여 참나의 앎은 자기自己를 사로잡은 영화에선 실종되어 있습니다. 그 다음에 모든 결함, 동일시, 매력적인 대상을 향한 집착이 일어납니다.

이 늪에서 빠져나올 마음을 먹는 이들은 적고, 자신이 그런 조건 속에 있을지도 모른다는 낌새를 알아채기라도 한 이들은 더욱 적습니다. 에고의 덫에서 빠져나오는 길을 발견하는 이들은 그 수가 더욱 적지요. 에고의 세계는 마치 거울의 집과도 같은데, 에고는 거울 속의 영상을 차례로 쫓는 동안 거울의 집 안에서 방황하고, 길을 잃고, 혼란에 빠집니다. 인간 삶은 그러한 미로에서 도망치기 위한 끊임없는 시행착오를 특징으로 합니다. 때로 많은 사람에게, 어쩌면 대부분의 사람에게, 거울의 세계는 갈수록 악화되는 공포의 집이 됩니다. 우회하는 방황에서 벗어나는 유일한 길은 영적 진실을 추구하는 것이지요.

'의식 척도'는 거울의 집에서 벗어나는 길을 보여 주는 지도입니까?

신의 진실을 알고 그것에 충실하려는 욕구가 어둠에서 벗어나는 유일한 길입니다.

에고는 신의 뜻을 거슬러 태어났습니까?

에고는 신에게 내맡기는 대신 '거역'을 선택하지요. 에고는 증오와 복수나 탐욕과 이기심의 향유와 같은 쾌락과 만족의 미끼를 뭅니다.

'악'을 어떻게 정의하십니까?

악은 신을, 따라서 사랑Love을 부정하는 것입니다. 악은 일차적으로 이기심인데, 그것은 에고 만족이라는 에고 중심성이자 자기애적 위치성입니다. 과대망상증에 빠진 에고는 속아 넘어간 수백만 시민의 삶을 짓밟고 그들을 죽음으로 몰아넣는데, 이는 오직 자신만의 만족을 위한 것입니다. 우리는 그 정도의 이기심을 두고 '악'이라 하지요.

탐욕은 타인의 생명이나 행복은 아랑곳하지 않고 이득을 움켜쥡니다. 이는 강간자, 살인자, 도둑, 거짓말쟁이, 학대자, 적대적이고 냉소적인 자, 무례한 자, 탐욕스러운 자들에게서 똑똑히 볼 수 있는데, 이들 모두는 자기 자신에게 홀딱 빠진 채 타인이나 세상이 어떤 희생을 치르든 자신의 끝없는 욕구를 채우는 일에 몰두합니다.

남에게 괴로움을 끼치고 남의 생명을 희생시키면서까지 쾌락에 욕심낼 때, 이는 잔인하고 가학적이며 자기중심적이라고 묘사됩니다. 이것은 그 자체가 보상이 되는 덫이라는 점에서 세계로부터 영향 받지 않습니다. 이는 에고 만족이라는 일시적 충족과 쾌락에 대한 중독입니다. 힘, 복수, 위치, 돈에 대한 욕망은 에고를 거울의 집 속으로 더욱 깊숙이 끌어들이지요.

에고는 원하는 것을 손에 넣기 위해 낮은 힘에 의존하는데, 그 다음에 낮은 힘은 저항을 유발한다는 당황스러운 사실을 발견합니다. 테러리스트는 결국 자기 자신뿐 아니라 궁극적으로 자기 나라 전체를 파멸시키지요. 테러리스트의 에고(70으로 측정되는)는 타인의 괴로움에 무관심할 뿐 아니라 연쇄 살인자에게서 볼 수 있듯이 가학적으로 그것을 즐깁니다. 이렇듯 타인의 괴로움에서 쾌락을 얻는 것은 진짜 타락의 증표인데, 이를 바르게 지칭하는 용어는 '도착'이 될 것입니다.

그렇다면 관찰자는 어떻게 악을 비난하고 심판하지 않을 수 있을까요? 즉, 어떻게 해야 이원성 안으로 들어가 한 극단에 서지 않을 수 있을까요?

그것은 수행자에게는 어려운 문제입니다. '악'이란 유치증幼稚症이며, 일차적으로 동물 본능과 관련된 이기적 욕심이자 과대성임을 각성하는 것이 도움이 됩니다. 그러므로 이기적 욕심과 과대성은 커다란 영적 결함이며 무지의 증표이지요. 테러리스트의 동물 본능은 쾌락을 위해 살육하는 궁극적 포식자가 되기 위해 지성의 기미를 띱니다. 자연에는 그런 동물들이 존재하지요. 사람은 족제비나 개의 무리가 살육의 광기에 빠지는 것을 관찰할 수 있습니다. 이들은 배가 고픈 것도 아니고 먹을 생각조차 하지 않지요. 그저 오리, 닭의 무리나 다른 손쉬운 먹이를 닥치는 대로 죽일 뿐입니다. 이들은 살육의 광기로 인해 먹이의 목줄기를 물어뜯고, 아침에 우리에는 죽은 짐승들이 널려 있지만, 한 마리도 먹힌 것은 없습니다.

우리는 동일한 피의 광기를 고대의 사나운 야만족의 무리에서, 그리고 보다 최근에는 남경 학살이나 전시의 다른 양민 학살에서 봅니다. 또한 피해자를 반복해서 찌르고 난도질하는 연쇄 살인자에게서도 같은 것을 봅니다.

우리는 연쇄 살인자, 테러리스트, 혹은 과대망상광 독재자와 같은 그런 소름끼치는 도착의 사례들을 어떻게 봐야 합니까?

그들은 신을 받아들이기를 거부하여 미쳐 버린 광견과 같습니다. 그들은 낮은 아스트럴 영역에서 에너지를 끌어옵니다. 사람은 초연히 드라마를 관찰하면서도 그 감정성이나 극성에 딸려 가지 않을 수 있지요. 순수함을 택하고 불순함을 거부하는 선택지는 여전히 남아 있습니다. 초연함을 지키는 것은 내적 선택이지요. 우리에게는 위치성을 선택하는 부정적 선택지를 거절할 능력이 있습니다. 가장 좋은 위치는 굳건히 서서, 참여하거나 '거기 가는' 것을 거부하는 것입니다. 사람은 신의 사랑을 거부하는 것이 심각하고 중대한 귀결을 낳는 것을 볼 수 있습니다. 불러낸 의식 수준*의 본

---

* 사람의 의식 수준은 각자가 불러낸, 즉 선택한 것이라는 의미를 담고 있다.

성으로 인해 이러한 일이 생겨나지요. 증오에 대해 "예."라고 말하는 것은 그러한 의식 수준에 합류하여 그것의 희생자가 되는 것입니다. 증오는 더 많은 증오를 낳을 뿐이지요.

다른 쪽 뺨을 돌리라고 했다는 그리스도의 말은 세계적 갈등 상황에 적용됩니까?

그것은 자주 인용되는 말이지만, 수동성만이 올바른 영적 반응이라는 의미로 잘못 해석되고 있습니다. 하지만 예수는 또한 이런 말도 했습니다. "시저의 것은 시저에게, 하느님의 것은 하느님에게 돌리라." 이 말은 별개의 영역들이 있고, 실상의 수준을 혼동해서는 안 된다는 사실을 가리킵니다. 전쟁의 법칙은 일상생활의 법칙과 다르고, 영적 법칙은 영적 의도 및 의지에서 나온 행위들을 가리키지요. 파괴적 세력의 맹렬한 공격에 대항하여 진실Truth의 검을 들고 굳건히 서는 것은 그들을 증오하고 복수를 추구하는 것과는 다릅니다.

일상적인 형상의 세계에서는 동물의 세계에서와 마찬가지로, 포식자/먹이 반응을 관찰할 수 있습니다. 무집착이 수동성이나 행동하지 않음을 의미하는 것은 아닙니다. 그래서 사람은 진실의 온전성에 대한 몰두로서의 무구함을 방어하기 위해 세상에서 어떤 태도를 취할 수 있지요. 우리는 2차 대전 전에, 네빌 체임벌린의 수동성과 순진함이 나치의 토끼몰이식 공격을 초래한 것을 보았습니다. 산악 지대 사람들은 퓨마를 피해 달아나는 것이 공격을 자초하는 일이란 걸 알고 있습니다.

생명이 신성하다면 생명을 방어하는 것은 신의 의지와 정렬되는 것이고, 그것은 본질적으로 공격 행위가 아닙니다. 카르마는 영적 의지에서 나온 행위에 따라 결정되고, 영적 의지는 동기 및 의도와 정렬되지요.

연옥은 가장 낮은 곳에서 가장 높은 곳까지 전 층을 다 포함하는 의식의 한 차원인데, 여기서는 모든 선택이 가능합니다. 오직 에고만이 연옥에 가서, 모든 선택이 가능하고 또한 행동화를 통해 선택을 외재화시킬 수 있는 영역에 있음으로써 스스로 자구책을 찾아내지요.

이 지구상에는 가장 야만적이고, 도착적이며, 잔인한 행동의 사례들이 있습니다. 또한 인류에게는 성인이나 심지어 깨닫기까지 한 이들이 나타내는 생명의 가장 높은 수준들이 있지요. 그리하여 양극단 사이에서 헤아릴 수 없이 많은 선택이 가능하며, 더하여 '시간'이 출현하는데, 오류와 교정은 시간 속에서 그러한 것이 경험될 수 있는 잠재성을 위한 공간을 갖습니다. 매 순간 사람은 정말 천국과 지옥 사이에서 선택하고 있습니다. 이 모든 선택의 누적된 효과가 의식 수준과 자신의 카르마적, 영적 운명을 결정합니다.

그리하여 연옥은 배움, 교정, 기회가 있는 곳을 나타냅니다. 그러한 영역에서, 영은 결정과 선택지들을 통해 자신의 운명을 개척해 나갈 자유가 있습니다. 성장하는 영혼은 끊임없이 빈약한 선택을 내맡기고 보다 현명한 것을 선택하는 법을 배웁니다. 선택은 되풀이해서 이루어지고 교훈은 학습되지요. 보다 성숙한 영이 바른 방향으로 나아가고 있는 것이 확실해질 때까지 말입니다. 그 다음에 진화하는 영은 신에게 점점 더 가까워지고 측정 수준은 그에 상응합니다.

처음에 영적 정화는 어려운 것 같지만 결국에는 자연스러워집니다. 사랑, 평화, 혹은 용서를 일관되게 선택하면 결국은 거울의 집 밖으로 나가게 되지요. 신의 기쁨은 너무도 절묘해서, 노력과 표면적 고통의 그 어떤 희생이라도 치를 가치가 있습니다.

의분이라는 내적 '고양감', '정당성', 혹은 적에 대한 증오는 공허한 환상인 '승리'를 거둘 때 결국은 실망스러운 것임이 판명됩니다. 성숙한 수행자는 에고의 선택지들과 행복에의 거짓 약속을 탐구해 온 사람입니다. 조사를 끝낸 뒤, 에고의 마지막 노래를 나타내는 것은 어느 유명한 가수의 통렬한 노래 "있는 것은 이것뿐인가?Is this all there is?"이지요. 근육 테스트를 이용해 지상에서의 인간 삶이 연옥계의 하나일 뿐이라는 가설을 확인해 보면, 흥미롭게도 그 답은 "예."로 나옵니다.

그러면 에고는 피해자인 동시에 가해자입니까?

옳습니다. 에고는 그 자신의 피해자입니다. 엄격한 자기 성찰과 함께, 에고는 사실상 자신의 재미와 게임과 생존을 위해 '라켓을 휘두르고' 있을 뿐임을 알게 될 것입니다. 에고는 자신을 먹여 살릴 끝없는 포상의 보급 창고를 가지고 있습니다. 에고는 탐욕스럽게 감상주의를 움켜쥐고, 정당성이라는 미덕을 움켜쥐고, 피해자라는 포상을 움켜쥐고, 혹은 상실과 슬픔이라는 순교를 움켜쥡니다. 또한 그 창고에서는 좌절의 고통은 물론 승리나 획득의 흥분을 제공하지요. 그곳에서는 주목받거나 동정을 얻는 에고 팽창을 제공합니다. 사람은 모든 감정 하나하나가 그 자체로 그것 자체에 대한 대가임을 알 수 있습니다.*

에고는 감정성에 매달리는데, 감정성은 에고의 위치성과 밀접히 연결되어 있습니다. 에고는 그 밖에 다른 선택은 없다고 생각하는 척하지요. '신에게 내맡기는 것'은 위안과 스릴을 구하여 에고를 바라보는 일을 그만두고, 평화가 가져다주는 무한한, 평온한 기쁨을 발견하는 것을 의미합니다. 내면을 바라본다는 것은 마음 자체의 빛 비춤 저변에 있는, 항상 현존하는 근원Source을 발견한다는 것이지요. 그것은 빛의 근원Source of Light을 발견하는 일과 같은데, 그것이 배후에 있어야 그 빛이 색채 스펙트럼으로 표현되는 것이 가능해집니다. 자기 성찰을 통해, 사람은 변하는 것이 있고 변치 않는 것이 있음을 알 수 있지요. 변하는 것은 변치 않는 것을 통해 스스로가 환상임을 밝혀냅니다.

거울의 집의 어려움은, 마음이 자기 경험의 저자인지 수취인인지를 모른다는 것입니까?

그것은 이원적 딜레마를 표현하는 좋은 방법입니다. 빠져나가는 길은 단순합니다. 시선을 내부로 돌려 모든 경험의 절대적 주관성에 초점을 맞추세요. 삶의 모든 표현에 동반되는 주관성이라는 감각의 본성을 살피세요. 이름표를 붙이지 말고 모든 때, 모든

---

* 어떤 감정을 갖는 것에 대한 대가는 그 감정 자체라는 뜻이다.

22. 적용 551

순간, 모든 찰나, 모든 상황에 궁극적으로 주관성이라는 환원 불가능한 저변의 토대가 항상 현존한다는 사실에 주목하세요. 그것은 결코 변치 않습니다. 경험함의 본질은 경험의 모든 형태(생각, 느낌, 봄, 인식 등)에서 이 주관적 성질이 현존하는 것입니다. 그런 다음, 이 주관적 경험인 것이 항상 현존한다는 것을 알아내기 위해 좀 더 바라보세요. 이 주관적 경험이 없다면, 사람이 존재한다는 것을 알 수 있는 가능성은 없을 것입니다.

"내가 존재한다는 것을 나는 어떻게 알고 심지어 인식조차 하는가?"를 질문하세요. 이 질문은 말을 통하지 않고 항상 현존하는 실상Reality으로 곧바로 인도해 주는 최고의 질문입니다. 저변의 앎으로 경험되는 항상 현존하는 주관성이라는 그 성질, 능력, 혹은 조건과 동일시하세요. 그것은 의식 자체입니다. 의식하고 있는 그 어떤 대상이 아니라 의식 자체와 동일시하세요. 그것이 참나에 이르는 직선 경로지요. 그것은 사실상 문을 곧바로 통과하게 해 주는 유일한 수행입니다. 거기에는 알아야 할 것도, 배워야 할 것도, 혹은 기억해야 할 것도 없습니다. 그저 초점을 맞추고, 집중하고, 명상하고, 관상하고, 바라보고, 그리고 존재의 기층과 근원이 의식의 빛Light of Consciousness으로서의 신의 현존Presence of God이라는 철저한 주관성임을 각성할 필요가 있을 뿐입니다.

내용이 없고 주체/객체의 환상이 없는 주관성이 참나입니다. 참나의 주관적 '나'는 내용이나 형상에서 독립해 있으며, 일체의 생각이나 개념 너머에 있지요. 중요한 것은 느낌이나 생각이 아니라 그러한 것의 표면적 중요성 밑에 있는 주관성일 뿐입니다.

역설적으로, 유일하게 가능한 진정한 '객관성'에 대한 놀라운 발견으로 이끄는 것이 바로 철저한 주관성입니다. 모든 때, 모든 곳, 모든 조건하에서, 그 어디의 누구에 의해서든 객관적으로 검증될 수 있는 유일한 사실fact은 주관성이라는 절대적이며 환원 불가능한 사실입니다.

근본적인 과학적 탐구조차도, 주관성이 없다면 알 수 있는 것도 없거니와 존재한다고 말할 수 있는 것조차 없다는 발견에 이르지요. 앎에 대한 앎, 의식하고 있음에 대한 앎, 내용에 대한 앎은 모두가 이 주관성으로부터 일어난 것에 의존합니다.

의식의 주관성은 실상Reality의 보편적 '나'로서 참나의 빛 비춤입니다. 그것은 신의 눈Eye이지요. 그 '나'는 있는 전부All That Is의 본질Essence이며 항상하는 존재의 근원Source of Existence으로서 현존Presence 전체를 포함하고 모든 시간이나 장소 너머에 있습니다. 그것은 시작도 끝도 없지요. 창조Creation와 창조주Creator는 하나이며 동일합니다. 신을 나타난 것Manifest이나 나타나지 않은 것Unmanifest으로, 혹은 초월이나 내재로 묘사하는 것은 그저 임의적 관점일 뿐입니다. 실상Reality은 그런 모든 묘사하려는 시도가 닿지 않는 곳에 있습니다.

I: REALITY AND SUBJECTIVITY

23

호모 스피리투스

    인간 역사는 시대, 사람, 장소, 사건들에 관해 기록하긴 했지만, 이 거대한 현상 전체를 포함하면서 전체적 의미와 의의를 뽑아내는 종합적 맥락화는 여전히 부족하다. 물질적 환원주의자들은 역사를 "생존을 일차적 목적으로 하는 생물학적 진화"에 지나지 않는 것으로 본다. 이 기계적인 '하드코어' 과학관은, 생명은 물질과 에너지의 우연한 수렴과 같은 미지의 방법으로 자연 발생적으로 생겨났다고 믿는다.
    선형적인 뉴턴적 패러다임은 신비스러운 의도나 원인이 진화에 있어 본질적이라는 개념에 기초하고 있다. 그것은 또한 진화상의 사건이 생존과 같은 특정한 목표나 목적을 이루기 '위하여' 발생되었다고 전제하는 점에서 목적론적이기도 하다. 생각하지 않는 유기체가 어떻게 목적, 의도, 혹은 원하는 목표를 가질 수 있는지에 대한 설명은 없다. 이 유물론적 설명은 '과학적'으로 보이기 때문에 보통 사람들을 만족시켜 준다. 그러나 다윈과 진화론은 겨우 455(단순화된 추론)로 측정되므로 생명의 신비를 꿰뚫어 보거나 해명하기에는 충분치 않다.

과학의 임시적 설명은 그것이 현대적이고 쉽게 이용할 수 있다는 역사적 사실로 인해 또한 매력적인 것이 된다. 역사적으로 유일한 대안은 창조론이라는 종교 교리였는데 이것은 현대의 과학적 인간에게는 다소 낡고 설득력이 없어 보이므로 성경을 최고의 진리로 간주하는 이들에게 주로 신빙성이 있다. 창세기가 600 이상으로 측정되기는 하지만, 안타깝게도 구약의 나머지 편은 모두 200 이하로 측정된다. (시편과 잠언 제외)

| 토론 |

인간 진화에 대한 기계론적 시각은 불충분하고, 성경의 시각은 정확성과 신빙성이 의문스럽다고 할 때, 그렇다면 어떤 관점이 인류 발달의 진짜 의의와 본질을 검증 가능하게 해명해 줄 수 있을까요?

역사적 분석과 고찰이 에고의 언어와 에고 관점으로 표현되는 한, 철학적 해석 가운데 표현된 위치성은 기껏해야 임의적인 것으로 나타납니다. 비록 깊은 학식은 지적 활동의 정밀함을 나타내지만, 그것은 여전히 고작 400대 후반으로 측정되지요. '서양의 고전' 시리즈에는 역사상 가장 위대한 사상가들의 저서가 포함되어 있지만 474로 측정됩니다.

우리는 인간 진화를 그 생물학적 기원에서부터 조사할 수 있고, 오랜 세월에 걸친 의식 진보의 기록을 가지고 인간 발달을 추적할 수 있습니다. 이제 우리는 형상과 물질의 영역은 물론 비선형적 영역을 추적하는 수단을 갖게 되었으므로 이러한 연구는 성과가 있을 듯합니다.

생명의 진화에 대한 심도 깊은 이해에 필수적인 것은, 높은 앎에 자명한 미묘하지만 결정적인 이해력입니다. 형상의 나타난 세계에는 근본적으로 힘이 결여되어 있습니다. 그 세계는 원인이 될 수가 없지요. 그것은 외현外現이고, 귀결, 효과, 결과, 산물이며, 또한 비선형적 영역 내에서 기원하고 그곳에 거하는 힘의 효과가 나타나 전시된 것입니다. 생명은 먼저 존재한 생명으로부터만 비롯됩니다. 생명은 신의 나타나지 않은 무한한 힘이라는 잠재성이 펼쳐진 것이지요. 진화는 창조$_{Creation}$의 점차적 펼쳐짐이고 창조는 형상(즉, 물질적, 육체적 존재)으로서 그 잠재성을 나타냅니다.

형상의 세계에서 볼 수 있는 변화들은 의식의 힘이라는 비가시적이고 비선형적인 영역 내에서의 진보의 귀결입니다. 그것이 바로 사람들이 찾아 헤매는, 불가해한 '잃어버린 고리'의 자리지요. 그것은 『의식혁명』에서 처음으로 다음과 같이 묘사되었습니다.

"또 다른 유용한 개념은 루퍼트 셸드레이크의 형태 발생의 장, 혹은 M-장의 개념이다. 이러한 보이지 않는 조직화 패턴은 마치 에너지 주형처럼 행동하여 생명의 다양한 차원에서 형상을 발생시킨다. 한 종이 동일하게 산출되는 것은 형태 발생의 장들의 불연속성 때문이다. 형태 발생의 장과 비슷한 것이 사고 패턴과 이미지의 저변에 있는 의식의 에너지 장 속에도 존재하는데, 이는 '형성적 원인 작용'이라고 불리는 현상이다. 형태 발생의 장이 학습을 돕는다는 견해는 광범위한 실험을 통해 검증되었다."

　에고의 지각은 제한적이며, 형상의 연쇄적 변형이 '원인'으로 인한 것이라는 그릇된 해석을 낳습니다. 변화란 가시적 영역에서 가시적 진보의 귀결인데, 가시적 영역에 있는 물질적 세계를 지배하는 것은 막강한 힘을 갖는 비가시적 에너지들이지요. 이것을 잘못 지각하는 것은, 순진한 애버리진*이 난생처음으로 영화를 보고 스크린 위의 인물이 영화의 움직임을 일으킨다고 생각하는 것과 같습니다. 그것은 꼭두각시들이 서로 상호 작용할 능력을 갖고 있다고 생각하면서 꼭두각시 인형들이 인형 놀리는 사람의 의식을 반영하고 있을 뿐이라는 사실을 무시하는 것과 비슷합니다.

　신성Divinity의 의식의 빛이 물질성을 비추었고 이렇게 해서 생명은 태어났습니다. '생명'은 불활성의 물질과는 완전히 다른 본질, 성질, 능력, 특징을 갖고 있다는 점에 주목하세요. 생명은 물질성과 동일한 논리 범주에 있지도 않습니다. 생명 에너지는 불활성의 물질에는 전혀 없는, 본유적이고 결정적으로 필수적인 성질을 가지고 있습니다. 생명 에너지는 지성, 즉 배우고, 적응하고, 동화하고, 축적하고, 정보를 이용할 수 있는 능력을 가지고 있지요. 그것은 물질과는 전혀 다른 영역에 속해 있습니다. 그것은 물질에는 없는 독특한 본질과 잠재성을 가지고 있지요. 물질은 불활성의, 실

----

* 오스트레일리아 원주민

제적 기능이 없는 구리선과 같습니다. 구리선은 전류가 통해야 비로소 '살아 있는 선**'이 됩니다.

생명 형태들은 의식의 귀결로서 수백만 년에 걸친 진보를 나타내는데, 의식은 생명의 힘 자체의 에너지를 불어넣는 요소의 현존에 있어 본유적입니다. 의식은 관찰하고, 기록하고, 재결합하고, 갈래를 나누고, 나란히 놓고, 정보를 분류하는데, 왜냐하면 의식은 말이 없지만 명료한 앎의 수준에서 사건을 기록하는 능력을 가지고 있기 때문이지요. 그 타고난 성질 덕분에 근육 테스트는 일체의 시공간에서 일어난 그 모든 일의 진실을 식별할 수 있는 것입니다.

뉴턴적인 유물론적 패러다임은 질서 정연하고, 제한적이며, 예측 가능하다는 사실에 주목하는 것이 중요합니다. 그것은 창조성이나 진화에 대해서는 설명해 주지 못하는데, 창조성이나 진화에 대해 설명하려면 무질서와 질서 사이에서 일어나는 비선형적 카오스계 안에 내재할 뿐인 작용하는 가능성들이 필요합니다. 진정한 창조성과 진화는 카오스적 끌개를 요구하는데, 이는 제약계들로부터 자유로운 무한한 양자 포텐셜 내에서의 예측 불가능한 점진적 변화 및 새로운 카오스적 에너지 궤적을 허용해 줍니다. 그리하여 창조성의 비선형적 근원은 그 자체 내에서는 무제한적이지만, 그것의 확장은 기존의 조건이 제한하는 가운데 일어나지요.

* live wire, 전류가 흐르는 전선을 말한다. 물질 또한 불활성의 구리선과 마찬가지로 생명 에너지가 흘러야 살아 있게 된다는 의미를 살리기 위해 '살아 있는 선'으로 옮겼다.

물질적 세계에서 바라볼 때, 이러한 관찰 결과는 선형적 인과 관계에 대한 환상을 창조합니다. 비유하자면, 음악은 기존 악기들의 연주 능력을 넘어서 작곡될 수 있는 것과 같습니다. 그러므로 제약은 창조적 기원에 대한 것이 아니라 물질적 영역에서의 출현에 대한 것이지요. 즉, 상상할 수 있는 모든 것이 다 생산에 적합하지는 않은 것입니다.

진실은 실제입니다. 진실 아닌 것이 거짓인 것은 진실 아닌 것은 결코 존재하지 않으며 따라서 기록된 적이 없기 때문인데, 그것이 테스트에서 '거짓'(진실의 부재) 반응을 나타내는 것은 바로 그 때문입니다. 의식은 오직 실상Reality에 '있는' 것이나 '있어 온' 것에 반응할 뿐이지요. 의식의 근원은 고전적으로 진실Truth이라는 절대적 실상Absolute Reality입니다. 근육 테스트의 궁극적 기초는 그것이 실상Reality 자체의 성질에서 비롯된다는 것인데, 이는 근육 테스트의 불가사의한 정확성을 설명해 주지요. 근육 테스트는 지금까지 발견된 것으로는 유일한, 진실의 절대적 잣대입니다.

생물학적 진화는 의식 에너지의 타고난 능력의 결과이자 귀결인데, 의식 에너지는 미학과 '과학적' 발견(어류는 인간보다 수억 년 앞서 전기를 생산하는 법을 배웠습니다.)조차 포함하여 설계의 복잡성과 품격이라는 면에서 학습하고, 수정하고, 적응하고, 진보해 나갈 수 있습니다. 식물은 육상, 바다, 공중에 적응한 동물에게 추월당했지요. 생명은 지구 내부의 마그마와 같은 고온의 지하 환경에서도 생존했습니다.

포유류가 출현한 것은 상대적으로 극히 최근의 일입니다. 영장류는 그보다 훨씬 뒤에 나타났고, 점점 진보하는 지적 능력과 적응 능력을 나타냈습니다. 앞서 출현한 동물종과 마찬가지로, 영장류는 생존에 맞춰진 동물 본능에 내몰렸지요. 마음과 지성은 효과적인 생존 도구로 출현했으며, 동물 생존에 필요한 기본 메커니즘을 기초로 했는데, 그 메커니즘은 움켜쥐고, 도망치고, 숨고, 계획하고, 저장하고, 얻고, 조종하고, 경계하고, 공격하고, 방어하고, 가격하고, 죽이고, 위협하고, 사로잡고, 노예로 삼고, 자식을 배게 하고, 통제하는 것이었지요. 영장류는 기억, 인지, 집단/무리 형성, 경계선과 지배권의 확립을 포함하는 보다 정교한 기술을 발전시켰습니다. 내면의 동물은 배우자를 얻고 영역을 지배하기 위한 다툼과 영토 전쟁에서 여전히 으르렁거리고 노호했습니다. 동물 뇌는 두려워하고, 증오하고, 격노하고, 유혹하고, 아닌 척하고, 위장하고, 의도적으로 위협 과시를 합니다.

영장류의 마음에 대해 적은 '저 밖'에 있는 것으로 보였고, 그래서 '타자'는 친구/적, 먹을 수 있는/독 있는, 원하는/원치 않는, 유쾌한/불쾌한, 그리고 마침내 좋은/나쁜으로 나뉘었습니다. 동물에게 이 모든 구별은 생존에 결정적이었지요. 하지만 결과적으로 '대립쌍의 양극성'이 영장류의 심령에 깊숙이 각인되었습니다. 이 점진적 분류 양식은 영장류의 의식 장에 기록되었고, 오늘날의 인간 에고의 기본적이고 카르마적인 패턴이 되었습니다.

200 이하의 의식 수준의 성질을 살펴본다면, 알파 수컷과 알파 암컷의 보다 특정하게 인간적 정교화인 자부심과 허영은 차치하더라도, 그 나머지 성질들도 일차적으로 동물 반응과 동물 패턴임

을 알 수 있습니다. 인간 뇌의 뉴런의 복잡성으로 인해, 이 기본적 동물 본능은 나중에 인간의 특징과 사회 구조들로서 보다 세련되고 복잡하고 정교해졌지요. 동물 패턴과 동물 본능들은 정교한 구조들, 도시, 기관, 사법부, 정부 구조는 물론이고 국가와 영토 경계선의 창조, 전쟁 무기와 전쟁 기술, 군대 속에 제도화되었습니다.

비록 동물 본능이라는 핵이 생존의 생물학적 기초이기는 하지만, 인간 뇌의 진화와 함께 자기 관찰 능력이 나타났습니다. 진화하는 심령의 '자기'는 주의의 초점이 되었고 중요성을 띠게 되었지요. 자기 성찰 능력의 탄생과 더불어 진정으로 인간적인, 허영심과 자부심이 출현했습니다. 허영심과 자부심을 갖는 대가는 훨씬 더 강하고 용맹한 느낌이었지요. 에고는 자부심으로 부풀어 오르며 실제보다 더 크고 더 강한 것처럼 느낍니다. 이러한 에고 팽창은 그 다음에 하나의 생존 메커니즘으로 통합되었습니다. '부풀림'의 과시는 이미 초기 동물종들, 특히 유인원의 생존 메커니즘이었지요. 그것은 잠재적 적을 위협하고 배우자를 유인하기 위해 이용됩니다. 그것의 일시적인 내적 효과는 기분 좋은 것이어서, 에고 확대 자체가 목표가 되었습니다. '가장 그럴듯하게 연출하는 것'은 여전히 전 패션 산업의 기초이지요. 남성판 에고 확대는 큰 집과 큰 자동차, 그리고 호칭과 위치와 부를 포함하는 세속적 권력의 상징과 소유물을 포함할 정도로 확대된 '나는 이런 사람이다'입니다. 스포츠에서의 성공 또한 용맹함의 직접적 전시이자 사회적으로 인가된 용맹함의 과시인데, 그 절정에 '영웅'이 있습니다.

육체의 요구들 및 육체의 취약성으로 인해, 인간은 육체에 중요성을 부여하고 그것의 생존에 많은 시간과 생각과 에너지를 쏟아 부어야 했습니다. 그렇게 하기 위해서는 확고한 계획, 충동과 본능의 조절, 욕구 충족을 지연시킬 수 있는 능력이 있어야 했지요. 육체는 집, 자동차, 약품을 필요로 합니다. 지성은 인간의 힘을 크게 확장시켰습니다. 인간은 지성 덕분에 대상과 거리를 둔 채 상징과 추상적 사고를 쉽게 조작할 수 있었지요. 새롭게 출현한 정보은행은 엄청난 분량의 정보를 저장하고 그것을 범주별로 묶을 수 있었습니다. 현대인은 추론하고, 예측할 수 있는, 그리고 지식과 발견을 촉진한 가설을 세울 수 있는 독특한 능력을 가진 지성의 탄생과 함께 출현했습니다.

동물 본능/인간 에고의 생존 기술은 개체가 생존하는 데 충분했고 또 종의 생존에 기본 동력을 제공했지만, 고등 동물 내부에 새로운 요소가 나타났습니다. 즉, 무리, 모성적 유대, 양육, 가족간의 정, 사랑임이 그것이었지요. 돌봐 주는 관계를 맺을 수 있는 능력이 생기면서 타인을 사랑의 대상으로 가치 부여하게 되었습니다. 이는 가족, 집단, 부족, 촌락, 마을의 형성으로 인도했고, 거래와 물물 교환을 뒷받침했습니다. 모성적 유대에서 친교와 장기간의 짝짓기가 생겨났고 이에 더하여 사별에 대한 슬픔과 비탄은 물론 집착하는 능력이 생겼지요. 인간관계는 '우리'와 '그들'이라는 위치성을 탄생시켰고, 이것은 역사상 엄청난 문화적 파괴와 전쟁을 악화시켰습니다. (고양이가 가르랑거리는 것과 개가 꼬리 치는 것이 둘 다 500으로 측정되는 것은 흥미로운 사실입니다. 이상스럽게도, 일부 동물은 수많은 인간보다 사랑할 수 있는 능력을 더 많이 갖고 출현합니다.)

의식이 진화하면서 동물 본성의 각 측면은 인간 에고에서 최대의 표현에 도달했는데, 인간 에고는 이 생존 본능을 사회 구조로서 최대로 표현되도록 확대시켰습니다. 정렬을 통해 문화, 교역, 국가, 산업, 앞선 과학 기술이 창조되었지요.

극히 최근의 발달기에 들어서야 비로소 사적이고 낭만적인 사랑이 중요성과 표현에서 진화했습니다. 처음에 남녀 관계는 주로 욕정, 욕망, 소유를 기초로 했고, 이는 갈망과 통제로 인도했지요. 결국 남자는 가족을 지키고 부양하라는 요구를 받게 되었고, 그리고 부부 결합, 정, 상호 지지, 사랑이 점차 중요한 것으로 떠올랐습니다.

왕족과 지배 계급 사이에서 결혼은 전통적으로 이득과 권력의 동맹을 위해 맺어졌고, 사랑은 필요한 요소로 여겨지지 조차 않았습니다. 사랑은 다른 어딘가에서 은밀히 찾게 되는 거라고 추정했지요. 평민들 사이에서, 교접에 대한 남자들의 특권에 여성들이 요구 조건을 달기 시작했고 그래서 섹스를 사랑 및 영속성과 맞바꾸는 법을 학습했습니다.

불과 몇 세기 전까지만 해도 낭만적 사랑은 소중한 인간 능력처럼 보이지 않았습니다. 처음에 사랑은 정열과 소유로 비쳤지만 그것이 낭만적인 것으로 묘사되면서, '사랑을 위한 희생'이 고귀한 이상이 되었지요. 여성성의 개화와 더불어 여성의 이미지는 잡일꾼/성적 대상/유모에서 소중한 친구, 동반자, 연인으로 격상되었습니다. 이것은 인간 영이 사랑을 끌어당기고 북돋우는 성질이라는 걸 진짜 일상적으로 인정하게 되었음을 나타냈지요. 정은 지속되는 장기적 관계의 주된 동기로서의 사랑으로 확대되었고, 정조는 미덕이자 영속성의 받침대로 나타났습니다. 그 전에는 남녀의 일상생활이 완전히 분리되어 있었지요. 남자들은 밖에 나가 사냥하고, 전쟁하고, 싸움을 벌였고, 여자들은 모여서 집안일을 했습니다. 남자는 남자들끼리 유대를 맺었고 여자들과는 육체관계만 가졌을 뿐이었습니다.

본래 동물 호기심인 것이 인간 속에서 진화했고 이는 설명과 의미에 대한 탐구로 이어졌습니다. 이는 정보의 축적으로 귀착되었는데, 정보는 나중에 편집되어 교육의 기초를 형성했지요. 인간의 호기심은 외부 세계 외에 내면으로도 향하며 인간성에 대한 이론을 발전시켰습니다. 하지만 에고 메커니즘은 이미 대립쌍의 양극성이라는 받침대 위에 구축되었고, 그 결과 일어난 지각은 내부와 외부에서 대립물의 쌍을 보았습니다. 따라서 '실상'에 대한 인간 지각은 이원적이 되었지요.

이원적 지각으로 인해, 마음은 더 이상 추상적 상징과 실상을 구별할 수 없었습니다. 오류에 이르는 길은 뻥 뚫려 있었고 유혹적이었으며, 의견이 지배권을 잡았는데 그것은 마음에는 진실과 거짓을 식별할 수 있는 타고난 메커니즘이 없기 때문이었습니다. 이원적 정신 작용의 결과로서, 마음은 목표 달성에 대한 장애를 제거할 수 있도록 억압하고 부정하는 능력을 발전시켰습니다. 마음은 대립물의 쌍에서 원치 않는 쪽의 주인이 자신임을 부정하고 그것을 세상에 투사할 수 있다는 걸 알았지요. 그리하여 정치뿐 아니라 분리, 억압, 부정, 투사라는 유명한 심리 기제가 탄생했습니다. 이 능력은 치명적 메커니즘임이 판명되었는데, 그것은 에고가 지독한 결과에 직면했다 해도 동일한 실수를 줄기차게 되풀이했기 때문입니다.

사소하고 개인적인 일들은 제외하고, 마음은 자신이 저지른 실수에서 쉽게 배울 수 있도록 구성되지 않았습니다. 적을 반복 공격함으로써 승리를 거둘 수 있다는 생각은 몇 세기 전에도 그랬지만 오늘날의 세계에서도 마찬가지로 유해합니다. 공격과 반격이라는 고대의 원시적이고 야만적인 방식은 오늘날의 사회에서도 지속되고 있으며 매일같이 신문 1면을 장식하고 있습니다.

오랜 세월에 걸쳐 개인사나 세상사에서 에고의 맹렬한 공격을 멈출 수 있는 수단은 사실상 없었습니다. 사회적 통제를 통한 순전한 생존이라는 목적이 일어나 한도와 규칙을 설정하기에 이르렀지요. 법이 출현했는데 그것은 낮은 힘과 끔찍한 귀결의 위협으로 지지되었습니다. 한때는 무섭고 소름 끼치는 사형 집행으로 처벌할 수 있는 범죄가 500여 가지에 이른 적도 있습니다. (사형제가 범죄율을 낮추는지 여부는 의문입니다.)

집단 에고는 물론이고 개인 에고 또한 낮은 힘force을 나타냈고, 낮은 힘은 확장되어 인류 역사의 암흑기에 최대한으로 표현되었습니다. 에고는 대중의 의식을 지배했고, 그래서 사람들은 탐욕과 두려움 사이에서 쉽게 조작되었지요. 그리하여 통제는 정부를 통해 불안하게 유지되었는데, 정부 자체가 불화하는 파벌들의 집단 에고에게 주기적으로 도전받았고, 이는 파벌 싸움, 혁명, 시민전쟁으로 이어졌습니다.

전 역사에 걸쳐 심지어 오늘날에 이르기까지, 많은 정부가 자신이 통제하려고 했던 시민들보다 더욱 흉악하고 잔혹했습니다. 정부와 법은 인류의 개별적·집단적 에고의 부정성과 싸우기 위해 낮은 힘에 의존했지요. 모든 전쟁이 다 그렇듯 낮은 힘은 황금, 인간 생명, 인력의 형태로 끊임없이 에너지를 공급받아야 했습니다. 결국 자원은 고갈되고 낮은 힘은 더욱 거센 낮은 힘과 맞닥뜨렸으며, 그래서 모든 지배자, 제국, 위대한 문명이 나타났다가 사라졌습니다. 그중 가장 위대한, 여러 세기를 지배했던 대 로마 제국조차 마침내 역사 속으로 사라지고 과도한 팽창은 산산조각이 났지요.

인류는 최초의 출현 이후 아주 최근에 이르기까지, 계속해서, 거칠 것 없는 고삐 풀린 에고의 무절제를 나타냈는데, 유일하게 그것에 대항한 것이 집단 에고에 기초한 제도였습니다. 정부와 종교 모두 대중을 통제할 만한 영향력이 모자랐기 때문에, 둘은 상호 이득, 위신, 세속적 권력을 위해 손을 잡았지요. 그런 목적을 달성하기 위해 종교는 창시자의 가르침을 수정하고 그것을 세속적으로 합리화해야만 했는데, 이는 교회 권위자의 명령에 따른 것이었습니다. 교회는 그 다음에 위대한 화신(예 그리스도, 붓다, 크리슈나)들로부터 진실의 저자로서의 권위를 강탈했는데, 교회의 위신과 정통성은 명목상으로는 화신들의 가르침에서 끌어온 것이었습니다. 일부 국가에서는 정부와 종교의 융합이 신정 국가로서 완전해졌는데 신정 국가에서 국가수반과 종교의 수장은 같았습니다.

이것은 역사상의 큰 혁명들 및 종교와 국가 내부의 분열을 촉진했지요. 이를 나타내는 것이 오늘날의 이슬람 국가들이 보여 주는 것과 같은 대대적 억압입니다. 일부 국가에서는 종교열이 민족주의와 합쳐졌고, 군사적 민족주의의 정치 철학과 '위대한 지도자' 숭배는 절정에 달했습니다. 이는 2차 대전에서 표현되었고 오늘날의 제3세계 국가들에서 여전히 거침없이 계속되고 있지요.

이렇듯 에고는 계속해서 정상에 군림했지만, 에고의 집요한 손아귀에도 불구하고 사랑은 에고의 갑옷에 균열을 일으켰습니다. 세계의 많은 지역에서, 에고의 저항과 사랑을 근절하려는 시도들에도 불구하고 사랑과 온전성은 전진했고, 나중에 그것은 윤리와 도덕적 책임의 발달로서의 이성과 지성으로 보강되었습니다.

비록 수천년 전이 현재의 관점에서는 아주 먼 옛날인 것 같지만, 의식 진화에 있어서 그것은 극히 최근의 시기를 나타낼 뿐입니다. 하지만 지적 에고에는 지각의 이원성으로 인한 한계가 있었습니다. 그래서 선형적 인과 관계의 환상이 솟아났는데, 이에 더하여 진실과 거짓을 구별하지 못하는 무능함이 있었지요. 인간은 인간사는 물론 자연의 '원인'을 발견하기 위해 외부를 바라보았습니다. 인간은 별과 하늘나라를 바라보았지요. 선지자와 예언자들이 출현했습니다. 무시무시한 신들이 발명되었고 그들의 신화가 전설이자 이른바 진실로 선전되었습니다. 미신과 무지가 넘쳐 나는 세계에서 몽매한 대중은 신비스러움과 가상적 이야기에 쉽사리 인상받았는데, 그러한 것의 출처는 아스트럴 환시, 꿈, 환청, 망상, 팽창한 자기애적 에고, 선동, 그리고 기묘하게도 자기 우월광들의 설득력 있는 카리스마였습니다.

이렇듯 다수의 근원이 집단적으로 허구적 신화에 기여했는데, 그 다음에 신화의 통제를 넘겨받은 것은 새롭게 부상한 사제 집단이었습니다. 사제들은 위신, 권력, 통제를 획득했으며 대중을 위협하여 복종을 이끌어 낼 수 있었지요. 사제들은 정부, 토지, 부에 대한 영향력을 추구했습니다. 거대한 사원들이 생겨났는데, 그것은 주민의 희생을 바탕으로 건설된 것이었습니다. 주민들은 사제 계급을 비밀 의식에 대한 통제, 예배, 인상적인 식전은 물론이고 당당한 건축물 및 매혹적 과시와 함께 경외했습니다.

사제 계급은 보이지 않으므로 신비스러운, 비선형적 영역에서 나온 권위를 주장했기 때문에 다양한 출처로부터 신화, 전설, 예언적 선언, 영적·종교적 설명의 복합체를 수집했지요. 그들은 그러한 것을 권위 있는 것으로 선포하고, 그것을 '성스러운 경전'이라고 불렀는데, 경전에는 모든 진실과 자연신의 권위가 거한다고 여겨졌습니다. 비록 소문에 따르면 신성한 기원을 갖는다고 했지만, 전거가 의심스러운 그 이야기들 속에선 에고의 구조와 메커니즘들이 번득였지요. 하지만 그러한 저작 도처에서 영적 진실의 순간들이 갑자기 나타났고 그것은 오류의 일부를 상쇄해 주는 경향이 있었습니다. 그럼에도 불구하고 이 역사적 전설들은 인간의 실존적 불확실성과 미지의 기원에 대한 일종의 설명이라는, 필요한 위안을 제공해 주었지요.

하지만 이와 동일한 역사적 시기에, 독특한 영감과 재능을 가진 진정한 영적 천재들이 개별적으로 존재했습니다. 필멸의 범부들과는 대조적으로 이들은 진실을 발견하기 위해 외부가 아닌 내면을 응시했고, 내면의 길에 대한 지식을 담당했지요. 이들은 베다의 전설적인 아리안 힌두 구루들과 같은 위대한, 깨달은 신비가들이었습니다. 이들은 내적 정화 과정의 결과를 보여 주었고, 에고를 초월할 때 궁극적 각성Realization이 빛난다는 것을 드러내 주었습니다.

진실의 빛Light of Truth이 에고를 대체한 이들에 대해선 "깨달았다"고 했습니다. 이렇게 해서 위대한 요가들이 출현했지요. 비록 자주는 아니었지만 인도 대륙에서 저 주목할 만한 현상이 주기적으로 반복되면서, 인도는 지고Supreme의 궁극적 앎에 도달하기 위해 금욕과 가차 없는 에고의 정화를 통해 신을 찾는 성스러운 인간들의 전설적인 고향이 되었습니다. 오늘날까지, 그들의 가르침은 700대 후반에서 크리슈나의 1,000까지 측정됩니다.

위대한 신비가들은 또한 중동과 그 밖의 지역에서도 나타났습니다. 네팔에서 깨닫게 된 고타마 붓다는 세계에서 가장 위대한 종교의 하나를 창시했는데, 그 측정 수준은 처음의 1,000에서 지금도 여전히 900대 후반을 유지하고 있어서 가장 적게 하락했습니다. 500년 뒤, 마찬가지로 1,000으로 측정된 위대한 예수 그리스도가 나타났습니다. 그리고 아랍 땅에는, 이슬람의 창시자가 된 예언자 무함마드(처음의 측정 수준은 740)가 있었지요. (그의 측정 수준은 38세에 130으로 떨어졌지만 꾸란은 여전히 700을 유지하고 있습니다.)

생명의 근원은 의식 자체라는 것, 그리고 의식은 그것의 근원

Source으로 회귀하려는 듯한 창조적 성장과 진화의 성질을 타고났다는 것을 알아채는 것이 매우 중요합니다. 비록 의식은 '아래에서 위로' 진화하지만, 근원에 있어서는 '위에서 아래로'였습니다. 비유하자면 햇볕이 지구에 에너지를 퍼부으면 지상에서 생명은 가장 단순한 것에서 가장 복잡한 것을 향해 상승 진행하고, 마침내 인간을 거쳐 깨달음을 통해 다시 생명의 근원 Source of Life 자체로 회귀하는 것과 같습니다.

200 이하의 집단 에고의 수준에서는 생명의 근원을 높이 평가하지 않고 영성을 자신의 영역에 대한 위협으로 간주합니다. 여러 세기 동안, 부정성이 인류를 지배했습니다. 비록 부정성의 지배는 영적으로 앞선 하위문화들에서 나온 산발적 저항에 부딪히기도 했지만, 그로 인해 영적 가치는 민족주의나 '정당한' 종교적·법적 교의와 같은 하위문화 속에 침몰되어 쓸려 나가거나 혹은 그 의미가 왜곡되어 무력해지고 말았지요.

인간 문명은 에고가 상대적으로 방해받지 않고 활개치던 근거지였습니다. 에고는 타락이라는 수단으로 저항을 다스렸지요. 기독교와 같은 진짜 위협이 출현하면, 에고는 영리한 사절을 보내 어떻게든 진실의 고립된 영토로 침투해 들어갔습니다. 낮은 에고는 진실 Truth의 힘을 시기하는 동시에 두려워하는데, 왜냐하면 진실 Truth은 취약한 외적 근원에 의존하지 않기 때문입니다. 집단 에고보다 더욱 강한 에너지는 오직 영적 진실의 에너지 뿐입니다. 온전치 못한 에고는 낮은 힘을 갖고 있을 뿐이며, 낮은 힘 force으로는 힘 power에 맞설 수 없음을 알고 있습니다.

따라서 에고는 다른 영역으로 도피해서 다른 차원에서 지배하는데, 그곳의 주요 선수들은 가짜 신들의 이름을 달고 지배하고 있습니다. 흥미롭게도 낮은 아스트럴 영역은 실제로 신을 부정하는 실체들이 지배하고 있지요. 그리하여 그들은 신에게로 돌아가는 진화의 경로를 선택한, 그리고 신을 자신의 근원Source으로 인정한 영혼들을 증오하고 시기합니다.

높은 의식 수준에 도달한 현인이라면 누구나 약점을 찾는 실체들의 무수한 공격과 방문을 받아본 경험에 대해 증언합니다. 그러한 실체들은 아첨하고 유혹하려 하며, 힘(그들 식의 힘), 위신, 다수에 대한 지배, 매혹, 부, 심지어는 황금과 '일흔 명의 처녀들'과 같은 욕정의 대상이 가득한 낙원을 약속하기조차 합니다.

놀랍게도, 이러한 유혹적 제안은 때로 대화중인 상대(사실은 흔히 이른바 스승이라는 이들)를 갑자기 밀쳐 내고 들어선 듯한 실제의 어떤 '실체'를 통해 이루어지기도 합니다. 이 새로 들어선 성격은 대담하게 어떤 조건을 제시하지요.

그런 '부정한 영'의 한 가지 확실하고 믿을 만한 표시는 그것이 글자 그대로 완전히 '어리석다'고 밖에 할 수 없는 맹비난을 시작한다는 것입니다. 예를 들면 그러한 실체는 갑자기 이런 말을 할 것입니다. "돈이 그리스도나 붓다의 모든 가르침보다 훨씬 유익하다." 혹은, "그리스도와 붓다와 역사상의 모든 위대한 스승은 한낱 아스트럴체에 지나지 않았다."

유혹은 너무도 조잡하게 표현되어 영적 이해가 조금이라도 있는 사람이라면 어떻게 속아 넘어갈 수 있는지 의아할 정도입니다.

그러나 역사상의 추락한 구루들이 증명해 주듯, 명백히 많은 이가 속아 넘어갑니다. 부정적 실체는 조금이라도 남아 있는 불순함을 찾아서 그 약점을 공략하지요. 허영심은 탐욕, 욕정과 함께 커다란 고전적 덫입니다.

연구를 진행하는 동안, 흥미로운 발견이 이루어졌습니다. 세계적으로 유명한 수많은 영적 스승이 사실상 아주 낮은 수준으로 측정되었는데, 심지어 200 이하로 측정되는 이들도 있었지요. 하지만 그들에게 명성을 가져다준 초기 저작들은 상당히 높게(최소한 500대로) 측정되었습니다. 그것은 기묘한 수수께끼였지요. 말하자면, 상대적으로 앞선 그런 가르침이 어떻게 지금 현재, 혹은 사망 전에 200대 초반으로 측정된 스승들에게서 나올 수 있었을까? 하는 것이었습니다.

그 다음에 하나의 패턴이 드러났습니다. 이른바 반쯤 깨달은 존재는 유명해지고, 찾는 이들이 많아지고, 많은 추종자를 끌어당기는데, 추종자들의 아부는 영적 에고를 살찌웁니다. 기다리던 '어둠의 세력'은 나약한 영적 에고를 끌어당기고 궤변과 능란한 논쟁으로 유혹하지요. 유혹적인 개념들의 내용은 그럴싸하게 들릴 수 있지만, 그것은 온전성을 벗어난 맥락에 있습니다. 예를 들면 다음과 같습니다. "당신의 명성과 재산은 많은 사람을 구제하기 위한 수단이다.", "속俗과 성聖은 하나이며 같은 것이다. 그러니 타인들 자신을 위해 그들을 지배하는 힘을 가져라.", "당신은 이제 카르마를 초월했으니, 힘을 가져라." 그리고 "사랑은 덫이며 집착일 뿐이다." 유혹(루시퍼적인)은 신이 사랑Love임을 받아들이지 않고 신의 힘을 손에 넣으려고 하는 것입니다. 루시퍼적 관점에서 볼 때 사랑은 힘과 부를 향한 에고의 탐욕을 가로막고 완화시킬 것이고, 따라서 그러한 지각의 왜곡에서 볼 때 사랑은 제한일 것입니다.

비록 루시퍼적 타락은 명성, 부, 힘에 대한 욕망의 결과로 일어나지만, 사탄적 유혹 또한 전에는 성스러웠으나 그 다음에 추종자들이나 심지어 아이들을 향한 성욕에 굴복한 존재들을 쓰러뜨렸지요. 욕정은 이른바 '신비스러운' 의식과 난해한 합리화 속에 숨어 있을 수도 있습니다. (예를 들면, 신은 섹스를 창조했고, 섹스는 성스러운 것이다. 그러니 성스러운 섹스를 하자. 그리고 신성한 섹스를 통해 신을 경배하자.)

세계 도처의 가정과 아슈람에서, 190 수준도 채 안 되게 측정되는 구루들의 사진을 걸어 놓고 예배와 기도와 명상(양초, 향, 그리고 꽃과 과일의 공양을 완벽히 갖추고)을 하는 걸 볼 수 있습니다. 상황은 그렇습니다.

우리가 부정적이라고 부르는 에너지들은 지상에서 생명이 출현한 시기에 이미 존재했던 낮은 아스트럴계에서 비롯됩니다. 그들은 식물이 아닌 동물을 지배했지요. 그러나 동물은 진화하면서 대략 두 부류로 나뉘었습니다. 낮은 아스트럴 세력에 계속 지배당했던 탐욕스러운 육식 동물이 있었는데, 이들은 70으로 측정되는 공룡 시대에 최대의 표현에 도달했습니다. 이들은 다른 생명을 희생시켜서 살았지요. 공룡은 형태와 성격에서 낮은 아스트럴계의 본질을 표현했습니다. 공룡이 자취를 감춘 뒤, 점차로 평화로운 동물들이 지구_{Earth}상에 출현했는데(초식동물) 이들은 살기 위해 남을 죽이지 않았고 낮은 아스트럴 세력에 지배당하지 않았습니다. 오히려 이들은 죽임을 당했고 먹혔지요. 이 대조적인 두 종류의 에너지는 그 다음에 인류 안에서도 만연했으며, 대중은 탐욕스러운 자의 먹이가 되었습니다.

낮은 아스트럴 영역의 한 가지 표현은 교묘하고 능란한 위장입니다. 낮은 아스트럴 세력은 영적으로 순진한 이들을 먹이로 삼고, 그런 이들 속에서 '성스러운 인물'로 위장함으로써 추종자를 확보하려고 합니다.

진실을 구하는 이들은 진실과 거짓을 식별할 수단을 갖지 못했기 때문에, 자신이 이해하지 못하는 것에 미혹될 위험이 지극히 컸습니다. 인류 역사상 이를 나타내는 가장 기막힌 사례는 70으로 측정되는 계시록입니다. 계시록은 역시 70으로 측정되는 요한이라는 인물의 낮은 아스트럴 환시였습니다. (그와 비슷한 '말세', 환청, 낮은 아스트럴 시나리오들이 지금에 이르기까지 오랜 세월 동안 되풀이되고 있습니다.) 현대 종교의 극우 '근본주의' 분파가 약한 이들의 영에 공세적이고 가학적인 공격을 퍼붓는 것은 신의 진실에 대한 부정적 안티테제*입니다. (현대의 이슬람 근본주의는 70으로 측정됩니다.)

현대 세계에서, 위장은 보다 세련되었고 무지막지하게 유혹적입니다. 예를 들면 부정적 에너지들은 사람을 유혹하여 도취 상태에 빠뜨림으로써 중독자의 심령에 구멍을 내고 쾌락을 통해 끌어

---
* 반정립

당깁니다. 요즘 가장 독창적인 계략은 대부분의 현대 음악에 동반되는 반송파carrier wave를 이용하는 것이지요. 순진한 비평가는 부정성이 가사에서 드러난다고 생각하지만, 부정적 메시지가 숨어있는 곳은 가사가 아닙니다. 이전의 저작에서도 언급했듯이, 헤비메탈과 같은 그런 음악의 사운드를 백색 소음 헤드폰으로 들어보면 음악은 아예 들리지 않게 되고, 근육 테스트를 해 보면 청취자는 즉각 약해집니다. 피험자는 200 이하로 측정되고 이후에 일정 시간 동안 그 수준에 머물지요. 포로가 된 피해자의 심령은 이제 저 유명한 동승 현상을 통해 지배하는 어떤 에너지 주파수에 의해 노예화되었습니다. 동승된 심령은 이제 문이 열렸고, 취약하며, 파괴적 활동에 쉽게 이끌리고, 폭력과 상스러움을 숭배하는 하위문화 전체와 집단 동일시를 일으키기 쉽습니다. 부정적 에너지는 젊은이들을 대상으로 하는 방송과 오락 매체를 지배하는데, 젊은이들은 가장 순진하며 쾌락과 매혹에 쉽게 유혹당하지요.

영적 진실로 인해 위협받는 이러한 에너지들의 목표는 진실을 전복함으로써 진실에 대항하는 것입니다. 이 시대에, 이 낮은 아스트럴 세력의 행성으로 들어가는 가장 큰 출입문은 대중 매체, 즉 텔레비전, 영화, 음악, 그리고 특히 비디오 게임입니다. 비디오 게임은 폭력과 유혹의 형태를 취한 악을 노골적으로 미화하고, 또한 충격 효과를 노려 영적 상징을 고의로 조롱하고 모독하는 행위를 미화하지요.

과거에는 헌신자들이 위대한 스승/깨달은 현인의 계율을 엄격히 지킴으로써 그러한 함정을 피하게 되리라는, 그럼으로써 유혹의 덫에 이르는 길로 잘못 드는 것을 방지할 수 있으리라는 기대가 있었습니다. 이러한 안전 조치를 돕는 차원에서, 추종자들은 '성스러운 벗들 곁에 머물라', '악을 피하고 그것에 맞서 싸우지 말라'는 권고를 받았지요. 악에 맞서 싸우는 것은 또한 부정적 에너지 체계들이 애용하는 계략(최근 젊은 사람들 사이에서 유행하는, 아스트럴계 실체들의 위계를 다룬 어느 비디오 게임에서 묘사하고 있는 바와 같은)이기도 합니다.

위대한 화신의 세계는 대중 매체의 침투를 받지 않았고, 그래서 집단에 대한 충실함으로 안전을 보장받을 수 있었습니다. 하지만 지금, 매스컴의 영향력은 어디에나 스며들어 있지요. 그와 동시에 인류의 전반적 에너지 수준은 점점 더 영적 실상을 향해 진화하고 있으며, 영적 가치는 이제 온전한 기업 문화 내에서도 나타나고 있습니다.

사람과 계통수系統樹의 다양한 진화상의 분지分枝에 대한 묘사는, 형태와 기능에 대한 인류학적 기준을 바탕으로 한 흥미로운 발달상의 가지에 대한 라틴어 명칭으로 이루어졌습니다. 최근에 부상한 호모 사피엔스는 직립 보행뿐 아니라 추론 및 추상적 사고가 가능했지요. 호모 사피엔스의 의식 수준 내에서, 에고에 기초한 동물 본능의 지배를 초월하고 이기적 자기 이익을 넘어 우정, 정, 타인에 대한 배려를 향해 진화할 수 있는 능력이 생겨났습니다. 이러한 것은 그냥 사랑만이 아니라 무조건적 사랑과 연민으로 진화했지요. 그리하여 낮은 아스트럴 영역의 인류 지배는 영적 앎으로서의 의식 진화 출현으로 대체되었습니다.

영적 의식의 이 발전된 진화하는 상태들은 에고에 기초한 이전 것들에 비해 엄청나게 더욱 강했고, 사실상 낮은 수준의 에고 위치성을 식별하고, 해소하고, 흡수하는 데 필수적인 힘을 가지고 있었습니다. 내면에 있는 참나의 광휘의 빛 비춤은 에고를 녹일 수 있었고 에고를 '나임$_{I-ness}$'의 감각으로 바꾸어 놓을 수 있었지요. 신이 존재$_{Existence}$와 창조$_{Creation}$의 궁극적 실상$_{Reality}$이자 기층이고 근원이라는 각성이 인류에게 나타난 것은 호모 스피리투스$_{Homo\ Spiritus}$라는, 인류의 새로운 진화상의 분지의 출현을 알렸습니다. "호모 스피리투스"라는 용어는 육체성에서 영성으로, 형상에서 비형상으로, 선형에서 비선형으로의 진화적 도약을 매개하는 깨어난 인간을 가리킵니다. 깨어난 인간은, 생명 진화로서의, 표면적으로 성층화되어 있고 항상 복잡한 그 모든 표현을 갖는 진화 계통수의 핵심을 구성하는 것이 의식 자체임을 각성합니다. 그리하여 생명은 상대적으로 무의식적인 선형에서 온전히 의식적인 비선형으로 변형되고, 창조$_{Creation}$는 나타난 것$_{Manifest}$이 되고 있는 나타나지 않은 것$_{Unmanifest}$의 계속적 펼쳐짐으로 그 자체를 드러내지요. 고전적으로 깨달음으로 불리는 조건이나 상태에 도달할 수 있는 능력은 의식의 진화적 진보에서 의식의 잠재력의 실현을 나타냅니다.

모든 위치성, 차원, 영역, 우주를 초월하며 생명과 존재의 근원인, 단 하나의 신성한$_{Divine}$, 절대적인$_{Absolute}$, 지고의 실상$_{Supreme\ Reality}$이 있을 뿐입니다. 깨달음$_{Enlightenment}$이란 본유적 진실이 자신의 존재의 핵심이라는 것, 그리고 참나로서의 신이 빛 비춤이고 그것으로 각성이 가능해진다는 것을 완전히, 의식적으로 인정하는 일일 뿐이지요. 신의 무한한 힘Infinite Power of God은 무한한 맥락Infinite Context이 갖는 힘의 나타남입니다. 나타나지 않은 것Unmanifest은 무한한 맥락Infinite Context을 넘어서기조차 합니다.

신의 영광Glory은 존재의 근원Source of Existence으로서, 그리고 무한한 '나'Infinite 'I'로서의 참나의 주관적 앎을 통해 인식할 수 있는 실상Reality으로서 빛을 발합니다.

오 주여, 모든 영광이 당신께 있습니다.

Gloria in Excelsis Deo!

I : REALITY AND SUBJECTIVITY

/ 6부 / 부록

부록 A

각 장의 진실 수준 측정

1부 과정

1장	스승과 제자	986.1
2장	영적 정보와 수행	996.1
3장	영적 정화	999.1
4장	'에고'와 사회	995.8
5장	영적 실상	991.1
6장	각성	992.3

2부 신성의 각성

7장	참나의 근본적 실상	996.1
8장	신비가	997.8
9장	깨달음의 수준들	997.8
10장	신의 본성	1,000.0

3부 장애

11장	세계를 초월하기	993.5
12장	감정	996.4
13장	'마음'	999.1
14장	고려 사항	999.5

| 15장 | 카르마 | 999.9 |
| 16장 | 최후의 문 | 1,000.0 |

4부   초월

17장	내면의 길	999.8
18장	'무심'	999.4
19장	가슴의 길	999.8

5부   재맥락화

20장	전망	994.1
21장	영적 연구	994.5
22장	적용	992.5
23장	호모 스피리투스	999.6

『호모 스피리투스』책 전체   **999.8**

부록 B

의식 지도

신에 대한 관점	자기에 대한 관점	수준	로그	감정	과정
참나	있음	깨달음	700 ~1,000	형언할 수 없는	순수 의식
전존재	완벽한	평화	600	지복	빛비춤
하나	완전한	기쁨	540	평온	변모
사랑하는	온건한	사랑	500	경외	드러남
현명한	의미 있는	이성	400	이해	추상
너그러운	조화로운	수용	350	용서	초월
영감을 주는	희망적인	자발성	310	낙관주의	의도
할 수 있게 해 주는	만족스러운	중립	250	신뢰	풀려남
허락하는	실행할 수 있는	용기	200	긍정	힘의 부여
무관심한	요구가 많은	자부심	175	경멸	팽창
복수심을 품은	적대하는	분노	150	미움	공격
부정하는	실망스러운	욕망	125	갈망	노예화

벌하는	겁나는	두려움	100	불안	위축
냉담한	비극적인	슬픔	75	후회	낙담
선고하는	희망 없는	무감정, 증오	50	절망	포기
보복하는	악	죄책감	30	비난	파괴
멸시하는	가증스러운	수치심	20	치욕	죽임

부록 C

의식 수준 측정법

일반적 정보

의식의 에너지 장은 차원이 무한하다. 특정 수준은 인간 의식과 관련을 갖는데, 그러한 수준은 '1'에서 '1,000'까지로 측정되었다. (부록 B: '의식 지도'를 참고할 것) 이러한 에너지 장이 인간 의식을 반영하고 지배한다.

우주에 있는 모든 것은 특정한 주파수나 미세한 에너지 장을 방출하는데, 이는 의식 장에 영구히 남는다. 이렇게 해서 과거에 살았던 모든 사람 혹은 존재와 그들에 대한 모든 것이 영원히 기록되어 현재나 미래의 어느 때건 되불러올 수 있는데 여기에는 일체의 사건, 생각, 행위, 감정, 혹은 태도가 다 포함된다.

기법

근육 테스트 반응은 특정 자극에 대해 '그렇다'거나 '그렇지 않다'로 나오는 단순한 반응이다. 근육 테스트는 대개, 피험자는 옆으로 팔을 쭉 뻗고 시험자는 손가락 두 개를 이용하여 피험자의 손목을 가볍게 내리누르는 방식으로 행한다. 대개 피험자는 다른 손으로 시험하고자 하는 물체를 쥐고 태양 신경총에 댄다. 시험자는 피험자에게 "힘 주세요."라고 말하는데, 시험하려는 물체가 피험자에게 이롭다면 팔은 강해질 것이다. 만약 그것이 이롭지 않거나 역효과를 낸다면, 팔은 약해질 것이다. 반응은 대단히 신속하게 짧은 시간 동안 일어난다.

정확한 반응을 얻어 내기 위해서 시험자와 피험자 둘 다는, 물론 의도가 200 이상으로 측정되어야 한다는 점에 주목하는 것이 중요하다.

테스트 팀의 의식 수준이 높을수록 그 결과는 보다 정확하다. 가장 좋은 태도는 서두에 "지고의 선의 이름으로, _____은 진실로 측정됩니다. 100 이상. 200 이상." 라는 말로 진술을 시작하는, 객관적이고 거리를 두는 태도다. '지고의 선'으로의 맥락화는 정확성을 높여 주는데 왜냐하면 그것은 이기적이고 사적인 관심과 동기를 초월하기 때문이다.

오랜 세월 동안, 근육 테스트는 신체의 경락이나 면역계의 국소적 반응으로 여겨졌다. 하지만 나중의 연구를 통해, 그러한 반응이 신체의 국소적 반응이 아니라, 어떤 물체나 진술이 갖는 에너지에 대한 의식 자체의 일반적 반응임이 드러났다. 참되고, 이롭고, 혹은 생명을 옹호하는 것은 긍정 반응을 일으키는데, 이러한 반응은 살아 있는 모든 사람 속에 현존하는 비개인적 의식 장에서 비롯된다. 이 긍정 반응을 나타내는 지표는 신체 근육이 강해지는 것이다. 편의상, 삼각근이 지표 근육으로 가장 흔하게 이용된다. 하지만 척추 지압 요법사와 같은 치료사들이 흔히 쓰는 다리의 비복근을 비롯하여 신체의 모든 근육을 이용할 수 있다.

질문(서술문의 형태로)하기 전에, '허락'을 받을 필요가 있다. 즉 "나는 지금 마음속에 있는 것에 대해 질문해도 좋다는 허락을 받왔습니다."(그렇다/아니다) 혹은 "이 측정은 지고의 선에 봉사합니다."

진술이 거짓이거나 물체가 해롭다면, 근육은 "힘 주세요."라는 명령에 대한 반응으로 신속히 약해지게 된다. 이는 그 자극이 부정적이고, 진실이 아니고, 반생명적이거나, 혹은 답이 '아니오'임을 나타낸다. 반응은 빠르고 지속 시간은 매우 짧다. 그 다음에 신체는 신속히 회복되어 정상적인 근육 강도로 돌아간다.

테스트를 하는 방법에는 세 가지가 있다. 연구에서 이용되며 또한 가장 일반적으로 쓰이는 방법에는 시험자와 피험자, 두 사람이 필요하다. 가급적 조용한 환경이 좋고, 배경 음악이 없어야 한다. 피험자는 눈을 감는다. 시험자는 서술문의 형태로 '질문'해야 한다. 그래야 근육 테스트 반응에 의해 그 문장에 대해 '예'나 '아니오'의 대답이 나올 수 있다. 예를 들면 "이것은 건강한 말입니까?"라고 묻는 것은 부정확한 형태가 될 것이다. 그 대신 "이 말은 건강합니다."라든가 혹 그에 뒤이은 자연스러운 결론인 "이 말은 병들었습니다."로 진술해야 할 것이다.

진술한 뒤에, 시험자는 바닥과 평행하게 팔을 뻗고 있는 피험자에게 "힘 주세요."라고 말한다. 그런 다음 두 손가락으로 약간 힘을 주어 재빨리 손목을 누른다. 피험자의 팔은 계속 강한 상태를 유지하거나('그렇다'를 의미), 아니면 약해지게('아니다'를 의미) 될 것이다. 반응은 매우 짧고 즉각적이다.

두 번째 방법은 '오링'법인데, 이것은 혼자서 할 수 있다. 한 손의 엄지와 중지를 붙여 단단하게 'O' 자 모양의 고리를 만들고, 다른 손의 검지를 구부려서 이 고리를 떼어 내는 것이다. "그렇다."

와 "아니다." 반응 사이에는 눈에 띌 정도의 강도 차이가 있다.
(Rose, 2001)

세 번째 방법이 가장 간단하지만, 다른 방법들과 마찬가지로 일정한 연습이 필요하다. 이것은 그저 큰 사전이나 벽돌 두어 장과 같은 무거운 물체를 허리 높이 정도의 테이블에서 들어 올리는 것이다. 어떤 이미지나 혹은 측정할 진실한 진술을 마음속에 떠올린 다음 물체를 들어 올린다. 그 다음, 비교를 위해, 거짓으로 알려져 있는 것을 마음속에 떠올린다. 마음속에 진실을 떠올리고 있을 때는 들어 올리기가 쉽고, 사안이 거짓(진실이 아닌)일 때는 물체를 드는 데 더욱 큰 노력이 필요하다는 것에 주목하라. 그 결과는 다른 두 가지 방법을 이용하여 검증할 수 있다.

특정한 수준들의 측정

긍정과 부정, 진실과 거짓 혹은 건설적인 것과 파괴적인 것 사이의 임계점은 200 수준으로 측정된다. ('의식 지도'를 참고할 것) 200 이상 혹은 진실인 것은 모두 피험자를 강하게 만든다. 200 이하 혹은 거짓인 모든 것에 대해 팔은 약해진다.

이미지나 진술, 역사적 사건 혹은 인물을 포함하는 과거와 현재의 그 어떤 것에 대해서도 테스트가 가능하다. 그것을 꼭 말로 표현할 필요는 없다.

수치 측정

㈜ "라마나 마하르시의 가르침은 700 이상으로 측정됩니다."
(예/아니오)

혹은 "히틀러는 200 이상으로 측정되었습니다."(예/아니오), "그가 20대였을 때"(예/아니오), "30대"(예/아니오), "40대"(예/아니오), "사망 당시"(예/아니오).

적용

근육 테스트는 미래를 예언하는 일에는 쓰일 수 없다. 그 밖에는 어떤 질문이라도 가능하다. 의식에는 시간이나 공간상의 제약이 없다. 하지만 허락은 거부될 수도 있다. 현재나 과거의 모든 사건에 대해 질문할 수 있다. 그 답은 비개인적이며 시험자나 피험자의 신념 체계에 의존하지 않는다. 예를 들면 원형질은 유해한 자극에 대해서는 움츠러 들고 살에서는 피가 난다. 이는 그 같은 시험 재료의 성질이지 개체와는 무관한 것이다. 의식은 사실상 오직 진실만을 아는데 왜냐하면 진실만이 실제의 존재를 갖기 때문이다. 의식이 거짓에 반응하지 않는 것은 거짓은 실상 Reality에서 존재를 갖지 않기 때문이다. 의식은 또한 어떤 주식을 사야 하는지 등과 같은 온전치 못하거나 이기적인 질문들에 대해서는 정확하게 반응하지 않을 것이다.

정확히 말하면 근육 테스트 반응은 '있음' 반응이거나 아니면 단순히 '없음' 반응일 뿐이다. 전기 스위치처럼 우리가 전기가 "들어왔다."고 말하고, "꺼졌다."는 용어를 쓸 때에는 그저 전기가 거기 있지 않다는 것을 의미할 뿐이다. 실상에서 '꺼져 있음'과 같은 것은 존재하지 않는다. 이것은 미묘한 진술이지만 의식의 본성을 이해하는 데 있어 대단히 중요하다. 의식은 오직 진실Truth 만을 인지할 수 있다. 의식은 거짓에 대해서는 그저 반응하지 못할 뿐이다. 이와 비슷하게 거울은 오직 반사할 물체가 있어야 상을 반사한다. 거울 앞에 어떤 물체도 존재하지 않는다면 거기에 반사되는 상은 없다.

수준 측정

측정 수준들은 특정한 기준 척도와 관련된다. 부록 A의 도표와 동일한 수치를 얻으려면, 그 도표에 대해 언급하거나 혹은 "1에서 1,000까지 인간 의식에 대한 척도상에서, 600은 깨달음Enlightenment을 가리키는데, 이 _____은 _____(수치) 이상으로 측정됩니다." 와 같은 진술을 해야만 한다. 아니면 다음과 같이 말한다. "200이 진실Truth의 수준이고 500이 사랑Love의 수준인 의식 척도상에서, 이 진술은 _____(특정한 수치를 명시한다.) 이상으로 측정됩니다."

일반적 정보

사람들은 일반적으로 진실과 거짓을 식별하고 싶어 한다. 그러므로 진술을 아주 구체적으로 해야 한다. 어떤 일자리가 '좋다'는 식의 일반적 용어 사용은 피해야 한다. 어떤 식으로 '좋다'는 건가? 급여 수준이? 근무 조건이? 승진 기회가? 상사의 공정성이?

숙련

테스트에 익숙해지면서 점차 전문성이 생겨난다. '맞는' 질문들이 튀어나오기 시작하는데 이는 거의 불가사의할 정도로 정확해지기도 한다. 같은 시험자와 피험자가 일정 기간 함께 작업한다면, 둘 중 한 사람 혹은 두 사람 모두에게 놀라운 정확성과 특정 질문을 족집게처럼 집어 낼 수 있는 능력이 생기게 된다. 피험자가 질문에 대해 전혀 알지 못하는 상황에서도 그렇다. 예를 들면 어떤 물건을 잃어버린 시험자가 말하기 시작한다. "난 그걸 사무실에 놓아두었습니다."(아니오.) "나는 그걸 차에 놓아두었습니다."(아니오.) 불현듯 피험자는 물건을 거의 '보다'시피하고 이렇게 말한다. "'화장실 문 안쪽'에 있는지 물어 보세요." 시험자는 말한다. "그 물건은 화장실 문 안쪽에 걸려 있습니다." (답: 예.) 실제로 있었던 이 사례에서, 피험자는 시험자가 차에 기름을 넣으러 주유소에 들렀다는 것과 웃옷을 주유소 화장실에 놓아두고 왔다는 사실을 알지 못했다.

사전 허락을 받는다면, 시간과 공간상으로 어디에 있는 그 무엇에 대해서든 어떠한 정보라도 얻어 낼 수 있다. (때로 허락을 얻지 못하는 일이 있는데, 이는 아마도 카르마적이거나 혹은 기타 알려지지 않은 이유 때문일 것이다.) 교차 확인을 통해 정확성은 쉽게 확증할 수 있다. 이 기법을 익힌 사람은 세상의 모든 컴퓨터와 도서관에 보유할 수 있는 것보다 더 많은 정보를 즉석에서 이용할 수 있다. 그러므로 그 가능성은 명백히 무한하고, 그 전망은 놀라울 정도다.

제한

인구의 약 10퍼센트는 아직 알려지지 않은 이유로 근육 테스트 기법을 이용할 수 없다. 테스트는 피험자들 자신이 200 이상으로 측정될 때, 그리고 테스트의 이용 의도가 온전하며 또한 200 이상으로 측정될 때에만 정확하다. 요구되는 것은 주관적 견해보다는 거리를 둔 객관성 및 진실과의 정렬이다. 그래서 '어떤 점을 증명'하려고 시도하는 것은 정확성을 부정한다. 때로는 혼인한 부부들 역시 아직 밝혀지지 않은 이유로 인해 서로를 피험자로 이용할 수 없기 때문에 테스트 파트너로 제3자를 찾아야 할 수도 있다.

적당한 피험자는 사랑하는 대상이나 사람을 마음속에 떠올리면 팔이 강해지고, 부정적인 것(두려움, 증오, 죄책감 등)을 마음속에 떠올리면 팔이 약해지는 사람이다. (**예**) 윈스턴 처칠은 사람을 강하게 하고 빈 라덴은 약하게 만든다.)

때로 적당한 피험자가 모순된 반응을 일으킬 때가 있다. 이런 상태는 대개 존 다이아몬드 박사가 발견한 '흉선치기'를 함으로써 해소할 수 있다. (주먹을 쥐고 흉골 상부를 세 번 치고 웃는데, 주먹으로 칠 때마다 '하-하-하'라고 말하며 사랑하는 사람이나 대상을 마음속에 그린다.)

불균형은 최근에 부정적인 사람들과 함께 있은 것, 헤비메탈 음악을 들은 것, 폭력적인 텔레비전 프로그램을 시청한 것, 폭력적인 비디오 게임을 한 것 등의 결과일 수 있다. 부정적 음악 에너지는 음악을 끈 뒤에도 30분까지 인체의 에너지 체계에 해로운 영향을 미친다. 텔레비전 광고나 배경 음악 또한 부정적 에너지의 일반적 근원이다.

앞서 살펴본 것처럼 진실과 거짓을 구분하는, 그리고 측정된 진실 수준에 대한 근육 테스트법은 엄격한 요구 조건을 가지고 있다. 여러 제한들로 인해, 앞서 펴낸 책들에서 편리한 참조를 위해 측정 수준을 제공했는데, 『진실 대 거짓』에서는 이를 폭넓게 제공한다.

설명

근육 테스트 기법은 개인적 견해나 신념에서 독립해 있으며, 원형질처럼 그 반응이 비개인적인 의식 장의 비개인적 반응이다. 질문을 입 밖에 내든 말없이 마음속에 품고 있든 테스트 반응이 동일하다는 것을 관찰을 통해 입증할 수 있다. 이렇듯 피험자는 질문에 영향 받지 않는데, 그것은 피험자는 질문이 무엇인지도 모르기 때문이다. 이 사실을 입증하려면, 다음과 같은 연습을 한다.

시험자는 피험자가 모르는 어떤 이미지를 마음속에 떠올린 다음 이렇게 말한다. "내가 마음속에 품고 있는 이미지는 긍정적입니다." (혹은 "진실입니다." 혹은 "200 이상으로 측정됩니다." 등) 그런 다음 피험자는 지시에 따라 손목을 누르는 힘에 저항한다. 시험자가 마음속에 긍정적인 이미지를 떠올리면(예 링컨, 예수, 마더 테레사 등), 피험자의 팔 근육은 강해질 것이다. 시험자가 거짓 진술을 하거나 부정적인 이미지(예 빈 라덴, 히틀러 등)를 떠올리면 팔은 약해질 것이다. 피험자는 시험자가 무엇을 생각하고 있는지 모르므로, 테스트 결과는 개인적 신념에 영향 받지 않는다.

올바른 근육 테스트 기법

갈릴레오의 관심이 천문학에 있었지 망원경을 만드는 일에 있지 않았던 것처럼, 고등 영성 연구소Institute for Advanced Spiritual Research는 특정하게 근육 테스트가 아닌 의식Consciousness 연구에 헌신한다. DVD, 『의식혁명』Veritas Publishing, 1995, 2006에서는 기본적 방법을 시연한다. 근육 테스트에 대한 보다 상세한 정보는 인터넷에서 '운동역학kinesiology'을 검색하여 찾을 수 있다. 응용 운동역학 대학College of Applied Kinesiology(www.icak.com) 및 다른 교육 기관들에서 수많은 참고 자료를 제공한다.

자격 상실

회의론(160)과 냉소주의는 200 이하로 측정되는데 왜냐하면 이들은 부정적 예단을 반영하기 때문이다. 이와 대조적으로, 진실한 탐구는 지적 허영이 결여된 열린 마음과 정직함을 요구한다. 행동 운동역학의 부정적 연구는 모두, 연구자들 자신과 마찬가지로 200 이하(대개 160)로 측정된다.

유명한 교수들조차 200 이하로 측정될 수 있고 또 그렇게 측정된다는 것이 보통 사람에게는 놀랍게 보일지도 모른다. 그리하여 부정적 연구는 부정적 선입견의 귀결이다. 일례로 DNA 이중 나선 구조의 발견으로 이끈 프랜시스 크릭의 연구 설계는 440으로 측정되었다. 의식이 뉴런 활동의 산물일 뿐임을 증명하려는 그의 마지막 연구 설계는 불과 135로 측정되었다.

사람들 자신이나 혹은 연구 설계에 의해 200 이하로 측정되는

(모두가 대략 160으로 측정된다.) 연구자들의 실패는 그들이 반증하겠다고 주장하는 바로 그 방법론의 진실성을 확증한다. 그들은 '반드시' 부정적 결과를 얻어 내야만 하며, 또 부정적 결과를 얻어 내는데, 이는 역설적으로 편향되지 않은 온전성과 비온전성 간의 차이를 탐지해 내는 근육 테스트의 정확성을 증명해 준다.

모든 새로운 발견은 판 자체를 뒤엎을 수 있고, 그래서 현 상태의 지배적 신념체계에 위협으로 비칠 수 있다. 영적 실상Reality을 실증하는 의식의 임상 과학이 출현했다는 것은 물론 저항을 촉발할 터인데, 왜냐하면 그것은 주제넘고 완고하게 타고난 에고 자체의 자기애적 핵심이 갖는 지배권에 대한 사실상의 정면 대결이기 때문이다.

200 이하의 의식 수준에서는 낮은 마음Lower Mind의 지배로 인해 이해가 제한되는데, 낮은 마음은 사실을 인지할 수는 있지만 '진실'이라는 용어가 의미하는 바를 아직 정확히 이해하지는 못하고 (그것은 레스 인테르나와 레스 엑스테르나를 혼동한다.), 그리고 그 진실에는 거짓과는 다른 생리적 효과가 동반된다. 게다가 목소리 분석, 신체 언어 연구, 뇌의 유두상 반응 뇌파 변화, 호흡과 혈압의 오르내림, 갈바니 피부 반응, 다우징, 심지어 신체에서 오라가 방사되는 거리를 측정하는 후나 기법의 이용이 입증하는 것처럼 진실은 직관된다. 어떤 사람들은 서 있는 신체를 펜듈럼처럼 이용하는(진실일 때는 앞으로 넘어지고 거짓일 때는 뒤로 넘어진다.) 매우 단순한 기법을 사용한다.

보다 발전된 맥락화에서 지배적인 원리는, 빛이 어둠으로 반증될 수 없는 것처럼 진실Truth이 거짓으로 반증될 수는 없다는 것이다. 비선형은 선형의 한계를 갖지 않는다. 진실은 논리와는 다른 패러다임이고 그래서 '증명 가능'하지 않은데, 증명 가능한 것은 오직 400대로 측정된다. 의식 연구 근육 테스트는 선형과 비선형적 차원들의 접점인 600 수준에서 작용한다.

불일치

시간의 경과에 따라, 혹은 조사자들에 따라 다양한 이유로 다른 측정치가 나올 수 있다.

1. 시간이 경과하는 동안에 상황, 사람들, 정치, 정책, 태도가 변한다.
2. 사람들은 뭔가를 마음속에 떠올릴 때 다양한 감각 양식, 즉 시각, 촉각, 청각, 혹은 느낌 등을 이용하는 경향이 있다. 그러므로 '나의 어머니'는 어머니의 모습, 느낌, 말 등에 대한 것일 수 있다. 또한 헨리 포드에 대해서는 아버지로서, 기업가로서, 미국에 미친 영향에 관해, 그의 반유대주의 등에 관해 측정할 수 있다.

사람은 맥락을 명시하고 어떤 우세한 양식을 고수할 수 있다. 동일한 기법을 이용하는 동일한 팀은 내적으로 일관된 결과를 얻을 것이다. 연습과 함께 전문성이 계발된다. 하지만 과학적이며 거리를 둔 태도를 갖지 못해서 객관적일 수 없는 사람들이 있고, 그래서 이들에게 근육 테스트법은 정확하지 않을 것이다. 진실에 대한 봉헌과 의도가 개인적 견해 및 그것이 '옳다'는 걸 증명하려는 시도보다 우선되어야 한다.

부록 D

양자 역학

영적 독자들을 위해, 실상에 대한 뉴턴적 패러다임과 양자적 패러다임 간의 차이가 개략적으로 진술될 수 있다. 과학적 정신에게, 고등 이론 물리학의 수학적 이해의 진화는 이론 물리학의 발전을 통한 진보를 필요로 한다.

17세기 후반에 시작된 뉴턴$_{Isaac\ Newton}$ 고전 역학의 결정론적 체계는 미적분학으로 표현되었다. 19세기 후반, 제임스 클러크 맥스웰$_{James\ Clerk\ Maxwell}$은 빛의 파동적 본성을 전기 역학적으로 처음 밝혀냈다.

1900년 경, 막스 플랑크$_{Max\ Planck}$는 '흑체 복사' 실험에서 원자의 진동수를 양자화하여 저 유명한 '플랑크 상수'(약 $6.626 \times 10^{-34} J \cdot s$)를 도입했다. 1905년, 아인슈타인은 광전자 효과를 분석하여 빛이 입자로 구성됐음을 밝혀냈다. 1913년, 닐스 보어는 수소 원자 복사를 양자화했다.

1923년, 콤프턴은 빛 입자를 광자로 규정했다. 1927년까지, 데이비슨, 저먼$_{German}$, 드브로이는 빛과 전자가 파동임과 동시에 입자일 수 있음을 밝혀냈다. 1930년까지, 양자 역학이라는 미시 물리학이 하이젠베르크, 슈뢰딩거, 보른, 보어, 디랙의 공동 노력으로 발전했다.

고등 이론 물리학에 대한 이해는 과학적 사고의 철학 속에 포함된 기본적 인식론의 해석에 지배된다. 양자 발견의 가장 중요한 철학적 의미의 하나는 아원자 현상 속의 인과율 붕괴를 포함한다.

양자 역학을 이해하기 위해서는 일정한 기초가 필요하다. 양자 역학은 보다 관습적인 거시 물리학과의 친숙함에서 비롯되는 일반적 신념과 배치되는 데가 있다. 확정 지어야 할 저변의 상태는 가변적이며 위치, 운동량, 시간, 전위, 운동 에너지, 각도에, 그리고 인간의 관찰 행위 그 자체, 이른바 의식과 같은 비물질적 성질에 의존한다. (유명한 하이젠베르크의 불확정성 원리)

영적 제자들이 알아야 할 중요한 사항은, 우리가 실상으로 추정하는 것의 다양한 기층은 인간 관찰이라는 단순한 행위에 크게 영향 받고 또 그로 인해 변경될 수 있다는 것이다.

수학은 차치하고, 양자론을 공부한 사람이라면, 사람이 발견하는 것은 그가 무엇을 찾으려 하느냐에 달려 있다는 점에서 발견은 발견자의 의도의 산물이라고 결론지을 수도 있다.

그 의미를 잘 드러내 주는 사례로 가장 자주 인용되는 것은 다음의 예이다. 물질 원자가 반물질 원자와 충돌하면, 두 개의 광자가 방출되어 서로 다른 방향으로 날아간다. 광자가 방출되는 순간에 광자에 회전은 없다. 하지만 인간 관찰자가 그중 한 광자를 바라보는 순간, 그것은 곧장 회전하기 시작한다. 같은 순간에 다른 광자가 동시에 반대 방향으로 회전하기 시작한다. 그러한 현상은 저절로 시작되지 않고 오직 인간 관찰의 결과로 일어난다. 이는 인간의 주관적 의식과 물질의 현상적 세계 양자의 바탕이 되는 저변의 모체 /격자장 lattice field이 있다는 것을 암시한다.

부록 D 601

설명

양자 역학의 발견은 과학적으로 연구된 사건들에 대한 인간의 관찰과 참여의 영향을 설명하기 위해 인식론적·철학적 이해의 혁신을 요구했다. 1927년, 코펜하겐 솔베이 회의에서는 유명한 슈뢰딩거 방정식이 관찰자 효과를 밝히는 데 충분한지의 문제에 답하기 위해 보어, 아인슈타인, 디랙, 폰 노이먼, 위그너와 같은 이들의 서로 다른 해석에 따른 문제에 대해 논의했다. 이는 나중에 하이젠베르크 선택으로 불렸다. (자세한 내용은 H. Stapp을 참고할 것)

이것은 선형적 영역에서 비선형적 영역으로 도약하는 경계이다. 아인슈타인이 그러한 이행을 받아들이지 못하고 사건을 설명하는 데 없어서는 안될 통합 요소로서 의식을 포함시킬 것을 거부한 것은 대단히 흥미롭다. (이것은 그의 측정 수준이 뉴턴과 똑같이 499라는 사실과 관련되어 있다.)

이전에 근육 테스트에 대한 설명에서는 그것이 '예'나 '예 아님'을 나타내는 반응이라는 점에 주목했다. 그것은 '폰 노이먼 공식'으로 불리는 양자 이론과 관련되어 있는데, 여기서 자연계의 사건을 완전히 이해하기 위해서는 과정 I 과 과정 II로 불리는 두 개의 동시적 과정을 인지할 필요가 있다. 과정 II는 물리적 특성에 국한되는 반면 과정 I 은 의도 및 선택이라는 인간 의식의 요소들을 포함한다. 즉, 우리가 발견하게 되는 것은 질문 자체의 성격과 그것의 저변에 깔린 의도에 의해 이미 영향받고 미리 선택된다는 것이다.

과학과 의식의 연구자들이 맞닥뜨린 문제는 기본적으로 맥락과 내용의 관계에 대한 이해의 문제이고, 이러한 이해가 내용과 기능이 맥락의 장 효과에 지배되는 뇌 기능과 어떻게 관련되는가의 문제이다. 따라서 선택은 가능한 '예' 답변들에 열려 있거나, 혹은 '예 아님' 배제에 따라 제외되거나 한다.

의식의 양자론을 창조하려는 지성의 시도(즉, 경험은 파동 함수의 붕괴의 결과다.)가 그 자체의 차원의 한계라는 '유리 천정'에 부딪쳐 패러다임 도약(즉, 의식 수준 500을 넘는 것)을 하지 못한 채 더 이상 진보하지 못하는 것은 흥미롭다. 그 다음에 그것은 신비가의 실상의 패러다임으로 이어진다.

양자 물리학자는 내용의 전문가이고, 신비가는 맥락의 전문가라고 할 수 있다. 이 둘의 접점은 선형성에서 비선형성으로, 에고에서 영성으로, '~에 대해 아는 것'에서 실상과의 '동일성으로 말미암아 아는 것'으로의 도약이 일어나는 중심 자리이다.

에고를 해체함으로써 에고와의 동일시를 초월한다는 영적 작업의 목적은 패러다임 한계의 해소에 필요한 변형을 촉진시킨다. 자기에 대한 인식은 한정된 내용에서 무한정의 맥락으로 이동하고, 그 다음에 여정은 존재 자체의 근원 — 철저한 주관성인 무한한 '나'Infinite 'I'에 대한 각성과 더불어 완결된다.

토론

양자 역학은 기적적인 일의 발생, 기도의 효력, 자유 의지의 행사와 같은 현상을 설명하기 위한 근거를 제공한다. 자유 의지의 행사에서 선택은 맥락을 바꿈으로써 잠재성을 바꾸고 이는 차례

로, 결과에 영향을 미치는데, 이것은 낮은 힘force에 의한 것이 아
닙니다. 낮은 힘은 연쇄가 암시적 인과 관계에 기인할 경우에 필요
할 것이다.

만약 우주가 결정론적 인과 관계(즉, 뉴턴적 패러다임)에 속박되
어 있다면, 모든 사건은 낮은 힘의 귀결로서 일어날 것이고 이는
종속적 원인들의 무한한 사슬로 귀착될 것이다. 그리고 여기서는
어떤 영적 책임이나 자유도 가능하지 않을 것이다. 실상Reality에서
모든 행위는 단순히 조건들을 변화시키는 데 그치고 만다. 뒤이어
일어나는 현상은 그 자체의 본질의 표현이며 그 어떤 외적 근원에
서 유래되지는 않는 반작용이나 반응들일 뿐이다.

이렇듯, 우리는 사건들의 표면상의 연쇄에 대한 추정되고 관찰
된 지각이 실제로는 자극과 반응이고, 그 속에서 인간 의식은 다
수의 가능한 반응 가운데 선택할 자유가 있음을 알 수 있다. 예를
들면, 아무도 다른 사람을 화나게 '만들'거나 혹은 어떤 일을 하게
만드는 '원인'이 될 수 없다.

따라서 양자 역학에서, 양자론의 발견이 인과율의 붕괴로 이어
진다는 것은 주목을 요하는 중요한 사항이다. 이는 '인과율'이 입
증 가능한 실상이라기보다는 일종의 정신 작용이며 작용하는 이
론이고 하나의 설명임을 명료히 드러낸다.

우리는 이 중대한 이해의 유용함을 '그 사상의 시대가 왔다'는
예를 이용하여 보여 줄 수 있다. 그 사상은 내용이고 '시대가 왔
다'는 맥락이다. 맥락은 사실상 수백만 가지 요소들로 이루어져
있다. 그 다음에 균형, 강도, 밀도(예를 들면, 사회 정치적, 경제적,

지리적 등)의 임계점에서, 사상은 실상으로 현실화될 수 있다.

현실화의 메커니즘은 '원인'이 아니라 대중의 의지와 인간 성향의 변덕스러운 흐름에 의지한다. 흥행에 성공한 영화 한 편이 갑자기 지나간 한 시절을 불러내 그 시절의 온갖 음악, 장식, 의상, 태도를 유행시킨다. 예를 들면, 2001년 9월 11일 이후, 성조기 게양이 다시 붐을 이루었다.

상징은 내용이나 맥락, 혹은 둘 다일 수 있고, 가치관, 행동, 우선순위에 미묘하지만 강력하고 광범위한 영향을 미친다. 하나의 스캔들이 제국 전체를 붕괴시킬 수 있다. 그리하여 우리는 일반적인, 불특정한 조건들(맥락)이 무수한 잠재성의 출현 가능성을 높이거나 줄일 수 있다는 걸 알 수 있다. 따라서 우세한 정치적, 경제적, 사회적, 영적 태도의 온전성은 비할 바 없이 중요한데, 왜냐하면 이러한 것은 사회적 맥락을 구성하고, 그 속에서 무수한 선택이 이루어져 광범위한 귀결을 갖는 결정과 행위에 영향을 미치기 때문이다.

우주와 의식의 상호 작용을 보다 명료히 밝히기 위해서는, '내용'과 '맥락' 간의 표면적 관계를 명확히 할 필요가 있다. 그렇게 하다보면, 내용과 맥락이 사실상 주의注意의 초점의 임의적 선택임이 금세 명확해진다. 두 용어는 다른 범주나 조건이라기보다는 기본적으로 정신화와 관점을 가리킨다.

대상들의 장에서, 주의나 고찰을 위해 어느 한 가지나 몇 가지를 선별할 수 있는데 그러면 나머지는 '맥락'으로 불린다. 만약 우리가 선별 대상을 다른 것으로 바꾼다면, 애초에 선별한 대상들은 이제 '내용'에서 새로운 '맥락'의 일부를 구성하는 것으로 용어상의 변동이 일어난다. 예를 들면, 우리가 행성 지구(내용)에 초점을 맞춘다면, 나머지 우주는 맥락이 된다. 그러나 우리가 살펴보기 위해 행성 화성을 고른다면, 행성 지구는 나머지 우주라는 맥락의 일부가 된다.

그리하여 우리는 창조Creation 전체Totality의 전부임Allness에는 임의적 지각과 관찰점을 통해 그것에 대해 정신화하는 것 말고는 어떠한 실제적 분리 가능성도 없다는 걸 알 수 있다. 거기에는 오직 관찰 가능한 것뿐 증명 가능한 것은 없고, 관찰 대상은 마음 자체 내에서의 임의적 선별의 귀결이다.

단순히 주의의 초점을 이동하는 것만으로, 내용은 언어적으로 맥락이 되고 그 역의 관계도 성립된다. 그리하여 우주의 표면적 반짝임과 '시간' 및 '사건'으로의 그것에 대한 묘사는 '연쇄'이자 '원인', '선행 요인', '귀결', '여기'와 '저기'인데 사실상 이들은 가설적인 '객관적 실상'을 대표한다기보다는 정신화에 대한 묘사이다.

모든 지식은 어떤 인식론적 모체에 근거하고 그 속에서 태어나는데, 그 인식론적 모체는 저절로 이해의 맥락을 형성한다. 인식론의 맥락은 차례로 의식의 비선형적 성질들이다. 그리하여 모든 정보 체계는 그것에 대한 충분한 이해에 도달하기 위해 의식의 본성에 대한 이해를 요구한다. 연구가 깊어질수록 모든 인식은 순수히 주관적이라는 것과 인식은 사실상 연구자의 참나가 존재하는 전부를 이미 포함하기 때문에 가능할 뿐이고, 그렇지 않다면 인식하는 성질과 능력이 애당초 불가능했으리라는 각성에 불가피하게 도달하게 된다.

정신적으로 선별된 그 모든 사건의 목격자는 그리하여 내용이자 맥락이며, 따라서 이원성의 인식론적 딜레마 자체에 빠지게 된다. 그러므로 마음은 진정으로 본질을 이해하기보다는 그저 '~에 대하여' 알 수 있을 뿐인데, 진정으로 본질을 이해한다는 것은 의식과 본질이 하나임Oneness으로 합쳐지는 비언어적 각성이다.

위에서 든 비유와 사례들로부터, 우리는 비선형적 영역에 대해 보다 잘 이해하게 된다. 무한한 수의 복잡한, 상호 작용하는 요소들이 하나의 장을 이루는데, 이 장은 무한한 수의 알아볼 수 없는 방식으로 무한한 수의 가능한 반응들을 배태하고, 이 모든 반응은 그 자체가 무한한 수의 가능성에 지배된다. 그래서 우리는 지각될 수 있는 것이나 혹은 보이지 않는 어떤 것의 가설적 '원인'이 전 시대에 걸친 그 집단적 전체 속의 온 우주임을 알 수 있다. 그래서 '원인'은, 빛의 속도보다 더 빠르게, 무한한 차원들 속에서 지속적으로 확대되는 모든 창조Creation 전체에서 발생하는 것이다.

그리하여 인간 정신이 어떤 것의 '원인'을 실제로 식별할 수 있다고 믿는 것은 정말이지 엄청난 망상이자 오만함이다. 존재하는 전부와 전 가능성의 무한한 맥락은 명백히 신이다.

부록 E

참고 문헌

Amaroso, R. L. 1998. "An Introduction to Noetic Field Theory: The Quantization of Mind." Science and the Primacy of Consciousness. Orinda, Calif.: Noetic Press.

—. 1987. "Consciousness: a Radical Definition: The Hard Problem Made Easy." Noetic Science Review 1, 1.

Anonymous. 1996. A Course in Miracles. (Combined Vol., 2nd Ed.) Mill Valley, Calif.: Foundation for Inner Peace.

Arehart-Traichal, J. 2002. "Adult Criminality Mary Be Rooted in Troubling Childhood Behavior." Psychiatric News. Jan. 4.

Balsekar, R. S. 1989. Exploration into the Eternal. Durham, NC: Acorn Press.

—. 1989. A Duet of One: The Ashtavatra Gita Dialogue. Calif.: Advaita Press.

—. 1988. Experiencing the Teaching. Calif.: Advaita Press.

Carney, T. 1996. Synopsis and Study Guide to "Power versus Force." Sedona, Ariz.: Veritas Publishing.

—. 2003. Synopsis and Study Guide to "The Eye of the I." Sedona, Ariz.: Veritas Publishing.

Davis, F. 2002. "Policymakers, Public at Odds in Immigration." Arizona Republic. December 18, A:4

Diamond, J. 1979. Behavioral Kinesiology. New York: Harper & Rowe.

—. 1979. Your Body Doesn't Lie. New York: Warner Books. "Dog Packs Terrifying Neighborhoods." Arizona Republic. Dec. 2, 2002.

Frattaroli, E. 2001. Healing the Soul in the Age of the Brain: Becoming Conscious in an Unconscious World. New York: Viking, Penguin Putnam, Inc.

Gahanter, M. 1999. Cults: Faith, Healing, and Coercion. 2nd ed. New York: Oxford University Press.

Gunther, M. 2001. "God and Business." Fortune. May, 58-80.

Hawkins, David R. 2002. Consciousness: Understanding Self, Mankind and the Nonlinear Domain. Series of 12 six-hour lectures. (Video/audio cassettes) 1. Causality: The Ego's Foundation; 2. Radical Subjectivity: The I of Self; 3. Levels of Consciousness: Subjectivity and Social Consequences; 4. Positionality and Duality: Transcending the Opposites; 5. Perception and Illusion: The Distortions of Reality; 6. Realizing the Root of Consciousness: Meditative and Contemplative Techniques; 7. The Nature of Divinity: Undoing Religious Fallacies; 8. Advaita: The Way to God Through the Heart; 10. Karma and the Afterlife; 11. God: Transcendent and Immanent; and, 12. Realization of the Self: The

Final Moments. Sedona, Ariz.: Veritas Publishing.

———. 2002. Power vs. Force: An Anatomy of Consciousness. (Rev.). Carlsbad, Calif. Brighton-le-Sands, Australia: Hay House.

———. 2001. The Eye of the I: From Which Nothing Is Hidden. Sedona, Ariz.: Veritas Publishing.

———. 2000. Consciousness Workshop. Prescott, Ariz. (Videocassette) Sedona, Ariz.: Veritas Publishing.

———. 2000. Consciousness and A Course in Miracles. California. (Videocassette) Sedona, Ariz.: Veritas Publishing.

———. 2000. Consciousness and Spiritual Inquiry: Address to the Tao Fellowship. (Videocassette) Sedona, Ariz.: Veritas Publishing.

———. 1997. Research on Nature of Consciousness. The Landsberg 1997 Lecture. University of California School of Medicine, San Francisco, CA. Sedona, Ariz.: Veritas Publishing.

———. 1996. "Realization of the Presence of God." Concepts. July, 17-18.

———. 1995. Power vs. Force: An Anatomy of Consciousness. Sedona, Ariz.: Veritas Publishing.

———. 1995. Qualitative and Quantitative Analysis and Calibration of the Levels of Human Consciousness. Ann Arbor, Mich.: VMI, Bell and Howell Col.; republished 1999 by Veritas Publishing, Sedona, Ariz.

———. 1995. Power vs. Force; Consciousness and Addiction; Advanced States of Consciousness: The Realization of the Presence of God; Consciousness: How to Tell the Truth About Anything; Undoing the Barriers to Spiritual Progress. (Videocassette) Sedona, Ariz.: Veritas Publishing.

———. 1987. Sedona Lecture Series: Drug Addiction and Alcoholism; A Map of Consciousness; Cancer (audio only); AIDS; and Death and Dying. (Audio/Videocassettes) Sedona, Ariz.: Veritas Publishing.

———. 1986. Office Series: Stress; Health; Spiritual First Aid; Sexuality; The Aging Process; Handling Major Crisis; Worry, Fear and Anxiety; Pain and Suffering; Losing Weight; Depression; Illness and Self-Healing; and Alcoholism. (Audio/Videocassettes) Sedona, Ariz.: Veritas Publishing.

———. 1985. "Consciousness and Addiction" in Beyond Addictions, Beyond Boundaries. Burton, S., Kiley, L. San Mateo, Calif.: Brookridge Institute.

Hay, L. 2002 Meditations to Heal Your Life. Carlsbad, Calif.: Hay House.

———. 1987. You Can Heal Your Life. Carlsbad, Calif.: Hay House.

History and Culture of Buddhism in Korea. 1993. Seoul, Korea; Dongguk University Press.

Huang, Po. 1958. The Zen Teaching of Huang Po: On Transmission of the Mind. (John Blofield, trans.) New York: Glove Press.

Ironson, G., Soloman, G., et al. "Ironson-Woods Spiritual/Religious Index is Associated with Long Survival-Low Cortisol People with HIV/AIDS." An Behav. Med. (1) 34-48.

Jackell, R. and Hirota, J. 2000. Image Makers. Chicago: University of Chicago Press.

James, W. 1929. The Varieties of Religious Experience. New York: Modern Library,

Random House. (Longman's Green and Company)

Jung, C. 1973. Synchronicity as a Casual Connecting Principle. R.F. Hall, trans. Bollington Ser., v. 20. Princeton: Princeton University Press.

Kandler, K.S. 2001. "A Psychiatric Dialogue on the Mind-Body Problem." Amer. J. Psychiatry, July, 158:7.

Kaufman, S.A. 1993. The Origin of Order. New York: Oxford University Press.

Korean Buddhism. 1996. Seoul, Korea: Korean Buddhist Chogye Order. (Oxherding pictures, 116-117.)

Kinshna, Gopi. 1985. Kundalini: The Evolutionary Energy in Man. Boston: Shambala.

—. 1971. Kundalini New York: Shambala.

Lamonick, M. Dorfman, A. 2001. "One Giant Step for Mankind." Time. July 21, 54-61.

Lamsa, G. (trans.) 1957. Holy Bible from Ancient Eastern Manuscripts. Philadelphia: A. J. Holmes Co.

Larimer, T. 2002. "Why Japan's Terror Cult Still Has Appeal." Time, June 10.

Lewis, B. 2001. What Went Wrong: Western Impact and Middle Eastern Responce. London: Oxford University Press.

—. 2002. "What Went Wrong." Atlantic Monthly. Jan. 289:1. 43-45.

Lewis, J.R. 2001. Odd Gods: Now Religious are the Cult Controversy. Amherst, NY: Prometheus Books.

Losada, M. 1999. "The Complex Dynamics of High-Performance Teams." Mathematical and Computer Modeling. 30, 179-182. Amsterdam: Elsevier Science. (Perganon)

Maharaj, Nisargadatta. 1982. Prior to Consciousness. Dunn, J., ed. Durham, NC: Acorn Press.

—. 1982. Seeds of Consciousness. New York: Grove Press.

—. 2001. The Ultimate Medicine. Powell, Robert, Ed.

—. 2001. The Nectar if Immortaliity.

—. 2001. The Experience of Nothingness. San Diego, Calif.: Blue Dove Press.

—. 1973. I Am That. Bombay: Chetara.

Maharaj, Ramana. 1972. Day by Day. San Diego, Calif.: Blue Dove Press.

—. 1975. Be As You Are(D. Godman, Ed.) San Diego, Calif.: Blue Dove Press.

—. 1953. Who Am I. San Diego, Calif.: Blue Dove Press.

—. Advaita Buddha; Deapika; Dual Knowledge; Lamp of Now; Talk. San Diego, Calif.: Blue Dove Press.

McGeary, J. 2002. "Why A Civilization Declined." Time, July 18.

Mendelero, D. 2002. "Thank God for Upbeat Teenagers: Religious Youths Happier." Rochester(New York) Democrat and Chronicle, as reported in Arizona Republic, Dec. 13:A-4.

Miller, W.R., and C'de Baca, J. 2001. Quantum Change: When Epiphanies and Sudden Insights Transform Ordinary Lives. New York: Guilford Publishers.

Monti, D. Sinnett, J., et al. 1999. "Muscle Test Comparisons of Congruent and Incongruent Self-Referential Statements." Perceptual and Motor Skills, 88: 1019-28.

Nicholas, G. 1995. Introduction to Nonlinear Science. New York: Cambridge University Press.

Ostling, R.N. 2002. "Religiosity High in U.S. Worldwide Survey Says." Arizona Republic. December 20, A-11.

Patanjali. 1978. The Yoga Sutras of Patanjali. Satchinananda, Sri S., trans. Buckingham, Va.: Integral Yoga Publications.

Paxon, J. (quoted by Keyworth, J.) 2002. "Fire Neither Good nor Bad." Payson (Ariz.) Roundup, 13:72, Sept. 6.

Peck, M.S. 1983. People of the Lie: The Hope for Healing Human Evil. New York: Simon & Schuster.

Pediaditekis, N. 2002. "Borderline Phenomena Revisited: A Synthesis." Psychiatric Times. Feb., 37-38.

Pontari, B., Schlenken, B., and Cristopher, A. 2002. "Excuse and Character Indentifying the Problematic Aspects of Excuse." J. Social and Clinical Psychology. 26:5, 497-516.

Roseband, S.N. 1990. Chaotic Dynamics of Non-linear System. New York: John Wiley and Sons.

Ruelle, D. 1989. Chaotic Evolution and Strange Attractor: The Statistical Analysis of Time Series from Deterministic Nonlinear System. New York: Cambridge University Press.

Sangioneti, V.R. 1999. Landscapes in My Mind: Origins and Structure of the Subjectivity Experience. Madison, Conn.: Psychology Press. (International University Press.)

—. 2002. "The Subjectivity Experience: Crucial Keys to Therapy and the Human Mind." American Psychiatric Assn. Annual Meeting, Philadelphia.

Satinoverl, J. 2001. The Quantum Brain: The Search for Freedom and the Next Generation of Man. New York: John Wiley and Sons.

Sheldrake, R. 1981. A New Science of Life. London: Victoria Works.

—. 1981. Essay in New Scientist 90. June 18, 749, 766-768.

—. 1981. "Formative Causation." Interview in Brain/Mind Bulletin 6, August 3: 13. Los Angeles.

Scherer, R.A. 2002. "President's Commission Calls Mental Health Care System 'A Maze'." Psychiatric Times 19 (12) 1-5.

Stapp, H.P. 1993. Mind, Matter, and Quantum Mechanics. New York: Spring-Verlag.

—. 2003. "Attention, Intention, and Will in Quantum Psyics." Berkeley, CA: National Laboratory, University of California.)

—. 2003. The Mindful Universe (in pub.) for draft, see http://www.physics.lbl.gov/~stapp/stappfiles.html.

—. 2003. The Lucerne Lecture: "Quantum Theory of the Human Person." Jan 19. See http://www.physics.lbl.gov/~stapp/LUCERNE.doc.

Stevenson, J., Goodman, R. 2001. "Adult Criminality and Childhood Behavior." Brit. J. Psychiatry, July, 158:7.

Stewart, H.B., and Thompson, J.M. 1986. Nonlinear Dynamics and Chaos. New York: John Wiley and Sons.

Strogatz, S.H. 1994. Nonlinear Dynamics and Chaos: Physics, Biology, Chemistry, and

Engineering. Boston: Addison-Wesley.
　Sullivan, A. 2002. "Lacking in Self-Esteem? Good for you!" Time, October 14, 107.
　Watson, P. 2002. "How the East Didn't Win." Time On Line, June 13.
　Weinstock, M. 2002. "Physicists Learn to Turn Back Time." Discover 23:12 (December) p. 12.

저자에 대하여

전기적이고 자전적인 기록

호킨스 박사는 영적으로 진화한 상태, 의식 연구, 그리고 참나로서의 신의 현존Presence에 대한 각성Realization이라는 주제에 관한 국제적으로 유명한 영적 스승, 저술가, 강사다.

매우 발전된 영적 앎의 상태가 과학자이자 의사였던 한 개인에게 일어났으며, 그가 나중에 그 흔치 않은 현상을 명료하고 이해 가능한 방식으로 말하고 설명할 수 있었다는 점에서 녹화된 강연과 저작들은 널리 독특함을 인정받고 있다.

마음의 정상적 에고 상태에서 현존Presence에 의한 에고의 제거로의 이행은 3부작 『의식혁명』(1995, 마더 테레사에게 상찬받기조차 했던), 『나의 눈』(2001), 그리고 『호모 스피리투스』(2003)에서 묘사되었는데, 이 책들은 세계의 주요 언어로 속속 번역되고 있다. 『진실 대 거짓: 차이를 구별하는 법』(2005)과 『의식 수준을 넘어서』(2006)에서는 에고의 표현들과 에고의 고유한 한계 및 그 한계를 초월하는 방법에 대한 탐구를 계속하고 있다.

3부작에 앞서 의식의 본성Nature of Consciousness에 대한 연구가 선행되었고, 이는 과학과 영성이라는 상호 이질적으로 보이는 영역들을 관련시킨 박사학위 논문 「인간 의식의 수준들에 대한 양질 분석 및 측정」(1995)으로 출간되었다. 과학과 영성의 상호 관련은 인간 역사상 최초로 진실과 거짓을 식별하는 방법을 제시한 한 기법의 대발견으로 성취되었다.

초기 작업의 중요성은 「뇌/마음 회보Brain/ Mind Bulletin」에서 대단히 우호적이고 광범위한 평가를 통해, 나중에는 '과학과 의식에 관한 국제회의' 등에서의 발표를 통해 인정받았다. 옥스퍼드 포럼을 포함하는 국내외의 다양한 단체, 영적 회의, 교회 모임, 수녀와 수도사들을 상대로 수많은 발표가 있었다. 극동에서 호킨스 박사는 '깨달음에 이르는 길의 스승'(태령선각도사)으로 인정받는다.

숱한 영적 진실이 설명의 부족으로 인해 오랜 세월 동안 오해받아 온 것을 관찰해 온 호킨스 박사는, 매달 세미나를 열어 책의 형식으로 설명하기에는 너무 긴 자세한 설명들을 제공하고 있다. 녹화 기록을 이용할 수 있으며, 여기에는 좀 더 상세한 설명이 딸린 질의응답이 포함되어 있다.

이번 생의 작업의 전체적 목적은 인간 경험을 의식 진화의 관점에서 재맥락화하고, 마음과 영 양자에 대한 이해를 생명과 존재Existence의 기층이자 지속적 근원인 내재적 신성Divinity의 표현들로서 통합하는 것이다. 이러한 봉헌을 나타내는 것이 그의 저서 서두와 말미를 장식하는 "오 주여, 모든 영광이 당신께 있습니다Gloria in Excelsis Deo!"라는 진술이다.

전기적 개요

호킨스 박사는 1952년부터 정신과 의사로 일해 왔으며 미국 정신과 학회 및 다른 많은 전문 단체의 평생 회원이다. 맥닐/레어 뉴스 아워, 바바라 월터스 쇼, 투데이 쇼, 과학 다큐멘터리를 비롯한 많은 전국 텔레비전 방송 프로그램에 출연했다.

호킨스 박사는 수많은 과학적·영적 간행물, 책, 비디오, 강연 시리즈를 펴냈다. 노벨상 수상자 라이너스 폴링과 공동으로 기념비적 저서 『분자교정 정신의학 Orthomolecular Psychiatry』을 펴내기도 했다. 연구자이자 교사로서 호킨스 박사의 다양한 배경은 '마르퀴스 후즈 후 Marquis Who's Who'에서 발행한 『미국 인명록』과 『세계 인명 사전』의 전기 항목에 실려 있다. 여러 해 동안 감리교 및 가톨릭 관구, 수도원, 수도회, 선원에서 상담역을 했다.

호킨스 박사는 웨스트민스터 사원, 아르헨티나의 대학들, 노트르담과 미시건, 포담 및 하버드 대학, 옥스퍼드 포럼에서 널리 강연했다. 그리고 샌프란체스코의 캘리포니아 의대에서 연례 랜즈버그 강연을 했다. 또한 외교 문제에 관한 외국 정부들의 고문이며, 세계 평화를 크게 위협한 해묵은 갈등을 해소하는 데 일조했다.

인류에 대한 기여를 인정받아, 1995년 호킨스 박사는 1077년에 설립된 예루살렘 성 요한 기사단의 기사가 되었다.

자전적 기록

이 책에서 보고된 진실은 모든 진실과 마찬가지로, 과학적으로 도출되고 객관적으로 조직되었지만, 맨 먼저 개인적으로 경험되었습니다. 어린 나이에 시작된 앎의 강렬한 상태는 일평생의 귀결로 처음에는 영감을 불러일으켰고 그 다음에는 마침내 이 일련의 저작들의 형태를 취한 주관적 각성 과정에 방향을 제시했습니다.

세 살 때, 갑작스럽고 강렬한 존재 의식, "나는 있다.I Am."의 의미에 대한 비언어적이지만 완전한 이해가 일어났는데, 곧이어 '나'는 전혀 존재하지 않을 수도 있었다는 공포스러운 각성이 뒤따랐습니다. 이것은 망각에서 의식적 앎으로의 순간적 깨어남이었고, 바로 그 순간, 사적인 자기가 태어났으며, '있다Is'와 '있지 않다Is Not'의 이원성이 주관적 앎 속으로 들어왔습니다.

어린 시절과 사춘기를 통틀어, 존재의 모순과 자기의 실상에 대한 의문이 끊임없는 관심사였습니다. 때로 사적인 자기가 더욱 크고 비개인적인 나로 빠져들기 시작하면 존재하지 않음에 대한 최초의 두려움—무에 대한 기본적 두려움—이 다시 치밀어 오르곤 했습니다.

1939년, 위스콘신의 농촌에서 자전거로 하루 30킬로미터를 돌며 신문 배달을 했던 나는, 어두운 겨울 밤 집에서 몇 마일 떨어진 곳에서 영하 30도의 눈보라를 만났습니다. 자전거가 얼음판 위에서 넘어지며 맹렬한 바람에 바구니 속의 신문은 얼음으로 뒤덮인 눈 내리는 들판으로 산산이 날아가 버렸습니다. 좌절감과 피로로 눈물이 흘러내렸고 옷은 뻣뻣하게 얼어붙었습니다. 바람을 피하기 위해, 나는 높이 쌓인 눈 더미의 얼어붙은 표면을 깨고 굴을 판 다음, 그 속으로 기어들었습니다. 곧 오한이 멎고 기분 좋은 온기가 느껴지더니, 그 다음에는 어떤 말로도 형용할 수 없는 평화로운 상태가 찾아들었습니다. 거기에는 넘쳐 흐르는 빛이, 그리고 시작도 끝도 없고 나 자신의 본질과도 구별되지 않는 무한한 사랑의 현존이 함께 했습니다. 육체와 주변 환경은 앎이 오로지 지금뿐인 이 밝아진 상태와 융합되면서 가뭇없이 사라져 버렸습니다. 마음은 점차 침묵에 들었습니다. 생각은 완전히 그쳤습니다. 무한한 현존Presence이 모든 시간 혹은 묘사를 넘어 존재하는, 혹은 존재할 수 있는 전부였습니다.

그 영원성 뒤에, 불현듯 누군가 내 무릎을 흔드는 게 느껴졌습니다. 뒤이어 아버지의 걱정스러운 얼굴이 나타났습니다. 육체와 그에 따른 모든 것으로 되돌아가는 게 영 내키지 않았지만, 아버지의 사랑과 고통 때문에 영Spirit은 육체를 어루만져 다시 활동하게 만들었습니다. 죽음을 두려워하는 아버지를 보고 연민이 일었지만, 동시에 죽음이라는 개념이 우스꽝스럽게 비쳤습니다.

이 주관적 경험에 대해서는 어느 누구와도 토론한 적이 없는데 왜냐하면 그것을 설명하는 데 활용할 만한 맥락이 전혀 없었기 때문이었습니다. 성인들의 삶에서 보고된 것 이외에 다른 영적 경험에 대한 얘기를 듣는 것은 흔한 일이 아니었습니다. 그러나 이 경험 뒤에, 받아들여진 세계의 실상이 그저 임시적인 것으로 비치기 시작했습니다. 전통적 종교의 가르침들은 의미를 상실했고, 역설적으로 나는 불가지론자가 되었습니다. 전 존재를 밝혀 주었던 신성의 빛Light of Divinity과 비교하면 전통적 종교의 신은 정말이지 둔한 빛을 발했습니다. 이렇게 해서 영성이 종교를 대체했습니다.

제2차 세계 대전 기간에, 해군 소해정에 승선하여 위험한 임무를 수행하며 죽음과 맞닥뜨린 적이 많았지만 두려움은 없었습니다. 마치 죽음이 그 확실성을 상실한 것 같았지요. 종전이 된 다음, 마음의 복잡성에 매료되어 정신 의학을 공부하고 싶었던 나는 의대에 진학했습니다. 정신 분석의 과정을 밟을 때 나를 지도했던 콜럼비아 대학 교수 또한 불가지론자였습니다. 우린 둘 다 종교를 회의적인 시각으로 바라보았습니다. 정신 분석은 잘 되었고, 의사로서의 이력 또한 잘 풀렸으며, 성공이 뒤따랐습니다.

하지만 나는 직업 생활에 조용히 안착하지 못했습니다. 나는 어떤 치료법에도 반응하지 않는 치명적인 진행성 질환을 앓게 되었습니다. 서른여덟의 나이에, 나는 생사의 기로에 서 있었고 곧 죽게 되리라는 걸 알았습니다. 나는 육체에 대해선 상관하지 않았지만 영Spirit은 극심한 고통과 절망 상태에 놓여 있었습니다. 최후의 순간이 다가왔을 때, 불현듯 어떤 생각이 마음을 스쳤습니다. "혹시 신이 있다면?" 그래서 나는 큰 소리로 기도했습니다. "만약 신이 계시다면, 지금 저를 도와주십시오." 그리고 어떤 신이 됐든, 신에게 내맡기고 망각 속으로 빠져들었습니다. 의식이 돌아왔을 때는 엄청난 변형이 일어나 있었고, 나는 경외심으로 말문이 막혔습니다.

전에 있었던 사람은 더 이상 존재하지 않았습니다. 사적인 자기 혹은 에고는 없었고, 있는 것은 오직 그토록 무제한의 힘을 가진 무한한 현존Infinite Presence뿐이었습니다. 이 현존Presence이 '나'였던 것을 대체했고, 이제 육체와 그 움직임을 통제하는 것은 오직 현존의 무한한 의지Infinite Will of the Presence 뿐이었습니다. 무한한 하나임Infinite Oneness의 명료함이 세계를 환히 밝혔고, 무한한 아름다움과 완벽함 속에 드러난 모든 것으로 그 자체를 표현했습니다.

삶은 계속되었지만, 이 멎어 있음은 지속되었습니다. 개인적 의지는 없었습니다. 육체는 한없이 강하지만 형언할 수 없이 부드러운 현존의 의지Will of the Presence 의 지시에 따라 제 할 일을 해 나갔습니다. 그 상태에서는 어느 것에 대해서도 생각할 필요가 전혀 없었습니다. 모든 진실은 자명했고 개념화는 필요하지도 않았거니와 가능하지도 않았습니다. 동시에 육체의 신경계는 그 회로가 감당할 수 있는 것 이상의 에너지를 나르고 있는 것처럼 극도로 과부하가 걸린 느낌이었습니다.

세상에서 효율적으로 기능하는 것은 가능하지 않았습니다. 보통의 모든 동기 부여가 사라졌고, 더불어 모든 두려움과 불안이 자취를 감추었습니다. 전부가 완벽했으므로 구할 것이 없었습니다. 명성, 성공, 돈은 무의미했습니다. 친구들은 진료를 재개하라고 촉구했지만, 그렇게 하고자 하는 보통의 동기 부여가 없었습니다.

이제는 성격들의 배후에 있는 실상을 지각할 수 있는 능력이 있었는데, 감정적 질환의 기원은 자신이 곧 성격이라는 사람들의 신념이었습니다. 그래서 저절로 그렇게 된 것처럼 진료를 재개했고, 결과적으로 그것은 엄청나게 커졌습니다.

사람들이 미국 전역에서 몰려왔습니다. 병원에는 외래 환자가 2,000명이었고, 그에 따라 50명 이상의 치료사들과 여러 직원들, 25개의 진료실과 연구실 및 뇌파 실험실이 필요했습니다. 매년 신규 환자가 1,000명씩 늘어났습니다. 그 밖에 이전에 언급했던 것처럼 라디오와 TV 프로그램에도 출연했습니다. 임상적 연구는 『분자교정 정신의학Orthomolecular Psychiatry』이라는 책에 전통적 형식으로 기록했습니다. 이 작업은 시대를 10년 앞선 것이었고 상당한 반향을 불러일으켰습니다.

신경계의 전반적 상태가 서서히 개선되더니, 그 다음에 또 다른 현상이 시작되었습니다. 감미롭고 기분 좋은 에너지 띠가 쉴새 없이 척추를 따라 올라가 머리속으로 들어가면서 끊임없이 강렬한 쾌감을 불러일으켰습니다. 삶의 모든 것이 완벽히 조화롭게 진화하며 공시성으로 펼쳐졌습니다. 기적적인 일이 일상사가 되었습니다. 세상에서 기적이라고 부르는 현상들은 사적인 자기가 아닌 현존Presence에서 비롯되었습니다. 사적인 '나'에서 남은 것은 오로지 이러한 현상들에 대한 목격자뿐이었습니다. 더욱 큰 '나'가 이전의 자기나 생각들보다 더욱 철저하게 벌어지는 모든 일을 결정했습니다.

현존하는 그러한 상태들에 대해서는 역사적으로 여러 사람이 보고한 바 있는데, 이는 붓다, 깨달은 현인들, 황벽 선사, 그리고 라마나 마하르시와 니사르가다타 마하라지와 같은 근래의 스승을 포함하는 영적 가르침에 대한 탐구로 이어졌습니다. 이렇게 해서 그와 같은 경험이 유일무이한 것이 아니라는 사실이 확인되었습니다. 이제『바가바드기타』가 완전히 이해되었습니다. 때로 스리 라마크리슈나와 기독교의 성인들이 전한 것과 동일한 영적 황홀경이 일어났습니다.

세상의 모든 것, 모든 사람이 다 환했고 형언할 수 없이 아름다웠습니다. 모든 살아 있는 존재가 빛나게Radiant 되었고, 이 광휘Radiance를 멎어 있음과 장려함 속에서 표현했습니다. 전 인류가 사실상 내면의 사랑을 동기로 하고 있지만 그저 그것을 알지 못하게 되었을 뿐이라는 것이 명백했습니다. 대부분 자신이 정말 누구인지에 대한 앎에 눈뜨지 못한 잠자는 이들처럼 삶을 살아갑니다. 주변의 사람들은 잠든 것처럼 보였고 믿을 수 없을 만큼 아름다웠습니다. 마치 모든 사람과 사랑에 빠진 것 같았지요.

아침에 한 시간, 그리고 저녁 식사 전에 다시 한 시간씩 명상하는 습관을 버릴 필요가 있었는데, 왜냐하면 그것은 활동하는 것이 불가능할 정도로 지복을 강렬하게 만들곤 했기 때문입니다. 눈더미 속의 소년에게 일어났던 것과 비슷한 경험이 되풀이되곤 했고, 그런 상태를 떠나 세상으로 복귀하는 일이 점점 더 어려워졌습니다. 모든 존재의 놀라운 아름다움이 완벽한 상태로 빛을 발했고, 세상에서 추하게 여기는 것에도 그저 영원한 아름다움이 있을 뿐이었습니다. 이 영적인 사랑이 지각 전체를 가득 채웠고, 여기와 저기, 그때와 지금 사이의 모든 경계 혹은 분리는 사라졌습니다.

내면의 침묵 속에서 보낸 세월 동안, 현존$_{Presence}$의 힘은 강해졌습니다. 삶은 더 이상 사적인 것이 아니었습니다. 사적인 의지는 더 이상 존재하지 않았습니다. 사적인 '나'는 무한한 현존$_{Infinite\ Presence}$의 도구가 되었고 그것의 의지대로 움직이고 행했습니다. 사람들은 현존$_{Presence}$의 오라 속에서 색다른 평화를 느꼈습니다. 구도자들은 답을 구했지만, 데이비드*와 같은 그런 개인은 더 이상 없었으므로 그들은 사실상 나의 참나와 조금도 다르지 않은 그들 자신의 참나에서 답을 찾아내고 있었습니다. 어느 누구의 눈을 통해서든 똑같은 참나가 빛을 발했습니다.

....
* 호킨스 박사 자신을 가리킨다.

상식으로는 이해할 수 없는 기적적인 일들이 일어났습니다. 육체가 여러 해 동안 앓아온 여러 고질병이 사라졌습니다. 시력은 저절로 정상으로 돌아왔고, 평생 써 왔던 이중 초점 안경은 더 이상 필요 없어졌습니다.

이따금씩 형언할 수 없는 지복의 에너지, 무한한 사랑Infinite Love 이 갑자기 가슴에서 솟구쳐 어떤 재난 현장을 향해 방출되기 시작하곤 합니다. 한번은 고속도로에서 운전하고 있는데 이 형언할 수 없는 에너지가 가슴에서 흘러나오기 시작했습니다. 차가 커브를 돌자, 자동차 사고가 나 있었습니다. 전복된 차량의 바퀴들이 아직도 돌아가고 있었지요. 에너지는 맹렬한 기세로 차에 타고 있는 사람들 속으로 흘러들어갔고 그러다 저절로 멈췄습니다. 또 한 번은 낯선 도시의 거리를 걷고 있을 때였습니다. 에너지가 앞쪽 블록을 향해 흘러나가기 시작했고, 나는 깡패들이 막 싸움을 벌이기 시작한 현장에 도착했습니다. 싸움꾼들이 주저앉아서 웃음을 터뜨렸고, 그러자 다시 한 번, 에너지는 그쳤습니다.

그럴 수 있을 것 같지 않은 상황에서 아무런 예고 없이 지각의 심원한 변화들이 일어나곤 합니다. 롱아일랜드 로스먼 식당에서 혼자 식사하고 있는데, 현존이 갑자기 강렬해지면서 보통의 지각에서는 분리된 것으로 나타났던 모든 것, 모든 사람이 영원한 보편성과 하나임oneness 안으로 녹아들었습니다. 아무런 움직임이 없는 침묵Silence 속에서, 어떤 '사건'도 '일'도 없으며, 태어나고 죽는 분리된 '나'라는 환상이 그러한 것처럼, 과거, 현재, 미래는 그저 지각의 가공물이므로 실제로는 아무 일도 '생기지' 않는다는 것이 명백해졌습니다. 한정된 거짓 자기가 그것의 진정한 기원인 보편적 참나 속으로 녹아들면서, 온갖 고통에서 벗어나 절대적 평화와 안도의 상태로 귀향한 것 같은 형언할 수 없는 느낌이 있었습니다. 모든 고통의 기원은 오직 개별성의 환상일 뿐입니다. 사람이 우주이고, 완전무결하며, 있는 전부All That Is와 하나이고, 끝없이 영원하다는 것을 각성할 때, 더 이상의 고통은 가능하지 않습니다.

세계 각국에서 환자들이 왔는데, 그중 일부는 가망 없는 이들 중에서도 가장 가망 없는 이들이었습니다. 몸을 뒤트는 괴기한 형상의 환자들이 젖은 시트에 싸인 채 먼 곳의 병원에서 이송되어 왔습니다. 그들은 진행된 정신 분열증과 치유 불가능한 중증 정신 질환의 치료에 희망을 걸고 있었습니다. 그중 일부는 긴장증* 환자였는데, 많은 사람이 수년간 무언증을 나타내고 있었습니다. 그러나 어느 환자든 불구가 된 겉모습 뒤에는 사랑과 아름다움의 빛나는 본질이 숨어 있었습니다. 아마도 그것은 보통 사람들의 눈에는 너무도 희미해서 그들은 이 세상에서 전혀 사랑받지 못하게 되었던 것입니다.

어느 날 말문을 닫은 긴장증 환자가 구속복에 묶인 채 병원으로 실려 왔습니다. 그녀는 또한 중증 신경 질환을 앓고 있었고 똑바로 일어서지 못했습니다. 바닥에서 꿈틀거리던 환자는 경련을 일으키더니 두 눈이 뒤로 돌아갔습니다. 머리가 헝클어진 채로, 그녀

---

* 정신 분열증의 일종. 환자는 극심한 운동 능력의 상실이나 혹은 지속적인 활동의 항진 상태를 경험한다. 때로는 몇 시간씩 강직된 자세를 취한 채 외부의 어떤 자극에도 반응하지 않는다.

는 옷을 모두 찢으며, 목쉰 소리를 토해 냈습니다. 그녀의 가족은 대단히 부유했습니다. 그래서 여러 해 동안 그녀는 세계 곳곳의 수많은 의사와 유명한 전문가를 찾아다니고 있었지요. 온갖 치료법을 동원했지만, 의료진은 번번이 그녀를 가망 없는 환자로 보고 포기했습니다.

짧은, 비언어적인 의문이 솟구쳤습니다. "신이여, 이 여성이 어떤 일을 겪기를 원하십니까?" 그러자 그녀는 그저 사랑받을 필요가 있으며, 오직 그뿐이라는 각성이 일어났습니다. 그녀의 내적 자기self가 두 눈을 통해 빛을 발했고 참나는 사랑의 본질과 연결되었습니다. 바로 그 순간, 그녀는 자신이 정말 누구인지를 스스로 인지함으로써 치유되었습니다. 마음 혹은 몸이 겪고 있는 일은 더 이상 그녀에게 중요하지 않았습니다.

본질적으로 이와 같은 일이 무수히 많은 환자에게 일어났습니다. 일부는 세상의 눈으로 볼 때 회복되었고 일부는 그렇지 않았지만, 임상적 회복이 뒤따르는지 여부는 더 이상 그들에게 중요한 것이 아니었습니다. 극심한 내면의 고통은 끝났습니다. 환자들이 사랑받고 있음을 느끼며 내면이 평화로워질 때, 고통은 그쳤습니다. 이러한 현상은 오직 현존의 연민Compassion of the Presence이 환자 개개인의 실상을 재맥락화하여 그들이 세상과 그 외관을 초월한 수준에서 치유를 경험했다는 얘기로만 설명될 수 있습니다. 참나의 내적 평화는 시간과 정체를 초월하여 우리를 둘러싸고 있었습니다.

온갖 고통과 괴로움이 신이 아닌 오직 에고에서 일어난다는 것은 명확했습니다. 이 진실은 침묵 속에서 환자들의 마음으로 전해졌습니다. 여러 해 동안 말문을 닫고 있던 또 다른 긴장증 환자에게도 이 같은 정신적 차단 상태가 있었습니다. 참나가 마음을 통해 그에게 말했습니다. "당신은 에고가 자신에게 한 일에 대해 신을 비난하고 있습니다." 환자는 바닥에서 벌떡 일어나 말하기 시작했고, 현장을 목격한 간호사는 경악을 금치 못했습니다.

일은 점차 과중한 것이 되었고 결국은 감당하기 어려울 정도가 되었습니다. 병원에서는 환자들을 수용하기 위해 병동을 하나 더 늘렸지만, 환자들은 줄지어 병상이 나기를 기다리고 있었습니다. 인간고에 맞서는 일이 한 번에 겨우 한 사람씩 가능하다는 사실에 엄청난 좌절이 느껴졌습니다. 그것은 바닷물을 퍼내는 일과 같았습니다. 영적 고뇌와 인간고의 끝없는 흐름이라는 공통적인 질환의 원인에 대해 말하는 다른 방법이 있을 것만 같았습니다.

이는 운동 역학의 연구로 이어졌는데, 그것은 놀라운 발견을 드러냈습니다. 운동 역학은 두 우주(물질적 세계 및 마음과 영의 세계) 사이의 '웜홀'이었고, 차원들 간의 접점이었습니다. 근원을 벗어난 채 잠자는 이들로 가득한 세계에서, 그것은 모두를 잠에서 깨워 더 높은 실상과의 잃어버린 연결 고리를 볼 수 있게 해 주는 도구였습니다. 이것은 상상할 수 있는 온갖 물질, 생각, 개념에 대한 테스트로 이끌었습니다. 제자들과 연구 조수들이 그 일을 도와주었습니다. 그러다가 중요한 발견이 이루어졌습니다. 모든 피험자들이 형광등, 살충제, 인공 감미료와 같은 부정적 자극에 약한 반응을 보인 반면, 앎의 수준을 상승시킨 영적 훈련을 거친 제자들은 보통 사람처럼 약해지지 않았습니다. 그들의 의식 속에서 뭔가 중요하고 결정적인 것이 바뀌었습니다. 그런 일이 일어나는 것은 명백히, 그들이 세상에 좌우되는 것이 아니라 오직 자신의 마음이 믿는 바에 의해서만 영향받는다는 사실을 깨달았을 때였습니다. 어쩌면 그것은 깨달음을 향한 진보 과정 바로 그 자체가 질병을 포함하는 존재의 부침浮沈에 저항하는 인간 능력을 높여 준다는 사실을 보여 주는 것일 수도 있습니다.

참나는 세상사에 관해 상상하는 것만으로도 그것을 변화시킬 수 있는 능력을 가지고 있었습니다. 사랑이 사랑 아닌 것을 대체할 때마다 그것은 세상을 변화시켰습니다. 이 사랑의 힘을 특정한 지점에 집중하면 문명의 전 체계가 현저히 바뀔 수 있습니다. 이런 일이 생길 때마다, 역사는 새로운 길로 접어들었습니다.

이제는 이러한 중대한 통찰을 세상에 전할 수 있을 뿐 아니라 반박의 여지없이 확실하게 증명할 수 있을 것처럼 보였습니다. 인간 삶의 커다란 비극은 정신이 항상 너무도 쉽게 속아 넘어간다는 데 있었던 것 같았습니다. 불화와 반목은 진실과 거짓을 구분할 수 없는 인류의 무능함의 불가피한 귀결이었습니다. 하지만 이 기본적 딜레마에 대한 답이 여기 있었지요. 그것은 의식의 본성 자체를 재맥락화하고 다른 방법으로는 그저 추론할 수 있을 뿐인 것을 설명할 수 있게 만드는 방법이었습니다.

보다 중요한 어떤 것을 위해 뉴욕에서의 삶을, 도시의 아파트와 롱아일랜드의 집을 버리고 떠날 때가 왔습니다. 나 자신을 도구로서 완성하는 것이 필요했습니다. 이를 위해서는 세상과 그 속의 모든 것을 떠나는 것이 필요했고, 대신 작은 마을에서 은둔 생활을 하며 그 후 7년간을 명상과 연구에 바쳤습니다.

구하지 않았는데도 압도적인 지복 상태가 되돌아왔고, 결국에는 신성한 현존Divine Presence 속에 있으면서 여전히 세상에서 활동하는 법을 배울 필요가 생겼습니다. 마음은 세상 돌아가는 형편에 어두워져 있었습니다. 연구와 저술을 위해서는 영적 수행을 일체 중단하고 형상의 세계에 집중할 필요가 있었습니다. 신문과 텔레비전은 누가 누구인지에 관한 이야기, 주요 사건들, 그리고 현재의 사회적 대화의 본성을 이해하는 데 도움이 되었습니다.

신비주의자의 영역인 예외적이고 주관적인 진실의 경험은 집단의식에 영적 에너지를 보냄으로써 전 인류에게 영향을 미칩니다. 하지만 인류의 대다수는 그것을 이해하지 못하기 때문에 그것은 구도자 이외의 사람들에게는 제한된 의미를 갖습니다. 이는 평범해지고자 하는 노력으로 이어졌는데, 왜냐하면 평범하다는 것은 그 자체가 신성Divinity의 한 표현이기 때문입니다. 진짜 자기에 관한 진실은 일상생활의 도를 통해 찾을 수 있습니다. 필요한 것은 오직 관심과 친절로 살아가는 일뿐입니다. 나머지는 적당한 시기에 저절로 드러납니다. 평범함과 신은 다르지 않습니다.

그래서 멀찍이 돌아온 영의 여행 끝에, 가능한 많은 동료 존재가 현존Presence에 대한 이해에 적어도 조금이라도 더 가까이 갈 수 있게 해 주는 가장 중요한 일로 복귀했습니다.

현존Presence은 침묵하며 평화로운 상태를 전달합니다. 그것은 그 안에 그리고 그것에 의해 전부가 있으며, 전부가 그 존재와 경험을 갖는 공간입니다. 현존Presence은 무한히 부드럽지만 바위와 같습니다. 현존Presence과 더불어 모든 두려움은 사라집니다. 영적 기쁨이 설명하기 힘든 황홀경의 고요한 수준에서 일어납니다. 시간의 경험은 그칩니다. 거기에는 어떤 걱정이나 후회, 고통이나 기대도 없습니다. 기쁨의 근원은 끝이 없고 항상 존재합니다. 시작도 끝도 없으며, 상실이나 슬픔, 욕망도 없습니다. 아무 할 일이 없습니다. 모든 것이 이미 완벽하고 완전무결합니다.

시간이 멎을 때, 모든 문제는 사라집니다. 문제란 지각의 한 지점이 빚어낸 가공물일 뿐입니다. 현존Presence이 압도적일 때, 몸이나 마음과의 동일시는 더 이상 일어나지 않습니다. 마음이 점차로 침묵할 때 "나는 있다.I Am."는 생각 또한 사라지고, 순수한 앎Pure Awareness이 빛을 발하여 모든 세계와 모든 우주와 시간을 초월하여, 그러므로 시작도 끝이 없이, 사람이 무엇이고, 무엇이었으며, 항상 무엇일 것인지를 환하게 밝혀 줍니다.

사람들은 "어떻게 이러한 앎의 상태에 도달하는가?"를 궁금해 하지만, 그 단계를 따르는 이는 드뭅니다. 왜냐하면 그것이 아주 단순하기 때문입니다. 먼저 그러한 상태에 이르고자 하는 욕구가 강렬했습니다. 그 다음에는 어떤 예외도 두지 않고, 일관되고 차별 없는 용서와 부드러움으로 행동하는 연습을 시작했습니다. 자기자신과 자신의 생각을 포함하는 일체에 대해 연민을 가져야 합니다. 그 다음에는 기꺼이 욕망을 정지시키고 매 순간 개인적 의지를 내맡기고자 하는 마음이 들었습니다. 모든 생각, 감정, 욕망 혹은 행위를 신에게 내맡기자, 마음은 점점 더 침묵에 들었습니다.

처음엔 마음에서 온갖 이야기와 논평들이 떨어져 나갔고, 그 다음에는 개념과 의견들이 떨어져 나갔습니다. 이러한 생각들을 소유하려는 욕구를 놓아 버리자, 생각은 더 이상 그런 정교함에 이르지 못하고 겨우 반쯤 형성되었을 때 조각나기 시작합니다. 마침내 생각이 되기도 전에 사고 과정 자체 뒤에 숨어 있는 에너지를 내맡기는 것이 가능해졌습니다.

명상 상태에서 단 한 순간의 흐트러짐도 허용하지 않고 지속적이고 확고부동하게 초점을 고정시키는 일이 일상 활동을 하는 동안에도 계속되었습니다. 처음에 그것은 매우 어렵게 보였으나 시간이 흐를수록 습관적이고 자동적인 것이 되면서 힘이 점점 덜 들더니, 마침내는 노력할 필요가 전혀 없어졌습니다. 그 과정은 마치 로켓이 지구를 떠나는 것과 같습니다. 처음에는 엄청난 힘이 필요하지만, 로켓이 지구의 중력장을 벗어나면서 힘은 점점 덜 들고, 결국에는 자체의 관성으로 우주 공간을 나아갑니다.

갑자기 아무런 예고도 없이, 앎에서 어떤 전환이 일어나며 현존Presence이 전적으로 지배하게 되었는데, 그것은 너무도 명료했고 모든 것을 두루 감싸고 있었습니다. 자기가 죽을 때 불안의 순간이 잠시 있었고, 그 다음에는 현존Presence의 절대성이 경외심을 불러일으켰습니다. 이 돌연한 비약은 대단히 극적이었고 이전의 그 어느 것보다 더 강렬했습니다. 일상적 경험에는 그에 비견할 만한 것이 없었습니다. 그 격렬한 충격을 완화해 준 것은 현존Presence과 더불어 있는 사랑이었습니다. 그 사랑의 지지와 보호가 없으면, 사람은 소멸할 것입니다.

에고가 무無가 되는 것을 두려워하며 자기 존재에 매달릴 때 공포의 순간이 뒤따랐습니다. 하지만 에고가 죽자 무가 되는 대신 그 자리에는 일체임Everythingness, 전부All로서의 참나가 들어섰습니다. 그 속에서는 일체가 다 알려져 있고 자기 본질의 완벽한 표현으로 명백했습니다. 비국소성과 더불어 사람이 항상 존재해 왔고, 혹은 존재할 수 있는 전부라는 앎이 왔습니다. 사람은 모든 정체와 성별을 넘어, 심지어는 인간성 자체를 넘어 전체적이며 완전무결합니다. 다시는 고통과 죽음을 두려워 할 필요가 없습니다.

이 시점에서 육체에 벌어지는 일은 비물질적입니다. 영적 앎의 일정 수준에서 육체의 질환은 치유되거나 저절로 사라집니다. 하지만 절대적 상태에서는 그러한 고려는 무관합니다. 육체는 예정된 경로를 밟을 것이고 그러다가 자기가 온 곳으로 되돌아갈 것입니다. 그것은 전혀 중요하지 않은 문제입니다. 사람은 그에 영향받지 않습니다. 육체는 '나'라기보다는 '그것'으로, 방안의 가구처럼 다른 대상으로 나타납니다. 사람들이 육체가 개별적인 '당신'인 것처럼 여전히 그것에 말을 거는 모습이 우스워 보일 수도 있지만, 자각하지 못한 이들에게 이러한 앎의 상태를 설명할 길은 없습니다. 그냥 자기 일을 계속해 나가고 섭리Providence가 사회적 적응을 맡도록 버려두는 것이 최선입니다. 하지만 사람이 지복에 이를 때, 그렇듯 강렬한 황홀경을 감추는 것은 지극히 어려운 일입니다. 세상은 경탄하고, 사람들이 동반하는 오라 속에 있기 위해 멀리서 널리 찾아올 수 있습니다. 구도자, 영적 호기심이 있는 사람들, 그리고 기적을 구하는 중병자들이 이끌릴 수 있습니다. 사람은 그들에게 자석이자 기쁨의 근원이 될 수 있습니다. 일반적으로 이 지점에서는 이 상태를 타인과 공유하고 그것을 모두를 위해 이용하고자 하는 욕구가 있습니다.

이 조건에 동반되는 황홀경은 절대로 안정적이지 않습니다. 거기에는 또한 큰 고통의 순간들도 있습니다. 가장 격렬한 고통은 그 상태가 요동하다가 명확한 이유 없이 갑자기 그쳐 버릴 때입니다. 이러한 때는 깊은 절망의 시기와 사람이 현존Presence으로부터 버림받았다는 두려움을 가져옵니다. 이러한 추락은 길을 힘겹게 만들며, 이러한 반전을 극복하기 위해서는 강한 의지가 요구됩니다. 사람이 이 수준을 뛰어넘어야 한다는 것이 마침내 자명해지는데 그렇지 않으면 견디기 힘든 '은총에서의 추락'으로 끊임없이 고통을 겪습니다. 그다음에는 이원성을 초월하는 힘겨운 관문에 들어서면서 황홀경의 영광을 포기해야만 합니다. 이는 사람이 모든 대립들과 그러한 대립들의 상반되는 잡아당김을 넘어설 때까지입니다. 그런데 황홀경으로 고조된 기쁨의 황금 사슬을 버리는 것은 에고의 쇠사슬을 즐거이 포기하는 것과는 전혀 다릅니다. 그것은 마치 신을 포기하는 것처럼 느껴지며 새로운 수준의 두려움이 솟구치는데, 이는 전에 한 번도 예상하지 못한 것입니다. 이것이 절대 고독에 대한 최후의 공포입니다.

에고에게 비존재의 두려움은 무시무시했고, 그것이 다가오는 듯하면 에고는 되풀이해서 뒷걸음질 쳤습니다. 고통과 영혼의 어두운 밤의 목적이 그제서야 명확해졌습니다. 그러한 것은 너무도 견디기가 힘들어서, 격렬한 고통이 그것을 넘어서는 데 필요한 극

저자에 대하여 631

한의 노력을 다하도록 사람을 몰아댑니다. 천국과 지옥을 번갈아 오가는 것이 견딜 수 없어질 때, 존재 자체에 대한 욕망은 내맡겨져야 합니다. 이렇게 할 때에야 사람은 마침내 전부임Allness 대 무의 이원성을 넘어서고, 존재 혹은 비존재를 넘어설 수 있습니다. 이 내적 수행의 정점이 가장 어려운 국면이며 궁극적 분수령입니다. 사람은 여기서 초월하는 존재의 환상은 돌이킬 수 없다는 것을 똑똑히 압니다. 이 단계에서 되돌아오는 것은 불가능하고, 그래서 이 돌이킬 수 없음의 유령이 이 마지막 장벽을 가장 무시무시한 선택으로 보이게 만듭니다.

하지만 사실, 이 최종적인 자기의 종말에서, 존재 대 비존재라는 유일하게 남아 있는 이원성—정체 그 자체—의 해소는 보편적 신성Universal Divinity 속에서 녹아 버리고 선택할 만한 개별적 의식은 남아 있지 않습니다. 그다음 마지막 걸음은 신께서 옮겨 놓으십니다.

데이비드 호킨스David. R. Hawkins

옮긴이 | 백영미

서울대학교 간호학과를 졸업했으며, 현재 전문 번역가로 활동하고 있다. 옮긴 책으로는 『내 안의 참나를 만나다』, 『마더 데레사의 단순한 길』, 『티베트의 영혼 카일라스』, 『감각의 박물학』, 『죽음 너머의 세계는 존재하는가』 등이 있다. 데이비드 호킨스 박사의 저작을 차례로 읽고, '더 이상 세상을 향해 화낼 일이 없어지는' 체험을 하면서부터 박사의 저작물을 번역하고 출판하는 일에 헌신하고 있다. 미국 세도나에 거주하는 호킨스 박사와 감동적인 만남을 갖기도 했다.

호모 스피리투스

1판 1쇄 펴냄 2009년 12월 4일
1판 13쇄 펴냄 2023년 3월 9일

지은이 | 데이비드 호킨스
옮긴이 | 백영미
발행인 | 박근섭
펴낸곳 | 판미동

출판등록 | 2009. 10. 8 (제2009-000273호)
주소 | 06027 서울 강남구 도산대로 1길 62 강남출판문화센터 5층
전화 | 영업부 515-2000 편집부 3446-8774 팩시밀리 515-2007
홈페이지 | panmidong.minumsa.com

도서 파본 등의 이유로 반송이 필요할 경우에는 구매처에서 교환하시고
출판사 교환이 필요할 경우에는 아래 주소로 반송 사유를 적어 도서와 함께 보내주세요.
06027 서울 강남구 도산대로 1길 62 강남출판문화센터 6층 민음인 마케팅부

한국어판 ⓒ ㈜민음인, 2009. Printed in Seoul, Korea
ISBN 978-89-963341-8-7 03840

판미동은 민음사 출판 그룹의 브랜드입니다.